·执业医师资格考试通关系列·

中医执业医师资格考试实践技能拿分考典

吴春虎 主 编

阿虎医考研究组 组织编写

全国百佳图书出版单位
中国中医药出版社
·北 京·

图书在版编目（CIP）数据

中医执业医师资格考试实践技能拿分考典/吴春虎主编. —北京：中国中医药出版社，2023.1

执业医师资格考试通关系列

ISBN 978-7-5132-7769-3

Ⅰ.①中…　Ⅱ.①吴…　Ⅲ.①中医师-资格考试-自学参考资料　Ⅳ.①R2

中国版本图书馆 CIP 数据核字（2022）第 160616 号

中国中医药出版社出版

北京经济技术开发区科创十三街 31 号院二区 8 号楼
邮政编码　100176
传真　010-64405721
河北品睿印刷有限公司印刷
各地新华书店经销

开本 787×1092　1/16　印张 23.75　字数 517 千字
2023 年 1 月第 1 版　2023 年 1 月第 1 次印刷
书号　ISBN 978-7-5132-7769-3

定价　98.00 元
网址　www.cptcm.com

服 务 热 线　010-64405510
购 书 热 线　010-89535836
维 权 打 假　010-64405753

微信服务号 zgzyycbs
微商城网址 https://kdt.im/LIdUGr
官 方 微 博 http://e.weibo.com/cptcm
天猫旗舰店网址 https://zgzyycbs.tmall.com

如有印装质量问题请与本社出版部联系（010-64405510）
版权专有　侵权必究

编写说明

执业医师资格考试分为实践技能考试和医学综合笔试两部分。所有考生必须先通过6月举行的实践技能考试，才有资格继续参加8月下旬（"一年两试"试点地区按具体安排执行）举行的医学综合笔试。

实践技能考试为三站式考试。第一站病案（例）分析，每人随机抽取2道病例分析题，部分地区试题计算机管理，在答题卡上进行笔试，答题时间50分钟，总分40分，该部分权重最大，是需要重点复习的部分。第二站为中医临证，包括中医操作、病史采集、中医临床答辩，考试方法为实际操作、现场口述。考试时间为20分钟，总分35分。第三站为西医临床，包括体格检查、西医操作、西医临床答辩（含辅助检查结果判读分析），考试方法为实际操作、现场口述。考试时间为20分钟，总分25分。第二、三站操作过程中还需回答考官的提问。三站总计100分，达到60分即可通过实践技能考试。于6月底或7月初可上网查询实践技能考试成绩，通过者才能参加8月份的医学综合笔试考试。

为了帮助报考中医执业医师实践技能考试的广大考生在短时间内熟练掌握大纲要求的各项内容，顺利通过实践技能考试，我们按照《中医执业医师资格实践技能考试大纲》和《中医执业医师资格考试实践技能指导用书》，根据历年真卷将考点去粗取精，归纳总结成本书，突出应试模式，让考生能够轻松通过本阶段考试，安心复习医学综合笔试内容。

本书根据实践技能考试的顺序分为三站，每站以【考点汇总】为中心，前有考试样题及答题模板，考点后附有实战演练。实战演练的题目均来自最近几年的真题，题量大，考点全面，方便考生熟悉考试题型与解答方法。【考点汇总】为每一站的重点内容，以"★"作为重点标注，★★★最为重要，表明该考点为高频考点；★★次之，表明该考点较为重要；★最次，表明近几年考过1次；2020版大纲新增考点在该考点后有括号说明；近几年未出现过的考点则一笔带过，不作标注。以此提醒考生着重复习，强化记忆。

根据我们对近年来真题的研究归纳，总结考点及出题规律，可以看出，实践技能考试重点突出，重要内容反复考察。考生只要熟记星标考点，勤加练习，则不难通过实践技能考试。

为了帮助记忆，本书将复杂的医考考点内容以表格形式呈现，简洁精练，各个考点之间的异同点也一目了然，这样可以极大地简化复习过程，让考生在最短的时间内掌握最核心的内容，真正做到踏进考场胸有成竹。

最后，衷心祝愿大家考试顺利！

阿虎医考研究组

目 录

第一站　病案（例）分析 ………………………………………………………（1）
第二站　中医临证 ………………………………………………………………（147）
　第一部分　中医操作 …………………………………………………………（149）
　　一、针灸常用腧穴定位 ……………………………………………………（149）
　　二、中医临床技术操作 ……………………………………………………（153）
　　三、中医望、闻、脉诊技术的操作 ………………………………………（185）
　第二部分　病史采集 …………………………………………………………（197）
　第三部分　中医临床答辩 ……………………………………………………（203）
　　一、疾病的辨证施治 ………………………………………………………（203）
　　二、针灸常用腧穴主治病证 ………………………………………………（205）
　　三、针灸异常情况处理 ……………………………………………………（225）
　　四、常见急性病症的针灸治疗 ……………………………………………（228）
第三站　西医临床 ………………………………………………………………（235）
　第一部分　体格检查 …………………………………………………………（237）
　第二部分　西医操作 …………………………………………………………（257）
　第三部分　西医临床答辩（含辅助检查结果判读分析） …………………（276）
　　一、西医临床答辩 …………………………………………………………（276）
　　二、辅助检查结果判读分析 ………………………………………………（348）

第一站

病案（例）分析

F

病案（例）分析分值表

	考试项目	所占分值
病案（例）分析1（内科） 病案（例）分析2（外、妇、儿科） 各20分，共计40分 考试方法：纸笔考试（机考试点） 考试时间：50分钟	中医疾病诊断	3
	中医证候诊断	3
	中医辨证依据	4
	中医疾病鉴别	3
	中医治法	2
	方剂名称	2
	药物组成、剂量及煎服法	3
	合计	20

通关技巧

考生依据题目所提供的中医四诊等临床资料以书面形式答出主诉、现病史、既往史、中医辨病辨证依据（含病因病机分析），中医病证鉴别，中医诊断、治法，方剂名称，药物组成、剂量及煎服法。答题重点在中医辨病辨证依据，所占分值也最高，所包含的内容主要是主诉、现病史、既往史及病因病机分析。

1. 中医疾病诊断（3分） 以题干描述的第一症状为主要判断要点，结合相关体征表现确定疾病诊断。

2. 中医证候诊断（3分） 根据题干中描述的中医四诊信息综合归纳分析，可从八纲和脏腑辨证角度初步分析，结合大纲中疾病的证型名称确定证型诊断，要求证型名称必须与大纲中原有名称保持一致。

3. 中医辨病辨证依据（含病因病机分析）（4分）

（1）主诉：一般为题干中第一句症状描述的语句，结合持续、复发或加重的时间即可。

（2）现病史：一般将题干中刻下症状表现抄录即可，关键词多为"刻下""现症"。辨证依据需要写清楚该证型的特征，包括主症、兼症、舌脉特征。

（3）既往史：主要包括个人史、过敏史、婚育史、家族史，根据题干中相关内容，抄录即可。

（4）病因病机分析：根据现病史＋既往史，运用中医理论分析证型，注意将症状和体征归类描述，写出病因、病位（所侵犯的脏腑）及脏腑出现的问题。

4. 中医病证鉴别（3分） 先描述两个疾病的相同点，但本部分重点在于抓住两个疾病的不同点，主要分为症状鉴别要点、病因病机鉴别要点。前者多为主症相近，但伴随症状存在差异；后者多为症状表现类似，但病因和发病机理存在差异。实在不会的情况下仅仅罗列两种疾病的症状也能得分。

5. 中医治法（2分） 根据疾病和证型诊断，设立中医治法，一般为2个四字的专业中医治法词汇。

6. 方剂名称（2分） 根据考点内容熟记正确的方剂名称，原方名后添加"加减"二字。

7. 药物组成、剂量及煎服方法（3分）

（1）组成：原方主体用药要求基本书写，根据题目具体情况进行相关药物的加减，不能出现与证型明显不合的药物。

（2）剂量：一般书写临床常用剂量，常用药物以10~15g为基本剂量，有明确毒副作用的药物需要在规定剂量以内。注意写明特殊煎煮方法。

（3）煎服方法：基本都可使用"三剂，水煎服，每日一剂，早晚分服"的模板回答。

一、考试介绍

本站为技能考试中分值最高的部分。考试涉及的知识点主要是中医内科学、中医外科学、中医妇科学及中医儿科学的内容。要求考生在50分钟内完成2道病案（例）分析试题，每题20分，总分40分。

【样题】

1. 病案（例）摘要：武某，女，30岁，已婚，农民。2013年2月17日初诊。患者性格内向，近来精神抑郁，情绪不宁，善太息。现症：精神抑郁，情绪不宁，胸部满闷，胁肋胀痛，痛无定处，脘闷嗳气，不思饮食，大便不调，苔薄腻，脉弦。

答题要求：（1）根据上述摘要，在答题卡上完成书面分析。

（2）中医病证鉴别：请与癫证相鉴别。

2. 病案（例）摘要：李某，女，48岁，已婚，干部。2015年2月15日初诊。患者以往月经尚正常，经量中等，无痛经。近半年来月经周期紊乱，有时2~3个月一行，有时10~20天一行，或量多如崩，或淋漓量少，持续半月余不净，经色暗淡、质清稀，伴腰脊酸软，舌暗淡，苔白润，脉沉细。

答题要求：（1）根据上述摘要，在答题卡上完成书面分析。

（2）中医病证鉴别：请与经间期出血相鉴别。

参考答案：

1. 中医疾病诊断：郁证。

中医证型诊断：肝气郁结证。

中医辨病辨证依据：以精神抑郁、情绪不宁、善太息为主症，辨病为郁证。现症见精神抑郁，情绪不宁，胸部满闷，胁肋胀痛，痛无定处，脘闷嗳气，不思饮食，大便不调，苔薄腻，脉弦，辨证为肝气郁结证。肝郁气滞，脾胃失和。

中医病证鉴别：两者均与五志过极、七情内伤有关，临床表现都有心神失常症状。脏躁多发于青中年妇女，在精神因素的刺激下呈间歇性发作，在不发作时如常人。而癫证则多发于青壮年，男女发病率无明显差别，病程迁延，主要变现为精神错乱，失去自控能力，心神失常的症状极少自行缓解。

治法：疏肝解郁，理气畅中。

方剂名称：柴胡疏肝散加减。

药物组成、剂量、煎服方法：柴胡6g，香附9g，枳壳9g，陈皮10g，郁金10g，青皮9g，苏梗9g，合欢皮10g，川芎10g，芍药10g，甘草6g。三剂，水煎服。日一剂，早晚分服。

2. 中医疾病诊断：崩漏。

中医证型诊断：肾气虚证。

中医辨病辨证依据：以经血非时暴下不止，或淋漓不净为主症，辨病为崩漏。经血量多，或淋漓不尽，经色暗淡，质清稀，伴腰脊酸软，舌暗淡，苔白润，脉沉细，辨证为肾气虚证。经断前后，肾气虚衰，封藏失司，冲任不调。

中医病证鉴别：崩漏与经间期出血都是非时而下。但经间期出血发生在两次月经中间，颇有规律，且出血时间仅2～3天，不超过7天自然停止。而崩漏是周期、经期、经量的严重失调，出血不能自止。

治法：补益肾气，固冲止血。

方剂名称：加减苁蓉菟丝子丸加党参、黄芪、阿胶。

药物组成、剂量、煎服方法：肉苁蓉9g，菟丝子9g，覆盆子9g，蛇床子9g，当归3g，白芍药3g，川芎3g，牡蛎（先煎）24g，乌贼骨24g，五味子18g，防风18g，黄芩15g，艾叶9g，党参9g，黄芪9g，阿胶（烊化）9g。炼蜜为丸，每服30～40丸，盐汤送下，早晚分服。

二、考点汇总

（一）内科疾病

考点1★★★ 感冒

【诊断要点】

以恶风或恶寒，伴或不伴有发热，以及鼻咽症状为主症，可见鼻塞、流涕、多嚏、咽痒、咽痛、周身酸楚不适等。若风邪夹暑、夹湿、夹燥，还可见相关症状，四季皆可发病，而以冬、春两季为多。

【辨证论治】

证型	证候	证机概要	治法	方剂	组成
风寒感冒	恶寒重发热轻，无汗头痛，流涕咽痒，咳嗽痰白，苔薄白而润，脉浮紧	风寒外束，卫阳被郁，腠理闭塞，肺气不宣	辛温解表	荆防达表汤或荆防败毒散加减	荆防达表苏芷苓，姜葱神曲橘杏仁，辛温疏表宣肺卫，风寒感冒服康宁；荆防败毒草苓芎，羌独柴前枳桔同
风热感冒	恶寒轻发热重，流黄浊涕，咳嗽痰黄，口干欲饮，舌边尖红，苔薄白微黄，脉浮数	风热犯表，热郁肌腠，卫表失和，肺失清肃	辛凉解表	银翘散或葱豉桔梗汤加减	银翘散主上焦疴，竹叶荆牛豉薄荷，甘桔芦根凉解法，清疏风热煮无过；葱豉桔梗薄荷翘，山栀竹叶加甘草
暑湿感冒	身热，微恶风，头昏重，咳嗽痰黏，胸闷脘痞，渴不多饮，苔黄腻或白腻，脉濡数	暑湿遏表，湿热伤中，表卫不和，肺气不清	清暑祛湿解表	新加香薷饮加减	三物香薷豆朴先，散寒化湿功效兼，若益银翘豆易花，新加香薷祛暑煎
气虚感冒	恶寒较甚，咳痰无力，神疲体弱，气短懒言，舌淡苔白，脉浮而无力	表虚卫弱，风寒乘袭，气不达邪	益气解表	参苏饮加减	参苏饮内用陈皮，枳壳前胡半夏齐，干葛木香甘桔茯，内伤外感此方宜
阴虚感冒	身热，微恶风寒，少汗，心烦，口干咽燥，舌红少苔，脉细数	阴亏津少，外受风热，表卫失和，津不作汗	滋阴解表	加减葳蕤汤化裁	加减葳蕤用白薇，豆豉生葱桔梗随，草枣薄荷共八味，滋阴发汗此方魁

【病证鉴别】

(1) 感冒与风温

病名	相同点	不同点
感冒	风热感冒与风温初起颇为相似	发热一般不高或不发热，病势轻，不传变，服解表药后，多能汗出热退，脉静身凉，病程短，预后良好
风温		病势急骤，寒战发热甚至高热，汗出后热虽暂降，但脉数不静，身热旋即复起，咳嗽胸痛，头痛较剧，甚至出现神志昏迷、惊厥、谵妄等传变入里的证候

(2) 普通感冒与时行感冒

病名	不同点
普通感冒	病情较轻，全身症状不重，少有传变。在气候变化时发病率可以升高，但无明显流行特点。若感冒1周以上不愈，发热不退或反见加重，应考虑感冒继发他病，传变入里

续表

病名	不同点
时行感冒	病情较重，发病急，全身症状显著，可以发生传变，化热入里，继发或合并他病，具有广泛的传染性、流行性

考点2★★★ 咳嗽

【诊断要点】

以咳嗽、咳痰为主症，外感咳嗽起病急，病程短，常伴肺卫表证。内伤咳嗽，常反复发作，病程长，多伴其他兼证。

【辨证论治】

证型	证候	证机概要	治法	方剂	组成
风寒袭肺	咳重气急，鼻塞流清涕，痰稀色白，恶寒发热，无汗，舌苔薄白，脉浮紧	风寒袭肺，肺气失宣	疏风散寒，宣肺止咳	三拗汤合止嗽散加减	甘草、麻黄、杏仁；止嗽散用百部菀，白前桔草荆陈研，宣肺疏风止咳痰，姜汤调服不必煎
风热犯肺	咳频气粗，鼻流黄涕，痰黄口渴，恶风，身热汗出，舌苔薄黄，脉浮数	风热犯肺，肺失宣肃	疏风清热，宣肺止咳	桑菊饮加减	桑菊饮中桔杏翘，芦根甘草薄荷饶
风燥伤肺	呛咳，鼻唇咽口干，痰少而黏，身热微寒，舌红干苔薄白，脉浮数	风燥伤肺，肺失清润	疏风清肺，润燥止咳	桑杏汤加减	桑叶汤中浙贝宜，沙参栀豉与梨皮
痰湿蕴肺	咳重痰多质黏，食后尤甚，胸闷脘痞，舌苔白腻，脉濡滑	脾湿生痰，上渍于肺，壅遏肺气	燥湿化痰，理气止咳	二陈平胃散合三子养亲汤加减	半夏、橘红、白茯苓、甘草、苍术、厚朴、陈皮；三子养亲祛痰方，芥苏莱菔共煎汤，大便实硬加熟蜜，冬寒更可加生姜
痰热郁肺	咳声粗促，痰多质稠，身热，口干欲饮，舌红苔黄腻，脉滑数	痰热壅肺，肺失肃降	清热肃肺，豁痰止咳	清金化痰汤加减	清金化痰黄芩栀，桔梗麦冬桑贝知，瓜蒌橘红茯苓草
肝火犯肺	咳逆阵作，咽干口苦，随情绪波动增减，舌红苔薄黄，脉弦数	肝郁化火，上逆侮肺	清肺泻肝，顺气降火	黛蛤散合黄芩泻白散加减	青黛、蛤壳；泻白桑皮地骨皮，甘草粳米四般宜，参茯知芩皆可入，肺热喘嗽此方施+黄芩
肺阴亏耗	干咳声促，痰中带血丝，午后潮热，颧红盗汗，舌红少苔，脉细数	肺阴亏虚，虚热内灼，肺失润降	滋阴清热，润肺止咳	沙参麦冬汤加减	沙参麦冬扁甘桑，竹粉甘寒救燥伤

【病证鉴别】

(1) 咳嗽与喘证

病名	相同点	不同点
咳嗽	均为肺气上逆之病证，临床上也常咳、喘并见	以气逆有声，咯吐痰液为主
喘证		以呼吸困难，甚则不能平卧为临床特征

(2) 咳嗽与肺痨

病名	相同点	不同点
咳嗽	均可有咳嗽、咯痰症状	以气逆有声，咯吐痰液为主
肺痨		感染"痨虫"所致，有传染性，同时兼见潮热、盗汗、咯血、消瘦

考点3★★★ 哮病

【诊断要点】

呈反复发作性。以发作时喉中有明显哮鸣声，呼吸困难，不能平卧，甚至面色苍白，唇甲青紫为特点，平时可一如常人，多因内外因刺激后表现为突然发作，可于数分钟、数小时后缓解。

【辨证论治】

证型	证候	证机概要	治法	方剂	组成
冷哮	喉中哮鸣如水鸡声，喘憋气促，痰少色白，形寒怕冷，舌苔白滑，脉弦紧	寒痰伏肺，遇感触发，痰升气阻，肺失宣畅	宣肺散寒，化痰平喘	射干麻黄汤或小青龙汤加减	射干麻黄治寒哮，细辛款冬加姜枣，紫菀半夏加五味，重在宣肺不发表；姜桂麻黄芍药甘，细辛半夏兼五味
热哮	喉中痰鸣如吼，痰黄质黏，口渴喜饮，身热，舌红苔黄腻，脉滑数	痰热蕴肺，壅阻气道，肺失清肃	清热宣肺，化痰定喘	定喘汤或越婢汤加半夏汤加减	定喘白果与麻黄，款冬半夏桑白皮，苏子黄芩甘草杏，宣肺平喘效力彰；麻黄、石膏、生姜、甘草、大枣、半夏
寒包热哮	喉中哮鸣有声，喘咳气逆，咳痰不爽，痰黏色黄，发热恶寒无汗，口干便干，苔白腻，舌边尖红，脉弦紧	痰热壅肺，复感风寒，客寒包火，肺失宣降	解表散寒，清化痰热	小青龙加石膏汤或厚朴麻黄汤加减	麻黄、芍药、细辛、干姜、炙甘草、桂枝、五味子、半夏、石膏；厚朴、麻黄、石膏、杏仁、半夏、干姜、细辛、小麦、五味子
风痰哮	痰涎壅盛，声如拽锯，坐不得卧，痰黏难出，舌苔厚浊，脉滑实	痰浊伏肺，风邪引触，肺气郁闭，升降失司	祛风涤痰，降气平喘	三子养亲汤加味	三子养亲祛痰方，芥苏莱菔共煎汤，大便实硬加熟蜜，冬寒更可加生姜

续表

证型	证候	证机概要	治法	方剂	组成
虚哮	喉中哮鸣如鼾，声低气短，咳痰无力，痰稀，舌淡，脉沉细	哮病久发，痰气瘀阻，肺肾两虚，摄纳失常	补肺纳肾，降气化痰	平喘固本汤加减	平喘胡桃苏橘红，党参半夏坎炁冬，沉香五味磁虫草，肺肾双疗固本雄
肺脾气虚	气短声低，自汗怕风，倦怠无力，食少便溏，痰稀色白，舌淡苔白，脉细弱	哮病日久，肺虚不能主气，脾虚健运无权，气不化津，痰饮蕴肺，肺气上逆	健脾益气，补土生金	六君子汤加减	四君子汤中和义，人参苓术甘草比，益气健脾基础剂，脾胃气虚治相宜。益以夏陈名六君，健脾化痰又理气
肺肾两虚	短气息促，脑转耳鸣，腰酸腿软，舌胖苔淡白，脉沉细	哮病久发，精气亏乏，肺肾摄纳失常，气不归原，津凝为痰	补肺益肾	生脉地黄汤合金水六君煎加减	熟地黄、山萸肉、胡桃肉、当归、人参、麦冬、五味子、茯苓、半夏、陈皮、甘草

【病证鉴别】

病名	相同点	不同点
哮病	呼吸急促、困难	哮必兼喘，但喘未必兼哮。哮指声响言，喉中哮鸣有声，是一种反复发作的独立性疾病
喘证		喘指气息言，为呼吸气促困难，是多种肺系急慢性疾病的一个症状

考点4★★★ 喘证

【诊断要点】

以喘促短气，呼吸困难，甚至张口抬肩，鼻翼扇动，不能平卧，口唇发绀为特征。可有慢性咳嗽、哮病、肺胀、心悸等病史，每遇外感及劳累而诱发。

【辨证论治】

证型	证候	证机概要	治法	方剂	组成
风寒壅肺	喘逆胸胀，痰黏色白，恶寒发热无汗，口不渴，舌苔薄白而滑，脉浮紧	风寒上受，内舍于肺，邪实气壅，肺气不宣	宣肺散寒	麻黄汤合华盖散加减	麻黄汤中臣桂枝，杏仁甘草四般施；华盖杏甘配麻黄，苏子陈皮茯苓桑

续表

证型	证候	证机概要	治法	方剂	组成
表寒肺热	喘逆胸胀,息粗鼻扇,痰黏,形寒身热,口渴,舌边红苔薄白,脉浮数	寒邪束表,热郁于肺,肺气上逆	解表清里,化痰平喘	麻杏石甘汤加味	麻黄、杏仁、石膏、甘草、黄芩、桑白皮、苏子、半夏、款冬花
痰热郁肺	喘逆胸胀,痰黏色黄,身热有汗,渴喜冷饮,舌红苔薄黄,脉滑数	邪热蕴肺,蒸液成痰,痰热壅滞,肺失清肃	清热化痰,宣肺平喘	桑白皮汤加减	桑皮汤治肺热喘,芩栀贝杏苏连半(裙子背心苏联办)
痰浊阻肺	喘逆胸胀,痰黏难咯,呕恶食少,舌苔白腻,脉滑	中阳不运,积湿生痰,痰浊壅肺,肺失肃降	祛痰降逆,宣肺平喘	二陈汤合三子养亲汤加减	二陈汤用半夏陈,苓草梅姜一并存;白芥子、紫苏子、莱菔子
肺气郁痹	遇情志刺激而诱发,息粗气憋,咽中如窒,苔薄,脉弦	肝郁气逆,上冲犯肺,肺气不降	开郁降气,平喘	五磨饮子加减	四磨饮子七情侵,人参乌药及槟沉,去参加入木香枳,五磨饮子白酒斟
肺气虚耗	气怯声低,咳声低弱,自汗畏风,舌淡红,脉软弱	肺气亏虚,气失所主,或肺阴亏虚,虚火上炎导致肺失清肃	补肺益气,养阴	生脉散合补肺汤加减	生脉麦味与人参;补肺阿胶马兜铃,鼠粘甘草杏糯停
肾虚不纳	呼多吸少,气不得续,汗出肢冷,口咽干燥,舌红少津,脉细数	肺病及肾,肺肾俱虚,气失摄纳	补肾纳气	金匮肾气丸合参蛤散加减	附子、肉桂、山萸肉、胡桃肉、紫河车、熟地、山药、当归;人参、蛤蚧
正虚喘脱	张口抬肩,鼻扇气促,端坐不能平卧,汗出如珠,脉浮大无根	肺气欲绝,心肾阳衰	扶阳固脱,镇摄肾气	参附汤送服黑锡丹配蛤蚧粉	人参、黄芪、炙甘草、山萸肉、五味子、蛤蚧(粉)、龙骨、牡蛎

【病证鉴别】

病名	相同点	不同点
哮病	呼吸急促、困难	哮指声响言,喉中哮鸣有声,亦伴呼吸困难,是一种反复发作的独立性疾病
喘证		喘指气息言,为呼吸气促困难,甚则张口抬肩,摇身撷肚,是多种肺系急慢性疾病的一个症状。喘未必兼哮,而哮必兼喘

考点5★★★ 肺痨

【诊断要点】

以咳嗽、咯血、潮热、盗汗及形体明显消瘦为主症。有与肺痨病人接触史。

【辨证论治】

证型	证候	证机概要	治法	方剂	组成
肺阴亏损	干咳,痰黏带血,手足心热,口干咽燥,舌边尖红苔薄白,脉细数	阴虚肺燥,肺失滋润,肺伤络损	滋阴润肺	月华丸加减	北沙参、麦冬、天冬、玉竹、百合、白及、百部
虚火灼肺	呛咳气急,痰黏、咯血,五心烦热,急躁易怒,舌红干,苔薄黄而剥,脉细数	肺肾阴伤,水亏火旺,燥热内灼,络损血溢	滋阴降火	百合固金汤合秦艽鳖甲散加减	百合固金二地黄,玄参贝母桔甘藏,麦冬芍药当归配,喘咳痰血肺家伤;秦艽鳖甲治风劳,地骨柴胡及青蒿,当归知母乌梢合,止嗽除蒸敛汗超
气阴耗伤	咳嗽无力,气短声低,午后潮热,自汗盗汗,舌光淡、边有齿印,脉细软而数	阴伤气耗,肺脾两虚,肺气不清,脾虚不健	益气养阴	保真汤或参苓白术散加减	保真治痨功不小,二冬八珍川芎少,莲心知柏骨陈皮,柴胡朴芪五味枣;参苓白术扁豆陈,山药甘莲砂薏仁,桔梗上浮兼保肺,枣汤调服益脾神
阴阳两虚	少气,自汗盗汗,肢冷形寒,五更泄泻,舌光淡隐紫,苔黄而剥,脉微细而数	阴伤及阳,精气虚竭,肺、脾、肾俱损	滋阴补阳	补天大造丸加减	补天大造参术芪,归芍山药远志依,枣仁枸杞紫河车,龟鹿茯苓大熟地

【病证鉴别】

(1) 肺痨与虚劳

病名	相同点	不同点
肺痨	慢性、虚损性疾患	肺痨具有传染特点,是一个独立的慢性传染性疾患,有其发生、发展及传变规律。病位主要在肺,病理主在阴虚
虚劳		病缘于内伤亏损,是多种慢性疾病虚损证候的总称。五脏并重,以肾为主,病理以阴阳并重

(2) 肺痨与肺痿

病名	相同点	不同点
肺痨	病位在肺的慢性虚损性疾患	以咳嗽、咯血、潮热、盗汗为特征。若肺痨的晚期，出现干咳、咳吐涎沫等症者，即已转属肺痿之候
肺痿		肺痿是肺部多种慢性疾患后期转归而成，如肺痈、肺痨、久嗽等导致肺叶痿弱不用，俱可成痿。以咳吐浊唾涎沫为主症

考点6★★肺胀（2020版大纲新增考点）

【诊断要点】

以胸部膨满，胸中憋闷如塞，咳逆上气，痰多，喘息为主症，动则加剧，甚则鼻扇气促，张口抬肩，目胀如脱，烦躁不安。有慢性肺系疾患病史，反复发作，时轻时重，经久难愈。常因外感而诱发。

【辨证论治】

证型	证候	证机概要	治法	方剂	组成
外寒里饮	咳喘不得卧，胸部膨满，咳痰白稀量多，口干不欲饮，头痛，恶寒，舌暗淡苔白滑，脉浮紧	寒邪束表，痰饮阻遏，气机壅滞，肺气上逆	温肺散寒，化痰降逆	小青龙汤加减	姜桂麻黄芍药甘，细辛半夏兼五味
痰浊壅肺	胸部膨满、短气喘息，咳嗽痰多，脘痞纳少，倦怠乏力，舌暗，苔浊腻，脉小滑	肺虚脾弱，痰浊内蕴，肺失宣降	化痰降气，健脾益肺	苏子降气汤合三子养亲汤加减	苏子降气半夏归，前胡桂朴草姜随，下虚上盛痰喘嗽，亦有加参贵合机；三子养亲祛痰方，芥苏莱菔共煎汤
痰热郁肺	咳喘气粗，胸部膨满，目胀睛突，痰黄，口渴欲饮，溲赤便干，舌边尖红，苔黄腻，脉滑数	痰热壅肺，清肃失司，肺气上逆	清肺化痰，降逆平喘	越婢加半夏汤或桑白皮汤加减	麻黄、石膏、生姜、甘草、大枣、半夏；桑皮汤治肺热喘，芩栀贝杏苏连半
痰蒙神窍	胸部膨满，神志恍惚，表情淡漠，谵妄，咳逆喘促，咳痰不爽，舌暗红苔白腻，脉细滑数	痰蒙神窍，引动肝风	涤痰，开窍，息风	涤痰汤加减	清心涤痰汤效灵，补正除邪两收功，参苓橘半连茹草，枳实菖枣星麦冬

续表

证型	证候	证机概要	治法	方剂	组成
阳虚水泛	胸部膨满，喘咳不能卧，心悸，面浮肢肿，脘痞纳差，怕冷，舌胖苔白滑，脉沉细	心肾阳虚，气不化水，水饮内停	温肾健脾，化饮利水	真武汤合五苓散加减	真武附苓术芍姜；五苓散治太阳腑，白术泽泻猪茯苓
肺肾气虚	胸部膨满，呼吸浅短难续，声低气怯，咳嗽，痰白如沫，腰膝酸软，小便清长，舌淡，脉沉细数无力	肺肾两虚，气失摄纳	补肺纳肾，降气平喘	平喘固本汤合补肺汤加减	平喘胡桃苏橘红，党参半夏坎脐冬，沉香五味磁虫草，肺肾双疗固本雄；补肺阿胶马兜铃，鼠粘甘草杏糯停

【病证鉴别】
肺胀与哮病、喘证

病名	相同点	不同点
肺胀	咳而上气、喘满	多种慢性肺系疾病日久积渐而成，除咳喘外，尚有胸部膨满、心悸、唇甲紫绀、腹胀肢肿等症
哮病		反复发作，以喉中哮鸣有声为特征
喘证		多种急慢性疾病的一个症状，以呼吸气促困难为主

考点7★★★ 心悸

【诊断要点】
以自觉心中悸动不安，心搏异常，或快，或慢，或跳动过重，或忽跳忽止，呈阵发性或持续不解，神情紧张，心慌不安，不能自主为主症，伴胸闷不舒，易激动等症。常由情志刺激诱发。

【辨证论治】

证型	证候	证机概要	治法	方剂	组成
心虚胆怯	心悸不宁，善惊易恐，多梦易惊，恶闻声响，苔薄白，脉细略数	气血亏损，心虚胆怯，心神失养	镇惊定志，养心安神	安神定志丸加减	安神定志用远志，人参菖蒲合龙齿，茯苓茯神二皆用，心虚胆怯用此治
心血不足	心悸气短，头晕健忘，面色无华，倦怠乏力，舌淡红苔薄白，脉细弱	心血亏耗，心失所养，心神不宁	补血养心，益气安神	归脾汤加减	归脾汤用术参芪，归草茯神远志随，酸枣木香龙眼肉，煎加姜枣益心脾

续表

证型	证候	证机概要	治法	方剂	组成
心阳不振	心悸不安,胸闷气短,形寒肢冷,舌淡苔白,脉虚弱	心阳虚衰,无以温养心神	温补心阳,安神定悸	桂枝甘草龙骨牡蛎汤合参附汤加减	桂枝甘草组成方,龙牡加入安神良;人参、附子
水饮凌心	心悸眩晕,胸满闷,渴不欲饮,浮肿尿少,舌淡胖苔白滑,脉弦滑	脾肾阳虚,水饮内停,上凌于心,扰乱心神	振奋心阳,化气行水,宁心安神	苓桂术甘汤加减	苓桂术甘痰饮主,桂枝甘草加苓术
阴虚火旺	心悸易惊,五心烦热,口干盗汗,急躁易怒,舌红少苔,脉细数	肝肾阴虚,水不济火,心火内动,扰动心神	滋阴清火,养心安神	天王补心丹合朱砂安神丸加减	补心地归二冬仁,远茯味砂桔三参;朱砂安神东垣方,归连甘草合地黄
瘀阻心脉	心悸不安,胸痛如刺,唇甲青紫,舌质紫暗,脉涩	血瘀气滞,心脉瘀阻,心阳被遏,心失所养	活血化瘀,理气通络	桃仁红花煎加减	桃仁红花煎四物,理气青皮与香附,祛瘀丹参和元胡,归芎加入心瘀除
痰火扰心	心悸时发时止,受惊易作,口干苦,便结尿赤,苔黄腻,舌红,脉弦滑	痰浊停聚,郁久化火,痰火扰心,心神不安	清热化痰,宁心安神	黄连温胆汤加减	温胆夏茹枳陈助,佐以茯草姜枣煮+黄连

【病证鉴别】

(1) 惊悸与怔忡

病名	不同点
惊悸	多与情绪因素有关,可由骤遇惊恐、忧思恼怒、悲哀过极或过度紧张而诱发,多为阵发性,病来虽速,病情较轻,实证居多,病势轻浅,可自行缓解,不发时如常人
怔忡	由久病体虚,心脏受损所致,无精神等因素亦可发生,常持续心悸,心中惕惕,不能自控,活动后加重,多属虚证,或虚中夹实,病来虽渐,病情较重,不发时亦可兼见脏腑虚损症状。惊悸日久不愈,亦可形成怔忡

(2) 心悸与奔豚

病名	相同点	不同点
心悸	心胸躁动不安	心中剧烈跳动,发自于心
奔豚		上下冲逆,发自少腹

考点8★★★ 胸痹

【诊断要点】

以胸部闷痛为主症，多见膻中或心前区憋闷疼痛，甚则痛彻左肩背、咽喉、胃脘部、左上臂内侧等部位，呈反复发作性，一般持续几秒到几十分钟，伴心悸、气短、自汗。常因劳累、饮食不节或气候变化而发。

【辨证论治】

证型	证候	证机概要	治法	方剂	组成
心血瘀阻	心胸疼痛，如刺如绞，痛有定处，入夜为甚，舌紫暗有瘀斑，脉弦涩	血行瘀滞，胸阳痹阻，心脉不畅	活血化瘀，通脉止痛	血府逐瘀汤加减	血府当归生地桃，红花枳壳膝芎饶，柴胡赤芍甘桔梗，血化下行不作痨
气滞心胸	心胸满闷，时欲太息，遇情志不遂时易诱发，舌苔薄，脉细弦	肝失疏泄，气机郁滞，心脉不和	疏肝理气，活血通络	柴胡疏肝散加减	柴胡疏肝芍川芎，枳壳陈皮草香附
痰浊闭阻	胸闷重而心痛微，痰多气短，体沉肥胖，舌胖边有齿痕，苔白滑，脉滑	痰浊盘踞，胸阳失展，气机痹阻，脉络阻滞	通阳泄浊，豁痰宣痹	瓜蒌薤白半夏汤合涤痰汤加减	瓜蒌薤白半夏汤，祛痰宽胸效显彰；清心涤痰汤效灵，补正除邪两收功，参苓橘半连茹草，枳实菖枣星麦冬
寒凝心脉	卒然心痛如绞，心痛彻背，遇寒而发，形寒肢冷，舌苔薄白，脉沉紧	素体阳虚，阴寒凝滞，心脉痹阻，心阳不振	辛温散寒，宣通心阳	枳实薤白桂枝汤合当归四逆汤加减	枳实、薤白、桂枝、芍药、甘草、大枣；当归四逆用桂芍，细辛通草甘大枣
气阴两虚	心胸隐痛，时作时休，心悸气短，倦怠乏力，舌胖边有齿痕，苔薄白，脉虚细缓	心气不足，阴血亏耗，血行瘀滞	益气养阴，活血通脉	生脉散合人参养荣汤加减	人参、黄芪、炙甘草、肉桂、麦冬、玉竹、五味子、丹参、当归
心肾阴虚	心痛憋闷，虚烦不寐，盗汗，腰酸膝软，头晕耳鸣，舌红少津，脉细数	水不济火，虚热内灼，心失所养，血脉不畅	滋阴清火，养心和络	天王补心丹合炙甘草汤加减	补心地归二冬仁，远茯味砂桔三参；炙甘草汤参桂姜，麦冬生地麻仁襄，大枣阿胶加酒服，桂枝生姜为佐药
心肾阳虚	心悸而痛，四肢肿胀，面色㿠白，神倦怯寒，舌胖边有齿痕，苔白，脉沉细迟	阳气虚衰，胸阳不振，气机痹阻，血行瘀滞	温补阳气，振奋心阳	参附汤合右归饮加减	参、附+姜、枣；右归八味减三泻，杜仲甘草枸杞入

【病证鉴别】

(1) 胸痹与悬饮

病名	相同点	不同点
胸痹	胸痛	当胸闷痛,并可向左肩或左臂内侧等部位放射,常因受寒、饱餐、情绪激动、劳累而突然发作,历时短暂,休息或用药后得以缓解
悬饮		胸胁胀痛,持续不解,多伴有咳唾、转侧、呼吸时疼痛加重,肋间饱满,并有咳嗽、咳痰等肺系证候

(2) 胸痹与胃脘痛

病名	相同点	不同点
胸痹	心在脘上,脘在心下,故有胃脘当心而痛之称,以其部位相近	胸痹之不典型者,其疼痛可在胃脘部,极易混淆。但胸痹以闷痛为主,时间极短,虽与饮食有关,但休息、服药常可缓解
胃脘痛		胃脘痛与饮食相关,以胀痛为主,局部有压痛,持续时间较长,常伴有泛酸、嘈杂、嗳气、呃逆等胃部症状

(3) 胸痹与真心痛

真心痛乃胸痹的进一步发展,症见心痛剧烈,甚则持续不解,伴有汗出、肢冷、面白、唇紫、手足青至节、脉微或结代等的危重急症。

考点9★★ 不寐

【诊断要点】

轻者入寐困难或寐而易醒,醒后不寐,连续3周以上,重者彻夜难眠,伴头痛、头昏、心悸、健忘等症。常有饮食不节,情志失常,劳倦、思虑过度,病后体虚等病史。

【辨证论治】

证型	证候	证机概要	治法	方剂	组成
肝火扰心	不寐多梦,急躁易怒,头晕头胀,口干而苦,舌红苔黄,脉弦数	肝郁化火,上扰心神	疏肝泻火,镇心安神	龙胆泻肝汤加减	龙胆泻肝栀芩柴,木通泽泻车前归
痰热扰心	心烦不寐,胸闷脘痞,泛恶嗳气,口苦,舌红苔黄腻,脉滑数	湿食生痰,郁痰生热,扰动心神	清化痰热,和中安神	黄连温胆汤加减	温胆夏茹枳陈助,佐以苓草姜枣煮+黄连
心脾两虚	多梦易醒,心悸健忘,神疲食少,腹胀便溏,面色少华,舌淡苔薄,脉细无力	脾虚血亏,心神失养,神不安舍	补益心脾,养血安神	归脾汤加减	归脾汤用术参芪,归草茯神远志随,酸枣木香龙眼肉,煎加姜枣益心脾

续表

证型	证候	证机概要	治法	方剂	组成
心肾不交	心烦不寐,头晕耳鸣,腰膝酸软,潮热盗汗,五心烦热,舌红少苔,脉细数	肾水亏虚,不能上济于心,心火炽盛,不能下交于肾	滋阴降火,交通心肾	六味地黄丸合交泰丸加减	地八山山四,丹苓泽泻三;心肾不交交泰丸,一份桂心十份连
心胆气虚	虚烦不寐,触事易惊,胆怯心悸,气短自汗,乏力,舌淡,脉弦细	心胆虚怯,心神失养,神魂不安	益气镇惊,安神定志	安神定志丸合酸枣仁汤加减	安神定志用远志,人参菖蒲合龙齿,茯苓茯神二皆用,心虚胆怯用此治;酸枣仁汤治失眠,川芎知草茯苓煎

【病证鉴别】

不寐应与一时性失眠、生理性少寐、他病痛苦引起的失眠相区别。

不寐是指单纯以失眠为主症,表现为持续的、严重的睡眠困难。若因一时性情志影响或生活环境改变引起的暂时性失眠不属病态。至于老年人少寐早醒,亦多属生理状态。若因其他疾病痛苦引起失眠者,则应以祛除有关病因为主。

考点10★★ 痫病

【诊断要点】

以突然昏倒,不省人事,两目上视,项背强直,四肢抽搐,口吐涎沫,伴有喉间发出牛羊般异常叫声为特征。醒后如常人,反复发作。多有家族史。

【辨证论治】

证型	证候	证机概要	治法	方剂	组成
风痰闭阻	病前眩晕,胸闷乏力,痰多,发作呈多样性,苔白腻,脉弦滑有力	痰浊素盛,肝阳化风,痰随风动,风痰闭阻,上干清窍	涤痰息风,开窍定痫	定痫丸加减	定痫二茯贝天麻,丹麦陈远菖蒲夏,胆星蝎蚕草竹沥,姜汁琥珀与朱砂
痰火扰神	昏仆抽搐,吐涎吼叫,急躁易怒,咳痰不爽,口苦咽干,舌红苔黄腻,脉弦滑数	痰浊蕴结,气郁化火,痰火内盛,上扰脑神	清热泻火,化痰开窍	龙胆泻肝汤合涤痰汤加减	龙胆泻肝栀芩柴,木通泽泻车前归;清心涤痰汤效灵,补正除邪两收功,参苓橘半连茹草,枳实菖枣星麦冬
瘀阻脑络	头痛有定处,单侧肢体抽搐,颜面口唇青紫,舌有瘀斑,脉涩	瘀血阻窍,脑络闭塞,脑神失养而风动	活血化瘀,息风通络	通窍活血汤加减	通窍全凭好麝香,桃红大枣老葱姜,川芎黄酒赤芍药,表里通经第一方

续表

证型	证候	证机概要	治法	方剂	组成
心脾两虚	反复发病,心悸气短,面色苍白,纳呆,便溏,舌淡苔白腻,脉沉细而弱	痫发日久,耗伤气血,心脾两伤,心神失养	补益气血,健脾宁心	六君子汤合归脾汤加减	四君子汤中和义,人参苓术甘草比,益以夏陈名六君,健脾化痰又理气;归脾汤用术参芪,归草茯神远志随,酸枣木香龙眼肉,煎加姜枣益心脾
心肾亏虚	痫病频发,心悸健忘,耳轮焦枯,腰膝酸软,舌淡红,脉沉细而数	痫病日久,心肾精亏,髓海不足,脑失所养	补益心肾,潜阳安神	左归丸合天王补心丹加减	左归丸内山药地,萸肉枸杞与牛膝,菟丝龟鹿二胶合;补心地归二冬仁,远茯味砂桔三参

【病证鉴别】

（1）痫病与中风

病名	相同点	不同点
痫病	突然仆倒,昏不知人	有反复发作史,发时口吐涎沫,两目上视,四肢抽搐,或作怪叫声,可自行苏醒,无半身不遂、口舌歪斜等症
中风		仆地无声,昏迷持续时间长,醒后常有半身不遂等后遗症

（2）痫病与厥证

病名	相同点	不同点
痫病	突然仆倒,昏不知人	有反复发作史,发时口吐涎沫,两目上视,四肢抽搐,或作怪叫声,可自行苏醒,无半身不遂、口舌歪斜等症
厥证		面色苍白,四肢厥冷,或见口噤,握拳,手指拘急,无口吐涎沫,两目上视,四肢抽搐和病作怪叫之见症

（3）痫病与痉证

病名	相同点	不同点
痫病	四肢抽搐	四肢抽搐仅见于发作之时,兼有口吐涎沫,病作怪叫,醒后如常人
痉证		多见持续发作,伴有角弓反张,身体强直,经治疗恢复后,或仍有原发疾病的存在

考点 11★★★ 胃痛

【诊断要点】

以上腹近心窝处胃脘部发生疼痛为特征,常伴食欲不振、恶心呕吐等上消化道症状。多有反复发作病史。畅饮劳累、饮食不节、气候变化等诱发。

【辨证论治】

证型	证候	证机概要	治法	方剂	组成
寒邪客胃	胃痛暴作，恶寒喜暖，得温痛减，遇寒加重，舌淡苔薄白，脉弦紧	寒凝胃脘，阳气被遏，气机阻滞	温胃散寒，行气止痛	香苏散合良附丸加减	高良姜、香附、紫苏、陈皮、甘草
饮食伤胃	脘胀拒按，嗳腐吞酸，吐不消化食物，舌苔厚腻，脉滑	饮食积滞，阻塞胃气	消食导滞，和胃止痛	保和丸加减	保和山楂莱菔曲，夏陈茯苓连翘齐
肝气犯胃	脘痛连胁，喜长叹息，遇烦恼则痛作，舌苔薄白，脉弦	肝气郁结，横逆犯胃，胃气阻滞	疏肝解郁，理气止痛	柴胡疏肝散加减	柴胡疏肝芍川芎，枳壳陈皮草香附
湿热中阻	脘闷灼热，口干口苦，渴不欲饮，舌苔黄腻，舌红，脉滑数	湿热蕴结，胃气痞阻	清化湿热，理气和胃	清中汤加减	黄连、栀子、制半夏、茯苓、草豆蔻、陈皮、甘草
瘀血停胃	胃脘痛如针刺，痛有定处，入夜尤甚，舌紫暗，脉涩	瘀停胃络，脉络塞滞	化瘀通络，理气和胃	失笑散合丹参饮加减	五灵脂、蒲黄、丹参、檀香、砂仁
胃阴亏耗	胃脘灼痛，饥不欲食，口燥咽干，五心烦热，舌红少津，脉细数	胃阴亏耗，胃失濡养	养阴益胃，和中止痛	一贯煎合芍药甘草汤加减	一贯煎中生地黄，沙参归杞麦冬藏+芍药甘草
脾胃虚寒	胃隐痛绵绵，喜温喜按，得食则缓，受凉加重，舌淡苔白，脉虚数	脾虚胃寒，失于温养	温中健脾，和胃止痛	黄芪建中汤加减	小建中汤芍药多，桂枝甘草姜枣和，更加饴糖补中气，虚劳腹痛服之瘥；黄芪建中补不足，表虚身痛效无过

【病证鉴别】

(1) 胃痛与真心痛

病名	不同点
胃痛	位置在胃脘部，常见胀痛、刺痛、隐痛，有反复发作史，一般无放射痛，伴有嗳气、泛酸、嘈杂等脾胃证候
真心痛	心经病变所引起的心痛证，多见于老年人，为当胸而痛，其多绞痛、闷痛，动辄加重，痛引肩背，常伴心悸气短、汗出肢冷，病情危急

（2）胃痛与胁痛

病名	不同点
胃痛	以胃脘部疼痛为主症，肝气犯胃的胃痛有时亦可攻痛连胁
胁痛	以胁部疼痛为主症，可伴发热恶寒，或目黄肤黄，或胸闷太息，极少伴嘈杂泛酸、嗳气吞腐

（3）胃痛与腹痛

病名	不同点
胃痛	部位以上腹胃脘部近心窝处疼痛，但因胃处腹中，与肠相连，因而胃痛可以影响及腹，而腹痛亦可牵连于胃，这就要从其疼痛的主要部位和如何起病来加以辨别
腹痛	部位以胃脘部以下，耻骨毛际以上整个位置疼痛为主症

考点12★★★ 呕吐

【诊断要点】

以呕吐饮食、痰涎、水液等胃内容物为主症，常伴恶心、纳呆、泛酸嘈杂、胸脘痞闷等症。多因饮食、情志、寒温不适、闻及不良气味等而诱发，或有服用药物、误食毒物史。

【辨证论治】

证型	证候	证机概要	治法	方剂	组成
外邪犯胃	突然呕吐，胸脘满闷，发热恶寒，头身疼痛，舌苔白腻，脉濡缓	外邪犯胃，中焦气滞，浊气上逆	疏邪解表，化浊和中	藿香正气散加减	藿香正气大腹苏，甘桔陈苓芷术朴，夏曲加入姜枣煎，外寒内湿均能除
食滞内停	呕吐酸腐，脘腹胀满，嗳气厌食，舌苔厚腻，脉滑实	食积内停，气机受阻，浊气上逆	消食化滞，和胃降逆	保和丸加减	保和山楂莱菔曲，夏陈茯苓连翘齐
痰饮中阻	呕恶纳呆，头眩身重，舌苔白腻，脉滑	痰饮内停，中阳不振，胃气上逆	温中化饮，和胃降逆	小半夏汤合苓桂术甘汤加减	半夏、生姜、茯苓、白术、甘草、桂枝
肝气犯胃	呕吐吞酸，嗳气频繁，善太息，胸胁胀痛，舌淡红，苔薄，脉弦	肝气不疏，横逆犯胃，胃失和降	疏肝理气，和胃降逆	四七汤加减	四七汤理七情气，半夏厚朴茯苓苏，姜枣煎之舒郁结，痰涎呕痛尽能纾，又有局方名四七，参桂夏草妙更殊
脾胃气虚	恶心呕吐，纳呆，食入难化，大便不畅，舌淡胖，苔薄，脉细	脾胃气虚，纳运无力，胃虚气逆	健脾益气，和胃降逆	香砂六君子汤加减	党参、茯苓、白术、甘草、半夏、陈皮、木香、砂仁

续表

证型	证候	证机概要	治法	方剂	组成
脾胃阳虚	食多即吐,面色㿠白,喜暖恶寒,四肢不温,舌淡胖,脉濡弱	脾胃虚寒,失于温煦,运化失职	温中健脾,和胃降逆	理中汤加减	理中汤主温中阳,人参甘草术干姜,呕哕腹痛阴寒盛,再加附子更扶阳
胃阴不足	时作干呕,饥不欲食,口燥咽干,舌红少津,脉细数	胃阴不足,胃失濡润,和降失司	滋养胃阴,降逆止呕	麦门冬汤加减	麦门冬汤用人参,枣草粳米半夏存

【病证鉴别】

(1) 呕吐与反胃

病名	相同点	不同点
呕吐	同属胃部的病变,其病机都是胃失和降,气逆于上,而且都有呕吐的临床表现	有感受外邪、饮食不节、情志失调和胃虚失和的不同,往往吐无定时,或轻或重,吐出物为食物或痰涎清水,呕吐量或多或少
反胃		系脾胃虚寒,胃中无火,难以腐熟食入之谷物,朝食暮吐,暮食朝吐,吐出物多为未消化之宿食,呕吐量较多,吐后即感舒适

(2) 呕吐与噎膈

病名	相同点	不同点
呕吐	皆有呕吐	呕吐之病,进食顺畅,吐无定时。呕吐大多病情较轻,病程较短,预后尚好
噎膈		噎膈之病,进食哽噎不顺或食不得入,或食入即吐,甚则因噎废食。噎膈多因内伤所致,病情深重,病程较长,预后欠佳

考点 13 ★★★ 腹痛

【诊断要点】

以胃脘以下、耻骨毛际以上部位的疼痛为主要表现,若病因外感,突然剧痛,伴发症状明显者,属于急性腹痛;病因内伤,起病缓慢,痛势缠绵者,则为慢性腹痛。

【辨证论治】

证型	证候	证机概要	治法	方剂	组成
寒邪内阻	腹痛拘急,遇寒痛甚,得温痛减,形寒肢冷,舌淡苔白腻,脉沉紧	寒邪凝滞,中阳被遏,脉络瘀阻	散寒温里,理气止痛	良附丸合正气天香散加减	高良姜、香附,正气天香台乌,半夏香附陈苏
湿热壅滞	腹痛拒按,烦渴引饮,大便溏滞不爽,小便短黄,舌红苔黄腻,脉滑数	湿热内结,气机壅滞,腑气不通	泄热通腑,行气导滞	大承气汤加减	大承气汤用硝黄,配伍枳朴泻力强

续表

证型	证候	证机概要	治法	方剂	组成
饮食积滞	腹胀拒按，嗳腐吞酸，痛而欲泻，泻后痛减，舌苔厚腻，脉滑实	食滞内停，运化失司，胃肠不和	消食导滞，理气止痛	枳实导滞丸加减	枳实导滞重大黄，芩连白术与茯苓，泽泻蒸饼糊丸服，湿热积滞力能攘
肝郁气滞	腹痛胀闷，痛窜两胁，得矢气则舒，舌淡红苔薄白，脉弦	肝气郁结，气机不畅，疏泄失司	疏肝解郁，理气止痛	柴胡疏肝散加减	柴胡疏肝芍川芎，枳壳陈皮草香附
瘀血内停	腹痛如针刺，痛处固定，舌紫暗，脉细涩	瘀血内停，气机阻滞，脉络不通	活血化瘀，和络止痛	少腹逐瘀汤加减	少腹茴香与炒姜，元胡灵脂没芎当，蒲黄官桂赤芍药，调经种子第一方
中虚脏寒	腹痛绵绵，喜温喜按，形寒肢冷，气短懒言，舌淡苔薄白，脉沉细	中阳不振，气血不足，失于温养	温中补虚，缓急止痛	小建中汤加减	小建中汤芍药多，桂姜甘草大枣和，更加饴糖补中脏，虚劳腹冷服之瘥

【病证鉴别】

（1）腹痛与胃痛

病名	相同点	不同点
腹痛	胃处腹中，与肠相连，腹痛常伴有胃痛的症状，胃痛亦时有腹痛的表现	腹痛部位在胃脘以下，耻骨毛际以上，常伴便秘、腹泻或尿频、尿急等症
胃痛		胃痛部位在心下胃脘之处，常伴有恶心、嗳气等胃病见症

（2）腹痛与其他内科疾病中的腹痛症状

病名	相同点	不同点
腹痛	皆有腹痛	以腹部疼痛为主要表现
内科疾病腹痛		如痢疾之腹痛，伴有里急后重，下痢赤白脓血；积聚之腹痛，以腹中包块为特征等，此时的腹痛只是该病的症状

考点14★★★ 泄泻

【诊断要点】

以大便粪质稀溏，频次增多，每日三五次以至十数次以上为主要依据，或完谷不化，或如水样，伴腹胀、腹痛、肠鸣、纳呆。常由外邪、饮食或情志等因素诱发。

【辨证论治】

证型	证候	证机概要	治法	方剂	组成
寒湿内盛	泄泻清稀，甚如水样，腹痛肠鸣，肢体酸痛，舌苔白腻，脉濡缓	寒湿内盛，脾失健运，清浊不分	芳香化湿，解表散寒	藿香正气散加减	藿香正气大腹苏，甘桔陈苓芷术朴，夏曲加入姜枣煎，外寒内湿均能除
湿热伤中	泻下急迫，粪色黄褐，肛门灼热，烦渴，舌红苔黄腻，脉滑数	湿热壅滞，损伤脾胃，传化失常	清热利湿，分利止泻	葛根芩连汤加减	葛根、黄芩、黄连、甘草、车前草、苦参
食滞肠胃	腹痛肠鸣，泻后痛减，脘腹胀满，嗳腐酸臭，舌苔厚腻，脉滑实	宿食内停，阻滞肠胃，传化失司	消食导滞，和中止泻	保和丸加减	保和山楂莱菔曲，夏陈茯苓连翘齐
肝气乘脾	腹痛而泄，泻后痛减，腹中雷鸣，攻窜作痛，矢气频作，情志诱发，舌淡红，脉弦	肝气不疏，横逆犯脾，脾失健运	抑肝扶脾	痛泻要方加减	痛泻要方用陈皮，术芍防风共成剂
脾胃虚弱	时溏时泻，食后脘闷不舒，稍进油腻则大便次数增加，舌淡苔白，脉细弱	脾虚失运，清浊不分	健脾益气，化湿止泻	参苓白术散加减	参苓白术扁豆陈，山药甘莲砂薏仁，桔梗上浮兼保肺，枣汤调服益脾神
肾阳虚衰	黎明前脐腹痛，肠鸣即泻，完谷不化，形寒肢冷，舌淡苔白，脉沉细	命门火衰，脾失温煦	温肾健脾，固涩止泻	四神丸加减	四神故纸吴茱萸，肉蔻五味四般齐，大枣生姜同煎合，五更肾泻最相宜

【病证鉴别】

（1）泄泻与痢疾

病名	相同点	不同点
泄泻	大便次数增多、粪质稀薄	大便次数增加，粪质稀溏，甚则如水样，或完谷不化为主症，大便不带脓血，也无里急后重，或无腹痛
痢疾		腹痛、里急后重、便下赤白脓血

（2）泄泻与霍乱

病名	不同点
泄泻	以大便稀溏、次数增多为特征，一般预后良好

续表

病名	不同点
霍乱	是一种上吐下泻并作的病证，发病特点是来势急骤，变化迅速，病情凶险，起病时先突然腹痛，继则吐泻交作，所吐之物均为未消化之食物，气味酸腐热臭，所泻之物多为黄色粪水，或吐下如米泔水，常伴恶寒、发热，部分病人在吐泻之后，津液耗伤，迅速消瘦，或发生转筋，腹中绞痛。若吐泻剧烈，可致面色苍白，目眶凹陷，汗出肢冷等津竭阳衰之危候

考点 15 ★★★ 痢疾

【诊断要点】

以腹痛、里急后重、大便次数增多、泻下赤白脓血便为主症，多有饮食不洁史。

【辨证论治】

证型	证候	证机概要	治法	方剂	组成
湿热痢	痢下赤白脓血，腥臭，里急后重，肛门灼热，舌苔黄腻，脉滑数	湿热蕴结，熏灼肠道，气血壅滞	清肠化湿，调气和血	芍药汤加减	芍药汤内用槟黄，芩连归桂草木香
疫毒痢	痢下鲜紫脓血，后重感著，壮热口渴，舌红绛苔黄燥，脉滑数	疫邪热毒，壅盛肠道，燔灼气血	清热解毒，凉血除积	白头翁汤加减	秦连白柏（秦连伯伯）
寒湿痢	痢下赤白黏冻，白多赤少，里急后重，头身困重，舌淡苔白腻，脉濡缓	寒湿客肠，气血凝滞，传导失司	温中燥湿，调气和血	不换金正气散加减	藿香、苍术、半夏、厚朴、炮姜、桂枝、陈皮、大枣、甘草、木香、枳实
阴虚痢	痢下赤白，脓血黏稠，虚坐努责，心烦口干，舌红绛苔少，脉细数	阴虚湿热，肠络受损	养阴和营，清肠化湿	驻车丸加减	驻车丸方出千金，湿热久郁而伤阴，阿胶炮姜归黄连，止痢要求寒热均
虚寒痢	痢下赤白清稀，腹部隐痛，喜按喜温，形寒畏冷，舌淡苔薄白，脉沉细而弱	脾肾阳虚，寒湿内生，阻滞肠腑	温补脾肾，收涩固脱	桃花汤合真人养脏汤	桃花汤中赤石脂，干姜粳米共用之；真人养脏诃粟壳，肉蔻当归桂木香，术芍参甘为涩剂，脱肛久痢早煎尝
休息痢	下痢时发时止，迁延不愈，饮食不当、劳累而发，舌淡苔腻，脉濡软	病久正伤，邪恋肠腑，传导不利	温中清肠，调气化滞	连理汤加减	黄连＋理中汤（理中汤主温中阳，人参甘草术干姜）

【病证鉴别】

病名	相同点	不同点
痢疾	多发于夏秋季节，病变部位在胃肠，病因亦有相同之处，症状都有腹痛、大便次数增多	大便次数虽多而量少，排赤白脓血便，腹痛伴里急后重感明显
泄泻		大便溏薄，粪便清稀，或如水样，或完谷不化，而无赤白脓血便，腹痛多伴肠鸣，少有里急后重感

考点16★★ 便秘

【诊断要点】

以排便间隔时间超过自己的习惯1天以上，或两次排便时间间隔3天以上，便粪质干结，排出艰难，或欲大便而艰涩不畅为主症，伴腹胀、腹痛等。有饮食不节、情志内伤、劳倦过度等病史。

【辨证论治】

证型	证候	证机概要	治法	方剂	组成
热秘	大便干结，腹胀腹痛，口干口臭，面红心烦，舌红苔黄燥，脉滑数	肠腑燥热，津伤便结	泻热导滞，润肠通便	麻子仁丸加减	麻子仁丸治脾约，枳朴大黄麻杏芍
气秘	大便干结，肠鸣矢气，腹中胀痛，嗳气频作，舌苔薄腻，脉弦	肝脾气滞，腑气不通	顺气导滞	六磨汤加减	木香、乌药、沉香、大黄、槟榔、枳实
冷秘	大便艰涩，胁下偏痛，手足不温，呃逆呕吐，舌苔白腻，脉弦紧	阴寒内盛，凝滞胃肠	温里散寒，通便止痛	温脾汤加减	温脾附子大黄硝，当归干姜人参草
气虚秘	排便困难，努挣则汗出短气，便后乏力，肢倦懒言，舌淡苔白，脉弱	脾肺气虚，传送无力	益气润肠	黄芪汤加减	黄芪、麻仁、白蜜、陈皮
血虚秘	便干，面色无华，头晕目眩，健忘少寐，口唇色淡，舌淡脉细	血液亏虚，肠道失荣	养血润燥	润肠丸	当归、生地黄、火麻仁、桃仁
阴虚秘	便干如羊屎状，消瘦，头晕耳鸣，潮热盗汗，舌红少苔，脉细数	阴津不足，肠失濡润	滋阴通便	增液汤加减	增液麦地与玄参

续表

证型	证候	证机概要	治法	方剂	组成
阳虚秘	排便困难，面色㿠白，四肢不温，腰膝酸冷，舌淡苔白，脉沉迟	阳气虚衰，阴寒凝结	温阳通便	济川煎加减	济川归膝肉苁蓉，泽泻升麻枳壳从

【病证鉴别】

病名	相同点	不同点
便秘	大便秘结不通	多为慢性久病，因大肠传导失常所致，表现为腹部胀满，大便干结艰行，可有矢气和肠鸣音，或有恶心欲吐，食纳减少
肠结		多为急病，因大肠通降受阻所致，表现为腹部疼痛拒按，大便完全不通，且无矢气和肠鸣音，严重者可吐出粪便

考点 17★★ 胁痛

【诊断要点】

以一侧或两侧胁肋部疼痛为主症，伴胸闷、腹胀、嗳气呃逆等症，有饮食不节、情志不遂、感受外湿、跌仆闪挫或劳欲久病等病史。

【辨证论治】

证型	证候	证机概要	治法	方剂	组成
肝郁气滞	胁肋胀痛，走窜不定，因情志变化而增减，嗳气频作，舌苔薄白，脉弦	肝失条达，气机郁滞，络脉失和	疏肝理气	柴胡疏肝散加减	柴胡疏肝芍川芎，枳壳陈皮草香附
肝胆湿热	胁肋灼热，口苦黏，小便黄赤，身目发黄，苔黄腻，舌红，脉弦滑数	湿热蕴结，肝胆失疏，络脉失和	清热利湿	龙胆泻肝汤加减	龙胆泻肝栀芩柴，木通泽泻车前归
瘀血阻络	胁肋刺痛，痛有定处，痛处拒按，入夜痛甚，舌质紫暗，脉沉涩	瘀血停滞，肝络痹阻	祛瘀通络	血府逐瘀汤或复元活血汤加减	血府当归生地桃，红花甘草壳赤芍，柴胡芎桔牛膝等，血化下行不作劳；复元活血用柴胡，大黄花粉桃红入，当归山甲与甘草
肝络失养	胁肋隐痛，悠悠不休，遇劳加重，头晕目眩，舌红少苔，脉细弦而数	肝肾阴亏，精血耗伤，肝络失养	养阴柔肝	一贯煎加减	一贯煎中用地黄，沙参杞子麦冬襄，当归川楝水煎服，阴虚肝郁是妙方

【病证鉴别】

（1）胁痛与胃脘痛

病名	相同点	不同点
胁痛	皆有肝郁的病机	病位在胁肋部，伴有目眩、口苦、胸闷、喜太息的症状
胃脘痛		病位在胃脘，兼有嗳气频作、吞酸嘈杂等胃失和降的症状

（2）胁痛与悬饮

病名	不同点
胁痛	发病与情志不遂、过食肥甘、劳欲过度、跌仆外伤有关，主要表现为一侧或两侧胁肋部疼痛
悬饮	多因素体虚弱，时邪外袭，肺失宣通，饮停胸胁而致，其表现为咳唾引痛胸胁，呼吸或转侧加重，患侧肋间饱满，叩诊呈浊音，或见发热

考点18★★★ 黄疸

【诊断要点】

以目黄，肤黄，小便黄，其中目睛黄染为主症，黄色鲜明者属阳黄，黄色晦暗者属阴黄，常伴食欲减退、恶心呕吐、胁痛腹胀等症，有外感湿热疫毒，内伤酒食不节，或有胁痛、癥积等病史。

【辨证论治】

（1）阳黄

证型	证候	证机概要	治法	方剂	组成
热重于湿	身目俱黄，黄色鲜明，发热口渴，便结溲赤，舌苔黄腻，脉弦数	湿热熏蒸，困遏脾胃，壅滞肝胆，胆汁泛滥	清热通腑，利湿退黄	茵陈蒿汤加减	茵陈、栀子、大黄、黄柏、连翘、垂盆草、蒲公英、茯苓、滑石、车前草
湿重于热	身目俱黄，黄色不甚鲜明，头重身困，胸脘痞满，恶心呕吐，便溏，舌苔厚腻微黄，脉濡数	湿遏热伏，困阻中焦，胆汁不循常道	利湿化浊运脾，佐以清热	茵陈五苓散合甘露消毒丹加减	五苓散治太阳腑，白术泽泻猪茯苓，桂枝化气兼解表，小便通利水饮逐；甘露消毒蔻藿香，茵陈滑石木通菖，芩翘贝母射干薄，湿热时疫是主方
胆腑郁热	身目发黄，黄色鲜明，上腹、右胁胀闷疼痛，身热不退，口苦咽干，舌红苔黄，脉弦滑数	湿热砂石郁滞，脾胃不和，肝胆失疏	疏肝泄热，利胆退黄	大柴胡汤加减	大柴胡汤用大黄，枳实芩夏白芍将，煎加姜枣表兼里，妙法内攻并外攘

续表

证型	证候	证机概要	治法	方剂	组成
疫毒炽盛	发病急，黄疸迅速加深，其色如金，高热口渴，神昏谵语，舌红绛，苔黄燥，脉弦数	疫毒炽盛，深入营血，内陷心肝	清热解毒，凉血开窍	千金犀角散加味	水牛角、黄连、栀子、大黄、板蓝根、生地黄、玄参、丹皮、茵陈、土茯苓

（2）阴黄

证型	证候	证机概要	治法	方剂	组成
寒湿阻遏	身目俱黄，黄色晦暗，脘腹痞胀，神疲畏寒，舌淡苔腻，脉濡缓	中阳不振，寒湿滞留，肝胆失疏	温中化湿，健脾和胃	茵陈术附汤加减	附子、白术、干姜、茵陈、茯苓、泽泻、猪苓
脾虚湿滞	面目及肌肤淡黄，肢软乏力，心悸气短，便溏，舌淡苔薄，脉濡细	黄疸日久，脾虚血亏，湿滞残留	健脾养血，利湿退黄	黄芪建中汤加减	小建中汤芍药多，桂枝甘草姜枣和，更加饴糖补中气，虚劳腹痛服之瘥；黄芪建中补不足，表虚身痛效无过

（3）黄疸消退后的调治

证型	证候	证机概要	治法	方剂	组成
湿热留恋	黄疸退后，脘痞腹胀，胁肋隐痛，口干苦，尿赤，苔腻，脉濡数	湿热留恋，余邪未清	清热利湿	茵陈四苓散加减	茵陈、黄芩、黄柏、茯苓、泽泻、车前草、苍术、苏梗、陈皮
肝脾不调	黄疸退后，脘腹痞闷，肢倦乏力，胁肋隐痛，大便不调，苔薄白，脉细弦	肝脾不调，疏运失职	调和肝脾，理气助运	柴胡疏肝散或归芍六君子汤加减	柴胡疏肝芍川芎，枳壳陈皮草香附；归芍参苓术草
气滞血瘀	黄疸退后，胁下结块，刺痛，胸胁胀闷，面颈赤丝，舌有紫斑，脉涩	气滞血瘀，积块留着	疏肝理气，活血化瘀	逍遥散合鳖甲煎丸	逍遥散中当归芍，柴苓术草加姜薄；鳖甲煎丸疟母方，䗪虫鼠妇及蜣螂，蜂窠石韦人参射，桂朴紫葳丹芍姜，瞿麦柴芩胶半夏，桃仁葶苈和硝黄

【病证鉴别】
黄疸与萎黄

病名	相同点	不同点
黄疸	身黄	发病与感受外邪、饮食劳倦或病后有关；其病机为湿滞脾胃，肝胆失疏，胆汁外溢；其主症为身黄、目黄、小便黄
萎黄		与饥饱劳倦、食滞虫积或病后失血有关；其病机为脾胃虚弱，气血不足，肌肤失养；主症为肌肤萎黄不泽，目睛及小便不黄，常伴头昏倦怠、心悸少寐、纳少便溏等症状

考点19★★★鼓胀（2020版大纲新增考点）

【诊断要点】

初起脘腹作胀，食后尤甚，继而腹部胀大如鼓，重者腹壁青筋显露，脐孔突起。常伴乏力、纳差、齿衄等症，常有酒食不节、情志内伤、虫毒感染或黄疸、胁痛、癥积等病史。

【辨证论治】

证型	证候	证机概要	治法	方剂	组成
气滞湿阻	腹胀按之不坚，胁下胀满，食后胀甚，得嗳气稍减，舌苔薄白腻，脉弦	肝郁气滞，脾运不健，湿浊中阻	疏肝理气，运脾利湿	柴胡疏肝散合胃苓汤加减	柴胡、香附、郁金、青皮、川芎、白芍、苍术、陈皮、茯苓、猪苓
水湿困脾	腹大胀满，按之如囊裹水，甚则面浮肢肿，怯寒懒动，舌苔白腻，脉缓	湿邪困遏，脾阳不振，寒水内停	温中健脾，行气利水	实脾饮加减	白术、苍术、附子、干姜、厚朴、木香、草果、陈皮、连皮茯苓、泽泻
水热蕴结	腹大坚满，烦热口苦，渴不欲饮，溲赤便结，舌边尖红，苔黄腻，脉弦数	湿热壅盛，蕴结中焦，浊水内停	清热利湿，攻下逐水	中满分消丸合茵陈蒿汤加减	茵陈、金钱草、山栀、黄柏、苍术、厚朴、砂仁、大黄、猪苓、泽泻、车前子、滑石
瘀结水留	脘腹坚满，青筋显露，胁下癥结痛如针刺，面色黧黑，舌紫暗，脉细涩	肝脾瘀结，络脉滞涩，水气停留	活血化瘀，行气利水	调营饮加减	当归、赤芍、桃仁、三棱、莪术、鳖甲、大腹皮、马鞭草、益母草、泽兰、泽泻、赤茯苓
阳虚水盛	腹大胀满似蛙腹，面色苍黄，脘闷纳呆，肢冷浮肿，舌胖苔白滑，脉沉细无力	脾肾阳虚，不能温运，水湿内聚	温补脾肾，化气利水	附子理苓汤或济生肾气丸加减	附子、干姜、人参、白术、鹿角片、葫芦巴、茯苓、泽泻、陈葫芦、车前子

续表

证型	证候	证机概要	治法	方剂	组成
阴虚水停	腹大胀满，或见青筋暴露，面色晦滞，心烦失眠，时或鼻衄，小便短少，舌红绛少津，苔少，脉弦细数	肝肾阴虚，津液失布，水湿内停	滋肾柔肝，养阴利水	六味地黄丸合一贯煎加减	地八山山四，丹苓泽泻三；一贯煎中生地黄，沙参归杞麦冬藏

【病证鉴别】

（1）鼓胀与水肿

病名	不同点
鼓胀	主要为肝、脾、肾受损，气、血、水互结于腹中，以腹部胀大为主，四肢肿不甚明显。晚期方伴肢体浮肿，每兼见面色青晦，面颈部有血痣赤缕，胁下癥积坚硬，腹皮青筋显露等
水肿	主要为肺、脾、肾功能失调，水湿泛溢肌肤。浮肿多从眼睑开始，继则延及头面及肢体，或下肢先肿，后及全身，每见面色㿠白，腰酸倦怠等，水肿较甚者亦可伴见腹水

（2）鼓胀与痞满

病名	相同点	不同点
鼓胀	腹部胀满	胀及全腹，皮色苍黄，脉络显露，按之腹皮绷紧
痞满		见于上腹部，外观无胀形可见，按之柔软

考点20★★★ 头痛

【诊断要点】

以头部疼痛为主症，病发或突然或缓慢或反复，持续时间可长可短。外感头痛者多有起居不慎，感受外邪病史，内伤头痛者常有情绪波动、失眠、饮食不节、劳倦、房事不节、病后体虚等病史。

【辨证论治】

证型	证候	证机概要	治法	方剂	组成
风寒头痛	痛连项背，恶风畏寒，遇风尤剧，口不渴，苔薄白，脉浮紧	风寒外袭，上犯巅顶，凝滞经脉	疏散风寒止痛	川芎茶调散加减	川芎茶调散荆防，辛芷薄荷甘草羌
风热头痛	头痛而胀，发热恶风，面红目赤，口渴喜饮，舌尖红苔薄黄，脉浮数	风热外袭，上扰清空，窍络失和	疏风清热和络	芎芷石膏汤加减	菊花、桑叶、薄荷、蔓荆子、川芎、白芷、羌活、生石膏、黄芩

续表

证型	证候	证机概要	治法	方剂	组成
风湿头痛	头痛如裹，肢体困重，胸闷纳呆，便溏，苔白腻，脉濡	风湿之邪，上蒙头窍，困遏清阳	祛风胜湿通窍	羌活胜湿汤加减	羌活胜湿独防风，蔓荆秦本草川芎
肝阳头痛	头昏胀痛，心烦易怒，口苦面红，胁痛，舌红苔黄，脉弦数	肝失条达，气郁化火，阳亢风动	平肝潜阳息风	天麻钩藤饮加减	天麻钩藤石决明，栀杜寄生膝与苓，夜藤茯神益母草，主治眩晕与耳鸣
血虚头痛	头痛隐隐，心悸失眠，面色少华，神疲乏力，舌淡苔薄白，脉细弱	营血不足，不能上荣，窍络失养	养血滋阴，和络止痛	加味四物汤加减	当归、生地、白芍、首乌、川芎、菊花、蔓荆子、五味子、远志、炒枣仁
痰浊头痛	头痛昏蒙，胸脘满闷，纳呆呕恶，舌苔白腻，脉滑	脾失健运，痰浊中阻，上蒙清窍	健脾燥湿，化痰降逆	半夏白术天麻汤加减	半夏白术天麻汤，苓草橘红枣生姜
肾虚头痛	头痛且空，耳鸣腰酸，滑精带下，舌红少苔，脉细无力	肾精亏虚，髓海不足，脑窍失荣	养阴补肾，填精生髓	大补元煎加减	大补元煎益精方，人参草药培脾安，归地山黄滋真水，杜仲枸杞冲任藏
瘀血头痛	头痛不愈，痛有定处，日轻夜重，舌暗，苔薄白，脉细涩	瘀血阻窍，络脉滞涩，不通则痛	活血化瘀，通窍止痛	通窍活血汤加减	通窍全凭好麝香，桃红大枣老葱姜，川芎黄酒赤芍药，表里通经第一方
气虚头痛	头痛隐隐，遇劳加重，纳呆乏力，气短懒言，舌淡苔薄白，脉细弱	脾胃虚弱，中气不足，清阳不升，脑失所养	健脾益气升清	益气聪明汤加减	黄芪、甘草、人参、升麻、葛根、蔓荆子、芍药

【病证鉴别】

（1）头痛与眩晕

病名	相同点	不同点
头痛	可单独出现，也可同时出现	病因有外感与内伤两方面，临床表现以疼痛为主，实证较多
眩晕		病因以内伤为主，临床表现以昏眩为主，虚证较多

（2）真头痛与一般头痛

真头痛为头痛的一种特殊重症，其特点为起病急骤，多表现为突发的剧烈头痛，持续不解，阵发加重，手足逆冷至肘膝，甚至呕吐如喷，肢厥抽搐，本病凶险，应与一般头痛区别。

考点21★★★ 眩晕

【诊断要点】

以头晕目眩，视物旋转为主症，轻者闭目即止，重者如坐车船，甚则仆倒。

【辨证论治】

证型	证候	证机概要	治法	方剂	组成
肝阳上亢	眩晕耳鸣，头目胀痛，口苦失眠，遇烦劳郁怒加重，舌红苔黄，脉弦	肝阳风火，上扰清窍	平肝潜阳，清火息风	天麻钩藤饮加减	天麻钩藤石决明，栀杜寄生膝与芩，夜藤茯神益母草，主治眩晕与耳鸣
气血亏虚	眩晕劳累即发，面色㿠白，神疲乏力，唇甲不华，舌淡苔薄白，脉细弱	气血亏虚，清阳不展，脑失所养	补益气血，调养心脾	归脾汤加减	归脾汤用术参芪，归草茯神远志随，酸枣木香龙眼肉，煎加姜枣益心脾
肾精不足	眩晕日久不愈，腰酸膝软，颧红咽干，形寒肢冷，舌淡嫩，苔白，脉弱尺甚	肾精不足，髓海空虚，脑失所养	滋养肝肾，益精填髓	左归丸加减	左归丸内山药地，黄肉枸杞与牛膝，菟丝龟鹿二胶合，补阴填精功效奇
痰浊上蒙	眩晕，头重昏蒙，胸闷恶心，呕吐痰涎，舌苔白腻，脉濡滑	痰浊中阻，上蒙清窍，清阳不升	化痰祛湿，健脾和胃	半夏白术天麻汤加减	半夏白术天麻汤，苓草橘红枣生姜
瘀血阻窍	眩晕时作，头痛如刺，耳鸣耳聋，面唇紫暗，舌暗有瘀斑，脉涩	瘀血阻络，气血不畅，脑失所养	活血化瘀，通窍活络	通窍活血汤加减	通窍全凭好麝香，桃红大枣老葱姜，川芎黄酒赤芍药，表里通经第一方

【病证鉴别】

(1) 眩晕与中风

病名	相同点	不同点
中风	部分中风病人，以眩晕、头痛为其先兆表现	以猝然昏仆，不省人事，口舌㖞斜，半身不遂，失语，或不经昏仆，仅以㖞僻不遂为特征
眩晕		中风昏仆与眩晕之甚者相似，眩晕之甚者亦可仆倒，但无半身不遂及不省人事、口舌㖞斜诸症

(2) 眩晕与厥证

病名	不同点
眩晕	严重者也有欲仆或晕旋仆倒的表现，但眩晕病人意识并不丧失
厥证	以突然昏仆、不省人事、四肢厥冷为特征，发作后可在短时间内苏醒，严重者可一厥不复而死亡

考点22★★★ 中风

【诊断要点】

以突然昏仆、不省人事、半身不遂、偏身麻木、口舌歪斜、言语謇涩等为主症，中经络多仅见眩晕、偏身麻木、口舌歪斜、半身不遂等，中脏腑则多伴见不省人事、意识模糊等重症，有眩晕、头痛、心悸等病史，情志失调、饮食不当或劳累等诱因。

【辨证论治】

1. 急性期

（1）中经络

证型	证候	证机概要	治法	方剂	组成
风痰瘀阻	头晕头痛，手足麻木，突发口舌歪斜，舌强语謇，甚则半身不遂，舌紫暗苔薄白，脉弦涩	肝阳化风，风痰上扰，经脉闭阻	息风化痰，活血通络	半夏白术天麻汤合桃仁红花煎加减	半夏白术天麻汤，苓草橘红枣生姜；桃仁红花煎四物，理气青皮与香附，祛瘀丹参和元胡，归芎加入心瘀除
风阳上扰	常头晕头痛，耳鸣目眩，突发口舌歪斜，舌强语謇，甚则半身不遂，舌红苔黄，脉弦	肝火偏旺，阳亢化风，横窜络脉	平肝潜阳，活血通络	天麻钩藤饮加减	天麻钩藤石决明，栀杜寄生膝与芩，夜藤茯神益母草，主治眩晕与耳鸣
阴虚风动	常头晕耳鸣，腰膝酸软，突发口舌歪斜，言语不利，手指瞤动，甚或半身不遂，舌红苔腻，脉弦细数	肝肾阴虚，风阳内动，风痰瘀阻经络	滋阴潜阳，息风通络	镇肝息风汤加减	镇肝息风芍天冬，玄参牡蛎赭茵供，麦龟膝草龙川楝，肝风内动有奇功

（2）中脏腑

证型		证候	证机概要	治法	方剂	组成
闭证	阳闭	突然昏仆，不省人事，牙关紧闭，口噤不开，两手握固，大小便闭，肢体偏瘫、拘急、抽搐	面红身热，气粗口臭，躁动不安，痰多而黏，舌红苔黄腻，脉弦滑有力	肝阳暴张，气血上逆，痰火壅盛，清窍被扰	清肝息风，豁痰开窍	羚羊角汤合安宫牛黄丸加减	羚羊角粉、菊花、夏枯草、蝉蜕、柴胡、生石决明、龟甲、生地黄、牡丹皮、白芍、薄荷
	阴闭		面白唇暗，静卧不烦，四肢不温，痰涎壅盛，苔白腻，脉沉滑	痰浊偏盛，上壅清窍，内蒙心神，神机闭塞	豁痰息风，辛温开窍	涤痰汤合苏合香丸加减	半夏、茯苓、橘红、竹茹、郁金、石菖蒲、陈胆星、天麻、钩藤、僵蚕

续表

证型	证候	证机概要	治法	方剂	组成
脱证（阴竭阳亡）	突然昏仆，不省人事，面色苍白，目合口张，手撒肢冷，汗多，二便自遗，肢体软瘫，舌痿，脉微欲绝	正不胜邪，元气衰微，阴阳欲绝	回阳救阴，益气固脱	参附汤合生脉散加味	人参、附子、麦冬、五味子、山萸肉

2. 恢复期和后遗症期

证型	证候	证机概要	治法	方剂	组成
风痰瘀阻	口舌歪斜，舌强语謇，半身不遂，肢体麻木，舌暗紫苔滑腻，脉弦滑	风痰阻络，气血运行不利	搜风化痰，行瘀通络	解语丹加减	天麻、胆南星、天竺黄、半夏、陈皮、地龙、僵蚕、全蝎、远志、石菖蒲、豨莶草、桑枝、鸡血藤、丹参、红花
气虚络瘀	肢体偏枯不用，肢软无力，面色萎黄，舌有瘀斑，苔薄白，脉细涩	气虚血瘀，脉阻络痹	益气养血，化瘀通络	补阳还五汤加减	补阳还五芎桃红，赤芍归尾加地龙，四两生芪为君药，补气活血经络通
肝肾亏虚	半身不遂，患肢僵硬，拘挛变形，舌强不语，肢体肌肉萎缩，舌红脉细	肝肾亏虚，阴血不足，筋脉失养	滋养肝肾	左归丸合地黄饮子加减	左归丸内山药地，黄肉枸杞与牛膝，菟丝龟鹿二胶合；地黄饮子山茱斛，麦味菖蒲远志茯，苁蓉桂附巴戟天，少入薄荷姜枣服

【病证鉴别】

（1）中风与口僻

口僻俗称吊线风，主要症状是口舌歪斜，但常伴耳后疼痛，口角流涎，言语不清，而无半身不遂或神志障碍等表现，多因正气不足，风邪入脉络，气血痹阻所致，不同年龄均可罹患。

（2）中风与厥证

厥证也有突然昏仆、不省人事之表现，一般而言，厥证神昏时间短暂，发作时常伴有四肢逆冷，移时多可自行苏醒，醒后无半身不遂、口舌歪斜、言语不利等表现。

（3）中风与痉证

病名	不同点
痉证	以四肢抽搐、项背强直甚至角弓反张为主症，发病时也可伴有神昏，神昏多出现在抽搐之后，抽搐时间长，无半身不遂、口舌歪斜等症状
中风	多在起病时即有神昏，而后可以出现抽搐，抽搐时间短

(4) 中风与痿证

病名	不同点
痿证	肢体瘫痪、活动无力等类似中风之表现，起病缓慢，以双下肢瘫痪或四肢瘫痪，或肌肉萎缩，筋惕肉瞤为多见，起病时无神昏
中风	半身不遂日久不能恢复者，亦可见肌肉瘦削，筋脉弛缓。肢体瘫痪多起病急骤，且以偏瘫不遂为主，常有不同程度的神昏

(5) 中风与痫证

病名	相同点	不同点
痫证	发作时起病急骤，突然昏仆倒地	阵发性神志异常的疾病，猝发仆地时常口中作声，如猪羊啼叫，四肢频抽而口吐白沫，神昏多为时短暂，移时可自行苏醒，醒后一如常人，但可再发
中风		仆地无声，一般无四肢抽搐及口吐涎沫，昏仆倒地，其神昏症状严重，持续时间长，难以自行苏醒，需及时治疗方可逐渐清醒，多伴有半身不遂、口舌歪斜等症

考点23★颤证（2020版大纲新增考点）

【诊断要点】

以头部及肢体颤抖，摇动，不能自制，甚者颤动不已，四肢强急为主症，常伴多汗流涎，语言缓慢不清等。多发于老年人，部分病人发病与情志有关，或继发于脑部病变。

【辨证论治】

证型	证候	证机概要	治法	方剂	组成
风阳内动	肢颤不能自制，眩晕耳鸣，面赤烦躁，易激动，肢麻，语言迟缓不清，舌红苔黄，脉弦	肝郁阳亢，化火生风，扰动筋脉	镇肝息风，舒筋止颤	天麻钩藤饮合镇肝息风汤加减	天麻钩藤石决明，栀杜寄生膝与芩，夜藤茯神益母草，主治眩晕与耳鸣；镇肝息风芍天冬，玄参牡蛎赭茵供，麦龟膝草龙川楝，肝风内动有奇功
痰热风动	头摇不止，肢麻震颤，头晕目眩，胸脘痞闷，口苦口黏，舌胖有齿痕，苔黄腻，脉弦滑数	痰热内蕴，热极生风，筋脉失约	清热化痰，平肝息风	导痰汤合羚角钩藤汤加减	半夏、胆南星、竹茹、川贝母、黄芩、羚羊角、桑叶、钩藤、菊花、生地、生白芍、甘草、橘红、茯苓、枳实
气血亏虚	头摇肢颤，面色淡白，神疲乏力，心悸健忘，眩晕，舌淡红苔薄白滑，沉细弱	气血两虚，筋脉失养，虚风内动	益气养血，濡养筋脉	人参养荣汤加减	熟地、当归、白芍、人参、白术、黄芪、茯苓、炙甘草、肉桂、天麻、钩藤、珍珠母、五味子、远志

续表

证型	证候	证机概要	治法	方剂	组成
髓海不足	头摇肢颤，持物不稳，腰膝酸软，头晕耳鸣，健忘，神呆，舌红苔薄白，脉细数	髓海不足，神机失养，肢体筋脉失主	填精补髓，育阴息风	龟鹿二仙膏合大定风珠加减	龟板、鳖甲、生牡蛎、钩藤、鸡子黄、阿胶、枸杞子、鹿角胶、熟地、生地、白芍、麦冬、麻仁、人参、山药、茯苓、五味子、甘草
阳气虚衰	头摇肢颤，筋脉拘挛，面色㿠白，畏寒肢冷，小便清长，舌淡苔薄白，脉沉迟无力	阳气虚衰，失于温煦，筋脉不用	补肾助阳，温煦筋脉	地黄饮子加减	地黄饮子山茱斛，麦味菖蒲远志茯，苁蓉桂附巴戟天，少入薄荷姜枣服

【病证鉴别】
颤证与瘛疭

病名	不同点
颤证	一种慢性疾病过程，以头颈、手足不自主颤动、振摇为主症，手足颤抖动作幅度小，频率较快，而无肢体抽搐牵引和发热、神昏等症
瘛疭	多见于急性热病或某些慢性疾病急性发作，抽搐多呈持续性，有时伴短阵性间歇，手足屈伸牵引，弛纵交替，部分病人可有发热、两目上视、神昏等症

考点24★★★ 水肿

【诊断要点】

水肿先从眼睑或下肢开始，继及四肢全身，轻者仅眼睑或足胫浮肿，重者全身皆肿，先从眼睑发病，病势迅速，皮肤绷急光亮，按之即起者，属阳水，先从下肢发病，病势缓慢，皮肤按之凹陷不起者，属阴水。

【辨证论治】

（1）阳水

证型	证候	证机概要	治法	方剂	组成
风水相搏	眼睑浮肿，继而全身皆肿，来势迅速，恶寒发热，小便不利。偏风热则舌红，脉浮滑数；偏风寒则苔薄白，脉浮滑	风邪袭表，肺气闭塞，通调失职，风遏水阻	疏风清热，宣肺行水	越婢加术汤加减	麻黄、杏仁、防风、浮萍、白术、茯苓、泽泻、车前子、石膏、桑白皮、黄芩

证型	证候	证机概要	治法	方剂	组成
湿毒浸淫	眼睑浮肿，延及全身，皮肤光亮，尿少色赤，身发疮痍，舌红苔薄黄，脉浮数	疮毒内归脾肺，三焦气化不利，水湿内停	宣肺解毒，利湿消肿	麻黄连翘赤小豆汤合五味消毒饮加减	麻黄、杏仁、桑白皮、赤小豆、银花、野菊花、蒲公英、紫花地丁、紫背天葵
水湿浸渍	全身水肿，下肢明显，按之没指，身体困重，纳呆，泛恶，苔白腻，脉沉缓	水湿内侵，脾气受困，脾阳不振	运脾化湿，通阳利水	五皮饮合胃苓汤加减	桑白皮、陈皮、大腹皮、茯苓皮、生姜皮、苍术、厚朴、草果、桂枝、白术、茯苓、猪苓、泽泻
湿热壅盛	遍体浮肿，皮肤绷急光亮，胸脘痞闷，烦热口渴，便结溲赤，舌红苔黄腻，脉濡数	湿热内盛，三焦壅滞，气滞水停	分利湿热	疏凿饮子加减	羌活、秦艽、防风、大腹皮、茯苓皮、生姜皮、猪苓、茯苓、泽泻、椒目、赤小豆、黄柏、商陆、槟榔、生大黄

（2）阴水

证型	证候	证机概要	治法	方剂	组成
脾阳虚衰	身肿日久，腰以下甚，脘腹胀闷，纳减便溏，神疲乏力，舌淡苔白腻，脉沉缓	脾阳不振，运化无权，土不制水	健脾温阳利水	实脾饮加减	干姜、附子、草果、桂枝、白术、茯苓、泽泻、车前子、木瓜、木香、厚朴、大腹皮
肾阳衰微	面浮身肿，腰以下甚，腰酸冷痛，四肢厥冷，怯寒神疲，舌淡胖苔白，脉沉细	脾肾阳虚，水寒内聚	温肾助阳，化气行水	济生肾气丸合真武汤加减	六味地黄丸+肉桂、附子、牛膝、车前子；真武附苓术芍姜
瘀水互结	水肿延久不退，全身浮肿，皮肤瘀斑，腰部刺痛，舌紫暗，苔白，脉沉细涩	水停湿阻，气滞血瘀，致三焦气化不利	活血祛瘀，化气行水	桃红四物汤合五苓散	桃红芎地归芍；五苓散治太阳腑，白术泽泻猪茯苓

【病证鉴别】

病名	相同点	不同点
水肿	肢体水肿，腹部膨隆	肺、脾、肾三脏气化失调，而导致水液泛滥肌肤。头面或下肢先肿，继及全身，严重时出现腹水，腹部膨隆，面色白，但无腹壁青筋暴露
鼓胀		由于肝、脾、肾功能失调，导致气滞、血瘀、水湿聚于腹中。单腹胀大，面色苍黄，腹壁青筋暴露，四肢多不肿，反见瘦削，后期或可伴见轻度肢体浮肿

考点25★★★ 淋证

【诊断要点】

以小便频数，淋沥涩痛，小腹拘急，痛引腰腹为各种淋证的主症，病因分虚实两端。

【辨证论治】

证型	证候	证机概要	治法	方剂	组成
热淋	尿黄频数短涩，灼热刺痛，少腹拘急胀痛，口苦呕恶，苔黄腻，脉滑数	湿热蕴结下焦，膀胱气化失司	清热利湿，通淋	八正散加减	八正木通与车前，萹蓄大黄栀滑研，草梢瞿麦灯心草
石淋	尿中夹砂石，排尿时突然中断，尿道窘迫疼痛，舌红苔薄黄，脉弦	湿热蕴结下焦，尿液煎熬成石，膀胱气化失司	清热利湿，排石通淋	石韦散加减	瞿麦、萹蓄、通草、滑石、金钱草、海金沙、鸡内金、石韦、穿山甲、虎杖、王不留行、牛膝、青皮、乌药、沉香
血淋	小便热涩刺痛，尿色深红，或夹血块，舌尖红，苔黄，脉滑数	湿热下注膀胱，热甚灼络，迫血妄行	清热通淋，凉血止血	小蓟饮子加减	小蓟饮子藕蒲黄，滑竹通栀归草襄
气淋	郁怒之后，小便涩滞，淋沥不宣，少腹胀痛，苔薄白，脉弦	气机郁结，膀胱气化不利	理气疏导，通淋利尿	沉香散加减	沉香、青皮、乌药、香附、石韦、滑石、冬葵子、车前子
膏淋	小便混浊如米泔水，或伴絮状凝块物，舌红苔黄腻，脉濡数	湿热下注，阻滞络脉，脂汁外溢	清热利湿，分清泄浊	程氏萆薢分清饮加减	萆薢、石菖蒲、黄柏、车前子、飞廉、水蜈蚣、向日葵心、莲子心、连翘心、丹皮、灯心
劳淋	小便不甚赤涩，时作时止，遇劳即发，舌淡，脉细弱	湿热留恋，脾肾两虚，膀胱气化无权	补脾益肾	无比山药丸加减	党参、黄芪、怀山药、莲子肉、茯苓、薏苡仁、泽泻、扁豆衣、山茱萸、菟丝子、芡实、金樱子、煅牡蛎

【病证鉴别】

（1）淋证与癃闭

病名	相同点	不同点
淋证	小便量少，排尿困难	尿频而尿痛，且每日排尿总量多为正常
癃闭		无尿痛，每日排尿量少于正常，严重时甚至无尿。但癃闭复感湿热，常可并发淋证，而淋证日久不愈，亦可发展成癃闭

（2）血淋与尿血

病名	相同点	不同点
血淋	小便出血，尿色红赤，甚至溺出纯血	一般以痛者为血淋，不痛者为尿血
尿血		多无疼痛之感，虽亦间有轻微的胀痛或热痛，但终不若血淋的小便滴沥而疼痛难忍

（3）膏淋与尿浊

膏淋与尿浊在小便混浊症状上相似，但后者在排尿时无疼痛滞涩感，可资鉴别。

考点26★★ 郁证

【诊断要点】

以忧郁不畅、情绪不宁、胸胁胀满疼痛为主症，或有易怒易哭，或有咽中如有炙脔，吞之不下，咯之不出的特殊症状。病情的反复与情志因素密切相关，多发于青中年女性。

【辨证论治】

证型	证候	证机概要	治法	方剂	组成
肝气郁结	精神抑郁，情绪不宁，胁肋胀痛，脘闷嗳气，舌红苔薄腻，脉弦	肝郁气滞，脾胃失和	疏肝解郁，理气畅中	柴胡疏肝散加减	柴胡疏肝芍川芎，枳壳陈皮草香附
气郁化火	情绪不宁，急躁易怒，胸胁胀满，口苦而干，舌红苔黄，脉弦数	肝郁化火，横逆犯胃	疏肝解郁，清肝泻火	丹栀逍遥散加减	柴胡、薄荷、郁金、制香附、当归、白芍、白术、茯苓、丹皮、栀子
痰气郁结	精神抑郁，胸部闷塞，咽中如有物梗塞，苔白腻，脉弦滑	气郁痰凝，阻滞胸咽	行气开郁，化痰散结	半夏厚朴汤加减	半夏厚朴与紫苏，茯苓生姜共煎服
心神失养	精神恍惚，多疑易惊，悲忧善哭，喜怒无常，舌淡苔薄白，脉弦细	营阴暗耗，心神失养	甘润缓急，养心安神	甘麦大枣汤加减	甘草、小麦、大枣、郁金、合欢花

续表

证型	证候	证机概要	治法	方剂	组成
心脾两虚	多思善疑，头晕神疲，心悸胆怯，失眠健忘，舌淡苔薄白，脉细弱	脾虚血亏，心失所养	健脾养心，补益气血	归脾汤加减	归脾汤用术参芪，归草茯神远志随，酸枣木香龙眼肉，煎加姜枣益心脾+神曲
心肾阴虚	少寐多梦，头晕耳鸣，腰膝酸软，健忘，五心烦热，盗汗咽干，舌红少苔，脉细数	阴精亏虚，阴不涵阳	滋养心肾	天王补心丹合六味地黄丸加减	补心地归二冬仁，远茯味砂桔三参（人参、丹参、玄参）；地八山山四，丹苓泽泻三

【病证鉴别】

(1) 郁证梅核气与虚火喉痹

病名	相同点	不同点
郁证梅核气	咽部异物感	多见于青中年女性，因情志抑郁而起病，自觉咽中有物梗塞，但无咽痛及吞咽困难，咽中梗塞的感觉与情绪波动有关，在心情愉快、工作繁忙时，症状可减轻或消失，而当心情抑郁或注意力集中于咽部时，则梗塞感觉加重
虚火喉痹		以青中年男性发病较多，多因感冒、长期吸烟饮酒及嗜食辛辣食物而引发，咽部除有异物感外，尚觉咽干、灼热、咽痒，咽部症状与情绪无关，但过度辛劳或感受外邪则易加剧

(2) 郁证梅核气与噎膈

病名	相同点	不同点
郁证梅核气	咽中有物梗塞感	咽中梗塞的感觉与情绪波动有关，当心情抑郁或注意力集中于咽部时，则梗塞感觉加重，但无吞咽困难
噎膈		多见于中老年人，男性居多，梗塞的感觉主要在胸骨后的部位，与情绪波动无关，吞咽困难的程度日渐加重，进行食管检查常有异常发现

(3) 郁证脏躁与癫证

病名	相同点	不同点
郁证脏躁	两者均与五志过极、七情内伤有关，临床表现都有心神失常症状	多发于青中年妇女，在精神因素的刺激下呈间歇性发作，在不发作时可如常人
癫证		多发于青壮年，男女发病率无显著差别，病程迁延，主要表现为精神错乱，失去自控能力，心神失常的症状极少自行缓解

考点27★★★ 血证

【诊断要点】

（1）鼻衄：血自鼻道外溢而非因外伤、倒经所致者。

（2）齿衄：血自齿龈或齿缝外溢，且排除外伤所致者。

（3）咳血：血经咳嗽而出，或觉喉痒胸闷，一咯即出，血色鲜红，或夹泡沫，或痰血相兼，痰中带血。

（4）吐血：血随呕吐而出，常伴食物残渣，血色多为咖啡、紫暗或鲜红色，大便色黑如漆，或呈暗红色。

（5）便血：大便色鲜红、暗红或紫暗，甚至黑如柏油样，次数增多。

（6）尿血：小便中混有血液或夹有血丝，排尿时无疼痛。

（7）紫斑：肌肤出现青紫斑点，小如针尖，大者融合成片，压之不褪色，好发于四肢，以下肢为甚。

【辨证论治】

	证型	证候	证机概要	治法	方剂	组成
鼻衄	热邪犯肺	鼻燥衄血，口干咽燥，身热恶风，舌红苔薄，脉数	燥热伤肺，血热妄行，上溢清窍	清泄肺热，凉血止血	桑菊饮加减	桑菊饮中桔杏翘，芦根甘草薄荷饶
	胃热炽盛	血色鲜红，口渴欲饮，口干臭秽，舌红苔黄，脉数	胃火上炎，迫血妄行	清胃泻火，凉血止血	玉女煎加减	玉女石膏熟地黄，知母麦冬牛膝襄
	肝火上炎	头痛目眩，烦躁易怒，两目红赤，舌红苔黄，脉弦数	火热上炎，迫血妄行，上溢清窍	清肝泻火，凉血止血	龙胆泻肝汤加减	龙胆泻肝栀芩柴，木通泽泻车前归
	气血亏虚	神疲乏力，面色㿠白，心悸难寐，舌淡，脉细无力	气虚不摄，血溢清窍，血去气伤，气血两亏	补气摄血	归脾汤加减	归脾汤用术参芪，归草茯神远志随，酸枣木香龙眼肉，煎加姜枣益心脾＋阿胶、仙鹤草、茜草

	证型	证候	证机概要	治法	方剂	组成
齿衄	胃火炽盛	血色鲜红，齿龈红肿疼痛，口臭口渴，舌红苔黄，脉洪数	胃火内炽，循经上犯，灼伤血络	清胃泻火，凉血止血	加味清胃散合泻心汤加减	生地黄、丹皮、水牛角、大黄、黄连、黄芩、连翘、当归、甘草、白茅根、大蓟、小蓟、藕节
	阴虚火旺	血色淡红，因受热烦劳而发，齿摇不坚，舌红少苔，脉细数	肾阴不足，虚火上炎，络损血溢	滋阴降火，凉血止血	六味地黄丸合茜根散加减	熟地黄、山药、山茱萸、茯苓、丹皮、泽泻、茜草根、黄芩、侧柏叶、阿胶

	证型	证候	证机概要	治法	方剂	组成
咳血	燥热伤肺	喉痒咳嗽，痰中带血，口干鼻燥，舌红苔薄黄，少津，脉数	燥热伤肺，肺失清肃，肺络受损	清热润肺，宁络止血	桑杏汤加减	桑叶汤中浙贝宜，沙参栀豉与梨皮
	肝火犯肺	咳嗽阵作，痰中带血，烦躁易怒，舌红苔薄黄，脉弦数	木火刑金，肺失清肃，肺络受损	清肝泻肺，凉血止血	泻白散合黛蛤散加减	青黛、黄芩、桑白皮、地骨皮、海蛤壳、甘草、旱莲草、白茅根、大小蓟
	阴虚肺热	咳嗽痰少，痰中带血，潮热盗汗，舌红，脉细数	虚火灼肺，肺失清肃，肺络受损	滋阴润肺，宁络止血	百合固金汤加减	百合固金二地黄，玄参贝母桔甘藏，麦冬芍药当归配

	证型	证候	证机概要	治法	方剂	组成
吐血	胃热壅盛	吐血色红，夹食物残渣，口臭便秘，舌红苔黄腻，脉滑数	胃热内郁，热伤胃络	清胃泻火，化瘀止血	泻心汤合十灰散加减	黄芩、黄连、大黄、丹皮、栀子、大蓟、小蓟、侧柏叶、茜草根、白茅根

续表

	证型	证候	证机概要	治法	方剂	组成
	肝火犯胃	吐血色红，口苦胁痛，心烦易怒，舌红绛，脉弦数	肝火横逆，胃络损伤	泻肝清胃，凉血止血	龙胆泻肝汤加减	龙胆泻肝栀芩柴，木通泽泻车前归
	气虚血溢	吐血缠绵不止，乏力气短，面色苍白，舌淡，脉细弱	中气亏虚，统血无权，血液外溢	健脾益气摄血	归脾汤加减	归脾汤用术参芪，归草茯神远志随，酸枣木香龙眼肉，煎加姜枣益心脾

	证型	证候	证机概要	治法	方剂	组成
便血	肠道湿热	便血色红黏稠，口苦，舌红苔黄腻，脉濡数	湿热蕴结，脉络受损，血溢肠道	清化湿热，凉血止血	地榆散合槐角丸加减	地榆、茜草、槐角、栀子、黄芩、黄连、茯苓、防风、枳壳、当归
	气虚不摄	便血色淡红，食少体倦，面色萎黄，舌淡，脉细	中气亏虚，气不摄血，血溢胃肠	益气摄血	归脾汤加减	归脾汤用术参芪，归草茯神远志随，酸枣木香龙眼肉，煎加姜枣益心脾
	脾胃虚寒	便血紫暗，脘腹隐痛，喜热饮，便溏，舌淡，脉细	中焦虚寒，统血无力，血溢胃肠	健脾温中，养血止血	黄土汤加减	黄土汤中芩地黄，术附阿胶甘草尝

	证型	证候	证机概要	治法	方剂	组成
尿血	下焦湿热	尿血鲜红，心烦口渴，面赤口疮，舌红，脉数	热伤阴络，血渗膀胱	清热利湿，凉血止血	小蓟饮子加减	小蓟生地藕蒲黄，滑竹通栀归草襄
	肾虚火旺	头晕耳鸣，颧红潮热，腰膝酸软，舌红苔少，脉细数	虚火内炽，灼伤脉络	滋阴降火，凉血止血	知柏地黄丸加减	地八山山四，丹芩泽泻三+知母、黄柏、旱莲草、大蓟、小蓟、藕节、蒲黄
	脾不统血	久病尿血，体倦乏力，气短声低，舌淡，脉细弱	中气亏虚，统血无力，血渗膀胱	补中健脾，益气摄血	归脾汤加减	归脾汤用术参芪，归草茯神远志随，酸枣木香龙眼肉，煎加姜枣益心脾

续表

	证型	证候	证机概要	治法	方剂	组成
	肾气不固	久病尿血，头晕耳鸣，腰脊酸痛，舌淡，脉沉弱	肾虚不固，血失藏摄	补益肾气，固摄止血	无比山药丸加减	熟地、山药、山茱萸、怀牛膝、肉苁蓉、菟丝子、杜仲、巴戟天、茯苓、泽泻、五味子、赤石脂、仙鹤草、蒲黄、槐花、紫珠草

	证型	证候	证机概要	治法	方剂	组成
紫斑	血热妄行	皮肤见青紫斑点，发热，口渴，便秘，舌红苔黄，脉弦数	热壅经络，迫血妄行，血溢肌腠	清热解毒，凉血止血	十灰散加减	十灰散用大小蓟，荷柏茅茜棕丹皮，山栀大黄俱为灰
	阴虚火旺	皮肤出现青紫斑点，手足心热，潮热盗汗，舌红少苔，脉细数	虚火内炽，灼伤脉络，血溢肌腠	滋阴降火，宁络止血	茜根散加减	茜草根、黄芩、侧柏叶、生地黄、阿胶、甘草
	气不摄血	肌衄久病不愈，神疲乏力，面色苍白，舌淡，脉弱	中气亏虚，统摄无力，血溢肌腠	补气摄血	归脾汤加减	归脾汤用术参芪，归草茯神远志随，酸枣木香龙眼肉，煎加姜枣益心脾

【病证鉴别】

（1）鼻衄

①内科鼻衄与外伤鼻衄：因碰伤、挖鼻等引起血管破裂而致鼻衄者，出血多在损伤的一侧，且经局部止血治疗不再出血，没有全身症状，与内科所论鼻衄有别。

②内科鼻衄与经行衄血：经行衄血又名倒经、逆经，其发生与月经周期有密切关系，多于经行前期或经期出现，与内科所论鼻衄机理不同。

（2）齿衄

齿衄与舌衄：齿衄为血自齿缝、牙龈溢出；舌衄为血出自舌面，舌面上常有如针眼样出血点，与齿衄不难鉴别。

（3）咳血

咳血与吐血：咳血与吐血血液均经口出，但两者截然不同。咳血是血由肺来，经气道随咳嗽而出，血色多为鲜红，常混有痰液，咳血之前多有咳嗽、胸闷、喉痒等症状，大量咳血后，可见痰中带血数天，大便一般不呈黑色。吐血是血自胃而来，经呕吐而出，血色紫暗，常夹有食物残渣，吐血之前多有胃脘不适或胃痛、恶心等症状，吐血之后无痰中带血，但大便多呈黑色。

（4）吐血

吐血与鼻腔、口腔及咽喉出血：吐血经呕吐而出，血色紫暗，夹有食物残渣，常有胃病史。鼻腔、口腔及咽喉出血，血色鲜红，不夹食物残渣，在五官科进行有关检查即可明确具体部位。

（5）便血

①便血与痢疾：痢疾初起有发热、恶寒等症，其便血为脓血相兼，且有腹痛、里急后重、肛门灼热等症。便血无里急后重，无脓血相兼，与痢疾不同。

②便血与痔疮：痔疮属外科疾病，其大便下血特点为便时或便后出血，常伴有肛门异物感或疼痛，进行肛门直肠检查时，可发现内痔或外痔，与内科所论之便血不难鉴别。

（6）尿血

①尿血与血淋：血淋与尿血均表现为血由尿道而出，两者以小便时痛与不痛为其鉴别要点，不痛者为尿血，痛（滴沥刺痛）者为血淋。

②尿血与石淋：两者均有血随尿出。但石淋尿中时有砂石夹杂，小便涩滞不畅，时有小便中断，或伴腰腹绞痛等症，若砂石从小便排出则痛止，此与尿血不同。

（7）紫斑

①紫斑与出疹：紫斑与出疹均有局部肤色的改变，紫斑呈点状者需与出疹的疹点区别。紫斑隐于皮内，压之不退色，触之不碍手；疹高出于皮肤，压之退色，摸之碍手。且二者成因、病位均有不同。

②紫斑与温病发斑：紫斑与温病发斑有时虽可类似，但两者病情、病势、预后迥然有别。温病发斑发病急骤，常伴有高热烦躁、头痛如劈、昏狂谵语、四肢抽搐、鼻衄、齿衄、便血、尿血、舌质红绛等，病情险恶多变。杂病发斑（紫斑）一般不如温病发斑急骤，常有反复发作史，也有突然发生者，虽时有热毒亢盛表现，但一般舌不红绛，不具有温病传变急速的特点。

③紫斑与丹毒：丹毒属外科皮肤病，以皮肤色红如丹得名，轻者压之退色，重者压之不退色，但其局部皮肤灼热肿痛，与紫斑有别。

考点28★★★ 消渴

【诊断要点】

以口渴多饮、多食易饥、尿频量多、形体消瘦为主症，有的患者"三多"症状不著，但中年后发病且嗜食膏粱厚味、醇酒炙馎，以及病久并发眩晕、肺痨等症者，应考虑消渴的可能性。家族史可供参考。

【辨证论治】

	证型	证候	证机概要	治法	方剂	组成
上消	肺热津伤	口渴多饮，口舌干燥，尿频量多，烦热多汗，舌边尖红，苔薄黄，脉洪数	肺脏燥热，津液失布	清热润肺，生津止渴	消渴方加减	天花粉、葛根、麦冬、生地黄、藕汁、黄连、黄芩、知母
中消	胃热炽盛	多食易饥，口渴尿多，形体消瘦，大便干燥，苔黄，脉滑实有力	胃火内炽，胃热消谷，耗伤津液	清胃泻火，养阴增液	玉女煎加减	玉女石膏熟地黄，知母麦冬牛膝襄
中消	气阴亏虚	口渴引饮，能食与便溏并见，精神不振，乏力，舌淡红，苔白干，脉弱	气阴不足，脾失健运	益气健脾，生津止渴	七味白术散加减	黄芪、党参、白术、茯苓、怀山药、甘草、木香、藿香、葛根、天冬、麦冬
下消	肾阴亏虚	尿频量多，腰膝酸软，口干唇燥，舌红少苔，脉细数	肾阴亏虚，肾失固摄	滋阴固肾	六味地黄丸加减	地八山山四，丹苓泽泻三
下消	阴阳两虚	小便频数，饮一溲一，耳轮干枯，畏寒肢冷，舌淡白而干，脉沉细无力	阴损及阳，肾阳衰微，肾失固摄	滋阴温阳，补肾固涩	金匮肾气丸加减	熟地黄、山萸肉、枸杞子、五味子、怀山药、茯苓、附子、肉桂

【病证鉴别】

(1) 消渴与口渴症

病名	相同点	不同点
消渴	口干多饮	伴多食、多尿、尿甜、瘦削等消渴的特点
口渴症		指口渴饮水的一个临床症状，可出现于多种疾病过程中，尤以外感热病为多见，这类口渴各随其所患病证的不同而出现相应的临床症状

(2) 消渴与瘿病

病名	相同点	不同点
消渴	多食易饥，消瘦	多饮、多尿、尿甜
瘿病		瘿病中气郁化火、阴虚火旺的类型，以情绪激动、多食易饥、形体日渐消瘦、心悸、眼突、颈部一侧或两侧肿大为特征。其中的多食易饥、消瘦，类似消渴病的中消，但眼球突出，颈前瘿肿有形则与消渴有别

考点 29 ★★瘿病（2020 版大纲新增考点）

【诊断要点】

以颈前喉结两旁结块肿大为临床特征，可随吞咽动作而上下移动。多发于女性，常有饮食不节、情志不疏的病史，或发病有一定的地区性。

【辨证论治】

证型	证候	证机概要	治法	方剂	组成
气郁痰阻	颈前喉结两旁结块肿大，质软不痛，颈部觉胀，胸闷，喜太息，苔薄白，脉弦	气机郁滞，痰浊壅阻，凝结颈前	理气舒郁，化痰消瘿	四海舒郁丸加减	昆布、海带、海藻、海螵蛸、海蛤壳、郁金、青木香、青陈皮、桔梗
痰结血瘀	颈前喉结两旁结块肿大，按之较硬，经久未消，胸闷，纳差，舌暗苔薄白，脉涩	痰气交阻，血脉瘀滞，搏结成瘿	理气活血，化痰消瘿	海藻玉壶汤加减	海藻玉壶带昆布，青陈归芎夏贝母，连翘独活甘草人，化痰散结瘿瘤除
肝火旺盛	颈前喉结两旁中度肿大，急躁易怒，眼突，手指颤抖，口苦，舌红苔薄黄，脉弦数	痰气交阻，气郁化火，壅结颈前	清肝泻火，消瘿散结	栀子清肝汤合消瘰丸加减	柴胡、栀子、牡丹皮、当归、白芍、牛蒡子、生牡蛎、浙贝母、玄参
心肝阴虚	颈前喉结两旁结块或大或小，心烦少寐，易出汗，手指颤动，眼干，舌红苔少，脉弦细数	气火内结日久，心肝之阴耗伤	滋阴降火，宁心柔肝	天王补心丹或一贯煎加减	补心地归二冬仁，远茯味砂桔三参；一贯煎中生地黄，沙参归杞麦冬藏

【病证鉴别】

（1）瘿病与瘰疬

病名	相同点	不同点
瘿病	颈项部出现肿块	肿块在颈部正前方，一般较大
瘰疬		病变部位在颈项的两侧或颌下，肿块一般较小，每个约黄豆大，个数多少不等

（2）瘿病与消渴

病名	不同点
瘿病	以多饮、多食、多尿为主症，三消的症状常同时并见，尿中常有甜味，而颈部无瘿肿
消渴	瘿病中的阴虚火旺证虽有多食，但无多饮、多尿等症，而以颈前有瘿肿为主要特征，并伴烦热心悸，急躁易怒，眼突，脉数等症

考点30★★ 内伤发热

【诊断要点】

起病缓，病程长，多为低热，或自觉发热，而体温并不升高，高热者较少，不恶寒，或虽怯冷，但得衣被则温。常伴头晕神疲、自汗盗汗等症。有气血阴阳亏虚或气郁、血瘀、湿阻或有反复发热史。

【辨证论治】

证型	证候	证机概要	治法	方剂	组成
阴虚发热	午后潮热，夜间发热，不欲近衣，手足心热，舌红苔少，脉细数	阴虚阳盛，虚火内炽	滋阴清热	清骨散或知柏地黄丸加减	银柴胡、知母、胡黄连、地骨皮、青蒿、秦艽、鳖甲；地八山山四，丹苓泽泻三＋知母、黄柏
血虚发热	低热，头晕眼花，身倦乏力，面白少华，唇甲色淡，舌淡，脉细弱	血虚失养，阴不配阳	益气养血	归脾汤加减	归脾汤用术参芪，归草茯神远志随，酸枣木香龙眼肉，煎加姜枣益心脾
气虚发热	劳累后低热，倦怠乏力，气短懒言，自汗，舌淡苔薄白，脉细弱	中气不足，阴火内生	益气健脾，甘温除热	补中益气汤加减	补中益气芪术陈，升柴参草当归身
阳虚发热	发热而欲近衣，形寒怯冷，腰膝酸软，舌淡胖苔白润，脉沉细无力	肾阳亏虚，火不归原	温补阳气，引火归原	金匮肾气丸加减	附子、桂枝、山茱萸、地黄、山药、茯苓、丹皮、泽泻
气郁发热	热势随情绪波动起伏，胁肋胀满，烦躁易怒，舌红苔黄，脉弦数	气郁日久，化火生热	疏肝理气，解郁泄热	丹栀逍遥散加减	丹皮、栀子、柴胡、薄荷、当归、白芍、白术、茯苓、甘草
痰湿郁热	午后热甚，心内烦热，胸闷脘痞，纳呆，渴不欲饮，舌苔黄腻，脉濡数	痰湿内蕴，壅遏化热	燥湿化痰，清热和中	黄连温胆汤合中和汤或三仁汤加减	半夏、厚朴、枳实、陈皮、茯苓、通草、竹叶、黄连；三仁杏蔻薏苡仁，朴夏白通滑竹伦
血瘀发热	夜晚发热，自觉身体某些部位发热，痛有定处，舌青紫，脉涩	血行瘀滞，瘀热内生	活血化瘀	血府逐瘀汤加减	血府逐瘀生地桃，红花当归草赤芍，桔梗枳壳柴芎膝

【病证鉴别】

内伤发热与外感发热：内伤发热的诊断要点已如上述，而外感发热表现的特点是：因感受外邪而起，起病较急，病程较短，发热初期大多伴有恶寒，其恶寒得衣被而不减。发热的热度大多较高，发热的类型随病种的不同而有所差异。初起常兼有头身疼痛、鼻塞、流涕、咳嗽、脉浮等表证。外感发热由感受外邪，正邪相争所致，属实证者居多。

考点31★癌病

【诊断要点】

（1）癌病中晚期可出现相关特异性证候表现：

①脑瘤：以头痛、呕吐、视力障碍为主。

②肺癌：以顽固性干咳或痰中带血，以及胸痛、气急、发热多见。

③肝癌：可见右胁疼痛、乏力、纳差、黄疸等。

④大肠癌：可有大便习惯改变，如腹泻或便秘等。

⑤肾癌：可有腰部不适、尿血等。

（2）病变局部可有坚硬、表面不平的肿块，肿块进行性增大，伴乏力、纳差、疼痛，或不明原因发热及消瘦，并进行性加重，多为诊断的主要参考依据。

【辨证论治】

证型	证候	证机概要	治法	方剂	组成
气郁痰凝	胸膈痞闷，脘腹胀痛，善太息，神疲乏力，纳呆，咳嗽咳痰，痰稠色白，舌苔薄腻，质暗隐紫，脉弦	气机郁滞，痰瘀交阻	行气解郁，化痰祛瘀	越鞠丸合化积丸加减	香附、苍术、川芎、栀子、神曲、三棱、莪术、阿魏、海浮石、香附、槟榔、苏木、瓦楞子、五灵脂、雄黄
热毒炽盛	局部肿块灼热疼痛，口咽干燥，心烦寐差，热势壮盛不退，咳嗽无痰，胸痛，舌红苔黄腻，脉细数	热邪炽盛，热盛酿毒	清热凉血，解毒散结	犀角地黄汤合犀黄丸加减	犀角地黄芍药丹，血升胃热火邪干；犀黄丸内用麝香，乳香没药与牛黄
湿热郁毒	时有发热，恶心胸闷，心烦易怒，胁痛，身、目、尿黄，便中带血，肛门灼热，舌红苔黄腻，脉滑数	湿邪化热，湿热蕴毒	清热利湿，解毒散结	龙胆泻肝汤合五味消毒饮加减	龙胆泻肝栀芩柴，木通泽泻车前归；五味消毒治诸疗，银花野菊紫地丁，蒲公英与天葵子，痈疮疔肿亦堪灵
瘀毒内阻	面色晦暗，胸痛，痛有定处，如锥如刺，痰中带血，血色暗红，口唇紫暗，脉涩	瘀血蓄结，壅阻气机	活血化瘀，理气散结	血府逐瘀汤加减	血府当归生地桃，红花枳壳膝芎饶，柴胡赤芍甘桔梗，血化下行不作痨

续表

证型	证候	证机概要	治法	方剂	组成
气阴两虚	神疲乏力，口咽干燥，盗汗，头晕耳鸣，五心烦热，腰膝酸软，纳差，舌淡红少苔，脉细	癌病日久，邪盛正虚，气阴两虚	益气养阴，扶正抗癌	生脉地黄汤加减	人参、麦冬、五味子、地黄、山萸肉、山药、茯苓、牡丹皮、泽泻
气血双亏	消瘦，面色无华，唇甲色淡，气短乏力，头昏心悸，目眩，口干舌燥，纳呆，舌红，脉细	癌病久延，气虚血亏	益气养血，扶正抗癌	十全大补丸加减	人参、白术、茯苓、当归、熟地黄、白芍、川芎、黄芪、肉桂

【病证鉴别】
癌病与良性肿瘤

病名	癌病	良性肿瘤
生长速度	快	慢
皮肤改变	有	无
与皮肤有无粘连	有，凹陷或形成溃疡	无，除皮脂腺囊肿外
肿块表面	粗糙	光滑，边界清
活动度	差或固定	好
质地	硬或固定，无弹性	较软
兼症	早期症状隐匿，有不明原因的消瘦、发热、出血，或发病部位的相应症状	多无症状，肿瘤体积较大或发生于特殊部位，可产生压迫症状

考点32★★★ 痹证
【诊断要点】
以肢体关节、肌肉疼痛，屈伸不利，或疼痛游走不定，甚则关节剧痛、肿大、强硬、变形为主症，发病及病情的轻重常与劳累以及天气变化有关。

【辨证论治】

证型		证候	证机概要	治法	方剂	组成
风寒湿痹	行痹	肢体关节、肌肉酸痛，屈伸不利，疼痛呈游走性，初起可见恶风，舌苔薄白，脉浮	风邪兼夹寒湿，留滞经脉，闭阻气血	祛风通络，散寒除湿	防风汤加减	防风、麻黄、桂枝、葛根、当归、茯苓、生姜、大枣、甘草

续表

证型	证候	证机概要	治法	方剂	组成
痛痹	肢体关节疼痛，屈伸不利，部位固定，遇寒痛甚，得热痛缓，舌淡苔薄白，脉弦紧	寒邪兼夹风湿，留滞经脉，闭阻气血	散寒通络，祛风除湿	乌头汤加减	制川乌、麻黄、芍药、甘草、蜂蜜、黄芪
着痹	肢体关节、肌肉酸楚重着，麻木不仁，肿胀散漫，舌淡苔白腻，脉濡缓	湿邪兼夹风寒，留滞经脉，闭阻气血	除湿通络，祛风散寒	薏苡仁汤加减	薏苡仁、苍术、甘草、羌活、独活、防风、麻黄、桂枝、制川乌、当归、川芎
风湿热痹	游走性关节疼痛，局部灼热红肿，得冷则舒，伴发热恶风汗出口渴，舌红苔黄，脉弦数	风湿热邪壅滞经脉，气血闭阻不通	清热通络，祛风除湿	白虎加桂枝汤或宣痹汤加减	知母、甘草、石膏、粳米、桂枝；宣痹汤是温病方，己杏苡滑半夏帮，栀翘蚕砂赤小豆，风湿热痹服之康
痰瘀痹阻	肌肉关节刺痛，痛处固定，关节肌肤紫暗肿胀，胸闷痰多，舌暗苔白腻，脉弦涩	痰瘀互结，留滞肌肤，闭阻经脉	化痰行瘀，蠲痹通络	双合汤加减	桃仁、红花、当归、川芎、白芍、茯苓、半夏、陈皮、白芥子、竹沥、姜汁
肝肾亏虚	关节屈伸不利，肌肉瘦削，腰膝酸软，骨蒸劳热，舌淡红苔薄白，脉沉细弱	肝肾不足，筋脉失于濡养、温煦	培补肝肾，舒筋止痛	独活寄生汤加减	独活寄生芁防辛，归芎地芍桂苓均，杜仲牛膝人参草

【病证鉴别】

病名	不同点
痹证	以关节疼痛为主，因痛而影响活动，由于疼痛甚或关节僵直不能活动，日久废而不用导致肌肉萎缩
痿证	肢体力弱，无疼痛症状，无力运动，部分痿证病初即有肌肉萎缩

考点33★★ 痿证

【诊断要点】

肢体筋脉弛缓不收，下肢或上肢，一侧或双侧，软弱无力，甚则瘫痪，部分病人伴肌肉萎缩。部分病人发病前有感冒、腹泻病史，有的病人有神经毒性药物接触史或家族遗传史。

【辨证论治】

证型	证候	证机概要	治法	方剂	组成
肺热津伤	病起发热，突见肢体软弱无力，心烦口渴，咳呛咽干，舌红苔黄，脉细数	肺燥伤津，五脏失润，筋脉失养	清热润燥，养阴生津	清燥救肺汤加减	清燥救肺桑麦膏，参胶胡麻杏杷草
湿热浸淫	肢体困重，痿软无力，扪及微热，喜凉恶热，胸脘痞闷，舌红苔黄腻，脉濡数	湿热浸渍，壅遏经脉，营卫受阻	清热利湿，通利经脉	加味二妙散加减	苍术、黄柏、萆薢、防己、薏苡仁、蚕砂、木瓜、牛膝、龟甲
脾胃虚弱	肢体软弱无力，神疲懒言，肌肉萎缩，纳呆便溏，舌淡苔薄白，脉细弱	脾虚不健，生化乏源，气血亏虚，筋脉失养	补中益气，健脾升清	参苓白术散合补中益气汤加减	参苓白术扁豆陈，山药甘莲砂薏仁，桔梗上浮兼保肺，枣汤调服益脾神；补中益气芪术陈，升柴参草当归身
肝肾亏损	肢体痿软无力，腰膝酸软，眩晕耳鸣，舌咽干燥，舌红少苔，脉细数	肝肾亏虚，阴精不足，筋脉失养	补益肝肾，滋阴清热	虎潜丸加减	虎潜足痿是妙方，虎骨陈皮并锁阳，龟甲干姜知母芍，再加柏地作丸尝
脉络瘀阻	四肢痿弱，青筋显露，肌肉瘦削，手足麻木不仁，舌暗淡，脉细涩	气虚血瘀，阻滞经络，筋脉失养	益气养营，活血行瘀	圣愈汤合补阳还五汤加减	熟地黄、白芍、川芎、党参、当归身、黄芪；补阳还五芎桃红，赤芍归尾加地龙，四两生芪为君药

【病证鉴别】

（1）痿证与偏枯

偏枯亦称半身不遂，是中风症状，病见一侧上下肢偏废不用，常伴有语言謇涩、口眼㖞斜，久则患肢肌肉枯瘦，其瘫痪是由于中风而致，二者临床不难鉴别。

（2）痿证与痹证

痹证后期，由于肢体关节疼痛，不能运动，肢体长期废用，亦有类似痿证之瘦削枯萎者。但痿证肢体关节一般不痛，痹证则均有疼痛，其病因病机、治法也不相同，应予鉴别。

考点34★★ 腰痛

【诊断要点】

轻微活动即可引起一侧或两侧腰部疼痛加重，脊柱两旁常有明显的按压痛为急性腰痛；缠绵难愈，腰部多隐痛或酸痛，因体位不当、劳累过度、天气变化等因素而加重为慢性腰痛。

【辨证论治】

证型		证候	证机概要	治法	方剂	组成
寒湿腰痛		腰部冷痛重着，转侧不利，寒冷和阴雨天加重，舌淡苔白腻，脉沉而迟缓	寒湿闭阻，滞碍气血，经脉不利	散寒行湿，温经通络	甘姜苓术汤加减	干姜、桂枝、甘草、牛膝、茯苓、白术、杜仲、桑寄生、续断
湿热腰痛		腰部疼痛，重着而热，暑湿阴雨天气加重，身体困重，小便短赤，苔黄腻，脉濡数	湿热壅遏，经气不畅，筋脉失舒	清热利湿，舒筋止痛	四妙丸加减	二妙散中苍柏兼，若云三妙牛膝添，四妙再加薏苡仁，湿热下注痿痹痊
瘀血腰痛		腰痛如刺，痛处固定拒按，日轻夜重，舌暗紫，脉涩	瘀血阻滞，经脉痹阻，不通则痛	活血化瘀，通络止痛	身痛逐瘀汤加减	身痛逐瘀膝地龙，香附羌秦草归芎，黄芪苍柏量加减，要紧五灵桃没红
肾虚腰痛	肾阴虚	腰部隐痛，口燥咽干，面色潮红，手足心热，舌红少苔，脉弦细数	肾阴不足，不能濡养腰脊	滋补肾阴，濡养筋脉	左归丸加减	左归丸内山药地，萸肉枸杞与牛膝，菟丝龟鹿二胶合
	肾阳虚	腰部冷痛，局部发凉，喜温喜按，面色㿠白，肢冷畏寒，舌淡，脉沉细无力	肾阳不足，不能温煦筋脉	补肾壮阳，温煦经脉	右归丸加减	右归丸中地附桂，山药茱萸菟丝归，杜仲鹿胶枸杞子，益火之源此方魁

【病证鉴别】

（1）腰痛与背痛、尻痛、胯痛

病名	不同点
腰痛	腰背及其两侧部位的疼痛
背痛	背膂以上部位疼痛
尻痛	尻骶部位的疼痛
胯痛	尻尾以下及两侧胯部的疼痛

（2）腰痛与肾痹

病名	不同点
腰痛	以腰部疼痛为主
肾痹	腰背强直弯曲，不能屈伸，行动困难而言，多由骨痹日久发展而成

(二) 外科疾病

考点35★★★痈（2020版大纲新增考点）

【诊断要点】

初起在患处皮肉之间突然肿胀，光软无头，迅速结块，表皮焮红。重者可伴恶寒发热，头痛，泛恶，口渴，舌苔黄腻，脉弦滑或洪数等症。成脓约在病起后7天，局部肿势逐渐高突，疼痛加剧，痛如鸡啄。若按之中软有波动感者，为脓已成熟，多伴发热持续不退等症。

【辨证论治】

(1) 内治

证型	证候	证机概要	治法	方剂	组成
火毒凝结	局部突然肿胀，光软无头，迅速结块，皮肤焮红，灼热疼痛，高肿发硬，恶寒发热，头痛，口渴，舌苔黄腻，脉洪数	邪毒湿浊留阻肌肤，郁结不散，营卫不和，气血凝滞，经络壅遏，化火成毒	清热解毒，行瘀活血	仙方活命饮加减	仙方活命金银花，防芷归陈草芍加，贝母天花兼乳没，穿山皂刺酒煎佳
热胜肉腐	红热明显，肿势高突，疼痛剧烈，痛如鸡啄，溃后脓出则肿痛消退，舌红苔黄，脉数	邪毒蕴结，气血凝滞，经络壅遏，热盛肉腐	和营清热，透脓托毒	仙方活命饮合五味消毒饮加减	仙方活命金银花，防芷归陈草芍加，贝母天花兼乳没，穿山皂刺酒煎佳；五味消毒治诸疔，银花野菊紫地丁，蒲公英与天葵子，痈疮疖肿亦堪灵
气血两虚	脓水稀薄，疮面新肉不生，色淡红而不鲜，愈合缓慢，面色无华，乏力，纳少，舌淡胖苔少，脉沉细无力	邪毒结聚，日久不愈，心脾两伤，气血耗损	益气养血，托毒生肌	托里消毒散加减	人参、黄芪、当归、川芎、芍药、白术、陈皮、茯苓、金银花、连翘、白芷、甘草

(2) 外治

分期	治法
初起	金黄膏或金黄散外敷。热盛可用玉露膏或玉露散或太乙膏外敷，掺药均可用红灵丹或阳毒内消散
成脓	切开排脓，以得脓为度
溃后	先用药线蘸八二丹插入疮口，3~5日后改用九一丹，外盖金黄膏或玉露膏。待肿势消退十之八九时，改用红油膏盖贴。脓腐已尽，见出透明浅色黏液者，改用生肌散、太乙膏或生肌白玉膏或生肌玉红膏盖贴
有袋脓者，可先用垫棉法加压包扎，如无效可扩创引流	

【病证鉴别】

（1）脂瘤染毒：患处平时已有结块，与表皮粘连，但基底部推之可动，其中心皮肤常可见粗大黑色毛孔，挤之有粉刺样物溢出，且有臭味。染毒后红肿较局限，10天左右化脓，脓出夹有粉渣样物，愈合较为缓慢，全身症状较轻。

（2）有头疽：多发于项背部肌肉丰厚处。初起有一粟米样疮头，而后肿势逐渐扩大，形成多个脓头，红肿范围往往超过9cm，溃后如蜂窝状，全身症状明显，病程较长。

（3）发：在皮肤疏松部位突然红肿蔓延成片，灼热疼痛，红肿以中心明显，四周较淡，边界不清，范围较痈大，3～5日皮肤湿烂，随即腐溃、色黑，或中软而不溃，并伴明显的全身症状。

考点36★★★ 乳癖

【诊断要点】

乳房疼痛以胀痛为主。乳房肿块可发生于单侧或双侧，大多位于乳房的外上象限，质地中等或质硬不坚，表面光滑或呈颗粒状，活动度好，多伴压痛，并可于经前期增大变硬，经后稍见缩小变软。疼痛和肿块可同时出现，也可先后出现或以乳痛为主，或以乳房肿块为主。

【辨证论治】

证型	证候	证机概要	治法	方剂	组成
肝郁痰凝	乳房肿块随喜怒消长，胸闷胁胀，善郁易怒，心烦口苦，苔薄黄，脉弦滑	肝气郁久化热，热灼津液为痰，气滞痰凝血瘀成块	疏肝解郁，化痰散结	逍遥蒌贝散加减	逍遥蒌贝用柴胡，归芍茯苓山慈菇，半夏南星生牡蛎，疏肝理气乳癖服
冲任失调	乳房肿块经前加重，经后缓减，腰酸乏力，月经失调，舌淡苔白，脉沉细	冲任失调，使气血瘀滞，或阳虚痰湿内结，经脉阻塞	调摄冲任	二仙汤合四物汤加减	二仙汤将癥瘕医，仙茅巴戟仙灵脾，方中知柏当归合，调补冲任贵合机；芎地归芍

【病证鉴别】

（1）乳岩常无意中发现肿块，不痛，逐渐长大，肿块质地坚硬如石，表面高低不平，边缘不整齐，常与皮肤粘连，活动度差，患侧淋巴结可肿大，后期溃破呈菜花样。

（2）乳核多见于20～25岁女性，乳房肿块形如丸卵，质地坚实，表面光滑，边界清楚，活动度好，病程进展缓慢。

考点37★★★ 湿疮

【诊断要点】

（1）急性湿疮：皮损常为对称性、原发性和多形性（常有红斑、潮红、丘疹、丘疱疹、水疱、脓疱、流滋、结痂并存）。常为片状或弥漫性对称分布于头面、耳后、手足、阴囊、外阴、肛门等处。

(2) 亚急性湿疮：皮损多局限于小腿、手足、肘窝、腘窝、外阴、肛门等某一处，表现为皮肤肥厚粗糙，触之较硬，色暗红或紫褐色，皮纹显著或呈苔藓样变。患者自觉瘙痒，呈阵发性，夜间或精神紧张、饮酒、食辛辣发物时瘙痒加剧。

【辨证论治】

证型	证候	证机概要	治法	方剂	组成
湿热蕴肤	皮损有潮红、丘疱疹、灼热瘙痒，抓破渗液流脂水，心烦口渴，便干尿短赤，舌红苔薄白，脉滑	外受风邪，风湿热邪浸淫肌肤所致	清热利湿，止痒	龙胆泻肝汤合萆薢渗湿汤加减	龙胆泻肝栀芩柴，木通泽泻车前归；萆薢渗湿湿作怪，赤苓苡米水气败，丹皮滑石川黄柏，泽泻通草渗透快
脾虚湿蕴	皮损潮红，丘疹，瘙痒，抓后糜烂渗出，可见鳞屑，腹胀便溏，纳差易乏，舌淡胖，苔白腻，脉濡缓	脾胃受损，失其健运，湿热内生	健脾利湿，止痒	除湿胃苓汤加减	除湿胃苓厚朴苍，陈泽赤苓猪苓尝，木通肉桂草灯心，白术防风滑栀襄
血虚风燥	皮损色暗，粗糙肥厚，剧痒，遇热或肥皂水烫洗后瘙痒加重，口干不欲饮，舌淡苔白，脉弦细	病久耗伤阴血	养血润肤，祛风止痒	当归饮子或四物消风饮加丹参、鸡血藤、乌梢蛇	当归饮子治血燥，病因皆是血虚耗，四物荆防与芪草，首乌蒺藜最重要；当归生地赤芍川，荆防柴胡白鲜蝉，薄荷独活加红枣，养血祛风疹自安

【病证鉴别】

(1) 接触性皮炎主要与急性湿疮鉴别。接触性皮炎常有明确的接触史，皮损常限于接触部位，皮疹较单一，有水肿、水疱，境界清楚，祛除病因后较快痊愈，不再接触即不复发。

(2) 牛皮癣与慢性湿疮相鉴别。本病好发于颈侧、肘、尾骶部，常不对称，有典型的苔藓样变，皮损倾向干燥，无多形性损害。

考点38 ★★★ 痔

【诊断要点】

(1) 内痔

可见便血、便秘，排便时痔核脱出肛门外，肛周潮湿、瘙痒。脱出的内痔发生嵌顿，可有剧痛。指诊检查可触及柔软、表面光滑、无压痛的黏膜隆起，肛门镜下可见齿线上黏膜有半球状隆起，色暗紫或深红，表面可有糜烂或出血点。

(2) 外痔

①静脉曲张性外痔：发生在肛管或肛缘皮下，局部有椭圆形或长形肿物，触之柔软。腹压增加时，肿物增大，并呈暗紫色，按之较硬，便后或按摩后肿物缩小变软。一般不疼痛，仅觉肛门部坠胀不适。

②血栓性外痔：肛门部突然剧烈疼痛，肛缘皮下有一触痛性肿物，排便、坐下、行走甚至咳嗽等动作均可使疼痛加剧。检查时在肛缘皮肤表面有一暗紫色圆形硬结节，界限清楚，触按痛剧。

③结缔组织外痔：肛门边缘处赘生皮瓣，逐渐增大，质地柔软，一般无疼痛，不出血，仅觉肛门有异物感。

(3) 混合痔

内痔与外痔相连，无明显分界，括约肌间沟消失。腹压增加，可一并扩大隆起。

【辨证论治】

证型	证候	证机概要	治法	方剂	组成
风热肠燥	大便带血，色鲜红，大便秘结，肛门瘙痒，舌红苔薄黄，脉数	风热相夹，伤及肠络，血不循经，下溢则便血	清热凉血祛风	凉血地黄汤加减	生地、黄连、白芍、地榆、槐角、当归、升麻、天花粉、黄芩、荆芥、枳壳
湿热下注	便血色鲜量多，肛内肿物外脱，可自行回纳，肛门灼热，苔黄腻，脉弦数	脾失运化，湿自内生，湿与热结，热迫血络	清热利湿止血	脏连丸加减	猪大肠、黄连
气滞血瘀	肛内肿物脱出后嵌顿，肛管紧缩，坠胀疼痛，肛缘水肿，舌红苔白，脉弦细涩	风湿燥热下注，蕴结入肠，气血瘀滞不通	清热利湿，行气活血	止痛如神汤加减	当归、黄柏、桃仁、槟榔、皂角、苍术、秦艽、防风、泽泻、大黄
脾虚气陷	痔脱不能自行回纳，面色少华，纳少便溏，舌淡苔薄白，脉细弱	脾虚失摄，中气下陷	补中益气，升阳举陷	补中益气汤加减	补中益气芪术陈，升柴参草当归身

【病证鉴别】

(1) 直肠息肉：多见于儿童，脱出息肉一般为单个。头圆而有长蒂，表面光滑，质较痔核稍硬，活动度大，容易出血，但多无射血、滴血现象。

(2) 肛乳头肥大：呈锥形或鼓槌状，灰白色，表面为上皮，一般无便血，常有疼痛或肛门坠胀，过度肥大者，便后可脱出肛门外。

(3) 脱肛：直肠黏膜或直肠环状脱出，有螺旋状皱折，表面光滑，无静脉曲张，一般不出血，脱出后有黏液分泌。

(4)直肠癌：多见于中老年人，粪便中混有脓血、黏液、腐臭的分泌物，便意频数，里急后重，晚期大便变细。指检常可触及菜花状肿物，或凹凸不平溃疡，质地坚硬，不能推动，触之易出血。

(5)下消化道出血：溃疡性结肠炎、克罗恩病、直肠血管瘤、憩室病、家族性息肉病等，常有不同程度的便血，需做乙状结肠镜、纤维结肠镜检查或X线钡剂灌肠造影才能鉴别。

(6)肛裂：便鲜血，量较少，肛门疼痛剧烈，呈周期性，多伴有便秘，局部检查可见6点或12点处肛管有梭形裂口。

考点39★★ 脱疽

【诊断要点】

好发于四肢末端，下肢多见。初起发凉、苍白、麻木，伴间歇性跛行，剧痛，日久坏死变黑。临床一般可分为三期：①一期（局部缺血）：患足轻度肌肉萎缩，皮肤干燥，皮温稍低，足背动脉减弱；②二期（营养障碍）：跛行加重，静息痛，肌肉明显萎缩，足背动脉消失；③三期（坏死期）：二期加重，足趾紫红肿胀、溃烂坏死，干性坏疽，剧痛，全身发热。

【辨证论治】

证型	证候	证机概要	治法	方剂	组成
寒湿阻络	患趾（指）喜暖怕冷，麻木酸痛，皮肤苍白，触之发凉，舌淡苔白腻，脉沉细	寒湿之邪阻于脉络，气血凝滞，经络阻塞，不通则痛	温阳散寒，活血通络	阳和汤加减	阳和熟地鹿角胶，姜炭肉桂麻芥草
血脉瘀阻	患趾（指）酸胀疼痛加重，夜难入寐，患趾（指）皮色暗红，舌暗红苔薄白，脉弦涩	邪阻脉中，经络阻塞，气血凝滞，气血不达四末，失于濡养	活血化瘀，通络止痛	桃红四物汤加减	桃红芎地归芍
湿热毒盛	患肢剧痛，浸淫蔓延，溃破腐烂，身热口干，便秘溲赤，舌红苔黄腻，脉弦数	寒邪久蕴，郁而化热，湿热浸淫	清热利湿，活血化瘀	四妙勇安汤加减	四妙勇安用当归，玄参银花甘草随，清热解毒兼活血，脉管炎证此方魁
热毒伤阴	皮肤干燥，毫毛脱落，肌肉萎缩，趾（指）呈干性坏疽，口干欲饮，舌红苔黄，脉弦细数	寒从热化，毒热蕴结，伤阴耗血，肌肤失养	清热解毒，养阴活血	顾步汤加减	顾步汤中用参芪，石斛当归与牛膝，银花菊花生甘草，公英地丁奏效奇

续表

证型	证候	证机概要	治法	方剂	组成
气阴两虚	坏死组织脱落后疮面久不愈合，倦怠乏力，形体消瘦，五心烦热，舌淡尖红，少苔，脉细无力	病程日久，气阴两伤	益气养阴	黄芪鳖甲汤加减	黄芪鳖甲地骨皮，芫菀参苓柴半知，地黄芍药天冬桂，甘桔桑皮劳热宜

【病证鉴别】

雷诺病（肢端动脉痉挛症）：多见于青年女性；上肢较下肢多见，好发于双手；每因寒冷和精神刺激双手出现发凉苍白，继而发绀、潮红，最后恢复正常的三色变化（雷诺现象），患肢动脉搏动正常，一般不出现肢体坏疽。

考点40★★ 精癃

【诊断要点】

患者出现进行性尿频，夜间为甚，伴排尿困难，尿线变细。直肠指检，前列腺常有不同程度的增大，表面光滑，中等硬度而富有弹性，中央沟变浅或消失。

【辨证论治】

证型	证候	证机概要	治法	方剂	组成
湿热下注	小便黄数，尿道灼热，点滴不通，小腹胀满，便干口黏，舌暗红苔黄腻，脉滑数	湿热下注，蕴结不散，瘀阻于下焦，诱发本病	清热利湿，消癃通闭	八正散加减	八正木通与车前，萹蓄大黄栀滑研，草梢瞿麦灯心草，湿热诸淋宜服煎
脾肾气虚	尿频滴沥，夜间遗尿，神疲乏力，纳谷不香，便溏脱肛，舌淡苔白，脉细无力	年老脾肾气虚，推动乏力，不能运化水湿，终致痰湿凝聚，阻于尿道而生本病	补脾益气，温肾利尿	补中益气汤加减	补中益气芪术陈，升柴参草当归身
气滞血瘀	小便不畅，尿道涩痛，小腹胀满隐痛，偶有血尿，舌淡苔白，脉涩	肝气郁结，疏泄失常，可致气血瘀滞，阻塞尿道	行气活血，通窍利尿	沉香散加减	沉香散用滑石归，陈皮冬葵与石韦，白芍甘草王不留
肾阴亏虚	小便频数，尿少热赤，腰膝酸软，五心烦热，舌红少苔，脉细数	肝肾亏虚，无阴则阳无以化	滋补肾阴，通窍利尿	知柏地黄丸加丹参、琥珀、王不留行、地龙	知母、黄柏+六味地黄丸（地八山山四，丹苓泽泻三）

续表

证型	证候	证机概要	治法	方剂	组成
肾阳不足	小便频数，夜间尤甚，面色无华，畏寒肢冷，舌淡润苔薄白，脉沉细	肾阳虚损，命门火衰，膀胱气化不及而传送无力	温补肾阳，通窍利尿	济生肾气丸加减	附子、肉桂、牛膝、车前子＋六味地黄丸（地八山山四，丹苓泽泻三）

【病证鉴别】

（1）前列腺癌：两者发病年龄相似，且可同时存在。但前列腺癌有早期发生骨骼与肺转移的特点。直肠指诊前列腺多不对称，表面不光滑，可触及不规则、无弹性的硬结。前列腺特异抗原（PSA）和酸性磷酸酶增高。盆腔部B超、CT和MRI有助于鉴别。或前列腺穿刺活体组织检查可确定诊断。

（2）神经源性膀胱功能障碍：部分脑神经系统疾病、糖尿病患者可发生排尿困难、尿潴留或尿失禁等，且多见于老年人，需注意与前列腺增生症鉴别。神经系统检查常有会阴部感觉异常或肛门括约肌松弛等。此外，尿流动力学、膀胱镜检查可协助鉴别。

考点41★★★ 肠痈

【诊断要点】

（1）初期：腹痛多起于脐周或上腹部，数小时后转移并固定在右下腹部，疼痛呈持续性、进行性加重，伴轻度发热、恶心、纳减、舌苔白腻、脉弦滑或弦紧等。

（2）酿脓期：腹痛加剧，右下腹明显压痛、反跳痛，局限性腹皮挛急，或右下腹可触及包块，壮热不退，恶心呕吐，纳呆，口渴，便秘或腹泻，舌红苔黄腻，脉弦数或滑数。

（3）溃脓期：腹痛扩展至全腹，腹皮挛急，全腹压痛、反跳痛，恶心呕吐，大便秘结或似痢不爽，壮热自汗，口干唇燥，舌质红或绛，苔黄糙，脉洪数或细数等。

【辨证论治】

证型	证候	证机概要	治法	方剂	组成
瘀滞证	转移性右下腹痛，呈持续性、进行性加剧，右下腹局限性压痛，恶心纳差，轻度发热，苔白腻，脉弦滑	肠道功能失调，糟粕积滞，积结肠道，气血瘀滞而成痈	行气活血，通腑泄热	大黄牡丹汤合红藤煎剂加减	金匮大黄牡丹汤，桃仁芒硝瓜子襄；红藤、延胡索、乳香、没药
湿热证	腹痛加剧，右下腹或全腹压痛、反跳痛，腹皮挛急，右下腹可摸及包块，壮热不退，舌红苔黄腻，脉弦数	糟粕积滞，积结肠道，湿热内结，蕴酿成脓	通腑泄热，解毒利湿透脓	复方大柴胡汤加减	柴胡汤用大黄，枳芩夏芍枣生姜

续表

证型	证候	证机概要	治法	方剂	组成
热毒证	腹痛剧烈,全腹压痛、反跳痛,腹皮挛急,恶心呕吐,大便秘结,舌红绛而干,苔黄厚燥,脉洪数	肠内痞塞,气机不畅,食积痰凝,瘀结化热,热毒炽盛,渐入血分	通腑排脓,养阴清热	大黄牡丹汤合透脓散加减	金匮大黄牡丹汤,桃仁芒硝瓜子囊;透脓散内用黄芪,山甲芎归总得宜,加上角针头自破,何妨脓毒隔千皮

【病证鉴别】

(1) 胃、十二指肠溃疡穿孔:穿孔后溢液可沿升结肠旁沟流至右下腹部,很似急性阑尾炎的转移性腹痛。病人既往多有溃疡病史,突发上腹剧痛,迅速蔓延至全腹,除右下腹压痛外,上腹仍具疼痛和压痛,腹肌板状强直,肠鸣音消失,可出现休克。多有肝浊音界消失,X线透视或摄片多有腹腔游离气体。如诊断有困难,可行诊断性腹腔穿刺检查。

(2) 右侧输尿管结石:腹痛多在右下腹,为突发性绞痛,并向外生殖器部放射,腹痛剧烈但体征不明显。肾区叩痛,尿液检查有较多红细胞。B型超声检查表现为特殊结石声影和肾积水等。X线摄片约90%在输尿管走行部位可显示结石影。

(三) 妇科疾病

考点42★★★ 崩漏

【诊断要点】

月经不按周期而行,出血量多如崩,或量少淋漓漏下不止。或停经数月骤然暴下,继而淋漓不断,或淋漓量少数月又突然暴下如注。既往有月经先期、经期延长、月经过多等病史。

【辨证论治】

证型		证候	证机概要	治法	方剂	组成
血热证	虚热	经血非时而下,量少淋漓,色红质稠,烦热便干,舌红少苔,脉细数	阴虚内热,热扰冲任血海	养阴清热,固冲止血	保阴煎加减	保阴煎中两地芍,芩柏山药续断草,血热经多并烦渴,清热凉血功效好
	实热	经血非时暴下,色深质稠,唇红目赤,烦热口渴,舌红苔黄,脉滑数	湿热内蕴,损伤冲任,血海沸溢,迫血妄行	清热凉血,止血调经	清热固经汤加减	清热固经棕炭芩,焦栀三地藕龟寻,牡蛎胶草清血热,淋漓血崩热盛因

续表

证型		证候	证机概要	治法	方剂	组成
肾虚证	肾阴虚	经乱无期，淋漓不净，色红质稠，头晕耳鸣，颧红潮热，腰膝酸软，舌红少苔，脉细数	肾阴亏虚，冲任失守	滋肾益阴，止血调经	左归丸去牛膝，合二至丸	左归丸内山药地，黄肉枸杞与牛膝，菟丝龟鹿二胶合；二至丸用女贞子，配伍旱莲等分比
	肾阳虚	经来无期，出血量多，畏寒肢冷，面色晦暗，小便清长，舌淡苔薄白，脉沉细	肾阳虚衰，阳不摄阴，封藏失司，冲任不固	温肾固冲，止血调经	右归丸加黄芪、党参	右归丸中地附桂，山药茱萸菟丝归，杜仲鹿胶枸杞子，益火之源此方魁
	肾气虚	出血量多势急如崩，色淡红，质清稀，小腹空坠，腰膝酸软，舌淡暗苔白润，脉沉细	肾气亏虚，固摄无权，冲任失约	补肾益气，固冲止血	加减苁蓉菟丝子丸加党参、黄芪、阿胶	加减苁蓉菟丝子，熟地当归枸杞子，桑寄艾叶覆盆子，补肾益气血即止
脾虚证		经血非时而至，暴下继而淋漓，气短神疲，面浮肢肿，舌淡暗苔白润，脉弱	脾虚中气虚弱甚或下陷，则冲任不固，血失统摄	补气升阳，止血调经	固本止崩汤	熟地、白术、黄芪、当归、黑姜、人参
血瘀证		经血非时而下，时下时止，色紫黑有块，小腹疼痛，舌紫暗，脉涩	冲任、子宫瘀血阻滞，新血不安，故经血非时而下	活血化瘀，止血调经	桃红四物汤加三七粉、茜草炭、炒蒲黄	桃红芎地归芍

【病证鉴别】

（1）月经先期：月经周期提前，经期和经量无明显异常表现。

（2）经期延长：仅为经期的延长，月经周期和经量无明显异常表现。

（3）月经过多：月经量明显增多，能自行停止，周期和经期无异常。

（4）月经先后无定期：月经周期异常，或提前或推后，经期和经量无明显异常。

考点 43★★ 闭经

【诊断要点】

闭经6个月以上，可伴有体格发育不良，绝经前后诸证，肥胖，多毛，不孕，溢乳等，或结核病症状。有月经初潮来迟及月经后期、反复刮宫、产后出血、结核病和使用避孕药等病史。

【辨证论治】

证型	证候	证机概要	治法	方剂	组成
肾气亏虚	年逾十八尚未行经，周期延迟渐至经闭不行，腰酸腿软，头晕耳鸣，舌淡红少苔，脉沉弱	禀赋不足，肾气未盛，精气未裕，肝血虚少，冲任不充，无以化为经血乃致经闭	补肾益气，调经	加减苁蓉菟丝子丸	加减苁蓉菟丝子，熟地当归枸杞子，桑寄艾叶覆盆子，补肾益气血即止
气血虚弱	月经渐延，量少色淡，继而停闭，头晕眼花，神疲肢软，舌淡苔少，脉沉缓	营血大亏，冲任血虚	补气养血，调经	人参养营汤或圣愈汤或八珍汤加减	人参养营即十全，除却川芎五味联，陈皮远志加姜枣，肺脾气血补方先；熟地黄、白芍、川芎、党参、当归身、黄芪
阴虚血燥	经血由少而渐至停闭，五心烦热，颧红盗汗，骨蒸劳热，舌红少苔，脉细数	阴虚生热，燥灼营阴，血海干涸，发为经闭	养阴清热，调经	加减一阴煎或补肾地黄丸加减	一阴煎是景岳方，麦冬芍药二地黄，丹参膝草或杜仲，滋阴清热保安康；熟地、丹皮、山茱萸、山药、泽泻、牛膝、鹿茸、白茯苓
气滞血瘀	月经数月不行，烦躁易怒，胸胁胀满，少腹胀痛，舌边紫暗，脉沉涩	气滞血瘀相因为患，冲任瘀滞，胞脉阻隔，故经水不行	理气活血，祛瘀通经	血府逐瘀汤加减	血府逐瘀生地桃，红花当归草赤芍，桔梗枳壳柴芎膝
痰湿阻滞	经闭体胖，胸胁满闷，呕恶多痰，神疲倦怠，面浮足肿，苔腻，脉滑	脂、痰、湿阻滞冲任，胞脉壅塞而经不行	豁痰除湿，调气活血，通经	苍附导痰丸	苍附导痰叶氏方，陈苓神曲夏姜南，甘草枳壳行气滞，痰浊经闭此方商

【病证鉴别】

（1）妊娠：妊娠者月经多由正常而突然停止，早期妊娠往往伴有厌食、择食、恶心呕吐等妊娠反应。子宫增大与停经月份相符，妊娠试验阳性，B超检查宫腔内可见孕囊、胚芽、胎体及胎心搏动。闭经者停经前大多有月经紊乱，停经后无妊娠征象。

（2）胎死不下：胎死腹中者，除月经停闭外，子宫增大多小于停经月份。B超检查宫腔内可见孕囊、胚芽或胎体，但无胎心搏动。闭经者，停经前大多有月经紊乱，停经后无妊娠征象。

（3）暗经：暗经者极罕见，是指终身不行经，但能生育者。二者通过月经史、妊娠史、B超检查等可资鉴别。

考点44★★★ 痛经

【诊断要点】

腹痛多发生在经前1~2天，可呈阵发性剧痛，严重者可放射到腰骶部、肛门、阴道、股内侧，甚至可见面色苍白、出冷汗、手足发凉等晕厥之象。伴随月经周期规律性发作的小腹疼痛、经量异常、不孕、放置宫内节育器、盆腔炎等病史。

【辨证论治】

证型	证候	证机概要	治法	方剂	组成
气滞血瘀	经前或经期小腹胀痛拒按，乳房作胀，经行不畅，色紫暗有块，舌紫暗，脉弦	肝失条达，冲任气血瘀滞，经血不利，不通则痛	理气化瘀止痛	膈下逐瘀汤加减	膈下逐瘀桃牡丹，赤芍乌药玄胡甘，川芎灵脂红花壳，香附开郁血亦安
寒凝血瘀	经期或经后小腹冷痛拒按，得热则舒，经量少，色暗有瘀块，面白肢冷，舌暗苔白，脉沉紧	寒凝、血瘀子宫、冲任，血行不畅，不通则痛	温经暖宫，化瘀止痛	少腹逐瘀汤加减	少腹茴香与炒姜，元胡灵脂没芎当，蒲黄官桂赤芍药，调经种子第一方
湿热瘀阻	经前小腹疼痛拒按，有灼热感，腰骶胀痛，色暗红质稠，带下黄稠，舌红苔黄腻，脉濡数	湿热之邪，盘踞冲任子宫，气血失畅	清热除湿，化瘀止痛	清热调血汤加红藤、败酱草、薏苡仁	清热调血芍香附，桃红归芎连术术，清热化瘀调气血，生地丹皮并元胡
气血虚弱	经后或经期小腹隐痛，喜揉按，量少色淡，神疲乏力，面色不华，舌淡，脉细弱	气血不足，冲任亦虚，经行之后，血海更虚，子宫、冲任失于濡养	益气补血止痛	圣愈汤加香附、延胡索	熟地黄、川芎、党参、当归身、黄芪、香附、延胡索
肾气亏虚	经后小腹绵绵作痛，腰酸耳鸣，经色暗量少质薄，潮热，脉细弱，苔薄白	肾气虚损，冲任俱虚，胞宫失养	补肾益气止痛	益肾调经汤加减	益肾调经巴戟天，杜仲续断乌药添，地芍归艾益母草，补肾养血效果好
阳虚内寒	经期或经后小腹冷痛，喜按，得热则舒，经少色暗，腰腿酸软，小便清长，舌淡胖苔白润，脉沉	素禀阳虚，阴寒内盛，冲任虚寒，经水迟运，留聚而痛	温经扶阳，暖宫止痛	温经汤（《金匮要略》）	温经汤用桂萸芎，归芍丹皮姜夏冬，参草阿胶调气血，暖宫祛瘀在温通

【病证鉴别】

（1）异位妊娠破裂：异位妊娠破裂多有停经史和早孕反应，妊娠试验阳性；妇科检查时，宫颈有抬举痛，腹腔内出血较多时，子宫有漂浮感；盆腔B超检查常可见子宫腔以外有孕囊或包块存在；后穹隆穿刺或腹腔穿刺阳性；内出血严重时，患者可出现休克表现，血红蛋白下降。痛经虽可出现剧烈的小腹痛，但无上述妊娠征象。

（2）胎动不安：胎动不安也有停经史或早孕反应，妊娠试验阳性；在少量阴道流血和轻微小腹疼痛的同时，可伴有腰酸和小腹下坠感；妇科检查时，子宫体增大如停经月份，宫体变软，盆腔B超可见宫腔内有孕囊和胚芽，或见胎心搏动。痛经无停经史和妊娠反应，妇科检查及盆腔B超检查也无妊娠现象。

考点45★★ 绝经前后诸证

【诊断要点】

月经紊乱或停闭，随之出现烘热汗出、烦躁易怒、潮热面红、眩晕耳鸣、心悸失眠、腰背酸楚、面浮肢肿、皮肤蚁行样感、情志不宁等症状。45～55岁的妇女，出现月经紊乱或停闭；或40岁前卵巢功能早退；或有手术切除双侧卵巢等病史。

【辨证论治】

证型	证候	证机概要	治法	方剂	组成
肾阴虚	头晕耳鸣，烘热汗出，五心烦热，腰膝酸痛，口干便干，舌红少苔，脉细数	绝经前后，肾阴虚，冲任失调	滋养肾阴，佐以潜阳	左归丸加减	左归丸内山药地，萸肉枸杞与牛膝，菟丝龟鹿二胶合，壮水之主方第一
肾阳虚	面色晦暗，形寒肢冷，腰膝酸冷，纳呆便溏，面浮肢肿，舌胖嫩边有齿印，苔薄白，脉沉细无力	命门火衰，冲任失调，脏腑失于温煦	温肾扶阳，佐以温中健脾	右归丸加减	右归丸中地附桂，山药茱萸菟丝归，杜仲鹿胶枸杞子，益火之源此方魁
肾阴阳俱虚	乍寒乍热，腰酸乏力，头晕耳鸣，五心烦热，舌淡苔薄，脉沉细	肾阴阳俱虚，冲任失调	补肾扶阳，滋肾养血	二仙汤加减	二仙汤将癥瘕医，仙茅巴戟仙灵脾，方中知柏当归合，调补冲任贵合机

【病证鉴别】

（1）眩晕、心悸、水肿：本病症状表现可与某些内科病如眩晕、心悸、水肿等相类似，要注意鉴别。

（2）癥瘕：可能出现月经过多或经断复来，或有下腹疼痛，浮肿，或带下五色，气味臭秽，或身体骤然明显消瘦等症状。

考点46★★ 带下病

【诊断要点】

以带下量、色异常为主要症状，主要可见量过多或过少。有经期、产后余血未净之际，忽视卫生，不禁房事，或妇科手术感染邪毒病史。

【辨证论治】

	证型	证候	证机概要	治法	方剂	组成
带下过多	脾虚	带下色白，质稠无臭，面黄肢冷，纳少便溏，两足浮肿，舌淡苔白，脉缓弱	脾气虚弱，运化失司，湿邪下注，损伤任带，使任脉不固，带脉失约	健脾益气，升阳除湿	完带汤加减	完带汤中二术陈，车前甘草和人参，柴芍淮山黑芥穗
	肾虚	白带清冷，量多质稀，腰痛如折，小腹冷感，尿频清长，便溏，舌淡苔薄白，脉沉迟	肾阳不足，命门火衰，封藏失职，津液滑脱而下	温肾培元，固涩止带	内补丸加减	鹿茸菟丝内补丸，芪桂苁蓉附紫菀，潼白蒺藜桑螵蛸，温肾培元止带专
	阴虚夹湿	带下赤白质黏，阴部灼热，头目昏眩，面部烘热，烦热少寐，舌红少苔，脉细略数	肾阴不足，相火偏旺，损伤血络，或复感湿邪，损伤任带，致任脉不固，带脉失约	益肾滋阴，清热止带	知柏地黄汤加芡实、金樱子	知母、黄柏＋六味地黄丸（地八山山四，丹苓泽泻三）
	湿热下注	带下量多，色黄质黏，有臭气，胸闷口腻，纳差，阴痒，舌苔黄腻，脉濡略数	湿热蕴结于下，损伤任带二脉	清利湿热	止带方加减	止带方中猪茯苓，栀柏车前赤茵承，泽膝清热又利湿，湿热带下最相应
	热毒蕴结	带下量多，质黏腻，腐臭难闻，小腹作痛，烦热口干，舌红苔黄干，脉数	热毒损伤任带，发为带下	清热解毒	五味消毒饮加白花蛇舌草、椿根白皮、白术	五味消毒治诸疗，银花野菊紫地丁，蒲公英与天葵子，痈疮疖肿亦堪灵
带下过少	肝肾亏损	带下过少甚至全无，阴部干涩灼痛，阴痒，头晕耳鸣，腰膝酸软，舌红少苔，脉细数	肝肾亏损，血少津亏，阴液不充，任带失养，不能润泽阴窍	滋补肝肾，养精益血	左归丸加知母、肉苁蓉、紫河车、麦冬	左归丸内山药地，萸肉枸杞与牛膝，菟丝龟鹿二胶合
	血枯瘀阻	带下过少甚至全无，阴中干涩，阴痒，面色无华，经行腹痛，色紫暗有血块，舌暗，脉细涩	精血不足且不循常道，瘀阻血脉，阴津不得敷布	补血益精，活血化瘀	小营煎加丹参、桃仁、牛膝	小营四物去川芎，加杞炙草山药中，再加内金鸡血藤，血虚经闭亦见功

【病证鉴别】

（1）白浊：白浊是指尿道流出混浊如脓之物的一种疾患，而带下出自阴道。

（2）漏下：经血非时而下，量少淋沥不断者为漏下，易与赤带相混。赤带者月经正常，时而从阴道流出一种赤色黏液，似血非血，绵绵不断。

考点47★★★ 胎漏、胎动不安

【诊断要点】

妊娠期间出现少量阴道出血，而无明显的腰酸、腹痛，脉滑，可诊断为胎漏；若妊娠出现腰酸、腹痛、下坠，或伴有少量阴道出血，脉滑，可诊断为胎动不安。有停经、孕后不节房事、人工流产、自然流产史或宿有癥瘕史。

【辨证论治】

证型	证候	证机概要	治法	方剂	组成
肾虚	妊娠期阴道少量下血，腰酸腹坠痛，头晕耳鸣，小便频数，舌淡苔白，脉沉滑尺弱	肾虚冲任失固，蓄以养胎之血下泄，胎元不固	固肾安胎，佐以益气	寿胎丸加减	寿胎丸中用菟丝，寄生续断阿胶施，妊娠中期小腹坠，固肾安胎此方资
气血虚弱	妊娠期阴道少量流血，腰腹胀痛，面色㿠白，心悸气短，舌淡苔薄白，脉细滑	气血虚弱，冲任匮乏，不能载胎养胎，胎元不固	补气养血，固肾安胎	胎元饮去当归，加黄芪、阿胶	景岳全书胎元饮，八珍去芎与茯苓，加入陈皮杜仲炭，补血益气安胎灵
血热	妊娠期阴道下血，手心烦热，口干咽燥，溲黄便结，舌红，苔黄而干，脉滑数	热邪直犯冲任，内扰胎元，胎元不固	滋阴清热，养血安胎	保阴煎加苎麻根	保阴煎中两地芍，芩柏山药续断草，血热经多并烦渴，清热凉血功效好
跌仆伤胎	妊娠外伤，腰酸腹胀坠，阴道下血，脉滑无力	跌仆闪挫或劳力过度，损伤冲任，气血失和	补气和血，安胎	圣愈汤合寿胎丸	益气补血圣愈汤，参芪芎归二地黄；寿胎丸中用菟丝，寄生续断阿胶施
癥瘕伤胎	宿有癥瘕，孕后阴道不时少量下血，胸腹胀满，少腹拘急，口干不欲饮，舌暗红苔白，脉沉弦	癥瘕瘀阻胞脉，孕后冲任气血失调，血不归经，胎失摄养	祛瘀消癥，固冲安胎	桂枝茯苓丸合寿胎丸	金匮桂枝茯苓丸，芍药桃仁与牡丹，等份为末蜜丸服，胞宫瘀血全可散；寿胎丸中用菟丝，寄生续断阿胶施

【病证鉴别】

（1）胎漏：①激经：激经的出血是有规律的，孕后在相当于月经期时，有少量阴道流血，至孕3个月后自行停止，无损于胎儿的生长发育。②胎死不下：胎死不下可伴阴道流血，孕中期不见小腹增大，胎动消失。妇科检查子宫小于妊娠月份，B超检查无胎心、胎动，或胎头不规则变形。

（2）胎动不安：①妊娠腹痛：妊娠期发生小腹疼痛，并无腰酸，也无阴道流血。②胎殒难留：阴道流血增多，腹痛加重，妇科检查子宫颈口已扩张，有时胚胎组织堵塞于子宫颈口，子宫与停经月份相符或略小。B超检查孕囊变形，或子宫壁与胎膜之间的暗区不断增大，胎囊进入宫颈管内，无胎心搏动。③异位妊娠：可有少量不规则阴道流血、下腹隐痛等症，其破裂时即伴有剧烈的下腹部撕裂样疼痛，多限于一侧，或伴有晕厥或休克。妇科检查、后穹隆穿刺术及B超检查有助于诊断。④鬼胎：鬼胎常有不规则阴道流血，有时可大量出血，偶尔在血中发现水泡状物。子宫多大于正常妊娠子宫。B超检查可协助诊断。

考点48★★ 产后发热

【诊断要点】

产褥期内，发热持续不退，或突然高热寒战，或发热恶寒，或乍寒乍热，或低热缠绵，常伴有产后恶露异常和小腹疼痛。有妊娠晚期不节房事，或难产、滞产，或产后失血过多，或产后不禁房事，或感受外邪，或情志不遂史。

【辨证论治】

证型	证候	证机概要	治法	方剂	组成
感染邪毒	高热寒战，小腹疼痛拒按，恶露量多，色暗有臭气，烦躁口渴，舌红苔黄，脉数有力	新产血室正开，胞脉空虚，邪毒乘虚直犯胞宫	清热解毒，凉血化瘀	五味消毒饮合失笑散或解毒活血汤加减	五味消毒治诸疔，银花野菊紫地丁，蒲公英与天葵子，痈疮疖肿亦堪灵；失笑灵脂蒲黄共；解毒活血连翘桃，红花归壳葛赤芍，柴胡甘草同生地，产后发热加银黄
血瘀	寒热时作，恶露不下，小腹疼痛拒按，口干不欲饮，舌紫暗，脉弦涩	新产后子宫复旧不良，恶露排出不畅，瘀血停滞胞宫，阻碍气机，营卫失调	活血化瘀	生化汤加丹参、丹皮、益母草	生化汤宜产后尝，归芎桃草炮姜良
外感	产后恶寒发热，头身疼痛，无汗，咳嗽流涕，舌苔薄白，脉浮	产后元气虚弱，卫阳不固，腠理不实，风寒袭表，正邪交争	养血祛风	荆防四物汤加苏叶	荆芥、防风＋四物汤（熟地、当归、芍药、川芎）
血虚	产后失血过多，微热自汗，头晕目眩，心悸少寐，腹痛绵绵，舌淡红苔薄，脉虚微数	产时产后失血伤津，阴血骤虚，阴不敛阳，虚阳外浮	补益气血	八珍汤去川芎，加黄芪	四君子汤（人参、白术、茯苓、甘草）＋四物汤（熟地黄、当归、芍药、川芎）

【病证鉴别】
（1）蒸乳发热：产后3~4天泌乳期见低热，可自然消失。
（2）乳痈发热：发热并伴有乳房胀硬、红肿、热痛，甚则溃腐化脓。
（3）产后小便淋痛：发热并伴有尿频、尿急、淋沥涩痛、尿黄或赤，尿常规检查见红细胞、白细胞，尿培养可见致病菌。

考点49★★★ 不孕症

【诊断要点】

女子结婚后夫妇有正常性生活一年以上，未采取避孕措施而不孕，可伴体格及发育不良、畸形，形体消瘦或肥胖，多毛，溢乳，绝经前后诸证，或结核病症状等。有月经病、带下病、妇科病等病史。

【辨证论治】

证型		证候	证机概要	治法	方剂	组成
肾虚	肾气虚	婚久不孕，月经不调，量或多或少，色暗，头晕耳鸣，腰膝酸软，神疲，小便清长，舌淡苔薄，脉沉细	肾气虚衰，损及天癸，冲任失调，气血失和，不能摄精成孕	补肾益气，温养冲任	毓麟珠	毓麟珠中八珍汤，杜仲川椒菟鹿霜，温肾养肝调冲任，经乱无胎此方商
	肾阳虚	婚后不孕，月经后期，腰膝酸软，性欲淡漠，小便清长，舌淡苔白，脉沉细	肾阳不足，命门火衰，阳虚气弱，肾失温煦，不能摄精成孕	温肾补气，养血，调补冲任	温胞饮或右归丸	巴戟杜仲菟丝骨，附子肉桂阴阳助，山药芡实参术补，温肾扶阳助孕妇；右归丸中地附桂，山药茱萸菟丝归，杜仲鹿胶枸杞子，益火之源此方魁
	肾阴虚	婚后不孕，月经先期，腰膝酸软，心悸失眠，五心烦热，舌红少苔，脉细数	肾阴亏虚，精血不足，冲任血海匮乏，不能摄精成孕	滋阴养血，调冲益精	养精种玉汤加女贞子、旱莲草	养精种玉女科方，归芍药熟地黄，血虚不孕经不调，滋肾养血冲任康
肝气郁结		多年不孕，经期先后不定，经前乳房胀痛，烦躁易怒，舌苔薄白，脉弦	肝失条达，气血失调，冲任不能相资	疏肝解郁，理血调经	开郁种玉汤加减	开郁种玉傅氏方，归芍茯苓丹皮藏，白术香附天花粉，舒肝解郁功效彰
痰湿内阻		婚久不孕，形体肥胖，带下量多质稠，面色㿠白，胸闷泛恶，苔白腻，脉滑	痰阻冲任，脂膜壅塞，遮隔子宫，不能摄精成孕	燥湿化痰，理气调经	苍附导痰丸加减	苍附导痰叶氏方，陈苓神曲夏姜南，甘草枳壳行气滞，痰浊经闭此方商

续表

证型	证候	证机概要	治法	方剂	组成
瘀滞胞宫	婚久不孕，月经后期量少有血块，少腹作痛，痛时拒按，舌紫暗，脉细弦	瘀血内停，阻滞冲任及胞宫，不能摄精成孕	逐瘀荡胞，调经助孕	少腹逐瘀汤加减	少腹茴香与炒姜，元胡灵脂没芎当，蒲黄官桂赤芍药，调经种子第一方

【病证鉴别】

暗产：暗产是指早孕期，胚胎初结而自然流产者。此时孕妇尚未有明显的妊娠反应，一般不易觉察而误认为不孕。通过基础体温监测、早孕试验及病理学检查可明确。

考点50★ 癥瘕

【诊断要点】

下腹部有包块，或胀或满或痛，或伴月经不调，或伴带下异常等。有经期或产后感受外邪、长期情志不舒、月经不调及带下病等病史。

【辨证论治】

证型	证候	证机概要	治法	方剂	组成
气滞血瘀	下腹结块，触之有形，按之痛或无痛，小腹胀满，月经先后不定，经血量多有块，色暗难净，胸闷不舒，面色晦暗，舌紫暗，脉沉弦涩	七情内伤，肝气郁结，阻滞经脉，血行不畅，气滞血瘀，积而成块，日久成癥瘕	行气活血，化瘀消癥	香棱丸或大黄䗪虫丸	香棱丸中用青皮，丁茴木香莪术宜，再入枳壳川楝子，行气消滞痞块移；大黄䗪虫芩芍桃，地黄杏草漆蛴螬，水蛭虻虫和丸服，去瘀生新干血疗
痰湿瘀阻	下腹结块，触之不坚，固定难移，经行量多，淋沥难净，经间带下增多，胸脘痞闷，舌体胖大，紫暗，苔白厚腻，脉弦滑	脾失健运，水湿不化，凝而为痰，痰湿与瘀血相搏，瘀痰互结，积聚成块，久而成癥瘕	化痰除湿，活血消癥	苍附导痰丸合桂枝茯苓丸	苍附导痰叶氏方，陈苓神曲夏姜南，甘草枳壳行气滞，痰浊经闭此方商；金匮桂枝茯苓丸，芍药桃仁与牡丹
湿热瘀阻	下腹结块，热痛起伏，触之痛剧，经行量多，经期延长，带下量多，色黄如脓，身热口渴，舌暗红，有瘀斑，苔黄，脉弦滑数	经行产后，胞脉空虚，湿热之邪入侵，与气血相搏，或痰湿蕴结日久化热，结于冲任胞宫胞脉，日久成癥瘕	清热利湿，化瘀消癥	大黄牡丹汤	金匮大黄牡丹汤，桃仁瓜子芒硝囊，肠痈初起腹按痛，苔黄脉数服之康
肾虚血瘀	下腹结块，触痛，月经量多或少，经行腹痛较剧，经色紫暗有块，婚久不孕，腰膝酸软，头晕耳鸣，舌暗，脉弦细	肾虚则脏腑之气失于资助，故血行无力，停滞为瘀，积而成块，日久为癥瘕	补肾活血，消癥散结	补肾祛瘀方或益肾调经汤	菟丝子、女贞子、桑葚子、生地、熟地、桑寄生、当归、赤芍、白芍、黄芩；益肾调经巴戟天，归芍丹皮姜夏冬，参草阿胶调气血，暖宫祛瘀在温通

【病证鉴别】

(1) 内外科癥瘕：妇科癥瘕为下腹部有包块，或胀或满或痛，或伴月经不调，或伴带下异常，与内外科癥瘕的区别，除包块发生的部位、症状不同外，可通过妇科有关检查鉴别。

(2) 妊娠：有停经史、早孕反应，子宫增大与停经月份相符，质软囊性感，妇科检查、妊娠试验、B超等检查可明确诊断。

(3) 癃闭：癃闭为尿液在膀胱内积聚，不能溺出的疾病，虽有小腹膨隆、胀、满、痛等症，但导尿后诸症便可消失。B超检查两者显示不同声像。

(四) 儿科疾病

考点51★★★ 肺炎喘嗽

【诊断要点】

起病急，有发热、咳嗽、气喘、鼻扇、痰鸣等症，肺部听诊可闻及中、细湿啰音。新生儿患肺炎时，常以不乳、精神萎靡、口吐白沫为主症，而无上述典型表现。

【辨证论治】

证型	证候	证机概要	治法	方剂	组成
风寒闭肺	恶寒发热，鼻塞流清涕，咳嗽气促，痰稀色白，舌淡红苔薄白，脉浮紧，指纹浮红	风寒之邪闭阻肺气，肺气郁闭	辛温宣肺，化痰止咳	华盖散加味	麻黄、苦杏仁、甘草、荆芥、防风、前胡、苏叶、桔梗
风热闭肺	发热恶风，鼻塞流浊涕，咳嗽气促，痰稠色黄，咽红，舌红苔薄黄，脉浮数，指纹浮紫	风热之邪闭阻肺气，肺气郁闭	辛凉宣肺，化痰止咳	麻杏石甘汤加减	麻杏石甘+金银花、连翘、薄荷、桔梗、牛蒡子、芦根
痰热闭肺	壮热烦躁，咳嗽喘憋，气促鼻扇，痰稠色黄，舌红苔黄，脉滑数，指纹紫滞	痰热俱甚，郁闭于肺	清热涤痰，开肺定喘	麻杏石甘汤合葶苈大枣泻肺汤加减	麻杏石甘；葶苈子、大枣
毒热闭肺	壮热不退，咳嗽剧烈，气急喘憋，鼻干面赤，烦躁口渴，舌红少津，苔黄燥，脉滑数，指纹紫滞	毒热之邪内闭肺气	清热解毒，泻肺开闭	黄连解毒汤合麻杏石甘汤加减	芩连柏栀；麻杏石甘
阴虚肺热	低热盗汗，干咳少痰，面红口干，手足心热，舌红少苔，脉细数，指纹淡紫	病程迁延，阴津耗伤，肺热减轻而未清	养阴清肺，润肺止咳	沙参麦冬汤加减	沙参麦冬扁豆桑，玉竹花粉甘草襄

续表

证型	证候	证机概要	治法	方剂	组成
肺脾气虚	久咳,咳痰无力,面白少华,神疲乏力,纳呆便溏,舌淡红苔薄白,脉细无力	病情常迁延难愈,日久耗气而致肺脾气虚	补肺益气,健脾化痰	人参五味子汤加减	党参、白术、茯苓、五味子、麦冬、半夏、橘红、紫菀、甘草
心阳虚衰	呼吸急促,面色苍白,口唇发绀,四肢厥冷,舌紫暗苔白,脉细弱疾数,指纹紫滞,可达命关	邪毒炽盛,损伤原本不足之心阳,肺闭气郁导致血滞而络脉瘀阻	温补心阳,救逆固脱	参附龙牡救逆汤加减	参附龙牡救逆汤,白芍炙草合成方,心阳虚衰肢厥冷,回阳救逆效速良
邪陷厥阴	壮热不退,四肢抽搐,神昏谵语,口唇发绀,气促痰鸣,舌红苔黄脉数,指纹青紫,可达命关	邪热炽盛,内陷手厥阴心包经和足厥阴肝经	平肝息风,清心开窍	羚角钩藤汤合牛黄清心丸加减	羚角钩藤菊花桑,地芍贝茹茯草襄,凉肝息风又养阴,肝热生风急煎尝;牛黄清心丸最精,芩连栀子郁砂用,热入心包神昏迷,清热开窍亦治惊

【病证鉴别】

(1) 咳嗽变异型哮喘:以咳嗽为主症,咳嗽持续1个月以上,常在夜间和(或)清晨及运动后发作或加重,以干咳为主。肺部听诊无啰音。

(2) 儿童哮喘:呈反复发作的咳嗽喘息,胸闷气短,喉间痰鸣,发作时双肺可闻及以呼气相为主的哮鸣音,呼气延长。

考点52★★★ 小儿泄泻

【诊断要点】

以小儿大便次数增多,粪质稀薄为主症。重症泄泻,可见小便短少,高热烦渴,神萎倦怠,皮肤干瘪,囟门凹陷,目眶下陷,啼哭无泪,口唇樱红,呼吸深长,腹胀等症。有乳食不节、饮食不洁及感受时邪病史。

【辨证论治】

证型	证候	证机概要	治法	方剂	组成
风寒泻	大便清稀,夹有泡沫,臭气不甚,肠鸣腹痛,舌淡苔薄白,脉浮紧	风寒袭表,寒湿内盛,脾失健运,清浊不分	疏风散寒,化湿和中	藿香正气散加减	藿香正气大腹苏,甘桔陈苓芷术朴,夏曲加入姜枣煎,外寒内湿均能除
湿热泻	大便水样,泻下急迫,量多次频,味臭,发热泛恶,舌红苔黄腻,脉滑数	湿热壅滞,损伤脾胃,传化失常	清肠解热,化湿止泻	葛根黄芩黄连汤加味	葛根、黄芩、黄连、马齿苋、白头翁、车前子

续表

证型	证候	证机概要	治法	方剂	组成
伤食泻	大便酸臭，脘腹胀满，腹痛欲泻，泻后痛减，嗳气，舌苔厚腻，脉滑数	宿食内停，阻滞肠胃，传化失司	运脾和胃，消食化滞	保和丸加减	保和山楂莱菔曲，夏陈茯苓连翘齐
脾虚泻	便溏，色淡不臭，食后作泻，面色萎黄，纳呆神疲，舌淡苔白，脉细弱	脾虚失运，清浊不分	健脾益气，助运止泻	参苓白术散加减	参苓白术扁豆陈，山药甘莲砂薏仁，桔梗上浮兼保肺，枣汤调服益脾神
脾肾阳虚泻	久泻不愈，大便清稀，完谷不化，形寒肢冷，面白无华，舌淡苔白，脉细弱	命门火衰，脾失温煦	温补脾肾，固涩止泻	附子理中汤合四神丸加减	附子理中温中阳，人参干姜术草帮；四神故纸吴茱萸，肉蔻五味四般齐，大枣生姜同煎合，五更肾泻最相宜
肝郁脾虚	大便稀溏或水样，情绪紧张或抑郁恼怒时加重，泻后痛减	肝郁乘脾，脾虚不能分清泌浊	疏肝理气，运脾化湿	痛泻要方合四逆散加减	痛泻要方用陈皮，术芍防风共成剂；四逆散里用柴胡，芍药枳实甘草须
气阴两伤	泻下过度，目眶及囟门凹陷，皮肤干燥，啼哭无泪，口渴引饮，舌红少苔，脉细数	泻下过度，伤阴耗气	益气养阴	人参乌梅汤加减	人参乌梅怀山药，木瓜莲肉炙甘草，气阴两伤因泻迫，酸甘并用补中焦
阴竭阳脱	泻下不止，表情淡漠，哭声微弱，面色苍白，四肢厥冷，舌淡无津，脉沉细欲绝	久泻不止，耗气伤阴，阴损及阳，阴阳俱耗	回阳固脱	生脉散合参附龙牡救逆汤加减	生脉麦味与人参；参附龙牡救逆汤，白芍炙草合成方，心阳虚衰肢厥冷，回阳救逆效速良

【病证鉴别】

痢疾：痢疾大便为黏液脓血便，腹痛，里急后重。大便常规检查有脓细胞、红细胞和吞噬细胞；大便培养有痢疾杆菌生长。

考点53★★★积滞（2020版大纲新增考点）

【诊断要点】

以不思乳食，食而不化，脘腹胀满，嗳气酸腐，大便不调为特征，可伴烦躁不安，夜间哭闹或呕吐等症。有伤乳、伤食史。

【辨证论治】

证型	证候	证机概要	治法	方剂	组成
乳食内积	不思乳食，嗳腐酸馊，脘腹胀满，烦躁哭闹，夜寐不安，大便酸臭，舌红苔厚，脉弦滑，指纹紫滞	脾胃运化失常，乳食不消，停聚中脘	消乳化食，和中导滞	乳食积滞，消乳丸；食积，保和丸加减	消乳香附草陈皮，砂仁麦芽熬神曲；保和神曲与山楂，苓夏陈翘菔子加
脾虚夹积	不思乳食，稍食即饱，腹满喜按，大便酸臭，面黄神疲，形体偏瘦，舌淡苔白，脉细弱，指纹滞	脾胃虚弱，积而不化	健脾助运，消食化滞	健脾丸加减	健脾参术苓草陈，肉蔻香连合砂仁，楂肉山药曲麦炒，消补兼施不伤正

【病证鉴别】

（1）厌食：以长期食欲不振为主要特征，除不思乳食外，精神尚好，无脘腹胀满、嗳气酸腐等症。

（2）疳证：以形体消瘦为主要特征，同时伴有明显的脾胃症状和精神症状。

考点54★★★鹅口疮（2020版大纲新增考点）

【诊断要点】

舌上、颊内、牙龈或上唇、上腭散布白屑，可融合成片。重者可向咽喉等处蔓延，影响吮乳或呼吸。多见于新生儿、久病体弱儿，或有长期使用抗生素、激素及免疫抑制剂史。

【辨证论治】

证型	证候	证机概要	治法	方剂	组成
心脾积热	口腔舌面满布白屑，周围焮红较甚，面赤唇红，烦躁，吮乳多啼，舌红苔黄厚，脉滑数，指纹紫滞	脾胃蕴热，火热循经上攻，熏灼口舌	清心泻脾	清热泻脾散加减	黄连、栀子、黄芩、生石膏、生地黄、茯苓、灯心草、甘草
虚火上浮	口腔舌上白屑稀散，周围焮红不甚，颧红盗汗，手足心热，舌嫩红苔少，脉细数，指纹淡紫	肾阴亏虚，阴虚阳亢，水不制火，虚火上浮	滋阴降火	知柏地黄丸加减	地八山山四，丹苓泽泻三＋知母、黄柏

【病证鉴别】

（1）口疮：口舌黏膜上出现黄白色溃疡，周围红赤，不能拭去，拭去后出血，局部灼热疼痛。

（2）白喉：由白喉杆菌引起的急性传染病。咽、扁桃体甚则鼻腔、喉部可见灰白色的假膜，坚韧，不易擦去，若强力剥离则易出血。多伴有发热、咽痛、进行性喉梗阻、呼吸困难、疲乏等全身症状，病情严重。

（3）残留奶块：其外观与鹅口疮相似，但以棉棒蘸温开水轻轻擦拭，即可除去，其下黏膜正常，易于鉴别。

考点 55 ★★★ 水痘

【诊断要点】

出疹前可有发热、流涕、咳嗽等肺卫表证。发热 1~2 天以躯干部为主出现红色斑丘疹，即变大小不等，内含水液，周围红晕，皮薄易破，有痒感的疱疹，继而干燥结痂，脱落，不留瘢痕。多在冬春季节发病，患儿有水痘接触史。

【辨证论治】

证型	证候	证机概要	治法	方剂	组成
邪伤肺卫	微热，鼻塞流涕，咳嗽，疹色红润，疱浆清亮，红晕瘙痒，舌苔薄白，脉浮数	水痘时邪从口鼻而入，蕴郁于肺，宣肃失司	疏风清热，利湿解毒	银翘散加减	银翘散主上焦疴，竹叶荆牛豉薄荷，甘桔芦根凉解法，风温湿热煮无过
邪炽气营	壮热烦躁，口渴欲饮，面红目赤，皮疹较密，色暗浆浊，舌绛，苔黄糙而干，脉数有力	邪盛正衰，邪毒炽盛，内传气营	清气凉营，解毒化湿	清胃解毒汤加减	清胃解毒升麻连，生地丹皮膏芩掺，热毒壅盛水痘重，根盘红晕痘浆痊
邪陷心肝	高热不退，头痛呕吐，昏迷抽搐，色暗浆浊，舌红绛苔黄厚，脉数有力	邪毒炽盛，毒热化火，内陷心肝	清热解毒，镇惊息风	清瘟败毒饮加减	清瘟败毒生石膏，知母生地桔牛角，芩连栀子丹竹叶，玄参赤芍翘甘草
邪毒闭肺	高热不退，喘促鼻扇，张口抬肩，皮疹稠密色暗，口渴喜饮，舌红苔黄腻，脉滑数	邪毒内犯，闭阻于肺，肺失宣肃	清热解毒，开肺化痰	麻杏石甘汤加减	麻黄、杏仁、生石膏、甘草、桑白皮、葶苈子、苏子、黄连、黄芩、栀子、紫草、牡丹皮、赤芍

【病证鉴别】

（1）脓疱疮：好发于炎热夏季，一般无发热等全身症状，皮疹多见于头面部及肢体暴露部位，病初为疱疹，很快成为脓疱，疱液混浊，经搔抓脓液流溢蔓延而传播。

（2）手足口病：由感受手足口病时邪所致，多发生于夏秋季节，以 5 岁以下小儿多见，口腔黏膜出现散在疱疹，手、足和臀部出现斑丘疹、疱疹，呈离心性分布。

考点 56★★ 痄腮

【诊断要点】

发热，以耳垂为中心的腮部肿痛，边缘不清，触之有弹性感，压痛明显，常一侧先肿大，2~3天后对侧亦可肿大，腮腺管口红肿。发病前2~3周有流行性腮腺炎接触史。

【辨证论治】

证型	证候	证机概要	治法	方剂	组成
邪犯少阳	发热恶寒，耳下腮部漫肿疼痛，咀嚼不便，头痛咽红，舌红苔薄白，脉浮数	病毒从口鼻而入，侵犯足少阳胆经	疏风清热，散结消肿	柴胡葛根汤加减	柴胡葛根发表证，痄腮肿痛或平形，石膏花粉黄芩草，牛蒡连翘桔梗升
热毒蕴结	高热，耳下腮部肿胀疼痛，坚硬拒按，咀嚼困难，烦渴欲饮，头痛咽肿，舌红苔黄，脉滑数	时邪病毒壅盛于少阳经脉，循经上攻腮颊，气血凝滞不通	清热解毒，软坚散结	普济消毒饮加减	普济消毒蒡芩连，甘桔蓝根勃翘玄，升柴陈薄僵蚕入
邪陷心肝	高热，耳下腮部肿痛，坚硬拒按，神昏嗜睡，项强抽搐，舌红苔黄，脉弦数	热毒炽盛者，邪盛正衰，邪陷厥阴，扰动肝风，蒙蔽心包	清热解毒，息风开窍	清瘟败毒饮加减	清瘟败毒地连芩，丹石栀甘竹叶寻，犀角玄翘知芍桔，温邪泻毒亦滋阴
毒窜睾腹	腮部肿胀消退后，一侧或双侧睾丸肿胀疼痛，脘腹、少腹疼痛拒按，舌红苔黄，脉数	足厥阴肝经循少腹络阴器，邪毒内传，引睾窜腹	清肝泻火，活血止痛	龙胆泻肝汤加减	龙胆泻肝栀芩柴，木通泽泻车前归

【病证鉴别】

发颐（化脓性腮腺炎）：发颐腮腺肿大多为一侧，表皮泛红，疼痛剧烈，拒按，若按压腮部可见口腔内腮腺管口有脓液溢出。发颐无传染性，血常规检查白细胞总数及中性粒细胞增高。

考点 57★★ 手足口病（2020版大纲新增考点）

【诊断要点】

主要表现为口腔及手足部发生疱疹。突然起病，于发病前1~2天或发病的同时出现发热，多在38℃左右，可伴头痛、咳嗽等症。发病前1~2周有手足口病接触史。

【辨证论治】

证型	证候	证机概要	治法	方剂	组成
邪犯肺脾	发热轻微，咳嗽，纳差，口腔内出现疱疹，随病情进展，手掌、足跖部出现斑丘疹，并迅速转为疱疹，分布稀疏，疹色红润，根盘红晕不著，疱液清亮，舌红苔薄黄腻，脉浮数	肺气失宣，卫阳被遏，脾失健运，胃失和降；邪毒蕴郁，气化失司，水湿内停，与毒相搏，外透肌表	宣肺解表，清热化湿	甘露消毒丹加减	甘露消毒蔻藿香，茵陈滑石木通菖，芩翘贝母射干薄，湿热时疫是主方
湿热蒸盛	身热持续，烦躁口渴，溲赤便结，手、足、口部及四肢、臀部疱疹，痛痒剧烈，疱疹色泽紫暗，分布稠密，根盘红晕显著，疱液浑浊，舌红绛苔黄厚腻，脉滑数	感邪较重，毒热内盛	清热凉营，解毒祛湿	清瘟败毒饮	清瘟败毒生石膏，知母生地桔牛角，芩连栀子丹竹叶，玄参赤芍翘甘草

【病证鉴别】

（1）水痘：疱疹较手足口病稍大，呈向心性分布，躯干、头面多，四肢少，疱壁薄，易破溃结痂，疱疹多呈椭圆形，其长轴与躯体的纵轴垂直，且在同一时期、同一皮损区斑丘疹、疱疹、结痂并见。

（2）疱疹性咽峡炎：多见于5岁以下小儿，起病较急，常突发高热、流涕、口腔疼痛甚或拒食，体检可见软腭、悬雍垂、舌腭弓、扁桃体、咽后壁等口腔后部出现灰白色小疱疹，1～2天内疱疹破溃形成溃疡，颌下淋巴结可肿大，但很少累及颊黏膜、舌、龈以及口腔以外部位皮肤，可资鉴别。

考点58★★★麻疹（2020版大纲新增考点）

【诊断要点】

以发热恶寒，咳嗽咽痛，鼻塞流涕，泪水汪汪，羞明畏光，口腔两颊近臼齿处可见麻疹黏膜斑，周身皮肤依序布发红色斑丘疹，皮疹消退时皮肤有糠状脱屑和棕色素沉着斑为特征。发病以冬春季多见。近期有麻疹接触史。

【辨证论治】

(1) 顺证

证型	证候	证机概要	治法	方剂	组成
邪犯肺卫（初热期）	发热咳嗽，微恶风寒，流涕，泪水汪汪。发热第2~3天，口腔两颊黏膜红赤，贴近臼齿处可见麻疹黏膜斑，周围红晕，舌红苔薄黄，脉浮数	邪郁肺卫，宣发失司	辛凉透表，清宣肺卫	宣毒发表汤加减	升麻、葛根、荆芥、防风、薄荷、连翘、前胡、牛蒡子、桔梗、甘草
邪入肺胃（出疹期）	壮热持续，烦躁不安，目赤眵多，咳嗽阵作，疹点逐渐稠密，疹色先红后暗，触之碍手，压之退色，便干尿少，舌红苔黄腻，脉数有力	麻毒入于气分，正气与毒邪抗争，祛邪外泄	清凉解毒，透疹达邪	清解透表汤加减	金银花、连翘、桑叶、菊花、葛根、蝉蜕、牛蒡子、板蓝根、紫草
阴津耗伤（收没期）	麻疹出齐，发热渐退，咳嗽减轻，胃纳增加，皮疹渐回，皮肤可见糠麸样脱屑，有色素沉着，舌红少津，苔薄净，脉细无力	热去津亏，肺胃阴伤	养阴益气，清解余邪	沙参麦冬汤加减	沙参、麦冬、玉竹、天花粉、白扁豆、甘草、桑叶、桑白皮

(2) 逆证

证型	证候	证机概要	治法	方剂	组成
邪毒闭肺	高热烦躁，咳嗽气促，鼻翼扇动，喉间痰鸣，疹点紫暗，口唇紫绀，舌红苔黄腻，脉数	麻毒内归，或它邪乘机袭肺，灼津炼液为痰，痰热壅盛，肺气郁闭	宣肺开闭，清热解毒	麻杏石甘汤加减	麻杏石甘＋黄芩、葶苈子、海浮石、虎杖、前胡、百部

续表

证型	证候	证机概要	治法	方剂	组成
邪毒攻喉	咽喉肿痛，声嘶，咳如犬吠，喉间痰鸣，吸气困难，胸高胁陷，面唇紫绀，烦躁不安，舌红苔黄腻，脉滑数	麻毒壅盛，上攻咽喉	清热解毒，利咽消肿	清咽下痰汤加减	玄参、桔梗、牛蒡子、甘草、浙贝母、瓜蒌、射干、荆芥、马兜铃
邪陷心肝	高热不退，烦躁谵妄，皮肤疹点密集成片，色泽紫暗，神昏、抽搐，舌红绛起刺，苔黄糙，脉数	热毒炽盛，内陷厥阴，蒙蔽心包，引动肝风	平肝息风，清营解毒	羚角钩藤汤加减	羚角钩藤菊花桑，地芍贝茹茯草襄，凉肝息风又养阴，肝热生风急煎尝

【病证鉴别】

（1）感冒：一般无明显目赤胞肿、畏光羞明、眼泪汪汪等眼部症状，无麻疹黏膜斑。

（2）风痧：发热1天左右，皮肤出现淡红色斑丘疹，可伴耳后枕部淋巴结肿大。皮疹初见于头面部，迅速向下蔓延，1天内布满躯干和四肢。出疹2~3天后，发热渐退，皮疹逐渐隐没，皮疹消退后，可有皮肤脱屑，但无色素沉着。无畏光、泪水汪汪和麻疹黏膜斑。

（3）奶麻：多见于2岁以下婴幼儿，突然高热，持续3~5天，身热始退或热退稍后即出现玫瑰红色皮疹，以躯干、腰部、臀部为主，面部及肘、膝关节等处较少。全身症状轻微，皮疹出现1~2天后即消退，疹退后无脱屑及色素沉着斑。

（4）丹痧：多见于3~15岁儿童，起病急骤，发热数小时到1天内皮肤猩红，伴细小红色丘疹，自颈、胸、腋下、腹股沟处开始，2~3天遍布全身。在出疹时可伴见口周苍白圈、皮肤线状疹、草莓舌等典型症状。

考点59★★★丹痧（2020版大纲新增考点）

【诊断要点】

以发热，咽喉肿痛或伴腐烂，全身布发猩红色皮疹，疹后脱屑脱皮为特征。有与猩红热病人接触史。

【辨证论治】

证型	证候	证机概要	治法	方剂	组成
邪侵肺卫	发热骤起,头痛畏寒,肌肤无汗,咽喉红肿疼痛,皮肤潮红,痧疹隐隐,舌红苔薄黄,脉浮数有力	邪郁肌表,正邪相争,毒邪外泄	辛凉宣透,清热利咽	解肌透痧汤加减	射干、牛蒡子、桔梗、甘草、荆芥、蝉蜕、葛根、浮萍、大青叶、连翘、金银花、僵蚕
毒炽气营	壮热不解,烦躁口渴,咽喉肿痛,伴糜烂白腐,皮疹密布,色红如丹。疹由颈、胸开始,继而弥漫全身,压之退色,见疹后1~2天舌苔黄糙、舌起红刺,3~4天后舌苔剥脱、舌面光红起刺,状如草莓,脉数有力	邪毒炽盛,燔灼气分,上攻咽喉,内迫营血	清气凉营,泻火解毒	凉营清气汤加减	水牛角、赤芍、生石膏、牡丹皮、黄连、黄芩、栀子、连翘、板蓝根、生地黄、玄参、石斛、芦根
疹后阴伤	丹痧布齐后1~2天,身热渐退,咽部糜烂疼痛减轻,低热,唇干口燥,纳呆,舌红少津,苔剥脱,脉细数。约2周后可见皮肤脱屑、脱皮	邪毒外透,肺胃阴伤	养阴生津,清热润喉	沙参麦冬汤加减	麦冬、沙参、玉竹、桑叶、石斛、天花粉、瓜蒌、白扁豆、甘草

【病证鉴别】

(1)金黄色葡萄球菌感染:金黄色葡萄球菌可产生红疹毒素,引起猩红热样皮疹。其皮疹比猩红热皮疹消退快,且退疹后无脱皮现象,皮疹消退后全身症状不减轻。咽拭子、血培养可见金黄色葡萄球菌。

(2)皮肤黏膜淋巴结综合征(川崎病):川崎病也可有草莓舌、猩红热样皮疹或多形性红斑皮疹,两者不同点是川崎病婴儿多见持续高热1~3周。表现为眼结膜充血,唇红皲裂。手足出现硬性水肿,掌、跖及指趾端潮红,持续10天左右始退,于甲床皮肤交界处出现特征性指、趾端薄片状或膜状脱皮。有时可引起冠状动脉病变。青霉素治疗无效。

考点60★★★紫癜（2020版大纲新增考点）

【诊断要点】

（1）过敏性紫癜：以高出皮肤的鲜红色至深红色丘疹、红斑或荨麻疹，大小不一，多呈对称性，分批出现，压之不退色为主症。可伴腹痛、呕吐、血便，游走性大关节肿痛及血尿、蛋白尿等。

（2）血小板减少性紫癜：以皮肤、黏膜见瘀点、瘀斑为主症。可伴鼻衄、齿衄、尿血、便血等，严重可并发颅内出血。

【辨证论治】

证型	证候	证机概要	治法	方剂	组成
风热伤络	起病较急，全身皮肤紫癜散发，下肢及臀部居多，对称分布，色泽鲜红，发热、腹痛，舌红苔薄黄，脉浮数	风热之邪与气血相搏，灼伤脉络，血不循经，溢于脉外	疏风清热，凉血安络	银翘散加减	银翘散主上焦疴，竹叶荆牛豉薄荷，甘桔芦根凉解法，清疏风热煮无过
血热妄行	起病较急，皮肤出现瘀点、瘀斑，色鲜红，鼻衄、齿衄，血色鲜红，心烦、口渴、便秘，发热，舌红，脉数有力	热毒灼伤血络，迫血妄行，血液不循常道	清热解毒，凉血止血	犀角地黄汤加减	犀角地黄芍药丹，血升胃热火邪干，斑黄阳毒皆堪治，或益柴琴总伐肝
气不摄血	起病缓，紫癜反复出现，瘀斑、瘀点色淡紫，鼻衄、齿衄，面色苍黄，神疲乏力，纳呆，舌淡苔薄，脉细无力	气虚则统摄无权，气不摄血，血液不循常道	健脾养心，益气摄血	归脾汤加减	归脾汤用术参芪，归草茯神远志随，酸枣木香龙眼肉，煎加姜枣益心脾
阴虚火旺	紫癜时发时止，鼻衄、齿衄，血色鲜红，低热盗汗，心烦少寐，便干溲赤，舌光红苔少，脉细数	阴虚火旺，血随火动，渗于脉外	滋阴降火，凉血止血	知柏地黄丸加减	地八山山四，丹苓泽泻三＋知母、黄柏

【病证鉴别】

急腹症：紫癜患者出现严重腹痛者，应警惕合并急腹症的可能。同时儿童期出现急性腹痛者，应注意排除过敏性紫癜的可能，注意仔细寻找皮肤紫癜，了解腹部情况，必要时考虑胃肠镜检查。

(五) 骨科疾病

考点61★ 桡骨下端骨折

【诊断要点】

(1) 伸直型骨折：①腕部侧面观骨折远端向背侧移位时，可见"餐叉样"畸形。②腕部正面观骨折远端向桡侧移位时，呈"枪上刺刀状"畸形。③缩短移位时可触及上移的桡骨茎突。

(2) 屈曲型骨折：从腕部侧面观，骨折远端向掌侧移位时，可有"锅铲样畸形"。

(3) 无移位或不完全骨折：①肿胀多不明显，仅觉得局部疼痛和压痛。②可有环状压痛和纵轴压痛，腕和指运动不便，握力减弱。

(4) 伤后局部肿胀、疼痛，手腕功能部分或完全丧失。腕关节正侧位X线片，可明确骨折的类型和移位的方向。

【论治方法】

分类			手法整复	固定方法
伸直型骨折	骨折线未进入关节、骨折段完整者	整复体位：患者取坐位或卧位，肩外展90°、肘屈曲90°、前臂中立位	一助手把住上臂，术者两拇指并列置于骨折远端背侧，其他四指置于其腕部，扣紧大小鱼际肌，先顺势拔伸2~3分钟，待重叠移位完全矫正后，将骨折远段旋前，并利用牵引力，骤然猛抖，同时迅速尺偏、掌屈，使之复位。若仍未完全复位，则由两助手维持牵引，术者用两拇指迫使骨折远端尺偏、掌屈，即可达到解剖对位	在维持牵引下，先在骨折远端的背侧和近端的掌侧分别放一平垫，然后放置夹板。夹板上端达前臂中上1/3，桡、背侧夹板下端应超过腕关节，置腕关节于轻度掌屈尺偏位固定，限制腕关节的桡偏和背伸活动。压垫、夹板置妥后，用3条布带捆扎固定，将前臂悬挂胸前，固定4~5周
	骨折线进入关节或骨折块粉碎者		在助手和术者拔伸牵引纠正重叠移位后，术者双手拇指置于背侧的骨折远端，双手余指置于掌侧的骨折近端，按压远端向掌侧、端提近端向背侧，同时使腕掌屈、尺偏，以纠正骨折远端的桡、背侧移位	
屈曲型骨折			由两助手拔伸牵引，术者可用两手拇指由掌侧将远端骨折块向背侧推挤，同时用食、中、无名三指将近端由背侧向掌侧挤压。然后术者捏住骨折部，牵引手指的助手徐徐将腕关节背伸，使屈肌腱紧张，防止复位的骨折块移位	在维持牵引下，先在骨折远端的掌侧和近端的背侧分别放一平垫，然后放置夹板。桡、掌侧夹板下端应超过腕关节，置关节于轻度伸尺偏位固定，限制腕关节的桡偏和掌屈活动。压垫、夹板置妥后，用3条布带捆扎固定，将前臂悬挂胸前，固定4~5周

【病证鉴别】

(1) 无移位或不完全骨折时，需与腕部软组织扭挫伤相鉴别。

(2) 伸直型骨折与巴尔通骨折：后者为桡骨远端关节面之背侧缘劈裂骨折。

(3) 屈曲型骨折与反巴尔通骨折：后者为桡骨远端关节面之掌侧缘劈裂骨折。

考点62★肩周炎（2020版大纲新增考点）

【诊断要点】

以肩痛、肩关节活动障碍为主要特征，多见于中老年人。

【论治方法】

方法		操作要点
手法治疗		患者端坐位、侧卧位或仰卧位，术者主要是先运用滚法、揉法、拿捏法作用于肩前、肩后和肩外侧，用右手的拇、食、中三指对握三角肌束，做垂直于肌纤维走行方向的拨法，再拨动痛点附近的冈上肌、胸肌以充分放松肌肉；然后术者左手扶住肩部，右手握患手，做牵拉、抖动和旋转活动；最后帮助患肢做外展、内收、前屈、后伸等动作，解除肌腱粘连，帮助功能活动恢复
药物治疗	内服 风寒湿痹	治宜祛风散寒，通经宣痹，方选三痹汤、蠲痹汤加减
	内服 气血瘀滞	治宜活血化瘀，行气止痛，舒筋通络，方选身痛逐瘀汤加减
	内服 气血亏虚	治宜益气养血，舒筋通络，方选黄芪桂枝五物汤加鸡血藤、当归
	外用	急性期疼痛、触痛敏感，肩关节活动障碍者，可选用海桐皮汤热敷熏洗，外贴伤湿止痛膏等
针灸治疗		取肩髃、肩髎、臂臑、巨骨、曲池等穴，并可"以痛为腧"取穴，常用泻法，或结合灸法。每日1次
物理治疗		可采用超短波、微波、低频电疗、磁疗、蜡疗、光疗等
封闭治疗		对疼痛明显并有固定压痛点者，可作痛点封闭治疗
练功活动		做上肢外展、上举、内旋、外旋、前屈、后伸、环转等运动，做"内外运旋""叉手托上""手拉滑车""手指爬墙""体后拉手"等动作

【病证鉴别】

病名	鉴别要点
神经根型颈椎病	可引起肩部疼痛，疼痛与颈神经根的分布相一致，肩关节活动功能正常，椎间孔挤压试验和臂丛神经牵拉试验阳性
冈上肌腱炎	疼痛点以肱骨大结节处为主，在肩关节外展60°~120°时产生疼痛，这种"疼痛弧"现象是冈上肌腱炎的特征
风湿性关节炎	有游走性疼痛，可波及多个关节，肩关节活动多不受限，活动期血沉、抗"O"升高

考点63★颈椎病

【诊断要点】

(1) 颈型

①症状：颈部肌肉痉挛，肌张力增高，颈项强直，活动受限。

②体征：颈项部有广泛压痛，压痛点多在斜方肌、冈上肌、菱形肌、大小圆肌等部位。可触及棘上韧带肿胀、压痛及棘突移位。颈椎间孔挤压试验和臂丛神经牵拉试验多为阴性。

③影像学检查：X线示颈椎生理曲度变直、反弓或成角，有轻度的骨质增生。

（2）神经根型

①症状：颈根部疼痛呈酸痛、灼痛或电击样痛并向肩、上臂、前臂及手指放射，颈部后伸、咳嗽甚至增加腹压时疼痛可加重。上肢沉重，酸软无力，持物易坠落。

②体征：颈部活动受限、僵硬，颈椎横突尖前侧有放射性压痛，患侧肩胛骨内上部也常有压痛点，部分患者可摸到条索状硬结。受压神经根皮肤节段分布区感觉减退，腱反射异常，肌力减弱。

③影像学检查：X线检查，颈椎正侧位、斜位或侧位过伸、过屈位片，可显示椎体增生，钩椎关节增生，椎间隙变窄，颈椎生理曲度减小、消失或反角，轻度滑脱，项韧带钙化和椎间孔变小等改变。

（3）脊髓型

①症状：缓慢进行性双下肢麻木、发冷、疼痛，走路欠灵活、无力，打软腿，易绊倒，不能跨越障碍物。晚期下肢或四肢瘫痪，二便失禁或尿潴留。

②体征：颈部活动受限不明显，上肢活动欠灵活。双侧脊髓传导束的感觉与运动障碍。

③影像学检查：X线示颈椎生理曲度改变，病变椎间隙狭窄，椎体后缘唇样骨赘，椎间孔变小。CT示颈椎间盘变性，颈椎增生，椎管前后径缩小，脊髓受压等改变。MRI示受压节段脊髓有信号改变，脊髓受压呈波浪样压迹。

（4）椎动脉型

①症状：单侧颈枕部或枕顶部发作性头痛，视力减弱，耳鸣，听力下降，眩晕。可见眩晕猝倒发作。

②体征：常因头部活动到某一位置时诱发或加重眩晕。头颈旋转时引起眩晕发作，是本病的最大特点。

③影像学检查：椎动脉血流检测及椎动脉造影可协助诊断，辨别椎动脉是否正常，有无压迫、迂曲、变细或阻滞。X线示椎节不稳及钩椎关节侧方增生。

（5）交感神经型

①症状：头痛或偏头痛，有时伴有恶心、呕吐，颈肩部酸困疼痛，上肢发凉发绀，视物模糊，眼窝胀痛，眼睑无力，瞳孔扩大或缩小，常有耳鸣、听力减退或消失。可有心前区持续性压迫痛或钻痛，心律不齐，心跳过速。

②体征：头颈部转动时，症状可明显加重。压迫不稳定椎体的棘突，可诱发或加重交感神经症状。

【论治方法】

治法	具体内容
治疗手法	①点压、拿捏、弹拨、擦法：舒筋活血、和络止痛，放松紧张痉挛的肌肉。 ②颈项旋扳法：患者取稍低坐位，术者站于患者的侧后，以同侧肘弯托住患者下颌，另一手托其后枕部，嘱患者颈部放松，术者将患者头部向头顶方向牵引，然后向本侧旋转，当接近限度时，再以适当的力量使其继续旋转5°~10°，可闻及轻微的关节弹响声，之后再行另一侧的旋扳
药物治疗	治宜补肝肾、祛风寒、活络止痛，可内服补肾壮筋汤、补肾壮筋丸，或颈痛灵、颈复康、根痛平冲剂等中成药。麻木明显者，可内服全蝎粉，早晚各1.5g，开水调服。眩晕明显者，可服愈风宁心片，亦可静脉滴注丹参注射液。急性发作，颈臂痛较重者，治宜活血舒筋，可内服舒筋汤
牵引治疗	枕颌带牵引法：枕颌牵引可以缓解肌肉痉挛、扩大椎间隙、流畅气血、减轻压迫刺激症状。患者可取坐位或仰卧位牵引，牵引姿势以头部略向前倾为宜。牵引重量可逐渐增大到6~8kg，隔日或每日1次，每次30分钟
练功活动	做颈项前屈后伸、左右侧屈、左右旋转及前伸后缩等活动锻炼。还可以做体操、打太极拳、做健美操等运动锻炼

【病证鉴别】

(1) 颈型：与落枕、颈肩背部肌筋膜炎等病鉴别。

(2) 神经根型：与尺神经炎、胸廓出口综合征、腕管综合征等病鉴别。

(3) 脊髓型：与脊髓肿瘤、脊髓空洞症等病鉴别。

(4) 椎动脉型：与眼源性、耳源性眩晕及脑部肿瘤等病鉴别。

(5) 单纯交感神经型：与冠状动脉供血不足、神经官能症等病鉴别。

考点64★★ 腰椎间盘突出症

【诊断要点】

(1) 症状：以腰痛和下肢坐骨神经放射痛为主。腰腿疼痛腹腔内压升高时加剧，牵拉神经根的动作也使疼痛加剧，腰前屈活动受限，屈髋屈膝、卧床休息可使疼痛减轻。重者卧床不起，翻身极感困难。

(2) 体征：①腰部畸形。②腰部压痛和叩痛。③腰部活动受限。④皮肤感觉障碍。⑤肌力减退或肌萎缩。⑥腱反射减弱或消失。⑦特殊检查阳性：直腿抬高试验、加强试验、屈颈试验、仰卧挺腹试验、颈静脉压迫、股神经牵拉试验均为阳性。

【论治方法】

治法	具体内容
治疗手法	(1) 先用按摩、推压、擦法等手法。 ①按摩法：患者俯卧，术者用两手拇指或掌部自上而下按摩脊柱两侧膀胱经，至患肢承扶处改用揉捏法，下抵殷门、委中、承山。②推压法：术者两手交叉，右手在上，左手在下，手掌向下用力推压脊柱，从胸椎推至骶椎。③擦法：从背、腰至臀腿部，着重于腰部，以缓解、调理腰臀部的肌肉痉挛。

续表

治法	具体内容
	（2）后用脊柱推扳法可调理关节间隙，松解神经根粘连，或使突出的椎间盘回纳。 ①俯卧推髋扳肩：术者一手固定对侧髋部，另一手自对侧肩外上方缓缓扳起，使腰部后伸旋转到最大限度时，再适当推扳1~3次。另侧相同。②俯卧推腰扳腿：术者一手掌按住对侧患椎以上腰部，另一手自膝上方外侧将腿缓缓扳起，直到最大限度时，再适当推扳1~3次。另侧相同。③侧卧推髋扳肩：在上的下肢屈曲，贴床的下肢伸直，术者一手扶患者肩部，另一手同时推髋部向前，两手同时向相反方向用力斜扳，使腰部扭转，可闻及或感觉到"咔嗒"响声。换体位做另一侧。④侧卧推腰扳腿：术者一手按住患处，另一手自外侧握住膝部（或握踝上，使之屈膝），进行推腰扳腿，做腰髋过伸动作1~3次。换体位做另一侧。 （3）最后用牵抖法、滚摇法。 ①牵抖法：患者俯卧，两手抓住床头，术者双手握住患者两踝，用力牵抖并上下抖动下肢，带动腰部，再行按摩下腰部。②滚摇法：患者仰卧，双髋膝屈曲，术者一手扶两踝，另一手扶双膝，将腰部旋转滚动1~2分钟。 以上手法可隔日1次，一个月为一个疗程
药物治疗	急性期或初期，治宜活血舒筋，方选舒筋活血汤加减。慢性期或病程久者，体质多虚，治宜补养肝肾、宣痹活络，方选补肾壮筋汤等。兼有风寒湿者，宜温经通络，方选大活络丹等
牵引治疗	患者仰卧床上，在腰髋部缚好骨盆牵引带后，每侧各用10~15kg重量做牵引，并抬高床尾增加对抗牵引的力量。每日牵引1次，每次30分钟，10次为一个疗程

【病证鉴别】

疾病	鉴别要点
腰椎椎管狭窄症	腰腿痛并有典型的间歇性跛行，卧床休息后症状可明显减轻或消失，腰部后伸受限，并引起小腿疼痛，其症状和体征往往不相一致。X线片显示，椎体、小关节突增生肥大，椎间隙狭窄，椎板增厚，椎管前后径变小
腰椎结核	腰部疼痛，有时晚上痛醒，活动时加重，伴有乏力、消瘦、低热、盗汗等结核症状，腰肌痉挛，脊柱活动受限，可有后凸畸形和寒性脓肿。X线片显示，椎间隙变窄，椎体边缘模糊不清，有骨质破坏，有寒性脓肿时可见腰肌阴影增宽
腰椎骨关节炎	腰部钝痛，劳累或阴雨天时加重，晨起时腰部僵硬，脊柱屈伸受限，稍活动后疼痛减轻，活动过多或劳累后疼痛加重。X线片显示，椎间隙变窄，椎体边缘唇状增生
强直性脊柱炎	腰背部疼痛，不因休息而减轻，脊柱僵硬不灵活，脊柱各方向活动均受限，直至强直，可出现驼背畸形。X线片显示，早期骶髂关节和小关节突间隙模糊，后期脊柱可呈竹节状改变
脊柱转移肿瘤	疼痛剧烈，夜间尤甚，有时可出现放射性疼痛，可见消瘦、贫血，血沉加快。X线片显示，椎体破坏变扁，椎间隙尚完整

三、实战演练

1. 病案（例）摘要：徐某，男，42岁，已婚，干部。2015年9月8日初诊。患者72小时前出现右下腹痛，逐渐加重。现腹痛剧烈，高热不退，时时汗出，烦渴，恶心呕吐，腹胀，大便似痢不爽。查体：腹平坦，无胃肠型，全腹压痛，反跳痛，腹肌紧张，未触及包块，肠音弱。舌红绛而干，苔黄厚干燥，脉洪数。（2022、2021、2019、2018、2017、2016）

答题要求：

（1）根据上述摘要，在答题卡上完成书面分析。

（2）中医病证鉴别：请与胃、十二指肠溃疡穿孔相鉴别。

【参考答案】

中医疾病诊断：肠痈。

中医证型诊断：热毒证。

中医辨病辨证依据：以右下腹痛、高热、恶心、呕吐为主症，查体：腹平坦，无胃肠型，全腹压痛，反跳痛，腹肌紧张，未触及包块，肠音弱。辨病为肠痈。现症见腹痛剧烈，高热不退，时时汗出，烦渴，恶心呕吐，腹胀，大便似痢不爽。舌红绛而干，苔黄厚干燥，脉洪数。辨证为热毒证。肠内痞塞，气机不畅，食积痰凝，瘀结化热，热毒炽盛，渐入血分。

中医病症鉴别：穿孔后溢液可沿升结肠旁沟流至右下腹部，很似急性阑尾炎的转移性腹痛。病人既往多有溃疡病史，突发上腹剧痛，迅速蔓延至全腹，除右下腹压痛外，上腹仍具疼痛和压痛，腹肌板状强直，肠鸣音消失，可出现休克。多有肝浊音界消失，X线透视或摄片多有腹腔游离气体。如诊断有困难，可行诊断性腹腔穿刺检查。

治法：通腑排脓，养阴清热。

方剂名称：大黄牡丹汤合透脓散加减。

药物组成、剂量、煎服方法：大黄（后下）12g，牡丹皮3g，桃仁9g，冬瓜仁30g，芒硝（溶服）9g，当归6g，皂角刺5g，穿山甲3g，川芎9g，黄芪12g，生甘草5g。三剂，水煎服。日一剂，早晚分服。

2. 病案（例）摘要：周某，女，35岁，已婚，教师。2015年9月2日初诊。患者乳房肿块伴疼痛半年，肿块和疼痛随喜怒消长，伴有胸闷胁痛，善郁易怒，失眠多梦，心烦口苦，月经史无异常。查体：双侧乳房外上象限触及片块样肿块，质地中等，表面光滑，活动度好，有压痛，舌苔薄黄，脉弦滑。（2022、2021、2020、2019、2018、2017、2016）

答题要求：

（1）根据上述摘要，在答题卡上完成书面分析。

（2）中医病证鉴别：请与乳岩相鉴别。

【参考答案】

中医疾病诊断：乳癖。

中医证型诊断：肝郁痰凝证。

中医辨病辨证依据：以乳房肿块伴疼痛，肿块和疼痛随喜怒消长为主症，辨病为乳癖。现症见乳房肿块疼痛，胸闷胁痛，善郁易怒，失眠多梦，心烦口苦，月经史无异常。查体：双侧乳房外上象限触及片块样肿块，质地中等，表面光滑，活动度好，有压痛，舌苔薄黄，脉弦滑，辨证为肝郁痰凝证。肝气郁久化热，热灼津液为痰，气滞痰凝血瘀成块。

中医病证鉴别：乳岩常无意中发现肿块，多无疼痛，逐渐长大，肿块质地坚硬如石，表面高低不平，边缘不整齐，常与皮肤粘连，活动度差，患侧淋巴结可肿大，后期溃破呈菜花样。

治法：疏肝解郁，化痰散结。

方剂名称：逍遥蒌贝散加减。

药物组成、剂量、煎服方法：柴胡15g，郁金15g，当归10g，白芍10g，茯苓10g，白术15g，瓜蒌10g，半夏6g，制南星6g。三剂，水煎服。日一剂，早晚分服。

3. 病案（例）摘要：高某，男，38岁，干部。2016年3月18日初诊。患者饮食稍有不节即皮肤瘙痒反复发作2个月，抓后糜烂渗出，伴纳少，腹胀便溏，肢乏。查体：皮损潮红，丘疹，对称分布，可见鳞屑。舌淡胖，苔白腻，脉濡缓。（2022、2021、2020、2019、2018、2016）

答题要求：

（1）根据上述摘要，在答题卡上完成书面分析。

（2）中医病证鉴别：请与接触性皮炎相鉴别。

【参考答案】

中医疾病诊断：湿疮。

中医证型诊断：脾虚湿蕴证。

中医辨病辨证依据：以皮肤瘙痒反复发作，抓后糜烂渗出为主症，辨病为湿疮。现症见纳少，腹胀便溏，肢乏。皮损潮红，丘疹，对称分布，可见鳞屑。舌淡胖，苔白腻，脉濡缓，辨证为脾虚湿滞证。脾胃受损，失其健运，湿热内生。

中医病证鉴别：接触性皮炎常有明确的接触史，皮损常限于接触部位，皮疹较单一，有水肿、水疱，边界清楚，祛除病因后较快痊愈，不再接触即不复发。

治法：健脾利湿止痒。

方剂名称：除湿胃苓汤加减。

药物组成、剂量、煎服方法：苍术9g，白术9g，猪苓9g，茯苓9g，山药15g，生薏苡仁30g，车前草15g，泽泻15g，徐长卿3g，防风3g，厚朴6g，茵陈10g，陈皮6g。三剂，水煎服。日一剂，早晚分服。

4. 病案（例）摘要：王某，女，38岁，干部。2016年4月6日初诊。患者半年前热水洗手后突发皮肤剧痒，后遇热或肥皂水烫洗后则皮肤剧痒难忍反复发作。伴有口干不欲饮，纳差，腹胀。查体：皮损色暗，粗糙肥厚，对称分布。舌淡，苔白，脉弦细，月经史无异常。（2021、2019、2018、2016）

答题要求：

（1）根据上述摘要，在答题卡上完成书面分析。

（2）中医病证鉴别：请与牛皮癣相鉴别。

【参考答案】

中医疾病诊断：湿疮。

中医证型诊断：血虚风燥证。

中医辨病辨证依据：以皮肤剧痒，遇热或肥皂水烫洗后则皮肤剧痒难忍为主症，辨病为湿疮。现症见口干不欲饮，纳差，腹胀。查体：皮损色暗，粗糙肥厚，对称分布。舌淡，苔白，脉弦细，月经史无异常，辨证为血虚风燥证。病久耗伤阴血，血虚风燥。

中医病证鉴别：牛皮癣好发于颈侧、肘、尾骶部，常不对称，有典型的苔藓样变，皮损倾向干燥，无多形性损害。

治法：养血润肤，祛风止痒。

方剂名称：当归饮子加丹参、鸡血藤、乌梢蛇。

药物组成、剂量、煎服方法：当归30g，白芍30g，川芎30g，生地黄30g，白蒺藜30g，防风3g，荆芥穗3g，何首乌30g，白鲜皮3g，黄芪30g，蝉蜕4.5g，丹参10g，鸡血藤15g，乌梢蛇10g。三剂，水煎服。日一剂，早晚分服。

5. 病案（例）摘要：闫某，男，46岁，干部。2015年7月20日初诊。患者大便稀溏1年余，病情时轻时重，每因抑郁恼怒而加重。现症：泄泻，腹部攻窜作痛，大便稀溏，每日3次，伴见体倦乏力，胸胁胀闷。舌淡红，苔薄白，脉弦。（2022、2020、2019、2017、2016）

答题要求：

（1）根据上述摘要，在答题卡上完成书面分析。

（2）中医病证鉴别：请与痢疾相鉴别。

【参考答案】

中医疾病诊断：泄泻。

中医证型诊断：肝气乘脾证。

中医辨病辨证依据：以大便稀溏，便次增多为主症，辨病为泄泻。现症见泄泻，腹部攻窜作痛，大便稀溏，每日3次，伴见体倦乏力，胸胁胀闷。舌淡红，苔薄白，脉弦，辨证为肝气乘脾证。肝气不疏，横逆犯脾，脾失健运。

中医病证鉴别：两者均为大便次数增多、粪质稀薄的病证。泄泻以大便次数增加，粪质稀溏，甚则如水样，或完谷不化为主症，大便不带脓血，也无里急后重，或无腹痛。而痢疾以腹痛、里急后重、便下赤白脓血为特征。

治法：抑肝扶脾。

方剂名称：痛泻要方加减。

药物组成、剂量、煎服方法：白芍6g，白术9g，陈皮4.5g，防风3g，升麻18g。三剂，水煎服。日一剂，早晚分服。

6. 病案（例）摘要：姜某，女，52岁，已婚，教师。2015年6月21日初诊。患者月经紊乱1年，经量多，色暗，有块，面色晦暗，精神萎靡，形寒肢冷，烘热汗出，腰膝酸冷，纳呆腹胀，大便溏薄，面浮肢肿，夜尿多，带下清稀，舌胖嫩，边有齿痕，苔薄白，脉沉细无力。（2020、2019、2018、2017、2016）

答题要求：

（1）根据上述摘要，在答题卡上完成书面分析。

（2）中医病证鉴别：请与癥瘕相鉴别。

【参考答案】

中医疾病诊断：绝经前后诸证。

中医证型诊断：肾阳虚证。

中医辨病辨证依据：以月经紊乱，烘热汗出，腰膝酸冷，面浮肢肿等为主症，患者年龄为52岁，辨病为绝经前后诸证。现症见经量多，色暗，有块，面色晦暗，精神萎靡，形寒肢冷，烘热汗出，腰膝酸冷，纳呆腹胀，大便溏薄，面浮肢肿，夜尿多，带下清稀，舌胖嫩，边有齿痕，苔薄白，脉沉细无力，辨证为肾阳虚证。命门火衰，冲任失调，脏腑失于温煦。

中医病证鉴别：癥瘕可能出现月经过多或经断复来，或有下腹疼痛，浮肿，或带下五色，气味臭秽，或身体骤然明显消瘦等症状。

治法：温肾扶阳，佐以温中健脾。

方剂名称：右归丸加减。

药物组成、剂量、煎服方法：熟地黄24g，山药12g，山茱萸9g，枸杞子12g，菟丝子12g，鹿角胶（烊化）12g，杜仲12g，肉桂（后下）6g，当归9g，制附子（先煎）6g，人参9g，甘草9g，白术9g。三剂，水煎服。日一剂，早晚分服。

7. 病案（例）摘要：王某，女，28岁，已婚，公务员。2015年8月18日初诊。患者右下腹痛36小时，伴发热12小时。纳呆，恶心，呕吐一次，为胃内容物，二便正常，月经史无异常，末次月经8月2日。查体：体温38.4℃，右下腹压痛、反跳痛、腹皮挛急。舌红，苔黄腻，脉滑数。血常规：WBC：15×10^9/L，中性粒细胞85%，尿常规正常。（2022、2021、2020、2019、2018、2017、2016）

答题要求：

（1）根据上述摘要，在答题卡上完成书面分析。

（2）中医病证鉴别：请与宫外孕破裂相鉴别。

【参考答案】

中医疾病诊断：肠痈。

中医证型诊断：湿热证。

中医辨病辨证依据：以右下腹痛，发热、恶心、呕吐为主症，查体示体温38.4℃，右下腹压痛、反跳痛、腹皮挛急；血常规示 WBC 15×10^9/L，中性粒细胞85%，尿常规正常。辨病为肠痈。现症见右下腹痛，发热，纳呆，恶心，呕吐，舌红，苔黄腻，脉滑数，辨证为湿热证。肠道功能失调，糟粕积滞，湿热内生，积结肠道。

中医病证鉴别：宫外孕破裂常有急性失血症状和下腹疼痛症状，有停经史，妇科检查阴道内有血液、阴道后穹隆穿刺有血等。

治法：通腑泄热，解毒利湿透脓。

方剂名称：复方大柴胡汤加减。

药物组成、剂量、煎服方法：柴胡24g，黄芩9g，枳壳9g，川楝子6g，大黄（后下）6g，延胡索6g，白芍9g，蒲公英6g，木香6g，丹参6g，甘草5g。三剂，水煎服。日一剂，早晚分服。

8. 病案（例）摘要：何某，男，42岁，已婚，干部。2015年9月10日初诊。患者便血1个月，平时嗜食辛辣。便血色鲜，量较多，血便不相混，便时硬核脱出肛门外，便后可自行回纳，肛门灼热，重坠不适。查体：肛门指检于截石位3、7、11点见光滑的团块，质软无压痛。舌苔黄腻，脉弦数。（2022、2020、2019、2018、2017、2016）

答题要求：

（1）根据上述摘要，在答题卡上完成书面分析。

（2）中医病证鉴别：请与肛裂相鉴别。

【参考答案】

中医疾病诊断：痔（内痔）。

中医证型诊断：湿热下注证。

中医辨病辨证依据：以便血1个月，便时硬核脱出肛门外，肛门灼热，重坠不适为主症，肛门指检于截石位3、7、11点见光滑的团块，质软无压痛，辨病为痔（内痔）。现症见便血色鲜，量较多，血便不相混，肛门灼热，舌苔黄腻，脉弦数，辨证为湿热下注证。脾失运化，湿自内生，湿与热结，热迫血络。

中医病证鉴别：肛裂便鲜血，量较少，肛门疼痛剧烈，呈周期性，多伴有便秘，局部检查可见6点或12点处肛管有梭形裂口。

治法：清热利湿止血。

方剂名称：脏连丸加减。

药物组成、剂量、煎服方法：黄连12g，生地18g，当归9g，川芎6g，白芍6g，赤芍9g，槐角6g，槐米6g，山甲6g，猪大肠1段。炼蜜为丸。每服9g，晨饭前空腹以白开水送服，一日一次。

9. 病案（例）摘要：江某，男，50岁，已婚，工人。2015年7月20日初诊。患者有肾病史10年。2个月前自觉发热，体温并不升高。现症：午后潮热，不欲近衣，手足心热，烦躁，少寐多梦，盗汗，口干咽燥，舌质红，苔少，脉细数。

（2022、2019、2018、2016）

答题要求：

（1）根据上述摘要，在答题卡上完成书面分析。

（2）中医病证鉴别：请与外感发热相鉴别。

【参考答案】

中医疾病诊断：内伤发热。

中医证型诊断：阴虚发热证。

中医辨病辨证依据：以自觉发热，体温并不升高为主症，辨病为内伤发热。现症见午后潮热，不欲近衣，手足心热，烦躁，少寐多梦，盗汗，口干咽燥，舌质红，苔少，脉细数，辨证为阴虚发热证。阴虚阳盛，虚火内炽。

中医病证鉴别：内伤发热以夜间发热，手足心热为主症，而外感发热表现的特点是因感受外邪而起，起病较急，病程较短，发热初期大多伴有恶寒，其恶寒得衣被而不减。发热的热度大多较高，发热的类型随病种的不同而有所差异。初起常兼有头身疼痛、鼻塞、流涕、咳嗽、脉浮等表证。外感发热由感受外邪，正邪相争所致，属实证者居多。

治法：滋阴清热。

方剂名称：清骨散加减。

药物组成、剂量、煎服方法：银柴胡10g，知母15g，胡黄连10g，地骨皮15g，青蒿15g，秦艽15g，鳖甲（先煎）20g。三剂，水煎服。日一剂，早晚分服。

10. 病案（例）摘要：王某，女，58岁，已婚，农民。2015年12月30日初诊。患者2周前腹部手术。2天前出现腹部疼痛，痛如针刺。现症：腹痛痛处固定，经久不愈，舌质紫暗，脉细涩。（2020、2019、2018、2017、2016）

答题要求：

（1）根据上述摘要，在答题卡上完成书面分析。

（2）中医病证鉴别：请与外科腹痛相鉴别。

【参考答案】

中医疾病诊断：腹痛。

中医证型诊断：瘀血内停证。

中医辨病辨证依据：以腹部疼痛，痛如针刺为主症，辨病为腹痛。现症见腹痛痛处固定，经久不愈，舌质紫暗，脉细涩，辨证为瘀血内停证。瘀血内停，气机阻滞，脉络不通。

中医病证鉴别：内科腹痛常先发热后腹痛，疼痛一般不剧，痛无定处，压痛不显；外科腹痛多后发热，疼痛剧烈，痛有定处，压痛明显，见腹痛拒按，腹肌紧张等。

治法：活血化瘀，和络止痛。

方剂名称：少腹逐瘀汤加减。

药物组成、剂量、煎服方法：桃仁9g，红花9g，牛膝9g，川芎6g，赤芍6g，当归9g，生地6g，甘草6g，柴胡6g，枳壳6g，桔梗6g。三剂，水煎服。日一剂，早晚分服。

11. 病案（例）摘要：卢某，男，27岁，未婚，自由职业。2015年7月9日初诊。患者2天前饮食不注意后出现大便次数增多、腹痛、里急后重等症。现症：泻下赤白脓血，黏稠如胶冻腥臭，腹部疼痛，肛门灼热，小便短赤，舌苔黄腻，脉滑数。（2022、2019、2018、2016）

答题要求：

（1）根据上述摘要，在答题卡上完成书面分析。

（2）中医病证鉴别：请与泄泻相鉴别。

【参考答案】

中医疾病诊断：痢疾。

中医证型诊断：湿热痢。

中医辨病辨证依据：以大便次数增多、腹痛、里急后重、泻下赤白脓血为主症，辨病为痢疾。现症见泻下赤白脓血，黏稠如胶冻腥臭，腹部疼痛，肛门灼热，小便短赤，舌苔黄腻，脉滑数，辨证为湿热痢。湿热蕴结，熏灼肠道，气血壅滞。

中医病证鉴别：两者均多发于夏秋季节，病变部位在胃肠，病因亦有相同之处，症状都有腹痛、大便次数增多。但痢疾大便次数虽多而量少，排赤白脓血便，腹痛伴里急后重感明显。而泄泻大便溏薄，粪便清稀，或如水样，或完谷不化，而无赤白脓血便，腹痛多伴肠鸣，少有里急后重感。

治法：清肠化湿，调气和血。

方剂名称：芍药汤加减。

药物组成、剂量、煎服方法：芍药30g，当归15g，甘草6g，木香6g，槟榔6g，大黄9g，黄芩15g，黄连15g，肉桂（后下）5g，金银花9g。三剂，水煎服。日一剂，早晚分服。

12. 病案（例）摘要：王某，男，7岁，学生。2015年1月10日初诊。患者2天前放学后出现发热、流涕、咳嗽，躯干见少量红色斑丘疹。现症：壮热不退，烦躁不安，口渴欲饮，面红目赤，皮疹分布较密，疹色紫暗，疱浆混浊，大便干结，小便短黄，舌红，苔黄糙而干，脉数有力。（2021、2020、2019、2017、2015）

答题要求：

（1）根据上述摘要，在答题卡上完成书面分析。

（2）中医病证鉴别：请与脓疱疮相鉴别。

【参考答案】

中医疾病诊断：水痘。

中医证型诊断：邪炽气营证。

中医辨病辨证依据：以发热，流涕，咳嗽，躯干少量红色斑丘疹为主症，辨病为水痘。现症见壮热不退，烦躁不安，口渴欲饮，面红目赤，皮疹分布较密，疹色紫暗，疱浆混浊，大便干结，小便短黄，舌红，苔黄糙而干，脉数有力。辨证为邪炽气营证。

邪盛正衰，邪毒炽盛，内传气营。

中医病证鉴别：水痘与脓疱疮相似，脓疱疮好发于炎热夏季，一般无发热等全身症状，皮疹多见于头面部及四肢暴露部位，病初为疱疹，很快成为脓疱，疱液混浊，经搔抓脓液流溢蔓延而传播。

治法：清气凉营，解毒化湿。

方剂名称：清胃解毒汤加减。

药物组成、剂量、煎服方法：黄芩9g，黄连5g，生地黄10g，栀子10g，车前草10g，紫草10g，生石膏（先煎）30g，升麻6g，牡丹皮10g，赤芍药10g。三剂，水煎服。日一剂，早晚分服。

13. 病案（例）摘要：李某，男，50岁，已婚，职员。2014年7月6日初诊。患者1天前劳累后出现肌肉关节刺痛，肿胀麻木。现症：肌肉关节刺痛，固定不移，关节肌肤紫暗肿胀，肢体顽麻，关节僵硬变形屈伸不利，有硬结、瘀斑，面色黧暗，眼睑浮肿，胸闷痰多，舌质紫暗有瘀斑，舌苔白腻，脉弦涩。（2019、2017、2015）

答题要求：

（1）根据上述摘要，在答题卡上完成书面分析。

（2）中医病证鉴别：请与痿证相鉴别。

【参考答案】

中医疾病诊断：痹证。

中医证型诊断：痰瘀痹阻证。

中医辨病辨证依据：以肌肉关节刺痛，肿胀麻木为主症，辨病为痹证。现症见肌肉关节刺痛，固定不移，关节肌肤紫暗肿胀，肢体顽麻，关节僵硬变形屈伸不利，有硬结、瘀斑，面色黧暗，眼睑浮肿，胸闷痰多，舌质紫暗有瘀斑，舌苔白腻，脉弦涩，辨证为痰瘀痹阻证。痰瘀互结，留滞肌肤，闭阻经脉。

中医病证鉴别：鉴别要点首先在于痛与不痛，痹证以关节疼痛为主，而痿证则为肢体力弱，无疼痛症状，其次要观察肢体的活动障碍，痿证是无力运动，痹证是因疼痛而影响活动，再者，部分痿证病初即有肌肉萎缩，而痹证则是由于疼痛甚或关节僵直不能活动，日久废而不用导致肌肉萎缩。

治法：化痰行瘀，蠲痹通络。

方剂名称：双合汤加减。

药物组成、剂量、煎服法：桃仁6g，红花10g，当归15g，川芎10g，白芍15g，茯苓15g，半夏15g，陈皮10g，白芥子5g，竹沥（兑服）5g，姜汁（兑服）3g。三剂，水煎服。日一剂，早晚分服。

14. 病案（例）摘要：吴某，男，65岁，已婚，农民。2014年3月14日初诊。患者足部水肿日久伴四肢乏力，倦怠。现症：身肿日久，腰以下为甚，按之凹陷不易恢复，脘腹胀闷，纳减便溏，面色不华，神疲乏力，四肢倦怠，小便短少，舌质

淡，苔白腻，脉沉缓。（2020、2019、2018、2014）

答题要求：

（1）根据上述摘要，在答题卡上完成书面分析。

（2）中医病证鉴别：请与鼓胀相鉴别。

【参考答案】

中医疾病诊断：水肿（阴水）。

中医证型诊断：脾阳虚衰证。

中医辨病辨证依据：以足部水肿，按之凹陷不易恢复，伴四肢乏力，倦怠为主症，辨病为水肿（阴水）。现症见身肿日久，腰以下为甚，按之凹陷不易恢复，脘腹胀闷，纳减便溏，面色不华，神疲乏力，四肢倦怠，小便短少，舌质淡，苔白腻，脉沉缓，辨证为脾阳虚衰证。脾阳不振，运化无权，土不制水。

中医病证鉴别：二病均可见肢体水肿，腹部膨隆。鼓胀的主症是单腹胀大，面色苍黄，腹壁青筋暴露，四肢多不肿，反见瘦削，后期或可伴见轻度肢体浮肿。而水肿则头面或下肢先肿，继及全身，严重时出现腹水，腹部膨隆，面色㿠白，但无腹壁青筋暴露。鼓胀是由于肝、脾、肾功能失调，导致气滞、血瘀、水湿积于腹中。水肿乃肺、脾、肾三脏气化失调，而导致水液泛滥肌肤。

治法：健脾温阳利水。

方剂名称：实脾饮加减。

药物组成、剂量、煎服方法：干姜9g，附子（先煎）10g，草果6g，桂枝9g，白术10g，茯苓15g，泽泻10g，车前子（包煎）15g，木瓜9g，木香5g，厚朴10g，大腹皮9g。三剂，水煎服。日一剂，早晚分服。

15. 病案（例）摘要：虞某，女，46岁，教师。2014年4月21日初诊。患者一月前暴怒后出现失眠，彻夜不寐。现症：不寐多梦，甚则彻夜不眠，急躁易怒，伴有头晕头胀，目赤耳鸣，口干而苦，不思饮食，便秘溲赤，舌红苔黄，脉弦而数。（2020、2019、2017、2014）

答题要求：

（1）根据上述摘要，在答题卡上完成书面分析。

（2）中医病证鉴别：请与一时性失眠、生理性少寐相鉴别。

【参考答案】

中医疾病诊断：不寐。

中医证型诊断：肝火扰心证。

中医辨病辨证依据：以失眠，彻夜不寐为主症，辨病为不寐。现症见不寐多梦，甚则彻夜不眠，急躁易怒，伴有头晕头胀，目赤耳鸣，口干而苦，不思饮食，便秘溲赤，舌红苔黄，脉弦而数，辨证为肝火扰心证。肝郁化火，上扰心神。

中医病证鉴别：不寐是指单纯以失眠为主症，表现为持续的、严重的睡眠困难。若因一时性情志影响或生活环境改变引起的暂时性失眠不属病态。至于老年人少寐早醒，亦多属生理状态。

治法：疏肝泻火，镇心安神。

方剂名称：龙胆泻肝汤加减。

药物组成、剂量、煎服方法：龙胆草10g，黄芩10g，栀子9g，泽泻10g，车前子（包煎）10g，当归10g，生地15g，柴胡6g，甘草6g，生龙骨（先煎）30g，生牡蛎（先煎）20g，灵磁石（先煎）20g。三剂，水煎服。日一剂，早晚分服。

16. 病案（例）摘要：常某，男，35岁，已婚，教师。2014年2月3日初诊。患者2年前出现胸闷，心悸气短，常劳累后发作。现症：心悸不安，胸闷气短，动则尤甚，面色苍白，形寒肢冷，舌淡苔白，脉沉细无力。(2021、2019、2018、2014)

答题要求：

（1）根据上述摘要，在答题卡上完成书面分析。

（2）中医病证鉴别：请与奔豚相鉴别。

【参考答案】

中医疾病诊断：心悸。

中医证型诊断：心阳不振证。

中医辨病辨证依据：以胸闷，心悸气短为主症，辨病为心悸。现症见心悸不安，胸闷气短，动则尤甚，面色苍白，形寒肢冷，舌淡苔白，脉沉细无力，辨证为心阳不振证。心阳虚衰，无以温养心神。

中医病证鉴别：奔豚发作之时，亦觉心胸躁动不安。本病与心悸的辨别要点为：心悸为心中剧烈跳动，发自于心；奔豚乃上下冲逆，发自少腹。

治法：温补心阳，安神定悸。

方剂名称：桂枝甘草龙骨牡蛎汤合参附汤加减。

药物组成、剂量、煎服方法：桂枝15g，制附片（先煎）15g，人参30g，黄芪20g，麦冬15g，枸杞10g，炙甘草6g，龙骨（先煎）30g，生牡蛎（先煎）30g。三剂，水煎服。日一剂，早晚分服。

17. 病案（例）摘要：于某，男，54岁，已婚，农民。2013年12月13日初诊。患者肺痨病日久，咳逆少气，痰中夹血，血色暗淡。潮热、形寒、盗汗。现症见声嘶失音，面浮肢肿，心慌，唇紫，肢冷，五更腹泻，口舌生糜，大肉尽脱，滑精、阳痿，舌光质红少津，脉微细而数。(2021、2019、2017、2013)

答题要求：

（1）根据上述摘要，在答题卡上完成书面分析。

（2）中医病证鉴别：请与虚劳相鉴别。

【参考答案】

中医疾病诊断：肺痨。

中医证型诊断：阴阳两虚证。

中医辨病辨证依据：以咳逆少气，痰中夹血，潮热、形寒、盗汗为主症，有肺痨病史，辨病为肺痨。现症见声嘶失音，面浮肢肿，心慌，唇紫，肢冷，五更腹泻，口舌生糜，大肉尽脱，滑精、阳痿，舌光质红少津，脉微细而数，辨证为阴阳两虚证。阴伤及阳，精气虚竭，肺、脾、肾俱损。

中医病证鉴别：肺痨与虚劳均为慢性虚损性疾患。但肺痨具有传染特点，是一个独立的慢性传染性疾病，有其发生发展及传变规律；虚劳病缘内伤亏损，是多种慢性疾病虚损证候的总称。肺痨病位主要在肺，不同于虚劳的五脏并重，以肾为主；肺痨的病理主在阴虚，不同于虚劳的阴阳并重。

治法：滋阴补阳。

方剂名称：补天大造丸加减。

药物组成、剂量、煎服法：人参60g，黄芪90g，白术90g，当归45g，山药45g、阿胶（烊化）30g，山茱萸60g，麦冬60g，枸杞子60g，生地120g，河车粉（兑服）30g，五味子90g，鹿角（熬膏）500g、龟板（熬膏）240g。以龟鹿胶和药，加炼蜜为丸。每早开水送下12g。

18. 病案（例）摘要：胡某，男，12岁，学生。2013年1月23日初诊。患者1日前因饮食不洁出现呕吐，胸脘满闷。现症：突然呕吐，胸脘满闷，发热恶寒，头身疼痛，舌苔白腻，脉濡缓。（2021、2019、2018、2013）

答题要求：

(1) 根据上述摘要，在答题卡上完成书面分析。

(2) 中医病证鉴别：请与噎膈相鉴别。

【参考答案】

中医疾病诊断：呕吐。

中医证型诊断：外邪犯胃证。

中医辨病辨证依据：以呕吐，胸脘满闷为主症，辨病为呕吐。现症见突然呕吐，胸脘满闷，发热恶寒，头身疼痛，舌苔白腻，脉濡缓，辨证为外邪犯胃证。外邪犯胃，中焦气滞，浊气上逆。

中医病证鉴别：呕吐与噎膈，皆有呕吐的症状。然呕吐之病，进食顺畅，吐无定时。噎膈之病，进食哽噎不顺或食不得入，或食入即吐，甚则因噎废食。呕吐大多病轻较轻，病程较短，预后尚好。而噎膈多因内伤所致，病情深重，病程较长，预后欠佳。

治法：疏邪解表，化浊和中。

方剂名称：藿香正气散加减。

药物组成、剂量、煎服方法：藿香10g，紫苏9g，白芷9g，大腹皮9g，厚朴10g，半夏6g，陈皮10g，白术10g，茯苓10g，甘草3g，桔梗10g，生姜3片，大枣10g。三剂，水煎服。日一剂，早晚分服。

19. 病案（例）摘要：朱某，男，37岁，已婚，工人。2015年7月21日初诊。患者经某医院诊断为肺结核后，抗结核治疗中，近1个月来呛咳气急，痰少质黏，午后骨蒸潮热，五心烦热，急躁易怒，夜寐盗汗，时时咯血，血色鲜红，口渴，心烦失眠，舌干而红，苔薄黄而剥，脉细数。(2020、2019、2017、2016)

答题要求：

(1) 根据上述摘要，在答题卡上完成书面分析。

(2) 中医病证鉴别：请与肺痿相鉴别。

【参考答案】

中医疾病诊断：肺痨。

中医证型诊断：虚火灼肺证。

中医辨病辨证依据：以呛咳气急，咯血，潮热，盗汗为主症，有肺结核病史，辨病为肺痨。现症见午后骨蒸潮热，五心烦热，急躁易怒，夜寐盗汗，时时咯血，血色鲜红，口渴，心烦失眠，舌干而红，苔薄黄而剥，脉细数，辨证为虚火灼肺证。肺肾阴伤，水亏火旺，燥热内灼，络损血溢。

中医病证鉴别：肺痨与肺痿均为病位在肺的慢性虚损性疾患，但肺痿是肺部多种慢性疾患后期转归而成，如肺痈、肺痨、久嗽等导致肺叶痿弱不用，俱可成痿。肺痨后期亦可以转成肺痿。但必须明确肺痨并不等于就是肺痿，两者有因果、轻重的不同。若肺痨的晚期，出现干咳、咳吐涎沫等症者，即已转属肺痿之候。在临床上肺痿是以咳吐浊唾涎沫为主症，而肺痨是以咳嗽、咯血、潮热、盗汗为特征。

治法：滋阴降火。

方剂名称：百合固金汤合秦艽鳖甲散加减。

药物组成、剂量、煎服方法：南沙参15g、北沙参15g、麦冬20g、玉竹15g、百合20g、百部15g、白及9g、生地15g、五味子10g、玄参10g、阿胶（烊化）6g、龟板（先煎）30g。三剂，水煎服。日一剂，早晚分服。

20. 病案（例）摘要：寿某，男，29岁，已婚，职员。2015年5月15日初诊。患者1年来时有右胁胀痛，走窜不定，时轻时重，与情志有关，胸闷腹胀，嗳气频作，舌苔薄白，脉弦。(2022、2020、2019、2016)

答题要求：

(1) 根据上述摘要，在答题卡上完成书面分析。

(2) 中医病证鉴别：请与悬饮相鉴别。

【参考答案】

中医疾病诊断：胁痛。

中医证型诊断：肝郁气滞证。

中医辨病辨证依据：以右胁胀痛，走窜不定为主症，辨病为胁痛。现症见胸闷腹胀，嗳气频作，舌苔薄白，脉弦，辨证为肝郁气滞证。肝失条达，气机郁滞，络脉失和。

中医病证鉴别：胁痛与悬饮均有胁部胀痛，悬饮胀痛持续不解，多伴有咳唾，转侧、呼吸时疼痛加重，肋间饱满，并有咳嗽、咳痰等肺系证候。

治法：疏肝理气。

方剂名称：柴胡疏肝散加减。

药物组成、剂量、煎服方法：柴胡10g，枳壳10g，香附10g，川楝子4.5g，白芍10g，甘草3g，川芎6g，郁金10g。三剂，水煎服。日一剂，早晚分服。

21. 病案（例）摘要：姜某，男，46岁，已婚，工人。2015年6月11日初诊。患者1周前曾出差外地，3天前突发高热，次日出现皮肤、目睛发黄。现症：身目俱黄，黄色如金，皮肤瘙痒，高热口渴，胁痛腹满，烦躁抽搐，齿衄，皮肤瘀斑，舌质红绛，苔燥，脉弦滑数。（2022、2019、2017、2016）

答题要求：

（1）根据上述摘要，在答题卡上完成书面分析。

（2）中医病证鉴别：请与萎黄相鉴别。

【参考答案】

中医疾病诊断：黄疸（阳黄）。

中医证型诊断：疫毒炽盛证（急黄）。

中医辨病辨证依据：以皮肤、目睛发黄，黄色如金为主症，辨病为黄疸（阳黄）。现症见身目俱黄，黄色如金，皮肤瘙痒，高热口渴，胁痛腹满，烦躁抽搐，齿衄，皮肤瘀斑，舌质红绛，苔燥，脉弦滑数，辨证为疫毒炽盛证（急黄）。疫毒炽盛，深入营血，内陷心肝。

中医病证鉴别：黄疸与萎黄均可出现身黄，但黄疸发病与感受外邪、饮食劳倦或病后有关；其病机为湿滞脾胃，肝胆失疏，胆汁外溢；其主症为身黄、目黄、小便黄。萎黄之病因与饥饱劳倦、食滞虫积或病后失血有关；其病机为脾胃虚弱，气血不足，肌肤失养；其主症为肌肤萎黄不泽，目睛及小便不黄，常伴头昏倦怠、心悸少寐、纳少便溏等症状。

治法：清热解毒，凉血开窍。

方剂名称：千金犀角散加味。

药物组成、剂量、煎服方法：水牛角（先煎）30g，黄连30g，栀子30g，大黄（后下）15g，板蓝根15g，生地15g，玄参15g，丹皮15g，茵陈15g，土茯苓15g。三剂，水煎服。日一剂，早晚分服。

22. 病案（例）摘要：傅某，男，48岁，已婚，工人。2016年3月19日初诊。患者平素性情急躁易怒。3天前与家人吵架后，出现头部胀痛，无呕吐，无意识障碍，遂来就诊。现症：头昏胀痛，两侧为重，面红口苦，心烦易怒，夜寐不宁，舌红苔黄，脉弦数。（2019、2016、2013）

答题要求：

（1）根据上述摘要，在答题卡上完成书面分析。

（2）中医病证鉴别：请与眩晕相鉴别。

【参考答案】

中医疾病诊断：头痛。

中医证型诊断：肝阳头痛。

中医辨病辨证依据：以头部胀痛为主症，辨病为头痛。现症见头昏胀痛，两侧为重，面红口苦，心烦易怒，夜寐不宁，舌红苔黄，脉弦数，辨证为肝阳头痛证。肝失条达，气郁化火，阳亢风动。

中医病证鉴别：头痛与眩晕可单独出现，也可同时出现，二者对比，头痛之病因有外感与内伤两方面，眩晕则以内伤为主。临床表现，头痛以疼痛为主，实证较多；而眩晕则以昏眩为主，虚证较多。

治法：平肝潜阳息风。

方剂名称：天麻钩藤饮加减。

药物组成、剂量、煎服方法：天麻9g，钩藤（后下）12g，石决明（先煎）18g，山栀9g，黄芩9g，丹皮9g，桑寄生9g，杜仲9g，牛膝12g，益母草9g，白芍9g，夜交藤9g，茯神9g。三剂，水煎服。日一剂，早晚分服。

23. 病案（例）摘要：曾某，女，3岁。2015年9月4日初诊。患儿腹泻6天。大便日行10余次，水样便。现症：精神不振，啼哭少泪，口渴多饮，无呕吐，目眶轻度凹陷，皮肤干燥，四肢尚温，小便短少，口唇干，舌红少津，苔少，脉细数。（2021、2020、2019、2017、2016）

答题要求：

（1）根据上述摘要，在答题卡上完成书面分析。

（2）中医病证鉴别：请与痢疾相鉴别。

【参考答案】

中医疾病诊断：小儿泄泻。

中医证型诊断：气阴两伤证。

中医辨病辨证依据：以大便日行10余次，水样便为主症，辨病为小儿泄泻。现症见精神不振，啼哭少泪，口渴多饮，无呕吐，目眶轻度凹陷，皮肤干燥，四肢尚温，小便短少，口唇干，舌红少津，苔少，脉细数，辨证为气阴两伤证。泻下过度，伤阴耗气。

中医病证鉴别：痢疾大便为黏液脓血便，腹痛，里急后重。大便常规检查有脓细胞、红细胞和吞噬细胞；大便培养有痢疾杆菌生长。

治法：益气养阴。

方剂名称：人参乌梅汤加减。

药物组成、剂量、煎服方法：人参10g，乌梅15g，木瓜6g，山药10g，莲子10g，茯苓10g，甘草6g。三剂，水煎服。日一剂，早晚分服。

24. 病案（例）摘要：刘某，男，74岁，已婚，农民。2015年12月10日初诊。患者6个月前晨起后发现左侧肢体活动不利，伴饮水呛咳，于当地医院治疗。现症：左侧半身不遂，肢软无力，面色萎黄，口舌歪斜，口角流涎，舌质淡紫，有瘀斑，苔薄白，脉细涩。（2020、2019、2016）

答题要求：

(1) 根据上述摘要，在答题卡上完成书面分析。

(2) 中医病证鉴别：请与口僻相鉴别。

【参考答案】

中医疾病诊断：中风（恢复期和后遗症期）。

中医证型诊断：气虚络瘀证。

中医辨病辨证依据：以左侧肢体活动不利6个月，左侧半身不遂为主症，辨病为中风（恢复期和后遗症期）。现症见左侧半身不遂，肢软无力，面色萎黄，口舌歪斜，口角流涎，舌质淡紫，有瘀斑，苔薄白，脉细涩，辨证为气虚络瘀证。气虚血瘀，脉阻络痹。

中医病证鉴别：口僻俗称吊线风，主要症状是口眼歪斜，但常伴耳后疼痛，口角流涎，言语不清，而无半身不遂或神志障碍等表现，多因正气不足，风邪入脉络，气血痹阻所致，不同年龄均可罹患。

治法：益气养血，化瘀通络。

方剂名称：补阳还五汤加减。

药物组成、剂量、煎服方法：黄芪12g，桃仁3g，红花3g，赤芍5g，归尾6g，川芎3g，地龙3g，牛膝3g。三剂，水煎服。日一剂，早晚分服。

25. 病案（例）摘要：高某，男，5岁。2015年11月3日初诊。患儿腹泻3周，病初每日泻10余次，经治疗好转。但近日大便仍清稀，色淡不臭，每日4~5次，常于食后作泻，时轻时重，面色萎黄，形体消瘦，神疲倦怠，舌淡苔白，脉缓弱。（2022、2019、2017、2016）

答题要求：

(1) 根据上述摘要，在答题卡上完成书面分析。

(2) 中医病证鉴别：请与痢疾相鉴别。

【参考答案】

中医疾病诊断：小儿泄泻。

中医证型诊断：脾虚泻证。

中医辨病辨证依据：以腹泻3周，每日泻10余次为主症，辨病为小儿泄泻。现症见大便仍清稀，色淡不臭，每日4~5次，常于食后作泻，时轻时重，面色萎黄，形体消瘦，神疲倦怠，舌淡苔白，脉缓弱，辨证为脾虚泻证。脾虚湿蕴，清浊不分。

中医病证鉴别：痢疾大便为黏液脓血便，腹痛，里急后重。大便常规检查有脓细胞、红细胞和吞噬细胞；大便培养有痢疾杆菌生长。

治法：健脾益气，助运止泻。

方剂名称：参苓白术散加减。

药物组成、剂量、煎服方法：人参15g，白术15g，茯苓15g，山药15g，莲子肉9g，扁豆12g，薏苡仁9g，砂仁（后下）6g，桔梗6g，甘草10g。三剂，水煎服。日一剂，早晚分服。

26. 病案（例）摘要：石某，女，51岁，已婚，售货员。2015年1月15日初诊。患者胃痛病史5年，近3天出现大便色黑，便溏，伴腹部隐痛，喜热饮，面色不华，神倦懒言，气短，怕冷，头晕，舌质淡，脉细。（2019、2017、2016）

答题要求：

（1）根据上述摘要，在答题卡上完成书面分析。

（2）中医病证鉴别：请与痔疮相鉴别。

【参考答案】

中医疾病诊断：血证（便血）。

中医证型诊断：脾胃虚寒证。

中医辨病辨证依据：以大便色黑，便溏为主症，有胃痛病史，辨病为血证（便血）。现症见腹部隐痛，喜热饮，面色不华，神倦懒言，气短，怕冷，头晕，舌质淡，脉细，辨证为脾胃虚寒证。中焦虚寒，统血无力，血溢胃肠。

中医病证鉴别：痔疮属外科疾病，其大便下血特点为便时或便后出血，常伴有肛门异物感或疼痛，做肛门直肠检查时，可发现内痔或外痔，与内科所论之便血不难鉴别。

治法：健脾温中，养血止血。

方剂名称：黄土汤加减。

药物组成、剂量、煎服方法：灶心土（先煎代水）30g，炮姜9g，白术9g，附子（先煎）9g，甘草5g，生地黄9g，阿胶（烊化）9g，黄芩9g，白及9g，乌贼骨9g，三七9g，花蕊石9g。三剂，水煎服。日一剂，早晚分服。

27. 病案（例）摘要：李某，男，38岁，已婚，工人。2015年8月16日初诊。患者暑夏之时，劳作后突然出现腰部疼痛5天，遂来就诊。现症：腰部疼痛，重着而热，遇阴雨天气症状加重，活动后可减轻，身体困重，小便短赤，舌苔黄腻，脉濡数。（2021、2019、2017、2016）

答题要求：

（1）根据上述摘要，在答题卡上完成书面分析。

（2）中医病证鉴别：请与肾痹相鉴别。

【参考答案】

中医疾病诊断：腰痛。

中医证型诊断：湿热腰痛。

中医辨病辨证依据：以腰部疼痛为主症，辨病为腰痛。现症见腰部疼痛，重着而热，遇阴雨天气症状加重，活动后可减轻，身体困重，小便短赤，舌苔黄腻，脉濡数，辨证为湿热腰痛证。湿热壅遏，经气不畅，筋脉失舒。

中医病证鉴别：腰痛以腰部疼痛为主；肾痹是指腰背强直弯曲，不能屈伸，行动困难而言。多由骨痹日久发展而来。

治法：清热利湿，舒筋止痛。

方剂名称：四妙丸加减。

药物组成、剂量、煎服方法：苍术24g，黄柏24g，薏苡仁24g，木瓜6g，络石藤6g，川牛膝24g。水泛为丸，每服6~9g，温开水送下。

28. 病案（例）摘要：王某，男，58，已婚，干部。2015年11月10日初诊。患者有哮喘病史20年。3天前因受寒痰鸣气喘又作。现症见：喉中哮鸣有声，胸膈烦闷，呼吸急促，喘咳气逆，咳痰不爽，痰黏色黄，烦躁，口干欲饮，大便偏干，身痛，舌边尖红，苔白腻黄，脉弦紧。(2022、2020、2019、2016、2015)

答题要求：

(1) 根据上述摘要，在答题卡上完成书面分析。

(2) 中医病证鉴别：请与喘证相鉴别。

【参考答案】

中医疾病诊断：哮病。

中医证型诊断：寒包热哮证。

中医辨病辨证依据：以痰鸣气喘，喉中哮鸣有声，胸膈烦闷，呼吸急促为主症，有哮喘病史，辨病为哮病。现症见喘咳气逆，咳痰不爽，痰黏色黄，烦躁，口干欲饮，大便偏干，身痛，舌边尖红，苔白腻黄，脉弦紧，辨证为寒包热哮证。痰热壅肺，复感风寒，客寒包火，肺失宣降。

中医病证鉴别：哮病和喘证都有呼吸急促、困难的表现。哮必兼喘，但喘未必兼哮。哮指声响言，喉中哮鸣有声，是一种反复发作的独立性疾病；喘指气息言，为呼吸气促困难，是多种肺系急慢性疾病的一个症状。

治法：解表散寒，清化痰热。

方剂名称：小青龙加石膏汤加减。

药物组成、剂量、煎服方法：麻黄9g，芍药9g，细辛6g，干姜6g，甘草6g，桂枝9g，半夏9g，五味子6g，石膏（先煎）9g。三剂，水煎服。日一剂，早晚分服。

29. 病案（例）摘要：程某，男，38岁，已婚，农民。2016年4月12日初诊。患者平素嗜食生冷，2天前出现呕吐清水痰涎。现症：脘闷不食，头眩心悸，舌苔白腻，脉滑。(2022、2019、2016)

答题要求：

(1) 根据上述摘要，在答题卡上完成书面分析。

(2) 中医病证鉴别：请与反胃相鉴别。

【参考答案】

中医疾病诊断：呕吐。

中医证型诊断：痰饮中阻证。

中医辨病辨证依据：以呕吐清水痰涎为主症，辨病为呕吐。现症见脘闷不食，头眩心悸，舌苔白腻，脉滑，辨证为痰饮中阻证。痰饮内停，中阳不振，胃气上逆。

中医病证鉴别：呕吐与反胃，同属胃部的病变，其病机都是胃失和降，气逆于上，而且都有呕吐的临床表现。但反胃系脾胃虚寒，胃中无火，难以腐熟食入之谷物，朝食暮吐，暮食朝吐，吐出物多为未消化之宿食，呕吐量较多，吐后即感舒适。呕吐有感受外邪、饮食不节、情志失调和胃虚失和的不同，往往吐无定时，或轻或重，吐出物为食物或痰涎清水，呕吐量或多或少。

治法：温中化饮，和胃降逆。

方剂名称：小半夏汤合苓桂术甘汤加减。

药物组成、剂量、煎服方法：半夏12g，生姜12g，茯苓12g，白术9g，甘草6g，桂枝9g。三剂，水煎服。日一剂，早晚分服。

30. 病案（例）摘要：周某，男，46岁，已婚，农民。2015年8月4日初诊。患者1月前过度劳作后出现口渴多饮，口舌干燥，尿频量多。现症：逐渐消瘦，烦热多汗，舌边尖红，苔薄黄，脉洪数。（2022、2020、2019、2016）

答题要求：

(1) 根据上述摘要，在答题卡上完成书面分析。

(2) 中医病证鉴别：请与口渴症相鉴别。

【参考答案】

中医疾病诊断：消渴（上消）。

中医证型诊断：肺热津伤证。

中医辨病辨证依据：以口渴多饮，口舌干燥，尿频量多为主症，辨病为消渴（上消）。现症见口渴多饮，消瘦，烦热多汗，舌边尖红，苔薄黄，脉洪数，辨证为肺热津伤证。肺脏燥热，津液失布。

中医病证鉴别：两者都可出现口干多饮症状。口渴症是指口渴饮水的一个临床症状，可出现于多种疾病过程中，尤以外感热病为多见，但这类口渴各随其所患病证的不同而出现相应的临床症状，不伴多食、多尿、尿甜、瘦削等消渴的特点。

治法：清热润肺，生津止渴。

方剂名称：消渴方加减。

药物组成、剂量、煎服方法：天花粉9g，葛根6g，麦冬6g，生地黄6g，藕汁6g，黄连6g，黄芩6g，知母6g。三剂，水煎服。日一剂，早晚分服。

31. 病案（例）摘要：肖某，女，48岁，已婚，农民。2016年4月15日初诊。患者3天前出现头重昏蒙，伴视物旋转，胸闷恶心。现症：眩晕，呕吐痰涎，食少多寐，舌苔白腻，脉濡滑。（2021、2019、2016）

答题要求：

(1) 根据上述摘要，在答题卡上完成书面分析。

(2) 中医病证鉴别：请与头痛相鉴别。

【参考答案】

中医疾病诊断：眩晕。

中医证型诊断：痰浊上蒙证。

中医辨病辨证依据：以头重昏蒙，伴视物旋转，胸闷恶心为主症，辨病为眩晕。现症见眩晕，呕吐痰涎，食少多寐，舌苔白腻，脉濡滑。辨证为痰浊上蒙证。痰浊中阻，上蒙清窍，清阳不升。

中医病证鉴别：头痛与眩晕可单独出现，也可同时出现，二者对比，头痛之病因有外感与内伤两方面，眩晕则以内伤为主。临床表现，头痛以疼痛为主，实证较多；而眩晕则以昏眩为主，虚证较多。

治法：化痰祛湿，健脾和胃。

方剂名称：半夏白术天麻汤加减。

药物组成、剂量、煎服方法：半夏9g，陈皮6g，白术18g，薏苡仁6g，茯苓6g，天麻9g。三剂，水煎服。日一剂，早晚分服。

32. 病案（例）摘要：黄某，女，80岁，已婚，退休教师。2016年4月23日初诊。患者年老体弱。2周前出现有便意但排便困难情况。现症：大便虽不干硬但排便困难，用力努挣则汗出短气，便后乏力，面白神疲，肢倦懒言，舌淡苔白，脉弱。（2019、2016）

答题要求：

（1）根据上述摘要，在答题卡上完成书面分析。

（2）中医病证鉴别：请与积聚相鉴别。

【参考答案】

中医疾病诊断：便秘。

中医证型诊断：气虚秘。

中医辨病辨证依据：以有便意但排便困难为主症，辨病为便秘。现症见大便虽不干硬但排便困难，用力努挣则汗出短气，便后乏力，面白神疲，肢倦懒言，舌淡苔白，脉弱，辨证为气虚秘。脾肺气虚，传送无力。

中医病证鉴别：便秘多为慢性久病，因大肠传导失常所致，表现为腹部胀满，大便干结艰行，可有矢气和肠鸣音，或有恶心欲吐，食纳减少。腹腔内有可扪及的包块。常有腹部胀闷或疼痛不适等症状。常有情志失调、饮食不节、感受寒邪或黄疸、虫毒、久疟、久泻、久痢等病史。

治法：益气润肠。

方剂名称：黄芪汤加减。

药物组成、剂量、煎服方法：黄芪15g，麻仁6g，白蜜6g，陈皮6g，白术20g，甘草6g。三剂，水煎服。日一剂，早晚分服。

33. 病案（例）摘要：董某，男，28岁，已婚，工人。2016年3月1日初诊。患者1月前水下工作后出现身目黄染，颜色晦暗，伴脘腹痞胀，纳谷减少。现症：身目俱黄，黄色晦暗，大便不实，神疲畏寒，口淡不渴，舌淡苔腻，脉濡缓。（2019、2017、2016）

答题要求：

（1）根据上述摘要，在答题卡上完成书面分析。

(2) 中医病证鉴别：请与萎黄相鉴别。

【参考答案】

中医疾病诊断：黄疸（阴黄）。

中医证型诊断：寒湿阻遏证。

中医辨病辨证依据：以身目黄染，颜色晦暗，伴脘腹痞胀，纳谷减少为主症，辨病为黄疸（阴黄）。现症见身目俱黄，黄色晦暗，大便不实，神疲畏寒，口淡不渴，舌淡苔腻，脉濡缓，辨证为寒湿阻遏证。中阳不振，寒湿滞留，肝胆失于疏泄。

中医病证鉴别：黄疸与萎黄均可出现身黄，但黄疸发病与感受外邪、饮食劳倦或病后有关；其病机为湿滞脾胃，肝胆失疏，胆汁外溢；其主症为身黄、目黄、小便黄。萎黄之病因与饥饱劳倦、食滞虫积或病后失血有关；其病机为脾胃虚弱，气血不足，肌肤失养；其主症为肌肤萎黄不泽，目睛及小便不黄，常伴头昏倦怠、心悸少寐、纳少便溏等症状。

治法：温中化湿，健脾和胃。

方剂名称：茵陈术附汤加减。

药物组成、剂量、煎服方法：附子（先煎）6g，白术15g，干姜5g，茵陈9g，茯苓6g，泽泻6g，猪苓6g。三剂，水煎服。日一剂，早晚分服。

34. 病案（例）摘要：赵某，女，36岁，已婚，职员。2015年6月6日初诊。患者一月前感寒出现咳嗽、咳痰，反复发作。现症：咳嗽，气息粗促，喉中有痰声，痰多质黏厚，咳吐不爽，胸胁胀满，咳时引痛，面赤，口干而黏，欲饮水，舌质红，舌苔薄黄腻，脉滑数。(2020、2019、2015)

答题要求：

(1) 根据上述摘要，在答题卡上完成书面分析。

(2) 中医病证鉴别：请与咳喘证相鉴别。

【参考答案】

中医疾病诊断：咳嗽。

中医证型诊断：痰热郁肺证。

中医辨病辨证依据：以咳嗽、咳痰为主症，辨病为咳嗽。现症见咳嗽，气息粗促，喉中有痰声，痰多质黏厚，咳吐不爽，胸胁胀满，咳时引痛，面赤，口干而黏，欲饮水，舌质红，舌苔薄黄腻，脉滑数，辨证为痰热郁肺。痰热壅肺，肺失肃降。

中医病证鉴别：咳嗽仅以咳嗽为主要临床表现，不伴喘证；咳喘则咳而伴喘，常因咳嗽反复发作，由咳致喘，临床以咳与喘并作为特点。

治法：清热肃肺，豁痰止咳。

方剂名称：清金化痰汤加减。

药物组成、剂量、煎服方法：黄芩10g，山栀10g，桔梗10g，贝母10g，知母10g，桑白皮15g，杏仁10g，瓜蒌仁15g，海蛤壳（先煎）15g，竹沥（兑服）30g，半夏6g，橘红10g。三剂，水煎服。日一剂，早晚分服。

35. 病案（例）摘要：姚某，女，48岁，已婚，教师。2015年5月初诊。患者长期脑力劳动，经常不能入眠。现症：心烦不寐，入睡困难，心悸多梦，伴头晕耳鸣，腰膝酸软，潮热盗汗，五心烦热，咽干少津，月经不调，舌红少苔，脉细数。(2021、2019、2017、2015)

答题要求：

(1) 根据上述摘要，在答题卡上完成书面分析。

(2) 中医病证鉴别：请与一时性失眠相鉴别。

【参考答案】

中医疾病诊断：不寐。

中医证型诊断：心肾不交证。

中医辨病辨证依据：以经常不能入眠为主症，辨病为不寐。现症见心烦不寐，入睡困难，心悸多梦，伴头晕耳鸣，腰膝酸软，潮热盗汗，五心烦热，咽干少津，月经不调，舌红少苔，脉细数，辨证为心肾不交证。肾水亏虚，不能上济于心，心火炽盛，不能下交于肾。

中医病证鉴别：不寐是指单纯以失眠为主症，表现为持续的、严重的睡眠困难。若因一时性情志影响或生活环境改变引起的暂时性失眠不属病态。

治法：滋阴降火，交通心肾。

方剂名称：六味地黄丸合交泰丸加减。

药物组成、剂量、煎服方法：熟地黄30g，山茱肉5g，山药30g，丹皮10g，茯苓15g，泽泻10g，黄连6g，肉桂（后下）5g。六味地黄丸蜜丸，每服9g，日2～3次；亦可作汤剂，水煎服；交泰丸白蜜为丸，每服1.5～2.5g，空服时用淡盐汤下。

36. 病案（例）摘要：郭某，女，45岁，已婚，工人。2015年4月2日初诊。患者下午低热3年。现症：午后发热，口燥咽干，但不多饮，躯干有固定痛处，面色萎黄，舌质有瘀点、瘀斑，脉弦。(2021、2019、2014)

答题要求：

(1) 根据上述摘要，在答题卡上完成书面分析。

(2) 中医病证鉴别：请与外感发热相鉴别。

【参考答案】

中医疾病诊断：内伤发热。

中医证型诊断：血瘀发热证。

中医辨病辨证依据：以下午低热3年为主症，辨病为内伤发热。现症见午后发热，口燥咽干，但不多饮，躯干有固定痛处，面色萎黄，舌质有瘀点、瘀斑，脉弦，辨证为血瘀发热证。血行瘀滞，瘀热内生。

中医病证鉴别：内伤发热起病缓慢，病程较长，多为低热，或自觉发热，而体温并不升高，表现为高热者较少。不恶寒，或虽有怯冷，但得衣被则温。常兼见头晕、神疲、自汗、盗汗、脉弱等症。而外感发热表现的特点是：因感受外邪而起，起病较急，病程较短，发热初期大多伴有恶寒，其恶寒得衣被而不减。发热的程度大多较高，发热的类型随病种的不同而有所差异。初起常兼有头身疼痛、鼻塞、流涕、咳嗽、脉浮等表证。外感发热由感受外邪，正邪相争所致，属实证者居多。

治法：活血化瘀。

方剂名称：血府逐瘀汤加减。

药物组成、剂量、煎服方法：当归10g，川芎9g，赤芍10g，生地黄15g，桃仁10g，红花10g，牛膝10g，柴胡6g，枳壳9g，桔梗9g。三剂，水煎服。日一剂，早晚分服。

37. 病案（例）摘要：郑某，女，45岁，已婚，家庭主妇。2013年11月12日初诊。患者一个月前出现心悸不宁，坐卧不安。现症：心悸，善惊易恐，不寐多梦而易惊醒，恶闻声响，食少纳呆，舌苔薄白，脉细略数。（2019、2013）

答题要求：

（1）根据上述摘要，在答题卡上完成书面分析。

（2）中医病证鉴别：请与奔豚相鉴别。

【参考答案】

中医疾病诊断：心悸。

中医证型诊断：心虚胆怯证。

中医辨病辨证依据：以心悸不宁，坐卧不安为主症，辨病为心悸。现症见心悸，善惊易恐，不寐多梦而易惊醒，恶闻声响，食少纳呆，舌苔薄白，脉略细数，辨证为心虚胆怯证。气血亏损，心虚胆怯，心神失养。

中医病证鉴别：奔豚发作时，亦觉心胸躁动不安。本病与心悸的鉴别要点为心悸为心中剧烈跳动，发自于心；奔豚乃上下冲逆，发自少腹。

治法：镇惊定志，养心安神。

方剂名称：安神定志丸加减。

药物组成、剂量、煎服法：琥珀（研末冲服）9g，酸枣仁10g，茯苓30g，茯神30g，人参30g，远志30g，龙齿（先煎）15g，山药15g，天冬10g，生地6g，熟地6g，肉桂（后下）9g，五味子9g。上药为末，炼蜜为丸，如梧桐子大，辰砂为衣。日三服，每服6g，开水送下。

38. 病案（例）摘要：韩某，男，57岁，已婚，农民。2013年1月14日初诊。患者一月前感冒后出现咳嗽，感冒已愈，咳嗽未止，伴口干咽燥，痰少。现症：干咳，咳声短促，痰少黏白，声音逐渐嘶哑，口干咽燥，颧红，盗汗，日渐消瘦，神疲，舌红少苔，脉细数。（2022、2019、2013）

答题要求：

（1）根据上述摘要，在答题卡上完成书面分析。

（2）中医病证鉴别：请与肺痨相鉴别。

【参考答案】

中医疾病诊断：咳嗽。

中医证型诊断：肺阴亏耗证。

中医辨病辨证依据：以咳嗽，伴口干咽燥，痰少为主症，辨病为咳嗽。现症见干咳，咳声短促，痰少黏白，声音逐渐嘶哑，口干咽燥，颧红，盗汗，日渐消瘦，神疲，舌红少苔，脉细数，辨证为肺阴亏耗证。肺阴亏虚，虚热内灼，肺失润降。

中医病证鉴别：咳嗽与肺痨均可有咳嗽、咳痰症状，但后者为感染"痨虫"所致，有传染性，同时兼见潮热、盗汗、咯血、消瘦等症，可资鉴别。

治法：滋阴清热，润肺止咳。

方剂名称：沙参麦冬汤加减。

药物组成、剂量、煎服方法：沙参9g，麦冬9g，玉竹6g，花粉4.5g，冬桑叶4.5g，生扁豆4.5g，地骨皮9g，甘草3g。三剂，水煎服。日一剂，早晚分服。

39. 病案（例）摘要：韩某，男，34岁，已婚，工人。2013年2月17日初诊。患者1日前饮酒后出现胃脘疼痛，脘痞腹胀。现症：胃脘疼痛，痛势急迫，脘闷灼热，口干口苦，口渴而不欲饮，纳呆恶心，小便色黄，大便不畅，舌红，苔黄腻，脉滑数。（2019、2013）

答题要求：

（1）根据上述摘要，在答题卡上完成书面分析。

（2）中医病证鉴别：请与胁痛相鉴别。

【参考答案】

中医疾病诊断：胃痛。

中医证型诊断：湿热中阻证。

中医辨病辨证依据：以胃脘疼痛，脘痞腹胀为主症，辨病为胃痛。现症见胃脘疼痛，痛势急迫，脘闷灼热，口干口苦，口渴而不欲饮，纳呆恶心，小便色黄，大便不畅，舌红，苔黄腻，脉滑数，辨证为湿热中阻证。湿热蕴结，胃气痞阻。

中医病证鉴别：胁痛是以胁部疼痛为主证，可伴发热恶寒，或目黄肤黄，或胸闷太息，极少伴嘈杂泛酸、嗳气吞腐。肝气犯胃的胃痛有时亦可攻痛连胁，但仍以胃脘部疼痛为主症。

治法：清化湿热，理气和胃。

方剂名称：清中汤加减。

药物组成、剂量、煎服方法：黄连3g，栀子9g，制半夏6g，茯苓10g，草豆蔻6g，陈皮10g，甘草3g。三剂，水煎服。日一剂，早晚分服。

40. 病案（例）摘要：方某，男，43岁，已婚，工人。2015年9月29日初诊。患者2天前出差，次日出现干咳，连声作呛，喉痒，咽喉干痛，唇鼻干燥，痰少而黏，不易咯出，口干，伴恶风，发热，舌质红干而少津，苔薄白，脉浮数。（2018、2016）

答题要求：

（1）根据上述摘要，在答题卡上完成书面分析。

（2）中医病证鉴别：请与喘证相鉴别。

【参考答案】

中医疾病诊断：咳嗽。

中医证型诊断：风燥伤肺证。

中医辨病辨证依据：以干咳，连声作呛为主症，辨病为咳嗽。现症见喉痒，咽喉干痛，唇鼻干燥，痰少而黏，不易咳出，口干，伴恶风，发热，舌质红干而少津，苔薄白，脉浮数，辨证为风燥伤肺证。风燥伤肺，肺失清润。

中医病证鉴别：咳嗽与喘证均为肺气上逆之病证，临床上也常见咳、喘并见，但咳嗽以气逆有声，咳吐痰液为主，喘证以呼吸困难，甚则不能平卧为临床特征。

治法：疏风清肺，润燥止咳。

方剂名称：桑杏汤加减。

药物组成、剂量、煎服方法：桑叶10g，薄荷10g（后下），淡豆豉10g，杏仁6g，前胡10g，牛蒡子10g，南沙参15g，浙贝母10g，天花粉10g，梨皮10g，芦根20g。三剂，水煎服。日一剂，早晚分服。

41. 病案（例）摘要：张某，女，62岁，退休工人。2015年11月10日就诊。患者反复心胸憋闷疼痛3年，4天前因劳累、生气而心胸闷痛发作，同时伴有心悸，盗汗，心烦，不寐，腰膝酸软，头晕耳鸣，口干便秘，舌红少津，苔少，脉细数。（2018、2016）

答题要求：

（1）根据上述摘要，在答题卡上完成书面分析。

（2）中医病证鉴别：请与胃脘痛相鉴别。

【参考答案】

中医疾病诊断：胸痹。

中医证型诊断：心肾阴虚证。

中医辨病辨证依据：以反复心胸憋闷疼痛为主症，辨病为胸痹。现症见心胸闷痛发作，同时伴有心悸，盗汗，心烦，不寐，腰膝酸软，头晕耳鸣，口干便秘，舌红少津，苔少，脉细数，辨证为心肾阴虚证。水不济火，虚热内灼，心失所养，血脉不畅。

中医病证鉴别：心在脘上，脘在心下，故有胃脘当心而痛之称，以其部位相近。胸痹之不典型者，其疼痛可在胃脘部，极易混淆。但胸痹以闷痛为主，为时极短，虽与饮食有关，但休息、服药常可缓解。胃脘痛与饮食相关，以胀痛为主，局部有压痛，持续时间较长，常伴有泛酸、嘈杂、嗳气、呃逆等胃部症状。

治法：滋阴清火，养心和络。

方剂名称：天王补心丹合炙甘草汤加减。

药物组成、剂量、煎服方法：生地12g，玄参5g，天冬9g，麦冬9g，人参5g，炙甘草12g，茯苓5g，柏子仁9g，酸枣仁9g，五味子5g，远志5g，丹参5g，当归9g，芍药6g，阿胶（烊化）6g。三剂，水煎服。日一剂，早晚分服。

42. 病案（例）摘要：王某，女，19岁，未婚，学生。2016年3月9日初诊。患者13岁月经初潮，初潮后月经基本正常。近1年来，月经紊乱，经来无期，时而出血量多，时而淋漓不尽，色淡质清，畏寒肢冷，面色晦暗，腰腿酸软，小便清长，末次月经2016年2月22日，至今未尽，舌质淡，苔薄白，脉沉细。（2022、2018、2016）

答题要求：

（1）根据上述摘要，在答题卡上完成书面分析。

（2）中医病证鉴别：请与经期延长相鉴别。

【参考答案】

中医疾病诊断：崩漏。

中医证型诊断：肾阳虚证。

中医辨病辨证依据：以月经紊乱，经来无期，时而淋漓不尽，时而出血量多为主症，辨病为崩漏。现症见月经淋漓不尽，色淡质清，畏寒肢冷，面色晦暗，腰腿酸软，小便清长，舌质淡，苔薄白，脉沉细，辨证为肾阳虚证。肾阳虚衰，阳不摄阴，封藏失司，冲任不固。

中医病证鉴别：经期延长仅为经期的延长，月经周期和经量无明显异常表现，而崩漏不仅月经淋沥不尽，且经量、月经周期皆出现异常表现。

治法：温肾固冲，止血调经。

方剂名称：右归丸加黄芪、党参。

药物组成、剂量、煎服方法：熟地黄24g，山药12g，山茱萸9g，枸杞子12g，菟丝子12g，鹿角胶（烊化）12g，杜仲12g，当归9g，制附子（先煎）6g，黄芪15g，党参15g。三剂，水煎服。日一剂，早晚分服。

43. 病案（例）摘要：吴某，女，53岁，已婚，干部。2015年12月17日初诊。患者近1年来，口渴引饮，能食与便溏并见，精神不振，四肢乏力，形体逐渐消瘦，舌质淡红，苔白而干，脉弱。（2018、2016）

答题要求：

（1）根据上述摘要，在答题卡上完成书面分析。

（2）中医病证鉴别：请与瘿病相鉴别。

【参考答案】

中医疾病诊断：消渴（中消）。

中医证型诊断：气阴两虚证。

中医辨病辨证依据：以口渴引饮，能食与便溏并见，逐渐消瘦为主症，辨病为消渴（中消）。现症见精神不振，四肢乏力，形体逐渐消瘦，舌质淡红，苔白而干，脉弱，辨证为气阴两虚证。气阴不足，脾失健运。

中医病证鉴别：两者都可见多食易饥，消瘦症状。瘿病中气郁化火、阴虚火旺的类型，以情绪激动，多食易饥，形体日渐消瘦，心悸，眼突，颈部一侧或两侧肿大为特征。其中的多食易饥、消瘦，类似消渴病的中消，但眼球突出，颈前瘿肿有形则与消渴有别，且无消渴病的多饮、多尿、尿甜等症。

治法：益气健脾，生津止渴。

方剂名称：七味白术散加减。

药物组成、剂量、煎服方法：黄芪10g，党参6g，白术12g，茯苓12g，怀山药6g，甘草3g，木香6g，藿香12g，葛根15g，天冬6g，麦冬6g。三剂，水煎服。日一剂，早晚分服。

44. 病案（例）摘要：于某，女，55岁，已婚，农民。2015年1月20日初诊。患者常年居住于潮湿阴冷环境中。1月前出现下肢关节、肌肉酸楚、重着、疼痛，现症：下肢关节肿胀，关节活动不利，肌肤麻木不仁，舌质淡，舌苔白腻，脉濡缓。（2018、2016）

答题要求：

（1）根据上述摘要，在答题卡上完成书面分析。

（2）中医病证鉴别：请与痿证相鉴别。

【参考答案】

中医疾病诊断：痹证。

中医证型诊断：着痹。

中医辨病辨证依据：以下肢关节、肌肉酸楚、重着、疼痛为主症，辨病为痹证。现症见下肢关节肿胀，关节活动不利，肌肤麻木不仁，舌质淡，舌苔白腻，脉濡缓，辨证为着痹。湿邪兼夹风寒，留滞经脉，闭阻气血。

中医病证鉴别：鉴别要点首先在于痛与不痛，痹证以关节疼痛为主，而痿证则为肢体力弱，无疼痛症状；其次要观察肢体的活动障碍，痿证是无力运动，痹证是因痛而影响活动；再者，部分痿证病初即有肌肉萎缩，而痹证则是由于疼痛甚或关节僵直不能活动，日久废而不用导致肌肉萎缩。

治法：除湿通络，祛风散寒。

方剂名称：薏苡仁汤加减。

药物组成、剂量、煎服方法：薏苡仁30g，苍术10g，甘草6g，羌活9g，独活9g，防风6g，麻黄6g，桂枝9g，制川乌（先煎）3g，当归10g，川芎9g。三剂，水煎服。日一剂，早晚分服。

45. 病案（例）摘要：李某，男，56岁，已婚，农民。2016年4月11日初诊。患者平素嗜食辛辣。1天前出现小便频数短涩、淋沥刺痛伴小腹拘急，痛引腰腹。现症：排尿时突然中断，尿道窘迫疼痛，少腹拘急，左侧腰腹绞痛难忍。舌红，苔薄黄，脉弦。（2021、2018、2016）

答题要求：

(1) 根据上述摘要，在答题卡上完成书面分析。

(2) 中医病证鉴别：请与癃闭相鉴别。

【参考答案】

中医疾病诊断：淋证。

中医证型诊断：石淋。

中医辨病辨证依据：以小便频数短涩、淋沥刺痛伴小腹拘急，痛引腰腹为主症，辨病为淋证。现症见排尿时突然中断，尿道窘迫疼痛，少腹拘急，左侧腰腹绞痛难忍。舌红，苔薄黄，脉弦，辨证为石淋。湿热蕴结下焦，尿液煎熬成石，膀胱气化失司。

中医病证鉴别：二者都有小便量少，排尿困难之症状，但淋证尿频而尿痛，且每日排尿总量多为正常，癃闭则无尿痛，每日排尿量少于正常，严重时甚至无尿。但癃闭复感湿热，常可并发淋证，而淋证日久不愈，亦可发展成癃闭。

治法：清热利湿，排石通淋。

方剂名称：石韦散加减。

药物组成、剂量、煎服方法：瞿麦10g，萹蓄10g，通草10g，滑石（先煎）15g，金钱草15g，海金沙（包煎）20g，鸡内金10g，石韦20g，穿山甲3g，虎杖15g，王不留行10g，牛膝10g，青皮10g，乌药10g，沉香（后下）6g。三剂，水煎服。日一剂，早晚分服。

46. 病案（例）摘要：曾某，男，25岁，未婚，无业。2014年3月3日初诊。患者1日前小便频数，淋沥涩痛。现症：小便热涩刺痛，尿色深红，疼痛满急加剧，舌尖红，苔黄，脉滑数。（2022、2020、2018、2014）

答题要求：

(1) 根据上述摘要，在答题卡上完成书面分析。

(2) 中医病证鉴别：请与癃闭相鉴别。

【参考答案】

中医疾病诊断：淋证。

中医证型诊断：血淋。

中医辨病辨证依据：以小便频数，淋沥涩痛为主症，辨病为淋证。现症见小便热涩刺痛，尿色深红，疼痛满急加剧，舌尖红，苔黄，脉滑数，辨证为血淋。湿热下注膀胱，热甚灼络，迫血妄行。

中医病证鉴别：二者都有小便量少，排尿困难之症状，但淋证尿频而尿痛，且每日排尿总量多为正常，癃闭则无尿痛，每日排尿量少于正常，严重时甚至无尿。但癃闭复感湿热，常可并发淋证，而淋证日久不愈，亦可发展成癃闭。

治法：清热利湿，凉血止血。

方剂名称：小蓟饮子加减。

药物组成、剂量、煎服方法：小蓟15g，生地黄15g，白茅根30g，旱莲草9g，木通6g,生甘草梢6g,滑石(包煎)15g,山栀10g,当归10g,蒲黄(包煎)10g,土大黄10g,马鞭草10g。三剂,水煎服。日一剂,早晚分服。

47. 病案(例)摘要:何某,女,25岁,已婚,会计。2014年4月3日初诊。患者产后2个月出现带下量多,有腥臭味。现症:带下量多,色白,质黏稠,如豆腐渣状,有臭气,胸闷口腻,纳食较差,阴部瘙痒,小腹作痛,小便黄少,舌苔黄腻,脉濡略数。(2018、2017、2014)

答题要求:

(1) 根据上述摘要,在答题卡上完成书面分析。

(2) 中医病证鉴别:请与阴疮相鉴别。

【参考答案】

中医疾病诊断:带下病(带下过多)。

中医证型诊断:湿热下注证。

中医辨病辨证依据:以带下量多,有腥臭味为主症,辨病为带下病(带下过多)。现症见带下量多,色白,质黏稠,如豆腐渣状,有臭气,胸闷口腻,纳食较差,阴部瘙痒,小腹作痛,小便黄少,舌苔黄腻,脉濡略数,辨证为湿热下注证。湿热蕴结于下,损伤任带二脉。

中医病证鉴别:阴疮见阴户有红肿热痛,或结块坚硬,甚则溃腐化脓。带下过多则见带下量明显增多,色、质、气味异常。或伴有全身或局部症状者。

治法:清利湿热。

方剂名称:止带方加减。

药物组成、剂量、煎服方法:猪苓10g,茯苓10g,车前子(包煎)15g,泽泻10g,茵陈10g,赤芍10g,丹皮10g,黄柏9g,栀子9g,牛膝10g。三剂,水煎服。日一剂,早晚分服。

48. 病案(例)摘要:张某,男,57岁,已婚,农民。2014年1月4日初诊。患者患胃病五年,近一月胃部隐痛、嘈杂。现症:胃脘隐隐灼痛,似饥而不欲食,口燥咽干,五心烦热,消瘦乏力,口渴思饮,大便干结,舌红少津,脉细数。(2022、2020、2018、2014)

答题要求:

(1) 根据上述摘要,在答题卡上完成书面分析。

(2) 中医病证鉴别:请与真心痛相鉴别。

【参考答案】

中医疾病诊断:胃痛。

中医证型诊断:胃阴亏耗证。

中医辨病辨证依据:以胃部隐痛、嘈杂为主症,辨病为胃痛。现症见胃脘隐隐灼痛,似饥而不欲食,口燥咽干,五心烦热,消瘦乏力,口渴思饮,大便干结,舌红少津,脉细数,辨证为胃阴亏耗证。胃阴亏耗,胃失濡养。

中医病证鉴别：真心痛是心经病变所引起的心痛证，多见于老年人，为当胸而痛，其多绞痛、闷痛，动辄加重，痛引肩背，常伴心悸气短，汗出肢冷，病情危急。而胃痛多表现为胀痛、隐痛、刺痛，有反复发作史，一般无放射痛，伴有嗳气、泛酸、嘈杂等脾胃症候。

治法：养阴益胃，和中止痛。

方剂名称：一贯煎合芍药甘草汤加减。

药物组成、剂量、煎服方法：沙参9g，麦冬12g，生地15g，枸杞子10g，当归10g，川楝子9g，白芍10g，甘草6g。三剂，水煎服。日一剂，早晚分服。

49. 病案（例）摘要：郑某，男，33岁，已婚，设计师。2014年6月5日初诊。患者一月前受凉后咳嗽，咳痰量多。现症：咳嗽反复发作，咳声重浊，痰多，因痰而嗽，痰出咳平，痰黏腻，色白，每于早晨或食后则咳甚痰多，进甘甜油腻食物加重，胸闷脘痞，呕恶食少，体倦，大便时溏，舌苔白腻，脉濡滑。（2021、2018、2017、2014）

答题要求：

（1）根据上述摘要，在答题卡上完成书面分析。

（2）中医病证鉴别：请与喘证相鉴别。

【参考答案】

中医疾病诊断：咳嗽。

中医证型诊断：痰湿蕴肺证。

中医辨病辨证依据：以咳嗽，咳痰量多为主症，辨病为咳嗽。现症见咳嗽反复发作，咳声重浊，痰多，因痰而嗽，痰出咳平，痰黏腻，色白，每于早晨或食后则咳甚痰多，进甘甜油腻食物加重，胸闷脘痞，呕恶食少，体倦，大便时溏，舌苔白腻，脉濡滑，辨证为痰湿蕴肺证。脾湿生痰，上渍于肺，壅遏肺气。

中医病证鉴别：咳嗽与喘证均为肺气上逆之病证，临床上也常见咳、喘并见，但咳嗽以气逆有声，咳吐痰液为主，喘证以呼吸困难，甚则不能平卧为临床特征。

治法：燥湿化痰，理气止咳。

方剂名称：二陈平胃散合三子养亲汤加减。

药物组成、剂量、煎服方法：半夏9g，陈皮10g，茯苓9g，苍术10g，川朴9g，杏仁10g，佛耳草15g，紫菀10g，款冬花10g。三剂，水煎服。日一剂，早晚分服。

50. 病案（例）摘要：焦某，男，28岁，已婚，司机。2014年1月2日初诊。患者六个月前醉酒后出现皮肤、巩膜黄染，小便黄，颜色鲜明。现症：身目发黄，黄色鲜明，上腹、右胁胀闷疼痛，牵引肩背，身热不退，口苦咽干，呕吐呃逆，尿黄赤，大便秘，舌红苔黄，脉弦滑数。（2021、2018、2014）

答题要求：

（1）根据上述摘要，在答题卡上完成书面分析。

（2）中医病证鉴别：请与萎黄相鉴别。

【参考答案】

中医疾病诊断：黄疸（阳黄）。

中医证型诊断：胆腑郁热证。

中医辨病辨证依据：以皮肤、巩膜黄染，小便黄，颜色鲜明为主症，辨病为黄疸（阳黄）。现症见身目发黄，黄色鲜明，上腹、右胁胀闷疼痛，牵引肩背，身热不退，口苦咽干，呕吐呃逆，尿黄赤，大便秘，舌红苔黄，脉弦滑数，辨证为胆腑郁热证。湿热砂石郁滞，脾胃不和，肝胆失疏。

中医病证鉴别：黄疸与萎黄均可出现身黄，黄疸发病与感受外邪、饮食劳倦或病后有关；其病机为湿滞脾胃，肝胆失疏，胆汁外溢；其主症为身黄、目黄、小便黄。萎黄之病因与饥饱劳倦、食滞虫积或病后失血有关；其病机为脾胃虚弱，气血不足，肌肤失养；其主症为肌肤萎黄不泽，目睛及小便不黄，常伴头昏倦怠、心悸少寐、纳少便溏等症状。

治法：疏肝泄热，利胆退黄。

方剂名称：大柴胡汤加减。

药物组成、剂量、煎服方法：柴胡9g，黄芩10g，半夏9g，大黄10g，枳实9g，佛手9g，郁金10g，茵陈15g，山栀10g，白芍10g，甘草6g。三剂，水煎服。日一剂，早晚分服。

51. 病案（例）摘要：常某，男，61岁，已婚，干部。2014年3月12日初诊。患者形体肥胖，半年前淋雨后出现胸闷疼痛，咳嗽痰多。现症：胸闷重而心痛微，痰多气短，肢体沉重，形体肥胖，遇阴雨天易发作，伴有倦怠乏力，纳呆便溏，咳吐痰涎，舌体胖大且边有齿痕，苔浊腻，脉滑。（2018、2014）

答题要求：

（1）根据上述摘要，在答题卡上完成书面分析。

（2）中医病证鉴别：请与真心痛相鉴别。

【参考答案】

中医疾病诊断：胸痹。

中医证型诊断：痰浊闭阻证。

中医辨病辨证依据：以胸闷疼痛为主症，辨病为胸痹。现症见胸闷重而心痛微，痰多气短，肢体沉重，形体肥胖，遇阴雨天易发作，伴有倦怠乏力，纳呆便溏，咳吐痰涎，舌体胖大且边有齿痕，苔浊腻，脉滑，辨证为痰浊闭阻证。痰浊盘踞，胸阳失展，气机痹阻，脉络阻滞。

中医病证鉴别：真心痛乃胸痹的进一步发展，症见心痛剧烈，甚至持续不解，伴有汗出、肢冷、面白、唇紫、手足青至节，脉微或结代等的危重急症。

治法：通阳泄浊，豁痰宣痹。

方剂名称：瓜蒌薤白半夏汤合涤痰汤加减。

药物组成、剂量、煎服方法：瓜蒌20g，薤白9g，半夏9g，胆南星10g，竹茹10g，人参20g，茯苓15g，甘草6g，石菖蒲6g，陈皮15g，枳实10g。三剂，水煎服。日一剂，早晚分服。

52. 病案（例）摘要：吴某，男，45岁，已婚，农民。2013年10月29日初诊。半年前出现喉中痰涎壅盛，鸣声如吹哨笛。现症：喘急胸满，但坐不得卧，咯痰黏腻难出，无明显寒热倾向，面色青暗，起病多急，常倏忽来去，发前自觉鼻、咽、眼、耳发痒，喷嚏，鼻塞，流涕，胸部憋塞，随之迅即发作，舌苔厚浊，脉滑实。(2018、2013)

答题要求：

（1）根据上述摘要，在答题卡上完成书面分析。

（2）中医病证鉴别：请与喘证相鉴别。

【参考答案】

中医疾病诊断：哮病。

中医证型诊断：风痰哮证。

中医辨病与辨证依据：以喉中鸣声如吹哨笛，喘急胸满，但坐不得卧为主症，辨病为哮病。现症见喘急胸满，但坐不得卧，咯痰黏腻难出，无明显寒热倾向，面色青暗，起病多急，常倏忽来去，发前自觉鼻、咽、眼、耳发痒，喷嚏，鼻塞，流涕，胸部憋塞，随之迅即发作，舌苔厚浊，脉滑实，辨证为风痰哮证。痰浊伏肺，风邪引触，肺气郁闭，升降失司。

中医病证鉴别：哮病和喘证都有呼吸气促、困难的表现。哮必兼喘，喘未必兼哮。哮指声响言，为喉中有哮鸣音，是一种反复发作的独立性疾病；喘是指气息言，为呼吸气促困难，是多种肺系急慢性疾病的一个症状。

治法：祛风涤痰，降气平喘。

方剂名称：三子养亲汤加味。

药物组成、剂量及煎服法：炒白芥子9g，炒紫苏子9g，麻黄6g，杏仁10g，僵蚕9g，厚朴6g，半夏6g，陈皮6g，茯苓6g。三剂，水煎服。日一剂，早晚分服。

53. 病案（例）摘要：张某，男，47岁，工人。2013年11月20日初诊。患者两年前出现咳促气涌，胸部胀痛。现症：咳嗽痰多，质黏色黄，伴有胸中烦热，身热，有汗，口渴喜冷饮，面赤，咽干，大便秘结，舌质红苔薄黄，脉滑数(2018、2013)。

答题要求：

（1）根据上述摘要，在答题卡上完成书面分析。

（2）中医病证鉴别：请与哮病相鉴别。

【参考答案】

中医疾病诊断：喘证。

中医证型诊断：痰热郁肺证。

中医辨病与辨证依据：以咳促气涌，胸部胀痛为主症，辨病为喘证。现症见咳嗽痰多,质黏色黄,伴有胸中烦热,身热,有汗,口渴喜冷饮,面赤,咽干,大便秘结,舌质红苔薄黄,脉滑数,辨证为痰热郁肺证。邪热蕴肺,蒸液成痰,痰热壅滞,肺失清肃。

中医病证鉴别:哮病和喘证都有呼吸气促、困难的表现。哮必兼喘,喘未必兼哮。哮指声响言,为喉中有哮鸣音,是一种反复发作的独立性疾病;喘是指气息言,为呼吸气促困难,是多种肺系急慢性疾病的一个症状。

治法:清热化痰,宜肺平喘。

方剂名称:桑白皮汤加减。

药物组成、剂量及煎服法:桑白皮10g,黄芩6g,知母6g,贝母9g,射干6g,瓜蒌皮6g,前胡9g,地龙9g。三剂,水煎服。日一剂,早晚分服。

54. 病案(例)摘要:毛某,男,37岁,已婚,教师。2013年1月23日初诊。患者平素嗜食肥甘厚味,形体肥胖,近来胁肋胀痛,口苦口黏。现症:胁肋灼热疼痛,痛有定处,触痛明显,口苦口黏,胸闷纳呆,恶心呕吐,小便黄赤,大便不爽,身目发黄,舌红苔黄腻,脉弦滑数。(2021、2018、2017、2013)

答题要求:

(1)根据上述摘要,在答题卡上完成书面分析。

(2)中医病证鉴别:请与悬饮相鉴别。

【参考答案】

中医疾病诊断:胁痛。

中医证型诊断:肝胆湿热证。

中医辨病辨证依据:以胁肋胀痛为主症,辨病为胁痛。现症见胁肋灼热疼痛,痛有定处,触痛明显,口苦口黏,胸闷纳呆,恶心呕吐,小便黄赤,大便不爽,身目发黄,舌红苔黄腻,脉弦滑数,辨证为肝胆湿热证。湿热蕴结,肝胆失疏,络脉失和。

中医病证鉴别:胁痛发病与情志不遂、饮食失节、跌仆损伤、久病体虚等有关,其病机为肝络失和;其主要表现为一侧或两侧胁肋部疼痛。悬饮多因素体虚弱,时邪外袭,肺失宣通,饮停胸胁,而致络气不和;其表现为饮停胸胁,胸胁咳唾引痛,呼吸或转侧加重,患侧肋间饱满,叩诊呈浊音,或兼见发热。

治法:清热利湿。

方剂名称:龙胆泻肝汤加减。

药物组成、剂量、煎服方法:龙胆草9g,山栀9g,黄芩10g,川楝子9g,枳壳10g,延胡索10g,泽泻10g,车前子(包煎)15g。三剂,水煎服。日一剂,早晚分服。

55. 病案(例)摘要:贾某,女,70岁,已婚,农民。2013年4月12日初诊。患者腹泻5年,每次黎明前腹痛,肠鸣泄泻。现症:黎明前脐腹作痛,肠鸣即泻,完谷不化,腹部喜暖,泻后则安,形寒肢冷,腰膝酸软,舌淡苔白,脉沉细。(2022、2018、2013)

答题要求：

（1）根据上述摘要，在答题卡上完成书面分析。

（2）中医病证鉴别：请与痢疾相鉴别。

【参考答案】

中医疾病诊断：泄泻。

中医证型诊断：肾阳虚衰证。

中医辨病辨证依据：以黎明前腹痛，肠鸣泄泻为主症，辨病为泄泻。现症见黎明前脐腹作痛，肠鸣即泻，完谷不化，腹部喜暖，泻后则安，形寒肢冷，腰膝酸软，舌淡苔白，脉沉细，辨证为肾阳虚衰证。命门火衰，脾失温煦。

中医病证鉴别：两者均为大便次数增多、粪质稀薄的病症。泄泻以大便次数增加，粪质稀溏，甚则如水样，或完谷不化为主症，大便不带脓血，也无里急后重，或无腹痛。而痢疾以腹痛、里急后重、便下赤白脓血为特征。

治法：温肾健脾，固涩止泻。

方剂名称：四神丸加减。

药物组成、剂量、煎服方法：补骨脂15g，肉豆蔻9g，吴茱萸5g，五味子5g。三剂，水煎服。日一剂，早晚分服。

56. 病案（例）摘要：李某，男，55岁，已婚，教师。2015年11月15日初诊。患者近1年来因工作劳累，睡眠较少，反复出现心慌不安，不能自主。近日因工作焦虑，心慌加重，有时持续1小时方能缓解。现症：心悸气短，不能自主，头晕目眩，失眠健忘，面色无华，倦怠乏力，纳呆食少。舌淡红，脉细弱。（2020、2017、2016）

（1）根据上述摘要，在答题卡上完成书面分析。

（2）中医病证鉴别：请与奔豚相鉴别。

【参考答案】

中医疾病诊断：心悸。

中医证型诊断：心血不足证。

中医辨病辨证依据：以睡眠较少，反复出现心慌不安，不能自主为主症，辨病为心悸。现症见心悸气短，不能自主，头晕目眩，失眠健忘，面色无华，倦怠乏力，纳呆食少。舌淡红，脉细弱，辨证为心血不足证。心血亏耗，心失所养，心神不宁。

中医病证鉴别：奔豚发作之时，亦觉心胸躁动不安。本病与心悸的鉴别要点为：心悸为心中剧烈跳动，发自于心；奔豚乃上下冲逆，发自少腹。

治法：补血养心，益气安神。

方剂名称：归脾汤加减。

药物组成、剂量、煎服方法：黄芪18g，人参9g，白术18g，炙甘草6g，熟地黄3g，当归3g，龙眼肉3g，茯神18g，远志3g，酸枣仁18g，木香9g。三剂，水煎服。日一剂，早晚分服。

57. 病案（例）摘要：马某，女，34岁，已婚，工人。2015年5月15日初诊。患者平素月经正常，近3个月来，经期小腹隐隐作痛，空坠不适，喜揉按，经量少，色淡稀薄，平时神疲乏力，头晕心悸，面色不华，纳少便溏。末次月经：2015年5月11日，来诊室月经已净，舌淡苔薄，脉细弱。（2017、2016）

答题要求：

(1) 根据上述摘要，在答题卡上完成书面分析。

(2) 中医病证鉴别：请与异位妊娠相鉴别。

【参考答案】

中医疾病诊断：痛经。

中医证型诊断：气血虚弱证。

中医辨病辨证依据：以经期小腹隐隐作痛为主症，辨病为痛经。现症见小腹空坠不适，喜揉按，经量少，色淡稀薄，平时神疲乏力，头晕心悸，面色不华，纳少便溏。末次月经来诊时已净，舌淡苔薄，脉细弱，辨证为气血虚弱证。气血不足，冲任亦虚，行经以后，血海空虚，冲任、胞脉失于濡养。

中医病证鉴别：异位妊娠破裂多有停经史和早孕反应，妊娠试验阳性；妇科检查时，宫颈有抬举痛，腹腔内出血较多时，子宫有漂浮感；盆腔B超检查常可见子宫腔以外有孕囊或包块存在；后穹隆穿刺或腹腔穿刺阳性；内出血严重时，患者可出现休克表现，血红蛋白下降。痛经虽可出现剧烈的小腹痛，但无上述妊娠征象。

治法：益气补血止痛。

方剂名称：圣愈汤加香附、延胡索。

药物组成、剂量、煎服方法：熟地黄20g，川芎8g，人参15g，当归15g，黄芪15g，香附10g，延胡索10g。三剂，水煎服。日一剂，早晚分服。

58. 病案（例）摘要：石某，女，38岁，已婚，职员，2015年9月29日初诊。患者平素郁郁寡欢，月经基本正常，1个月前下腹见结块，触之有形，按之疼痛。现症：下腹部结块，小腹胀满，月经先后不定，经血量多有块，经色暗，精神抑郁，面色晦暗，舌有瘀斑，脉沉弦涩。（2022、2021、2020、2017、2016）

答题要求：

(1) 根据上述摘要，在答题卡上完成书面分析。

(2) 中医病证鉴别：请与癥闭相鉴别。

【参考答案】

中医疾病诊断：癥瘕。

中医证型诊断：气滞血瘀证。

中医辨病辨证依据：以下腹见结块，触之有形，按之疼痛为主症，辨病为癥瘕。现症见下腹部结块，小腹胀满，月经先后不定，经血量多有块，经色暗，精神抑郁，面色晦暗，舌有瘀斑，脉沉弦涩，辨证为气滞血瘀证。七情内伤，肝气郁结，阻滞经脉，血行不畅，气滞血瘀，积而成块，日久成癥瘕。

中医病证鉴别：癃闭为尿液在膀胱内积聚，不能溺出的疾病，虽有小腹膨隆、胀、满、痛等症，但导尿后诸症可消。B超检查两者显示不同声像。

治法：行气活血，化瘀消癥。

方剂名称：香棱丸加减。

药物组成、剂量、煎服方法：木香1.5g，丁香1.5g，三棱3g，枳壳3g，青皮3g，川楝子3g，茴香3g，蓬莪术3g。醋糊为丸，朱砂为衣。每服20丸，炒生姜盐汤或温酒送下，不拘时候。

59. 病案（例）摘要：林某，女，45岁，已婚，职员。2013年3月6日初诊。患者素体虚弱，一周前劳累后出现发热，热势不高。现症：低热，热势不退，伴有倦怠乏力，气短懒言，自汗，食少便溏等症状，平素易于感冒，舌质淡，苔薄白，脉细弱。（2022、2017、2015、2013）

答题要求：

（1）根据上述摘要，在答题卡上完成书面分析。

（2）中医病证鉴别：请与外感发热相鉴别。

【参考答案】

中医疾病诊断：内伤发热。

中医证型诊断：气虚发热证。

中医辨病辨证依据：以发热，热势不高为主症，辨病为内伤发热。现症见低热，热势不退，伴有倦怠乏力，气短懒言，自汗，食少便溏等症状，平素易于感冒，舌质淡，苔薄白，脉细弱，辨证为气虚发热证。中气不足，阴火内生。

中医病证鉴别：内伤发热起病缓慢，病程较长，多为低热或自觉发热，而体温并不高，表现为高热者较少。不恶寒，或虽有怯冷，但得衣被则温，常兼见头晕、神疲、自汗、盗汗、脉弱等症，一般有气血阴阳亏虚或气郁、血瘀、湿阻的病史，或反复发热史。无感受外邪所致的头身疼痛、鼻塞、流涕、脉浮等症。而外感发热表现的特点有：因感受外邪而起，起病较急，病程较短，发热初期大多伴有恶寒，其恶寒得衣被而不减。发热的热度大多较高，发热的类型随病种的不同而有所差异。初起常兼有头身疼痛、鼻塞、流涕、咳嗽、脉浮等表证。外感发热由感受外邪，正邪相争所致，属实证者居多。

治法：益气健脾，甘温除热。

方剂名称：补中益气汤加减。

药物组成、剂量、煎服法：黄芪15g，党参15g，白术10g，甘草15g，当归10g，陈皮6g，升麻6g，柴胡12g，生姜9片，大枣6枚。三剂，水煎服。日一剂，早晚分服。

60. 病案（例）摘要：王某，男，65岁，已婚，退休工人。2013年8月15日初诊。患者十年前出现关节肌肉疼痛、酸楚游走不定，三天前因淋雨加重。现症：关节疼痛，屈伸不利，兼有恶风，发热，苔薄白，脉浮缓。（2017、2013）

答题要求：

（1）根据上述摘要，在答题卡上完成书面分析。

(2) 中医病证鉴别：请与痿证相鉴别。

【参考答案】

中医疾病诊断：痹证。

中医证型诊断：行痹。

中医辨病辨证依据：以关节肌肉疼痛、酸楚游走不定为主症，辨病为痹证。现症见关节疼痛，屈伸不利，兼有恶风发热，舌苔薄白，脉浮缓，辨证为行痹。风邪兼夹寒湿，留滞经脉，痹阻气血。

中医病证鉴别：鉴别要点首先在于痛与不痛，痹证以关节疼痛为主，而痿证则以肢体力弱，无疼痛症状；其次要观察肢体的活动障碍，痿证是无力运动，痹证是因疼痛而影响活动；再者，部分痿证病初即有肌肉萎缩，而痹证则是由于疼痛或关节僵直不能活动，日久废而不用导致的肌肉萎缩。

治法：祛风通络，散寒除湿。

方剂名称：防风汤加减。

药物组成、剂量及煎服法：防风15g，麻黄6g，桂枝10g，葛根10g，当归10g，茯苓6g，生姜10g，大枣9g，甘草6g。三剂，水煎服。每日一剂，早晚分服。

61. 病案（例）摘要：项某，男，78岁，已婚，退休教师。2013年4月2日初诊。患者1天前受凉出现发热，鼻塞，微恶风寒。现症：身热，微恶风寒，少汗，头昏，心烦，口干，干咳少痰，舌红少苔，脉细数。（2017、2013）

答题要求：

(1) 根据上述摘要，在答题卡上完成书面分析。

(2) 中医病证鉴别：请与时行感冒相鉴别。

【参考答案】

中医疾病诊断：感冒。

中医证型诊断：阴虚感冒。

中医辨病辨证依据：以发热，鼻塞，微恶风寒为主症，辨病为感冒。现症见身热，微恶风寒，少汗，头昏，心烦，口干，干咳少痰，舌红少苔，脉细数，辨证为阴虚感冒。阴亏津少，外受风热，表卫失和，津液不能作汗。

中医病证鉴别：普通感冒病情较轻，全身症状不重，少有传变。在气候变化时发病率可以升高，但无明显流行特点。若感冒1周以上不愈，发热不退或反见加重，应考虑感冒继发他病，传变入里。时行感冒病情较重，发病急，全身症状显著，可以发生传变，化热入里，继发或合并它病，具有广泛的传染性、流行性。

治法：滋阴解表。

方剂名称：加减葳蕤汤化裁。

药物组成、剂量、煎服方法：玉竹12g，甘草3g，大枣10g，淡豆豉10g，薄荷（后下）10g，葱白9g，桔梗10g，白薇9g。三剂，水煎服。日一剂，早晚分服。

62. 病案（例）摘要：曹某，女，65岁，已婚，农民。2013年1月3日初诊。

患者大便干结数年，近一月大便干结难解，如羊屎。现症：大便干结，如羊屎状，形体消瘦，头晕耳鸣，两颧红赤，心烦少眠，潮热盗汗，腰膝酸软，舌红少苔，脉细数。（2021、2017、2013）

答题要求：

（1）根据上述摘要，在答题卡上完成书面分析。

（2）中医病证鉴别：请与肠结相鉴别。

【参考答案】

中医疾病诊断：便秘。

中医证型诊断：阴虚秘。

中医辨病辨证依据：以大便干结难解，如羊屎为主症，辨病为便秘。现症见大便干结，如羊屎状，形体消瘦，头晕耳鸣，两颧红赤，心烦少眠，潮热盗汗，腰膝酸软，舌红少苔，脉细数，辨证为阴虚秘。阴津不足，肠失濡润。

中医病证鉴别：两者皆为大便秘结不通。但肠结多为急病，因大肠通降受阻所致，表现为腹部疼痛拒按，大便完全不通，且无矢气和肠鸣音，严重者可吐出粪便。便秘多为慢性久病，因大肠传导失常所致，表现为腹部胀满，大便干结艰行，可有矢气和肠鸣音，或有恶心欲吐，食纳减少。

治法：滋阴通便。

方剂名称：增液汤加减。

药物组成、剂量、煎服方法：玄参15g，麦冬15g，生地15g，当归15g，石斛10g，沙参15g。三剂，水煎服。日一剂，早晚分服。

63. 病案（例）摘要：周某，男，19岁，未婚，学生。2015年6月23日初诊。患者1天前运动后饮冰水500ml，出现上腹部近心窝处疼痛。现症：胃痛暴作，恶寒喜暖，得温痛减，遇寒加重，口淡不渴，喜热饮，舌苔薄白，脉弦紧。（2022、2020、2017、2015）

答题要求：

（1）根据上述摘要，在答题卡上完成书面分析。

（2）中医病证鉴别：请与真心痛相鉴别。

【参考答案】

中医疾病诊断：胃痛。

中医证型诊断：寒邪客胃证。

中医辨病辨证依据：以上腹部近心窝处疼痛1天，胃痛暴作为主症，辨病为胃痛。现症见胃痛暴作，恶寒喜暖，得温痛减，遇寒加重，口淡不渴，喜热饮，舌苔薄白，脉弦紧，辨证为寒邪客胃证。寒凝胃脘，暴遏阳气，气机郁滞。

中医病证鉴别：真心痛是心经病变所引起的心痛证，多见于老年人，为当胸而痛，其多绞痛、闷痛，动辄加重，痛引肩背，常伴心悸气短，汗出肢冷，病情危急。而胃痛多表现为胀痛、隐痛、刺痛，有反复发作史，一般无放射痛，伴有嗳气、泛酸、嘈杂等脾胃证候。

治法：温胃散寒，理气止痛。

方剂名称：香苏散合良附丸加减。

药物组成、剂量、煎服方法：高良姜6g，香附9g，紫苏9g，陈皮15g，甘草3g。三剂，水煎服。日一剂，早晚分服。

64. 病案（例）摘要：庞某，女，68岁，已婚，退休工人。2015年9月23日初诊。患者平素胆小怕事，寐而不酣间作6年，近一个月受惊吓后，症状加重。现症：虚烦不寐，有时彻夜难寐，触事易惊，终日惕惕，胆怯心悸，伴气短自汗，倦怠乏力，舌淡，脉弦细。（2020、2016）

答题要求：

（1）根据上述摘要，在答题卡上完成书面分析。

（2）中医病证鉴别：请与一时性失眠相鉴别。

【参考答案】

中医疾病诊断：不寐。

中医证型诊断：心胆气虚证。

中医辨病辨证依据：以寐而不酣间作6年，受惊吓后加重为主症，辨病为不寐。现症见虚烦不寐，有时彻夜难寐，触事易惊，终日惕惕，胆怯心悸，伴气短自汗，倦怠乏力，舌淡，脉弦细，辨证为心胆气虚证。心胆虚怯，心神失养，神魂不安。

中医病证鉴别：不寐是指单纯以失眠为主症，表现为持续的、严重的睡眠困难。若因一时性情志影响或生活环境改变引起的暂时性失眠不属病态。

治法：益气镇惊，安神定志。

方剂名称：安神定志丸合酸枣仁汤加减。

药物组成、剂量、煎服方法：人参10g，茯苓15g，甘草3g，茯神6g，远志3g，龙齿（先煎）30g，石菖蒲3g，川芎6g，酸枣仁15g，知母6g。三剂，水煎服。日一剂，早晚分服。

65. 病案（例）摘要：刘某，女，30岁，已婚。职员，2016年4月12日初诊。患者昨日中午外出就餐，当晚即出现腹部疼痛，胀满不适，大便2次，今日上午来诊。现症：脘腹胀满，疼痛拒按，嗳腐吞酸，厌食泛呕，腹痛欲泻，泻后痛减，舌苔厚腻，脉滑。（2016、2015）

答题要求：

（1）根据上述摘要，在答题卡上完成书面分析。

（2）中医病证鉴别：请与胃痛相鉴别。

【参考答案】

中医疾病诊断：腹痛。

中医证型诊断：饮食积滞证。

中医辨病辨证依据：以腹部疼痛，胀满不适为主症，辨病为腹痛。现症见脘腹胀满,疼痛拒按,嗳腐吞酸,厌食泛呕,腹痛欲泻,泻后痛减,舌苔厚腻,脉滑,辨证为饮食积滞证。食滞内停,运化失司,胃肠不和。

中医病证鉴别:胃处腹中,与肠相连,腹痛常伴有胃痛的症状,胃痛亦时有腹痛的表现,常需鉴别。首先是部位不同,胃脘在心下胃脘处,腹痛在胃脘以下,耻骨毛际以上;其次是伴随症状不同,胃痛常伴有恶心、嗳气等胃病症状,腹痛可伴有便秘、腹泻或尿频、尿急等症状。

治法:消食导滞,理气止痛。

方剂名称:枳实导滞丸加减。

药物组成、剂量、煎服方法:大黄(后下)30g,枳实15g,神曲15g,茯苓9g,黄芩9g,黄连9g,白术9g,泽泻6g。三剂,水煎服。日一剂,早晚分服。

66. 病案(例)摘要:龚某,女,46岁,已婚,工程师。2014年12月2日初诊。患者平素嗜食冷饮,近3个月出现大便艰涩困难,2~3天一行,便前腹痛拘急,胀满拒按,伴有手足不温,呃逆呕吐,舌苔白腻,脉弦紧。(2022、2016)

答题要求:

(1) 根据上述摘要,在答题卡上完成书面分析。

(2) 中医病证鉴别:请与肠结相鉴别。

【参考答案】

中医疾病诊断:便秘。

中医证型诊断:冷秘。

中医辨病辨证依据:以大便艰涩困难,2~3天一行,便前腹痛拘急,胀满拒按为主症,辨病为便秘。现症见手足不温,呃逆呕吐,舌苔白腻,脉弦紧,辨证为冷秘证。阴寒内盛,凝滞胃肠。

中医病证鉴别:两者皆为大便秘结不通。但肠结多为急病,因大肠通降受阻所致,表现为腹部疼痛拒按,大便完全不通,且无矢气和肠鸣音,严重者可吐出粪便。便秘多为慢性久病,因大肠传导失常所致,表现为腹部胀满,大便干结艰行,可有矢气和肠鸣音,或有恶心欲吐,食纳减少。

治法:温里散寒,通便止痛。

方剂名称:温脾汤加减。

药物组成、剂量、煎服方法:附子(先煎)6g,大黄(后下)15g,党参6g,干姜9g,甘草6g,当归9g,肉苁蓉3g,乌药3g。三剂,水煎服。日一剂,早晚分服。

67. 病案(例)摘要:宋某,女,25岁,已婚,职员。2015年8月21日初诊。患者停经4个月,阴道少量出血伴小腹下坠一周。既往子宫肌瘤4年,末次月经:2015年4月21日,停经后无明显不适,2月前B超提示宫内早孕,子宫肌瘤(4.2cm×3.6cm)。近一周少量阴道流血,色暗红,自觉腰酸下坠,口干不欲饮,舌暗红,舌边有瘀斑,脉沉弦。(2016)

答题要求：

（1）根据上述摘要，在答题卡上完成书面分析。

（2）中医病证鉴别：请与激经相鉴别。

【参考答案】

中医疾病诊断：胎动不安。

中医证型诊断：癥瘕伤胎证。

中医辨病辨证依据：以妊娠期间阴道少量出血，小腹下坠为主症，有子宫肌瘤史，辨病为胎动不安。现症见近一周少量阴道流血，色暗红，自觉腰酸下坠，口干不欲饮，舌暗红，舌边有瘀斑，脉沉弦，辨证为癥瘕伤胎证。癥瘕瘀阻胞脉，孕后冲任气血失调，血不归经，胎失摄养。

中医病证鉴别：两者均为妊娠后少量阴道出血，但激经出现时间较为有规律，且没有小腹下坠的症状，而胎动不安则阴道可见不规律出血。

治法：祛瘀消癥，固冲安胎。

方剂名称：桂枝茯苓丸合寿胎丸。

药物组成、剂量、煎服方法：桂枝6g，茯苓6g，芍药6g，丹皮6g，桃仁6g，菟丝子12g，桑寄生6g，续断6g，阿胶（烊化）6g，杜仲6g。三剂，水煎服。日一剂，早晚分服。

68. 病案（例）摘要：陈某，女，24岁，未婚，教师。2016年5月10日初诊。患者1天前于炎热天气外出归来后出现鼻塞、流涕、多嚏、咽痒，周身酸楚不适。现症：痰黏，咽喉乳蛾红肿疼痛，鼻塞，流黄浊涕，口干欲饮，舌苔薄白微黄，舌边尖红，脉浮数。（2022、2016）

答题要求：

（1）根据上述摘要，在答题卡上完成书面分析。

（2）中医病证鉴别：请与风温相鉴别。

【参考答案】

中医疾病诊断：感冒。

中医证型诊断：风热感冒。

中医辨病辨证依据：以鼻塞、流涕、多嚏、咽痒，周身酸楚不适为主症，辨病为感冒。现症见痰黏，咽喉乳蛾红肿疼痛，鼻塞，流黄浊涕，口干欲饮，舌苔薄白微黄，舌边尖红，脉浮数，辨证为风热感冒。风热犯表，热郁肌腠，卫表失和，肺失清肃。

中医病证鉴别：风热感冒与风温初起颇为相似，但风温病势急骤，寒战发热甚至高热，汗出后热虽暂降，但脉数不静，身热旋即复起，咳嗽胸痛，头痛较剧，甚至出现神志昏迷、惊厥、谵妄等传变入里的证候。而感冒发热一般不高或不发热，病势轻，不传变，服解表药后，多能汗出热退，脉静身凉，病程短，预后良好。

治法：辛凉解表。

方剂名称：银翘散加减。

药物组成、剂量、煎服方法：金银花30g，连翘30g，黑山栀12g，淡豆豉15g，薄荷（后下）18g，荆芥12g，竹叶12g，芦根18g，牛蒡子18g，桔梗18g。三剂，水煎服。日一剂，早晚分服。

69. 病案（例）摘要：王某，女，55岁，已婚，农民。2015年8月18日初诊。患者2天前受惊后出现自觉心中悸动不安，心搏异常，伴胸闷不舒。现症：心悸时发时止，受惊易作，胸闷烦躁，失眠多梦，口干苦，大便秘结，小便短赤，舌红，苔黄腻，脉弦滑。（2022、2016）

答题要求：

（1）根据上述摘要，在答题卡上完成书面分析。

（2）中医病证鉴别：请与奔豚相鉴别。

【参考答案】

中医疾病诊断：心悸。

中医证型诊断：痰火扰心证。

中医辨病辨证依据：以心中悸动不安，心搏异常，伴胸闷不舒为主症，辨病为心悸。现症见心悸时发时止，受惊易作，胸闷烦躁，失眠多梦，口干苦，大便秘结，小便短赤，舌红，苔黄腻，脉弦滑，辨证为痰火扰心证。痰浊停聚，郁久化火，痰火扰心，心神不安。

中医病证鉴别：奔豚发作之时，亦觉心胸躁动不安。本病与心悸的鉴别要点为：心悸为心中剧烈跳动，发自于心；奔豚乃上下冲逆，发自少腹。

治法：清热化痰，宁心安神。

方剂名称：黄连温胆汤加减。

药物组成、剂量、煎服方法：黄连6g，山栀6g，竹茹12g，半夏6g，胆南星6g，全瓜蒌6g，陈皮9g，生姜6g，枳实6g，远志6g，菖蒲6g，酸枣仁6g，生龙骨（先煎）30g，生牡蛎（先煎）30g。三剂，水煎服。日一剂，早晚分服。

70. 病案（例）摘要：刘某，女，35岁，已婚，职员。2016年3月26日初诊。患者近来脾气暴躁，易怒。1周前出现咳嗽、咳痰。现症：咳嗽呈阵发性，表现为上气咳逆阵作，咳时面赤，痰滞咽喉而咯之难出，量少质黏，胸胁胀痛，症状可随情绪波动而增减，舌红，舌苔薄黄少津，脉弦数。（2022、2016）

答题要求：

（1）根据上述摘要，在答题卡上完成书面分析。

（2）中医病证鉴别：请与喘证相鉴别。

【参考答案】

中医疾病诊断：咳嗽。

中医证型诊断：肝火犯肺证。

中医辨病辨证依据：以咳嗽、咳痰为主症，辨病为咳嗽。现症见咳嗽呈阵发性，表现为上气咳逆阵作，咳时面赤，痰滞咽喉而咯之难出，量少质黏，胸胁胀痛，症状可随情绪波动而增减，舌红，舌苔薄黄少津，脉弦数，辨证为肝火犯肺证。肝郁化火，上逆侮肺。

中医病证鉴别：咳嗽与喘证均为肺气上逆之病证，临床上也常见咳、喘并见，但咳嗽以气逆有声，咯吐痰液为主，喘证以呼吸困难，甚则不能平卧为临床特征。

治法：清肺泻肝，顺气降火。

方剂名称：黛蛤散合黄芩泻白散加减。

药物组成、剂量、煎服方法：桑白皮30g，地骨皮30g，黄芩30g，山栀15g，丹皮15g，青黛30g，海蛤壳30g（先煎）、粳米15g，苏子15g，竹茹15g，枇杷叶15g，甘草3g。三剂，水煎服。日一剂，早晚分服。

71. 病案（例）摘要：杨某，女，32岁，已婚，职员。2015年3月30日初诊。患者有月经后期病史，产后出血史。平素月经量少，经色淡而质薄。末次月经为2014年5月10日。现症：月经逐渐后延，量少，经色淡而质薄，继而停闭不行，头晕眼花，神疲肢软，毛发不泽易脱落，羸瘦萎黄，脉沉缓，舌淡苔少。（2022、2020、2016）

答题要求：

（1）根据上述摘要，在答题卡上完成书面分析。

（2）中医病证鉴别：请与胎死腹中鉴别。

【参考答案】

中医疾病诊断：闭经。

中医证型诊断：气血虚弱证。

中医辨病辨证依据：以月经停闭不行为主症，有月经后期病史，产后出血史，辨病为闭经。现症见月经逐渐后延，量少，经色淡而质薄，继而停闭不行，头晕眼花，神疲肢软，毛发不泽易脱落，羸瘦萎黄，脉沉缓，舌淡苔少，辨证为气血虚弱证。营血大亏，冲任血虚。

中医病证鉴别：胎死腹中者，除月经停闭外，尚应有妊娠的征象，但子宫增大多小于停经月份。B超检查宫腔内可见孕囊、胚芽或胎体，但无胎心搏动。闭经者，停经前大多有月经紊乱，停经后无妊娠征象。

治法：补气养血调经。

方剂名称：八珍汤加减。

药物组成、剂量、煎服方法：人参10g，白术10g，白茯苓10g，当归10g，川芎10g，白芍10g，熟地10g，甘草5g，生姜3片，大枣5枚。三剂，水煎服。日一剂，早晚分服。

72. 病案（例）摘要：章某，女，58岁，已婚，退休干部。2015年8月12日初诊。患者家族中有哮病史。患者于3天前受热后出现鼻痒、喷嚏，喉中有明显哮鸣声，呼吸困难，不能平卧。现症：喉中哮鸣声如吼，喘而气粗，呼吸困难，不能平卧，舌红苔黄腻，脉弦滑。（2016）

答题要求：

(1) 根据上述摘要，在答题卡上完成书面分析。

(2) 中医病证鉴别：请与喘证相鉴别。

【参考答案】

中医疾病诊断：哮病。

中医证型诊断：热哮证。

中医辨病辨证依据：以喉中有明显哮鸣声，呼吸困难，不能平卧为主症，辨病为哮病。喉中哮鸣声如吼，喘而气粗，呼吸困难，不能平卧，舌红苔黄腻，脉弦滑，辨证为热哮证。痰热蕴肺，壅阻气道，肺失清肃。

中医病证鉴别：哮病和喘证都有呼吸急促、困难的表现。哮必兼喘，但喘未必兼哮。哮指声响言，喉中哮鸣有声，是一种反复发作的独立性疾病；喘指气息言，为呼吸气促困难，是多种肺系急慢性疾病的一个症状。

治法：清热宣肺，化痰定喘。

方剂名称：定喘汤加减。

药物组成、剂量、煎服方法：麻黄9g，黄芩4.5g，桑白皮9g，杏仁4.5g，半夏9g，款冬9g，苏子6g，白果9g，甘草3g。三剂，水煎服。日一剂，早晚分服。

73. 病案（例）摘要：胡某，男，64岁，已婚，农民。2016年4月2日初诊。患者平素嗜食肥甘厚腻，有咳嗽病史。1天前劳累后出现喘促短气，呼吸困难，不能平卧。现症：喘而胸满闷塞，甚则胸盈仰息，咳嗽，痰多黏腻色白，咯吐不利，兼有呕恶，食少，口黏不渴，舌苔白腻，脉滑。（2021、2016）

答题要求：

(1) 根据上述摘要，在答题卡上完成书面分析。

(2) 中医病证鉴别：请与哮病相鉴别。

【参考答案】

中医疾病诊断：喘证。

中医证型诊断：痰浊阻肺证。

中医辨病辨证依据：以喘促短气，呼吸困难，不能平卧为主症，有咳嗽病史，辨病为喘证。现症见喘而胸满闷塞，甚则胸盈仰息，咳嗽，痰多黏腻色白，咯吐不利，兼有呕恶，食少，口黏不渴，舌苔白腻，脉滑，辨证为痰浊阻肺证。中阳不运，积湿生痰，痰浊壅肺，肺失肃降。

中医病证鉴别：喘证和哮病都有呼吸急促、困难的表现。喘指气息而言，为呼吸气促困难，甚则张口抬肩，摇身撷肚，是多种肺系疾病的一个症状；哮指声响而言，必见喉中哮鸣有声，亦伴呼吸困难，是一种反复发作的独立性疾病。喘未必兼哮，而哮必兼喘。

治法：祛痰降逆，宣肺平喘。

方剂名称：二陈汤合三子养亲汤加减。

药物组成、剂量、煎服方法：半夏15g，陈皮15g，茯苓9g，苏子9g，白芥子9g，莱菔子9g，杏仁9g，紫菀9g，旋覆花（包煎）9g。三剂，水煎服。日一剂，早晚分服。

74．病案（例）摘要：毛某，男，60岁，已婚，农民。2015年6月20日初诊。患者3周前下水劳作，当晚出现头面水肿，继而足胫浮肿，按之凹陷即起。现症：全身水肿，下肢明显，按之没指，小便短少，身体困重，胸闷，纳呆，泛恶，苔白腻，脉沉缓。(2021、2016)

答题要求：

(1) 根据上述摘要，在答题卡上完成书面分析。

(2) 中医病证鉴别：请与阴水相鉴别。

【参考答案】

中医疾病诊断：水肿（阳水）。

中医证型诊断：水湿浸渍证。

中医辨病辨证依据：以头面水肿，继而足胫浮肿，按之凹陷即起为主症，辨病为水肿（阳水）。现症见全身水肿，下肢明显，按之没指，小便短少，身体困重，胸闷，纳呆，泛恶，苔白腻，脉沉缓，辨证为水湿浸渍证。水湿内侵，脾气受困，脾阳不振。

中医病证鉴别：阳水病因多为风邪、疮毒、水湿。发病较急，每成于数日之间，肿多由面目开始，自上而下，继及全身，肿处皮肤绷急光亮，按之凹陷即起，兼有寒热等表证，属表、属实，一般病程较短。阴水病因多为饮食劳倦、先天或后天因素所致的脏腑亏损，发病缓慢，肿多由足踝开始，自下而上，继及全身，肿处皮肤松弛，按之凹陷不易恢复，甚则按之如泥，属里、属虚或虚实夹杂，病程较长。

治法：运脾化湿，通阳利水。

方剂名称：五皮饮合胃苓汤加减。

药物组成、剂量、煎服方法：桑白皮9g，陈皮9g，大腹皮9g，茯苓皮9g，生姜皮9g，苍术10g，厚朴10g，草果6g，桂枝10g，白术20g，茯苓15g，猪苓10g，泽泻10g。三剂，水煎服。日一剂，早晚分服。

75．病案（例）摘要：宋某，女，40岁，已婚，农民。2015年9月26日初诊。患者3天前同家人争吵后出现胸部闷痛，伴有心悸、气短、自汗。现症：心胸满闷，隐痛阵发，痛有定处，时欲太息，胸闷遇情志不遂时加重，兼有胃脘胀闷，得嗳气则舒，苔薄腻，脉细弦。(2021、2016)

答题要求：

(1) 根据上述摘要，在答题卡上完成书面分析。

(2) 中医病证鉴别：请与胃脘痛相鉴别。

【参考答案】

中医疾病诊断：胸痹。

中医证型诊断：气滞心胸证。

中医辨病辨证依据：以胸部闷痛，伴有心悸、气短、自汗为主症，辨病为胸痹。

现症见心胸满闷，隐痛阵发，痛有定处，时欲太息，胸闷遇情志不遂时加重，兼有胃脘胀闷，得嗳气则舒，苔薄腻，脉细弦，辨证为气滞心胸证。肝失疏泄，气机郁滞，心脉不和。

中医病证鉴别：心在脘上，脘在心下，故有胃脘当心而痛之称，以其部位相近。胸痹之不典型者，其疼痛可在胃脘部，极易混淆。但胸痹以闷痛为主，为时极短，虽与饮食有关，但休息、服药常可缓解。胃脘痛与饮食相关，以胀痛为主，局部有压痛，持续时间较长，常伴有泛酸、嘈杂、嗳气、呃逆等胃部症状。

治法：疏肝理气，活血通络。

方剂名称：柴胡疏肝散加减。

药物组成、剂量、煎服方法：柴胡10g，枳壳6g，香附10g，陈皮6g，川芎6g，赤芍10g。三剂，水煎服。日一剂，早晚分服。

76. 病案（例）摘要：张某，女，50岁，已婚，农民。2015年10月1日初诊。患者平素饮食不节。1月前出现入寐困难，伴有头痛、头昏。现症：心烦不寐，胸闷脘痞，泛恶嗳气，伴口苦，头重，目眩，舌偏红，苔黄腻，脉滑数。（2021、2016）

答题要求：

（1）根据上述摘要，在答题卡上完成书面分析。

（2）中医病证鉴别：请与健忘相鉴别。

【参考答案】

中医疾病诊断：不寐。

中医证型诊断：痰热扰心证。

中医辨病辨证依据：以入寐困难，伴有头痛、头昏为主症，辨病为不寐。现症见心烦不寐，胸闷脘痞，泛恶嗳气，伴口苦，头重，目眩，舌偏红，苔黄腻，脉滑数，辨证为痰热扰心证。湿食生痰，郁痰生热，扰动心神。

中医病证鉴别：不寐是指单纯以失眠为主症，表现为持续的、严重的睡眠困难。健忘是指记忆力差、遇事易忘的症状。多因心脾亏损，年老精气不足，或瘀痰阻痹等所致。常见于神劳、脑萎、头部内伤、中毒等脑系为主的疾病之中。

治法：清化痰热，和中安神。

方剂名称：黄连温胆汤加减。

药物组成、剂量、煎服方法：半夏6g，陈皮9g，茯苓6g，枳实6g，黄连9g，竹茹6g，龙齿（先煎）20g，珍珠母（先煎）30g，磁石（先煎）10g。三剂，水煎服。日一剂，早晚分服。

77. 病案（例）摘要：朱某，女，30岁，已婚，职员。2015年8月23日初诊。患者1天前于白天午后外出，当晚出现头胀如裂，发热，口渴喜饮。现症：头痛而胀，恶风，面红目赤，大便不畅，溲赤，舌尖红，苔薄黄，脉浮数。（2020、2016）

答题要求：

（1）根据上述摘要，在答题卡上完成书面分析。

（2）中医病证鉴别：请与眩晕相鉴别。

【参考答案】

中医疾病诊断：头痛。

中医证型诊断：风热头痛。

中医辨病辨证依据：以头痛而胀，头胀如裂为主症，辨病为头痛。现症见头痛，恶风，面红目赤，大便不畅，溲赤，舌尖红，苔薄黄，脉浮数，辨证为风热头痛证。风热外袭，上扰清空，窍络失和。

中医病证鉴别：头痛与眩晕可单独出现，也可同时出现，二者对比，头痛之病因有外感与内伤两方面，眩晕则以内伤为主。临床表现，头痛以疼痛为主，实证较多；而眩晕则以昏眩为主，虚证较多。

治法：疏风清热和络。

方剂名称：芎芷石膏汤加减。

药物组成、剂量、煎服方法：菊花3g，桑叶10g，薄荷（后下）10g，蔓荆子10g，川芎10g，白芷10g，羌活、生石膏（先煎）15g，黄芩10g。三剂，水煎服。日一剂，早晚分服。

78. 病案（例）摘要：李某，男，25岁，已婚，工人。2016年3月29日初诊。患者2天前受风凉后出现头昏、乏力等症，1天前突然跌倒，神志不清，抽搐吐涎，伴尖叫与二便失禁。现症：短暂神志不清，双目呆滞，茫然若失，谈话中断，持物落地，舌质红，苔白腻，脉弦滑有力。(2022、2020、2016)

答题要求：

（1）根据上述摘要，在答题卡上完成书面分析。

（2）中医病证鉴别：请与厥证相鉴别。

【参考答案】

中医疾病诊断：痫病。

中医证型诊断：风痰闭阻证。

中医辨病辨证依据：以突然跌倒，神志不清，抽搐吐涎，伴尖叫与二便失禁为主症，辨病为痫病。现症见短暂神志不清，双目呆滞，茫然若失，谈话中断，持物落地，舌质红，苔白腻，脉弦滑有力，辨证为风痰闭阻证。痰浊素盛，肝阳化风，痰随风动，风痰闭阻，上干清窍。

中医病证鉴别：厥证除见突然仆倒、昏不知人主症外，还有面色苍白，四肢厥冷，或见口噤，握拳，手指拘急，而无口吐涎沫，两目上视，四肢抽搐和病作怪叫之见症，临床上不难区别。

治法：涤痰息风，开窍定痫。

方剂名称：定痫丸加减。

药物组成、剂量、煎服方法：天麻30g，全蝎15g，僵蚕15g，川贝母30g，胆南星15g，姜半夏30g，竹沥（兑服）6g，石菖蒲15g，琥珀15g，远志20g，茯苓30g，陈皮

20g，丹参6g。调甘草、竹沥、姜汁共制为丸，每服6g，早晚各一次，温开水送下。

79. 病案（例）摘要：谭某，女，20岁，未婚，学生。2016年4月14日初诊。患者平素性情急躁。2天前见忧郁不畅、情绪不宁、胸胁胀满疼痛。现症：情绪不宁，急躁易怒，胸胁胀满，口苦而干，目赤，耳鸣，大便秘结，舌质红，苔黄，脉弦数。（2016）

答题要求：

（1）根据上述摘要，在答题卡上完成书面分析。

（2）中医病证鉴别：请与癫证相鉴别。

【参考答案】

中医疾病诊断：郁证。

中医证型诊断：气郁化火证。

中医辨病辨证依据：以忧郁不畅、情绪不宁、胸胁胀满疼痛为主症，辨病为郁证。现症见情绪不宁，急躁易怒，胸胁胀满，口苦而干，目赤，耳鸣，大便秘结，舌质红，苔黄，脉弦数，辨证为气郁化火证。肝郁化火，横逆犯胃。

中医病证鉴别：两者均与五志过极、七情内伤有关，临床表现都有心神失常症状。郁证以心情抑郁、情绪不宁、胸部满闷、胁肋胀痛，或易怒喜哭，或咽中如有异物梗塞等症为主要临床表现。癫证多发于青壮年，男女发病率无显著差别，病程迁延，主要表现为精神错乱，失去自控能力，心神失常的症状极少自行缓解。

治法：疏肝解郁，清肝泻火。

方剂名称：丹栀逍遥散加减。

药物组成、剂量、煎服方法：柴胡9g，薄荷（后下）6g，郁金6g，制香附6g，当归9g，白芍9g，白术9g，茯苓9g，丹皮6g，栀子6g。三剂，水煎服。日一剂，早晚分服。

80. 病案（例）摘要：姜某，男，80岁，已婚，农民。2015年7月28日初诊。患者因病卧床数年。1月前出现下肢痿软无力，腰膝酸软。现症：步履全废，眩晕耳鸣，舌咽干燥，遗尿，舌红少苔，脉细数。（2016）

答题要求：

（1）根据上述摘要，在答题卡上完成书面分析。

（2）中医病证鉴别：请与痹证相鉴别。

【参考答案】

中医疾病诊断：痿证。

中医证型诊断：肝肾亏损证。

中医辨病辨证依据：以下肢痿软无力，腰膝酸软为主症，因病卧床数年，辨病为痿证。现症见步履全废，眩晕耳鸣，舌咽干燥，遗尿，舌红少苔，脉细数，辨证为肝肾亏损证。肝肾亏虚，阴精不足，筋脉失养。

中医病证鉴别：区别要点首先在于痛与不痛，痹证以关节疼痛为主，而痿证则为肢体力弱，无疼痛症状；其次要观察肢体的活动障碍，痿证是无力运动，痹证是因痛而影响活动；再者，部分痿证病初即有肌肉萎缩，而痹证则是由于疼痛甚或关节僵直不能活动，日久废而不用导致肌肉萎缩。

治法：补益肝肾，滋阴清热。

方剂名称：虎潜丸加减。

药物组成、剂量、煎服方法：虎骨（狗骨代）30g，牛膝15g，熟地20g，龟板（先煎）20g，知母15g，黄柏10g，锁阳10g，当归10g，白芍6g，陈皮6g，干姜10g。炼蜜为丸，每次1丸，一日二次。亦可水煎服。

81. 病案（例）摘要：董某，女，55岁，已婚，农民。2016年4月25日初诊。患者1天前外出不慎摔倒致腰部受伤。今腰部出现刺痛，痛处固定，不能转侧。现症：痛处拒按，日轻夜重，舌质暗紫，脉涩。(2021、2016)

答题要求：

(1) 根据上述摘要，在答题卡上完成书面分析。

(2) 中医病证鉴别：请与痹证相鉴别。

【参考答案】

中医疾病诊断：腰痛。

中医证型诊断：瘀血腰痛。

中医辨病辨证依据：以腰部刺痛，痛处固定，不能转侧为主症，辨病为腰痛。现症见痛处拒按，日轻夜重，舌质暗紫，脉涩，辨证为瘀血腰痛证。瘀血阻滞，经脉痹阻，不通则痛。

中医病证鉴别：腰痛是指因外感、内伤或挫闪导致腰部气血运行不畅，或失于濡养，引起腰脊或脊旁部位疼痛为主要症状的一种病证。痹证是由于风、寒、湿、热等邪气闭阻经络，影响气血运行，导致肢体筋骨、关节、肌肉等处发生疼痛、重着、酸楚、麻木，或关节屈伸不利、僵硬、肿大、变形等症状的一种疾病。

治法：活血化瘀，通络止痛。

方剂名称：身痛逐瘀汤加减。

药物组成、剂量、煎服方法：当归9g，川芎6g，桃仁9g，红花9g，䗪虫6g，香附3g，没药6g，五灵脂（包煎）6g，地龙6g，牛膝9g。三剂，水煎服。日一剂，早晚分服。

82. 病案（例）摘要：张某，女，65岁，已婚，农民。2015年1月2日初诊。患者哮喘病史40余年，一月前着凉发作。现症：喉中哮鸣如鼾，声低，气短息促，动则喘甚，发作频繁，甚则持续哮喘，口唇爪甲青紫，咳痰无力，痰涎清稀，面色苍白，口咽干口渴，形寒肢冷，舌质淡，脉沉细。(2015)

答题要求：

(1) 根据上述摘要，在答题卡上完成书面分析。

(2) 中医病证鉴别：请与喘证相鉴别。

【参考答案】

中医疾病诊断：哮病。

中医证型诊断：虚哮证。

中医辨病辨证依据：以喉中哮鸣如鼾，气息短促为主症，有哮喘病史，辨病为哮病。现症见喉中哮鸣如鼾，声低，气短息促，动则喘甚，发作频繁，甚则持续哮喘，口唇爪甲青紫，咳痰无力，痰涎清稀，面色苍白，口咽干口渴，形寒肢冷，舌质淡，脉沉细。哮病久发，痰气瘀阻，肺肾两虚，摄纳失常。

中医病证鉴别：哮病和喘证都有呼吸急促、困难的表现。哮必兼喘，但喘未必兼哮。哮指声响言，喉中哮鸣有声，是一种反复发作的独立性疾病；喘指气息言，为呼吸气促困难，是多种肺系急慢性疾病的一个症状。

治法：补肺纳肾，降气化痰。

方剂名称：平喘固本汤加减。

药物组成、剂量、煎服方法：党参30g，黄芪30g，五味子6g，冬虫夏草（兑服）10g，胡桃肉30g，沉香（后下）3g、脐带1条、苏子10g，款冬10g，法半夏6g，橘皮10g。三剂，水煎服。日一剂，早晚分服。

83. 病案（例）摘要：夏某，女，58岁，已婚，工人。2015年1月14日初诊。患者喘证已历多年，今冬发作加甚。现症：喘促短气，气怯声低，喉有鼾声，咳声低弱，痰吐稀薄，自汗畏风，舌质淡红，脉软弱。(2020、2015)

答题要求：

(1) 根据上述摘要，在答题卡上完成书面分析。

(2) 中医病证鉴别：请与哮病相鉴别。

【参考答案】

中医疾病诊断：喘证。

中医证型诊断：肺气虚耗证。

中医辨病辨证依据：以喘促短气为主症，有喘证病史，辨病为喘证。现症见喘促短气，气怯声低，喉有鼾声，咳声低弱，痰吐稀薄，自汗畏风，舌质淡红，脉软弱，辨证为肺气虚耗。肺气亏虚，气失所主，或肺阴亦虚，虚火上炎，肺失清肃。

中医病证鉴别：喘证和哮病都有呼吸急促、困难的表现。喘指气息而言，为呼吸气促困难，甚则张口抬肩，摇身撷肚，是多种肺系疾病的一个症状；哮指声响而言，必见喉中哮鸣有声，亦伴呼吸困难，是一种反复发作的独立性疾病。喘未必兼哮，哮必定兼喘。

治法：补肺益气养阴。

方剂名称：生脉散合补肺汤加减。

药物组成、剂量、煎服方法：党参30g，五味子6g，黄芪20g，炙甘草6g，茯苓15g，桑白皮10g，干姜6g，紫菀10g，麦冬15g。三剂，水煎服。日一剂，早晚分服。

84. 病案（例）摘要：宋某，男，27岁，已婚，建筑工人。2015年3月2日初诊。患者两个月前出现疲劳乏力，干咳，食欲不振，形体逐渐消瘦。现症：干咳，咳声短促，痰中带有血丝，色鲜红，胸部隐隐闷痛，午后自觉手足心热，皮肤干灼，口干咽燥，近期曾有与肺痨病人接触史。舌苔薄白，舌边尖红，脉细数。(2020、2015)

答题要求：

(1) 根据上述摘要，在答题卡上完成书面分析。

(2) 中医病证鉴别：请与肺痿相鉴别。

【参考答案】

中医疾病诊断：肺痨。

中医证型诊断：肺阴亏损证。

中医辨病辨证依据：以干咳，痰中带血丝，午后手足心热，形体逐渐消瘦为主症，有与肺痨病人接触史，辨病为肺痨。现症干咳，咳声短促，痰中带有血丝，色鲜红，胸部隐隐闷痛，午后自觉手足心热，皮肤干灼，口干咽燥，近期曾有与肺痨病人接触史。舌苔薄白，舌边尖红，脉细数，辨证为肺阴亏损证。阴虚肺燥，肺失滋润，肺伤络损。

中医病证鉴别：肺痨与肺痿均为病位在肺的慢性虚损性疾患。但肺痿是肺部多种慢性疾患后期转归而成，如肺痈、肺痨、久嗽等导致肺叶痿弱不用，俱可成痿。肺痨后期可以转成肺痿。但必须明确肺痨并不等于就是肺痿，两者有因果、轻重的不同。若肺痨的晚期，出现干咳、咳吐涎沫等症者，即已转属肺痿。在临床上肺痿是以咳吐浊唾涎沫为主症，而肺痨是以咳嗽、咳血、潮热、盗汗为特征。

治法：滋阴润肺。

方剂名称：月华丸加减。

药物组成、剂量、煎服方法：北沙参9g，麦冬15g，天冬10g，玉竹12g，百部10g，白及10g，百合10g。阿胶和药，炼蜜为丸，每服1丸，嚼化，日三次。

85. 病案（例）摘要：薄某，男，48岁，已婚，司机。2015年2月1日初诊。患者十年前劳累后出现胸闷，胸痛伴心悸、气短，经休息或服药后缓解。现症：心胸隐痛，时作时休，心悸气短，动则益甚，伴倦怠乏力，声息低微，易汗出，舌质淡红，舌体胖且边有齿痕，苔薄白，脉虚细缓。(2020、2015)

答题要求：

(1) 根据上述摘要，在答题卡上完成书面分析。

(2) 中医病证鉴别：请与悬饮相鉴别。

【参考答案】

中医疾病诊断：胸痹。

中医证型诊断：气阴两虚证。

中医辨病辨证依据：以胸闷、胸痛伴心悸、气短为主症，辨病为胸痹。现症见心胸隐痛，时作时休，心悸气短，动则益甚，伴倦怠乏力，声息低微，易汗出，舌质淡红，舌体胖且边有齿痕，苔薄白，脉虚细缓，辨证为气阴两虚证。心气不足，阴血亏耗，血行瘀滞。

中医病证鉴别：悬饮、胸痹均有胸痛，但胸痹为当胸闷痛，并可向左肩或左臂内侧等部位放射，常因受寒、饱餐、情绪激动、劳累而突然发作，历时短暂，休息或用药后得以缓解。悬饮为胸胁胀痛，持续不解，多伴有咳唾，转侧、呼吸时疼痛加重，肋间饱满，并有咳嗽、咳痰等肺系证候。

治法：益气养阴，活血通脉。

方剂名称：生脉散合人参养荣汤加减。

药物组成、剂量、煎服方法：麦冬15g，五味子6g，玉竹10g，人参30g，当归15g，炙甘草6g，黄芪30g，肉桂（后下）3g，丹参15g。三剂，水煎服。日一剂，早晚分服。

86. 病案（例）摘要：王某，女，33岁，已婚，工人。2015年2月2日初诊。患者反复呕吐两年余，伴神疲乏力、纳呆。现症：饮食稍多即欲呕吐，时发时止，面色㿠白，倦怠乏力，喜暖恶寒，四肢不温，大便溏薄，舌质淡，脉濡弱。（2020、2015）

答题要求：

（1）根据上述摘要，在答题卡上完成书面分析。

（2）中医病证鉴别：请与噎膈相鉴别。

【参考答案】

中医疾病诊断：呕吐。

中医证型诊断：脾胃阳虚证。

中医辨病辨证依据：以反复呕吐，伴神疲乏力、纳呆为主症，辨病为呕吐。现症见饮食稍多即欲呕吐，时发时止，面色㿠白，倦怠乏力，喜暖恶寒，四肢不温，大便溏薄，舌质淡，脉濡弱，辨证为脾胃阳虚证。脾胃虚寒，失于温煦，运化失职。

中医病证鉴别：呕吐与噎膈，皆有呕吐的症状。然呕吐之病，进食顺畅，吐无定时。噎膈之病，进食哽噎不顺或食不得入，或食入即吐，甚则因噎废食。呕吐大多病情较轻，病程较短，预后尚好。而噎膈多因内伤所致，病情深重，病程较长，预后欠佳。

治法：温中健脾，和胃降逆。

方剂名称：理中汤加减。

药物组成、剂量、煎服方法：人参20g，白术10g，干姜10g，甘草6g。三剂，水煎服。日一剂，早晚分服。

87. 病案（例）摘要：患者李某，女，58岁，2012年7月28日就诊。自诉腹痛腹泻2天。患者2天前吃麻辣火锅，当晚即作腹痛泄泻，自服黄连素片效果不佳，前来就诊。现症见：腹痛腹泻，泻下急迫，泻而不爽，粪便色黄而臭，肛门灼

热，大便日行 7~8 次，小便短赤，烦热口干渴，舌质红，苔黄腻，脉滑数。(2015)

答题要求：

(1) 根据上述摘要，在答题卡上完成书面分析。

(2) 中医病证鉴别：请与痢疾鉴别。

【参考答案】

中医疾病诊断：泄泻。

中医证型诊断：湿热伤中证。

中医辨病辨证依据：以腹痛泄泻，便次增多为主症，有饮食不洁史，辨病为泄泻，现症见腹痛腹泻，泻下急迫，泻而不爽，粪便色黄而臭，肛门灼热，大便日行 7~8 次，小便短赤，烦热口干渴，舌质红，苔黄腻，脉滑数，辨证为湿热伤中证。湿热内蕴，气机壅滞，下迫大肠。

中医病证鉴别：泄泻与痢疾均为大便次数增多、粪质稀薄的病证。泄泻以大便次数增加，粪质稀溏，甚则如水样，或完谷不化为主症，大便不带脓血，也无里急后重，或无腹痛。痢疾以腹痛、里急后重、便下赤白脓血为特征。

治法：清热利湿，分利止泻。

方剂名称：葛根芩连汤加减。

药物组成、剂量、煎服法：葛根 15g，黄芩 10g，黄连 6g，甘草 6g，木香 10g，山药 15g，白豆蔻（后下）6g。三剂，水煎服。日一剂，早晚分服。

88. 病案（例）摘要：王某，男，50 岁，已婚，职员。2014 年 5 月 6 日初诊。患者久病多年，1 天前劳累后出现血尿。现症：血尿，血色淡红，头晕耳鸣，精神疲惫，腰脊酸痛，舌质淡，脉沉弱。(2015)

答题要求：

(1) 根据上述摘要，在答题卡上完成书面分析。

(2) 中医病证鉴别：请与血淋相鉴别。

【参考答案】

中医疾病诊断：血证（尿血）。

中医证型诊断：肾气不固证。

中医辨病辨证依据：以血尿为主症，辨病为血证（尿血）。现症见血色淡红，头晕耳鸣，精神疲惫，腰脊酸痛，舌质淡，脉沉弱，辨证为肾气不固证。肾虚不固，血失藏摄。

中医病证鉴别：血淋与尿血均表现为血从尿道而出，两者以小便时痛与不痛为鉴别要点。不痛者为尿血，痛（淋沥刺痛）者为血淋。

治法：补益肾气，固摄止血。

方剂名称：无比山药丸加减。

药物组成、剂量、煎服法：熟地 20g，山药 25g，山茱萸 15g，怀牛膝 15g，肉苁蓉

15g, 菟丝子 20g, 杜仲 15g, 巴戟天 10g, 茯苓 15g, 泽泻 20g, 五味子 15g, 赤石脂 (先煎) 10g, 仙鹤草 10g, 蒲黄 (包煎) 10g, 槐花 10g, 紫珠草 10g。三剂, 水煎服。日一剂, 早晚分服。

89. 病案（例）摘要：李某，男，69岁，已婚，干部。2012年9月7日初诊。患者平素喜食辛辣肥甘厚味，3个月前无明显诱因出现多食易饥，口渴，多尿。现症：多食易饥，口渴，尿多，形体消瘦，大便干燥，苔黄，脉滑实有力。(2021、2015、2013)

答题要求：

(1) 根据上述摘要，在答题卡上完成书面分析。

(2) 中医病证鉴别：请与瘿病相鉴别。

【参考答案】

中医疾病诊断：消渴（中消）。

中医证型诊断：胃热炽盛证。

中医辨病辨证依据：以多食易饥，口渴，多尿为主症，辨病为消渴（中消）。现症见多食易饥，口渴，尿多，形体消瘦，大便干燥，苔黄，脉滑实有力，辨证为胃热炽盛证。胃火内炽，胃热消谷，耗伤津液。

中医病证鉴别：两者都可见多食易饥，消瘦症状。瘿病中气郁化火，阴虚火旺的症状，以情绪激动，多食易饥，形体日渐消瘦，心悸，眼突，颈部一侧或两侧肿大为特征。其中的多食易饥、消瘦，类似消渴病的中消，但眼球突出，颈前瘿肿有形则与消渴有别，且无消渴病多饮、多尿、尿甜的症状。

治法：清胃泻火，养阴增液。

方剂名称：玉女煎加减。

药物组成、剂量、煎服法：生石膏（先煎）15g，知母 5g，黄连 6g，栀子 5g，玄参 6g，生地黄 20g，麦冬 6g，川牛膝 5g。三剂，水煎服。日一剂，早晚分服。

90. 病案（例）摘要：王某，男，35岁，已婚，职员。2014年8月6日初诊。患者平素喜食辛辣肥甘厚味，饮酒后次日出现低热不退。现症：低热，午后热甚，心胸烦热，胸闷脘痞，不思饮食，渴不欲饮，呕恶，大便稀薄，舌苔白腻，脉濡数。(2015)

答题要求：

(1) 根据上述摘要，在答题卡上完成书面分析。

(2) 中医病证鉴别：请与外感发热相鉴别。

【参考答案】

中医疾病诊断：内伤发热。

中医证型诊断：痰湿郁热证。

中医辨病辨证依据：以低热不退为主症，辨病为内伤发热。现症见低热，午后热甚，心胸烦热，胸闷脘痞，不思饮食，渴不欲饮，呕恶，大便稀薄，舌苔白腻，脉濡数，辨证为痰湿郁热证。痰湿内蕴，壅遏化热。

中医病证鉴别：内伤发热起病缓慢，病程较长，多为低热或自觉发热，而体温并不高，表现为高热者较少。不恶寒，或虽有怯冷，但得衣被则温，常兼见头晕、神疲、自汗、盗汗、脉弱等症，一般有气血阴阳亏虚或气郁、血瘀、湿阻的病史，或反复发热史。无感受外邪所致的头身疼痛、鼻塞、流涕、脉浮等症。而外感发热表现的特点有：因感受外邪而起，起病较急，病程较短，发热初期大多伴有恶寒，其恶寒得衣被而不减。发热的热度大多较高，发热的类型随病种的不同而有所差异。初起常兼有头身疼痛、鼻塞、流涕、咳嗽、脉浮等表证。外感发热由感受外邪，正邪相争所致，属实证者居多。

治法：燥湿化痰，清热和中。

方剂名称：黄连温胆汤合中和汤加减。

药物组成、剂量、煎服法：川连：半夏6g，厚朴6g，枳实6g，陈皮6g，茯苓10g，通草6g，竹叶12g，黄连6g。三剂，水煎服。日一剂，早晚分服。

91. 病案（例）摘要：李某，女，53岁，已婚，职员。2014年12月6日初诊。患者1天前受寒后出现关节疼痛，屈伸不利。现症：肢体关节疼痛，痛势较剧，部位固定，遇寒则痛甚，得热则痛减，关节屈伸不利，局部皮肤有寒冷感，舌质淡，舌苔薄白，脉弦紧。（2021、2015）

答题要求：

（1）根据上述摘要，在答题卡上完成书面分析。

（2）中医病证鉴别：请与痿证相鉴别。

【参考答案】

中医疾病诊断：痹证。

中医证型诊断：痛痹。

中医辨病辨证依据：以关节疼痛，屈伸不利为主症，辨病为痹证。现症见肢体关节疼痛，痛势较剧，部位固定，遇寒则痛甚，得热则痛减，关节屈伸不利，局部皮肤有寒冷感，舌质淡，舌苔薄白，脉弦紧，辨证为痛痹。寒邪兼夹风湿，留滞经脉，闭阻气血。

中医病证鉴别：鉴别要点首先在于痛与不痛，痹证以关节疼痛为主，而痿证则为肢体力弱，无疼痛症状，其次要观察肢体的活动障碍，痿证是无力运动，痹证是因疼痛而影响活动，再者，部分痿证病初即有肌肉萎缩，而痹证则是由于疼痛甚或关节僵直不能活动，日久废而不用导致肌肉萎缩。

治法：散寒通络，祛风除湿。

方剂名称：乌头汤加减。

药物组成、剂量、煎服法：制川乌（先煎）6g，麻黄9g，芍药9g，甘草9g，蜂蜜400mL，黄芪9g。三剂，水煎服。日一剂，早晚分服。

92. 病案（例）摘要：孙某，男，80岁，已婚，退休工人。2014年5月10日初诊。患者头晕耳鸣、腰酸10年，2小时前出现一侧肢体麻木，言謇语塞。现症：口舌歪斜，言语不利，手指瞤动，半身不遂，舌质红，苔腻，脉弦细数。(2014)

答题要求：

（1）根据上述摘要，在答题卡上完成书面分析。

（2）中医病证鉴别：请与痉证相鉴别。

【参考答案】

中医疾病诊断：中风（中经络）。

中医证型诊断：阴虚风动证。

中医辨病辨证依据：以一侧肢体麻木，言謇语塞、半身不遂为主症，有头晕耳鸣、腰酸史，辨病为中风（中经络）。现症见口舌歪斜，言语不利，手指瞤动，半身不遂，舌质红，苔腻，脉弦细数，辨证为中经络之阴虚风动证。肝肾阴虚，风阳内动，风痰瘀阻经络。

中医病证鉴别：痉证以四肢抽搐、项背强直甚至角弓反张为主症，发病时也可伴有神昏，需与中风闭证相鉴别。但痉证之神昏多出现在抽搐之后，而中风多在起病时即有神昏，而后可以出现抽搐。痉证抽搐时间长，中风抽搐时间短。痉证患者无半身不遂、口舌歪斜等症状。

治法：滋阴潜阳，息风通络。

方剂名称：镇肝息风汤加减。

药物组成、剂量、煎服方法：白芍15g，玄参15g，天冬10g，枸杞子10g，龙骨（先煎）30g，牡蛎（先煎）30g，龟板（先煎）20g，代赭石（先煎）30g，牛膝15g，当归10g，天麻9g，钩藤（后下）12g。三剂，水煎服。日一剂，早晚分服。

93. 病案（例）摘要：冯某，男，20岁，未婚，学生。2014年6月18日初诊。患者1天前出现腹部胀痛，伴胃脘痞满。现症：腹部胀痛，烦渴引饮，大便秘结，潮热汗出，小便短黄，舌质红，苔黄燥，脉滑数。(2021、2014)

答题要求：

（1）根据上述摘要，在答题卡上完成书面分析。

（2）中医病证鉴别：请与胃痛相鉴别。

【参考答案】

中医疾病诊断：腹痛。

中医证型诊断：湿热壅滞证。

中医辨病辨证依据：以腹部胀痛伴胃脘痞满为主症，辨病为腹痛。现症见腹部胀痛，烦渴引饮，大便秘结，潮热汗出，小便短黄，舌质红，苔黄燥，脉滑数，辨证为湿热壅滞证。湿热内结，气机壅滞，腑气不通。

中医病证鉴别：胃处腹中，与肠相连，腹痛常伴有胃痛的症状，胃痛亦时有腹痛的表现，常需鉴别。首先是部位不同，胃脘在心下胃脘处，腹痛在胃脘以下，耻骨毛际以上；其次是伴随症状不同，胃痛常伴有恶心、嗳气等胃病症状，腹痛可伴有便秘、腹泻或尿频、尿急等症状。

治法：泄热通腑，行气导滞。

方剂名称：大承气汤加减。

药物组成、剂量、煎服方法：大黄（后下）10g，芒硝（溶服）15g，厚朴10g，枳实9g。三剂，水煎服。日一剂，早晚分服。

94. 病案（例）摘要：陈某，女，68岁，2013年10月21日初诊。患者久病体虚，近期出现尿中带血，无尿痛。现症：久病尿血，甚或见齿衄、肌衄，食少，体倦乏力，气短声低，面色不华，舌质淡，脉细弱。（2014）

答题要求：

（1）根据上述摘要，在答题卡上完成书面分析。

（2）中医病证鉴别：请与血淋相鉴别。

【参考答案】

中医疾病诊断：血证（尿血）。

中医证型诊断：脾不统血证。

中医辨病辨证依据：以尿中带血，无尿痛为主症，辨病为血证（尿血）。现症见久病尿血，甚或见齿衄、肌衄，食少，体倦乏力，气短声低，面色不华，舌质淡，脉细弱，辨证为脾不统血证。中气亏虚，统血无力，血渗膀胱。

中医病证鉴别：血淋和尿血均表现为血由尿道而出，两者以小便时痛与不痛为鉴别要点，不痛者为尿血，痛（滴沥刺痛）者为血淋。

治法：补中健脾，益气摄血。

方剂名称：归脾汤加减。

药物组成、剂量、煎服方法：党参20g，茯苓15g，白术15g，甘草6g，当归15g，黄芪30g，酸枣10g，远志10g，龙眼肉20g，木香6g，熟地15g，阿胶（烊化）10g，仙鹤草10g，槐花15g。三剂，水煎服。日一剂，早晚分服。

95. 病案（例）摘要：邓某，男，37岁，已婚，农民。2014年1月15日初诊。患者1周前劳累后出现便血，伴少气乏力。现症：便血色紫暗，食少、体倦、面色萎黄，心悸少寐，舌质淡，脉细。（2014）

答题要求：

（1）根据上述摘要，在答题卡上完成书面分析。

（2）中医病证鉴别：请与痔疮相鉴别。

【参考答案】

中医疾病诊断：血证（便血）。

中医证型诊断：气虚不摄证。

中医辨病辨证依据：以劳累后便血，伴少气乏力为主症，辨病为血证（便血）。现症见便血色紫暗，食少、体倦、面色萎黄，心悸少寐，舌质淡，脉细，辨证为气虚不摄证。中气亏虚，气不摄血，血溢胃肠。

中医病证鉴别：痔疮属外科疾病，其大便下血特点为便时或便后出血，常伴有肛门异物感或疼痛，做肛门直肠检查时，可发现内痔或外痔。与内科所论之便血不难鉴别。

治法：益气摄血。

方剂名称：归脾汤加减。

药物组成、剂量、煎服方法：党参30g，茯苓15g，白术15g，甘草6g，当归15g，黄芪30g，酸枣仁9g，远志10g，龙眼肉20g，木香9g，阿胶（烊化）10g，地榆15g，槐花15g，仙鹤草10g。三剂，水煎服。日一剂，早晚分服。

96. 病案（例）摘要：何某，女，44岁，已婚，教师。2014年4月23日初诊。患者平素暴躁，1天前生气后出现头部胀痛，心烦。现症：头昏胀痛，两侧为重，心烦易怒，夜寐不宁，口苦面红，舌红苔黄，脉弦数。（2014）

答题要求：

（1）根据上述摘要，在答题卡上完成书面分析。

（2）中医病证鉴别：请与眩晕相鉴别。

【参考答案】

中医疾病诊断：头痛。

中医证型诊断：肝阳上亢证。

中医辨病辨证依据：以为头部胀痛主症，辨病为头痛。现症见头昏胀痛，两侧为重，心烦易怒，夜寐不宁，口苦面红，舌红苔黄，脉弦数，辨证为肝阳上亢证。肝失条达，气郁化火，阳亢风动。

中医病证鉴别：头痛与眩晕可单独出现，也可同时出现，二者对比，头痛之病因有外感与内伤两方面，眩晕则以内伤为主。临床表现，头痛以疼痛为主，实证较多；而眩晕则以昏眩为主，虚证较多。

治法：平肝潜阳息风。

方剂名称：天麻钩藤饮加减。

药物组成、剂量、煎服方法：天麻9g，钩藤（后下）12g，石决明（先煎）15g，山栀9g，黄芩10g，丹皮15g，桑寄生15g，杜仲15g，牛膝10g，益母草15g，白芍15g，夜交藤15g，茯神15g。三剂，水煎服。日一剂，早晚分服。

97. 病案（例）摘要：褚某，女，58岁，已婚，工人。2014年1月19日初诊。患者一月前受寒后突然出现心痛如绞，心悸，面色苍白。现症：猝然心痛如绞，心痛彻背，喘不得卧，多因骤感风寒而发病，伴形寒，冷汗自出，胸闷气短，心悸，面色苍白，苔薄白，脉沉紧。（2022、2020、2014）

答题要求：

（1）根据上述摘要，在答题卡上完成书面分析。

（2）中医病证鉴别：请与真心痛相鉴别。

【参考答案】

中医疾病诊断：胸痹。

中医证型诊断：寒凝心脉证。

中医辨病辨证依据：以心痛如绞，心悸，面色苍白为主症，辨病为胸痹。现症见猝然心痛如绞，心痛彻背，喘不得卧，多因骤感风寒而发病，伴形寒，冷汗自出，胸闷气短，心悸，面色苍白，苔薄白，脉沉紧，辨证为寒凝心脉证。素体阳虚，阴寒凝滞，气血瘀阻，心阳不振。

中医病证鉴别：真心痛乃胸痹的进一步发展，症见心痛剧烈，甚至持续不解，伴有汗出、肢冷、面白、唇紫、手足青至节，脉微或结代等的危重急症。

治法：辛温散寒，宣通心阳。

方剂名称：枳实薤白桂枝汤合当归四逆汤加减。

药物组成、剂量、煎服方法：桂枝15g，细辛6g，薤白15g，瓜蒌20g，当归15g，白芍15g，甘草6g，枳实9g，厚朴10g，大枣15g。三剂，水煎服。日一剂，早晚分服。

98. 病案（例）摘要：孙某，女48岁，已婚，农民。2013年2月16日初诊。患者半年前出现不易入睡，多梦易醒，心悸健忘。现症：神疲食少，伴头晕目眩，四肢倦怠，腹胀便秘，面色少华，舌淡苔薄，脉细无力。（2022、2013）

答题要求：

（1）根据上述摘要，在答题卡上完成书面分析。

（2）中医病证鉴别：请与一时性失眠相鉴别。

【参考答案】

中医疾病诊断：不寐。

中医证型诊断：心脾两虚证。

中医辨病与辨证依据：以不易入睡，多梦易醒，心悸健忘为主症，辨病为不寐。现症见神疲食少，伴头晕目眩，四肢倦怠，腹胀便秘，面色少华，舌淡苔薄，脉细无力，辨证为心脾两虚证。脾虚血亏，心神失养，神不安舍。

中医病证鉴别：不寐与一时性失眠有相似之处。一时性失眠有明显的诱因，如饮食不消，压力太大等，失眠症状持续时间较短，且无其他不适，不属病态。心脾两虚之不寐，持续时间较长，且有食欲不振，头晕乏力，肢倦神疲等表现。

治法：补益心脾，养血安神。

方剂名称：归脾汤加减。

药物组成、剂量及煎服法：白术9g，茯神9g，黄芪12g，龙眼肉12g，酸枣仁12g，人参6g，木香6g，甘草3g，当归9g，远志6g。三剂，水煎服。日一剂，早晚分服。

99. 病案（例）摘要：霍某，女，65岁，已婚，退休工人。2013年1月16日初诊。患者半年前出现心悸而痛，胸闷气短，动则更甚。现症：自汗，面色㿠白，神倦怯寒，四肢肿胀，舌质淡胖，边有齿痕，苔白，脉沉细迟。（2021、2013）

答题要求：

（1）根据上述摘要，在答题卡上完成书面分析。

（2）中医病证鉴别：请与真心痛相鉴别。

【参考答案】

中医疾病诊断：胸痹。

中医证型诊断：心肾阳虚证。

中医辨病与辨证依据：以心悸而痛，胸闷气短，动则更甚为主症，辨病为胸痹。现症见自汗，面色㿠白，神倦怯寒，四肢肿胀，舌质淡胖，边有齿痕，苔白，脉沉细迟，辨证为心肾阳虚证。阳气虚衰，胸阳不振，气机痹阻，血行瘀滞。

中医病证鉴别：真心痛乃胸痹的进一步发展，症见心痛剧烈，甚则持续不解，伴有汗出、肢冷、面白、唇紫、手足青至节、脉微或结代等危重证候。

治法：温补阳气，振奋心阳。

方剂名称：参附汤合右归饮加减。

药物组成、剂量及煎服法：人参10g，熟地30g，仙灵脾10g，山茱萸10g，补骨脂15g，制附子（先煎）9g，肉桂（后下）3g，炙甘草3g。三剂，水煎服。日一剂，早晚分服。

100. 病案（例）摘要：于某，男，45岁，已婚，工人。2013年9月17日初诊。患者反复发痫不愈。现症：神疲乏力，心悸气短，失眠多梦，面色苍白，体瘦纳呆，大便溏薄，舌质淡，苔白腻，脉沉细而弱。（2022、2013）

答题要求：

（1）根据上述摘要，在答题卡上完成书面分析。

（2）中医病证鉴别：与厥证相鉴别。

【参考答案】

中医疾病诊断：痫病。

中医证型诊断：心脾两虚证。

中医辨病与辨证依据：以反复发痫不愈为主症，辨病为痫病。现症见神疲乏力，心悸气短，失眠多梦，面色苍白，体瘦纳呆，大便溏薄，舌质淡，苔白腻，脉沉细而弱，辨证为心脾两虚证。痫发日久，耗伤气血，心脾两伤，心神失养。

中医病证鉴别：厥证除见突然仆倒，昏不知人主症外，还有面色苍白，四肢厥冷，或见口噤，握拳，手指拘急，而无两目上视，口吐白沫，四肢抽搐和病作怪叫之见症，临床上不难鉴别。

治法：补益气血，健脾宁心。

方剂名称：六君子汤合归脾汤加减。

药物组成、剂量及煎服法：人参10g，茯苓12g，白术9g，炙甘草3g，陈皮6g，姜半夏6g，当归9g，丹参6g，熟地10g，酸枣仁10g，远志3g，五味子9g。三剂，水煎服。日一剂，早晚分服。

101. 病案（例）摘要：靳某，女，28岁，已婚，职员。2013年7月26日初诊。两天前因吃烧烤，喝冷饮，腹痛肠鸣，泻下粪便臭如败卵，每日3~5次。现症：泻后痛减，脘腹胀痛，嗳腐酸臭，不思饮食，舌苔垢浊，脉滑实。(2013)

答题要求：

(1) 根据上述摘要，在答题卡上完成书面分析。

(2) 中医病证鉴别：请与痢疾相鉴别。

【参考答案】

中医疾病诊断：泄泻。

中医证型诊断：食滞肠胃证。

中医辨病与辨证依据：以腹痛肠鸣，泻下粪便臭如败卵，便次增多为主症，辨病为泄泻。现症见泻后痛减，脘腹胀痛，嗳腐酸臭，不思饮食，舌苔垢浊，脉滑实，辨证为食滞肠胃证。宿食内停，阻滞胃肠，传化失司。

中医病证鉴别：泄泻以排便次数增多，粪便稀溏，甚至如水样，或完谷不化为主症，大便不带脓血，也无里急后重，或无腹痛。而痢疾以腹痛、里急后重、痢下赤白脓血为特征。

治法：消食导滞，和中止泻。

方剂名称：保和丸加减。

药物组成、剂量及煎服法：山楂10g，莱菔子9g，神曲6g，半夏6g，陈皮10g，茯苓6g，连翘3g，谷芽15g，麦芽12g。三剂，水煎服。日一剂，早晚分服。

102. 病案（例）摘要：周某，男，47岁，已婚，工人。2013年4月30日初诊。患者头痛反复发作5年，昨日劳累后头痛隐隐，时有昏晕。现症：头痛隐隐，时时昏晕，心悸失眠，面色少华，神疲乏力，遇劳加重，舌质淡，苔薄白，脉细弱。(2021、2013)

答题要求：

(1) 根据上述摘要，在答题卡上完成书面分析。

(2) 中医病证鉴别：请与真头痛相鉴别。

【参考答案】

中医疾病诊断：头痛。

中医证型诊断：血虚头痛。

中医辨病辨证依据：以头痛隐隐，时有昏晕为主症，辨病为头痛。现症见头痛隐隐，时时昏晕，心悸失眠，面色少华，神疲乏力，遇劳加重，舌质淡，苔薄白，脉细弱，辨证为血虚头痛。营血不足，不能上荣，络窍失养。

中医病证鉴别：真头痛为头痛的一种特殊重症，其特点为起病急骤，多表现为突发的剧烈头痛，持续不解，阵发加重，手足逆冷至肘膝，甚至呕吐如喷，肢厥抽搐，本病凶险，应与一般头痛区别。

治法：养血滋阴，和络止痛。

方剂名称：加味四物汤加减。

药物组成、剂量、煎服方法：当归15g，生地15g，白芍15g，首乌20g，川芎10g，菊花9g，蔓荆子9g，五味子5g，远志10g，炒枣仁15g。三剂，水煎服。日一剂，早晚分服。

第二站

中医临证

中医临证分值表

考试项目		所占分值	考试方法	考试时间
中医操作	针灸常用腧穴定位	10	实际操作	20分钟
	中医临床技术操作			
	中医望、闻、脉诊技术的操作	10		
病史采集		10		
中医临床答辩（4选1抽题作答）	疾病的辨证施治	5	现场口述	
	针灸常用腧穴主治病证			
	针灸异常情况处理			
	常见急性病症的针灸治疗			

得分技巧

1. 中医操作　①要边操作边讲要点。②操作结束后会有考官提问，通常问些比较小的检查项目。③注意题目要求，诊查后要汇报诊查结果，并说明其特征及临床意义。④体现医德和对病人的关怀。注意着装整洁，举止大方，言语温和，检查过程中认真细致。注意操作前后向被检者告知；操作过程动作温柔；爱护被检者，如协助其退去、穿上衣物，嘱患者休息片刻再离开等。

2. 病史采集　注意套用问诊模板，即现病史（发病时间、缓急、病因、诱因；主诉及其性质、程度、影响因素；有无伴随症状；情志、睡眠、二便、体征）→诊疗经过（相关检查结果、有无用药）→其他相关病史（生活习惯、家族史、过敏史）。有关项目可配合十问歌记忆，不要有遗漏。问诊注意有条理，抓重点，围绕病情；不可有诱导式提问。

十问歌

一问寒热二问汗，三问头身四问便，
五问饮食六问胸，七聋八渴俱当辨，
九问旧病十问因，再兼服药参机变，
妇人尤必问经期，迟速闭崩皆可见，
再添片语告儿科，天花麻疹全占验。

3. 中医临床答辩　分值较少，熟记相关知识点即可。

第一部分 中医操作

一、针灸常用腧穴定位

(一) 考试介绍

考查针灸腧穴体表定位。本类考题与中医临床技术操作结合作答。每份试卷1题，每题10分，共10分。

【样题】叙述并指出尺泽的定位，演示提插泻法的操作方法。

参考答案：

尺泽：在肘区，肘横纹上，肱二头肌腱桡侧缘凹陷中。

提插泻法：①直刺0.8~1.2寸进针，行针得气。②先深后浅，轻插重提（针下插时速度宜慢，用力宜轻；提针时速度宜快，用力宜重），提插幅度大，频率快。③反复操作。④操作时间长。

(二) 考点汇总

2020版大纲新增穴位考点：考点19：上巨虚；考点28：大横；考点31：少府；考点33：养老；考点45：膏肓；考点54：复溜；考点55：郄门；考点59：中渚；考点68：丘墟；考点70：蠡沟；考点84：天突；考点89：腰痛点。

1. ★★★手太阴肺经

考点	腧穴	定位	
考点1	尺泽	在肘区，肘横纹上，肱二头肌腱桡侧缘凹陷中	
考点2	孔最	在前臂前区	腕掌侧远端横纹上7寸，尺泽与太渊连线上
考点3	列缺		腕掌侧远端横纹上1.5寸，拇短伸肌腱与拇长展肌腱之间，拇长展肌腱沟的凹陷中。简便取穴法：两手虎口自然平直交叉，一手食指按在另一手桡骨茎突上，指尖下凹陷中是穴
考点4	鱼际	在手外侧，第1掌骨桡侧中点赤白肉际处	
考点5	少商	在手指，拇指末节桡侧，指甲根角侧上方0.1寸	

2. ★★★手阳明大肠经

考点	腧穴	定位
考点6	商阳	在手指，食指末节桡侧，指甲根角侧上方0.1寸
考点7	合谷	在手背，第2掌骨桡侧的中点处

续表

考点	腧穴	定位
考点8	手三里	在前臂，肘横纹下2寸，阳溪与曲池连线上
考点9	曲池	在肘区，尺泽与肱骨外上髁连线的中点处
考点10	肩髃	在三角肌区，肩峰外侧缘前端与肱骨大结节两骨间凹陷中
考点11	迎香	在面部，鼻翼外缘中点旁，鼻唇沟中

3. ★★★足阳明胃经

考点	腧穴	定位		
考点12	地仓	在面部	口角旁开0.4寸（指寸）	
考点13	下关		颧弓下缘中央与下颌切迹之间凹陷中	
考点14	头维	在头部，当额角发际直上0.5寸，头正中线旁开4.5寸		
考点15	天枢	在腹部，横平脐中，前正中线旁开2寸		
考点16	梁丘	在股前区，髌底上2寸，股外侧肌与股直肌肌腱之间		
考点17	犊鼻	在膝前区，髌韧带外侧凹陷中		
考点18	足三里	在小腿外侧	犊鼻下3寸	犊鼻与解溪连线上
考点19	上巨虚		犊鼻下6寸	
考点20	条口		犊鼻下8寸	
考点21	丰隆		外踝尖上8寸，胫骨前肌的外缘	
考点22	内庭	在足背，第2、3趾间，趾蹼缘后方赤白肉际处		

4. ★★★足太阴脾经

考点	腧穴	定位		
考点23	公孙	在跖区，第1跖骨底的前下缘赤白肉际处		
考点24	三阴交	在小腿内侧	内踝尖上3寸	胫骨内侧缘后际
考点25	地机		阴陵泉下3寸	
考点26	阴陵泉		胫骨内侧髁下缘与胫骨内侧缘之间的凹陷中	
考点27	血海	在股前区，髌底内侧端上2寸，股内侧肌隆起处。简便取穴法：患者屈膝，医者以左手掌心按于患者右膝髌骨上缘（或者右手掌心按于患者左膝髌骨上缘），第2~5指向上伸直，拇指约成45°斜置，拇指尖下是穴		
考点28	大横	在腹部，脐中旁开4寸		

5. ★★★手少阴心经

考点	腧穴	定位	
考点29	通里	在前臂前区,腕掌侧远端横纹上1寸	尺侧腕屈肌腱的桡侧缘
考点30	神门	在腕前区,腕掌侧远端横纹尺侧端	
考点31	少府	在手掌,横平第5掌指关节近端,第4、5掌骨之间	

6. ★★★手太阳小肠经

考点	腧穴	定位
考点32	后溪	在手内侧,第5掌指关节尺侧近端赤白肉际凹陷中
考点33	养老	在前臂后区,腕背横纹上1寸,尺骨头桡侧凹陷中
考点34	天宗	在肩胛区,肩胛冈中点与肩胛骨下角连线上1/3与下2/3交点凹陷中
考点35	听宫	在面部,耳屏正中与下颌骨髁状突之间的凹陷中

7. ★★★足太阳膀胱经

考点	腧穴	定位		
考点36	攒竹	在面部,眉头凹陷中,额切迹处		
考点37	天柱	在颈后区,横平第2颈椎棘突上际,斜方肌外缘凹陷中		
考点38	肺俞	在脊柱区	第3胸椎棘突下	后正中线旁开1.5寸
考点39	膈俞		第7胸椎棘突下	
考点40	胃俞		第12胸椎棘突下	
考点41	肾俞		第2腰椎棘突下	
考点42	大肠俞		第4腰椎棘突下	
考点43	次髎	在骶区,正对第2骶后孔中		
考点44	委中	在膝后区,腘横纹中点		
考点45	膏肓	在脊柱区,第4胸椎棘突下,后正中线旁开3寸		
考点46	秩边	在骶区,横平第4骶后孔,骶正中嵴旁开3寸		
考点47	承山	在小腿后区,腓肠肌两肌腹与肌腱交角处		
考点48	昆仑	在踝区	外踝尖与跟腱之间的凹陷中	
考点49	申脉		外踝尖直下,外踝下缘与跟骨之间凹陷中	
考点50	至阴	在足趾,小趾末节外侧,趾甲根角侧后方0.1寸(指寸)		

8. ★★★足少阴肾经

考点	腧穴	定位
考点51	涌泉	在足底,屈足卷趾时足心最凹陷中

续表

考点	腧穴	定位		
考点 52	太溪	在踝区	内踝尖与跟腱之间的凹陷中	
考点 53	照海		内踝尖下 1 寸,内踝下缘边际凹陷中	
考点 54	复溜	在小腿内侧,内踝尖上 2 寸,跟腱的前缘		

9. ★★★手厥阴心包经

考点	腧穴	定位		
考点 55	郄门	在前臂前区	腕掌侧远端横纹上 5 寸	掌长肌腱与桡侧腕屈肌腱之间
考点 56	内关		腕掌侧远端横纹上 2 寸	
考点 57	大陵	在腕前区,腕掌侧远端横纹中,掌长肌腱与桡侧腕屈肌腱之间		
考点 58	中冲	在手指,中指末端最高点		

10. ★★★手少阳三焦经

考点	腧穴	定位		
考点 59	中渚	在手背,第 4、5 掌骨间,第 4 掌指关节近端凹陷中		
考点 60	外关	在前臂后区	腕背侧远端横纹上 2 寸	尺骨与桡骨间隙中点
考点 61	支沟		腕背侧远端横纹上 3 寸	
考点 62	翳风	在颈部,耳垂后方,乳突下端前方凹陷中		

11. ★★★足少阳胆经

考点	腧穴	定位	
考点 63	风池	在颈后区,枕骨之下,胸锁乳突肌上端与斜方肌上端之间的凹陷中	
考点 64	肩井	在肩胛区,第 7 颈椎棘突与肩峰最外侧点连线的中点	
考点 65	环跳	在臀区,股骨大转子最凸点与骶管裂孔连线的外 1/3 与内 2/3 交点处	
考点 66	阳陵泉	在小腿外侧	腓骨头前下方凹陷中
考点 67	悬钟		外踝尖上 3 寸,腓骨前缘
考点 68	丘墟	在踝区,外踝的前下方,趾长伸肌腱的外侧凹陷中	

12. ★★★足厥阴肝经

考点	腧穴	定位
考点 69	太冲	在足背,第 1、2 跖骨间,跖骨底结合部前方凹陷中,或触及动脉搏动
考点 70	蠡沟	在小腿内侧,内踝尖上 5 寸,胫骨内侧面的中央
考点 71	期门	在胸部,第 6 肋间隙,前正中线旁开 4 寸

13. ★★★督脉

考点	腧穴	定位		
考点72	腰阳关	在脊柱区	第4腰椎棘突下凹陷中	后正中线上
考点73	命门		第2腰椎棘突下凹陷中	
考点74	大椎		第7颈椎棘突下凹陷中	
考点75	百会	在头部	前发际正中直上5寸	
考点76	神庭		前发际正中直上0.5寸	
考点77	印堂		两眉毛内侧端中间的凹陷中	
考点78	水沟	在面部，人中沟的上1/3与中1/3交点处		

14. ★★★任脉

考点	腧穴	定位	
考点79	中极	在下腹部	脐中下4寸，前正中线上
考点80	关元		脐中下3寸，前正中线上
考点81	气海		脐中下1.5寸，前正中线上
考点82	中脘	在上腹部，脐中上4寸，前正中线上	
考点83	膻中	在胸部，横平第4肋间隙，前正中线上	
考点84	天突	在颈前区，胸骨上窝中央，前正中线上	

15. ★★★经外奇穴

考点	腧穴	定位	
考点85	四神聪	在头部	百会前后左右各旁开1寸，共4穴
考点86	太阳		眉梢与目外眦之间，向后约一横指的凹陷处
考点87	定喘	在脊柱区	横平第7颈椎棘突下，后正中线旁开0.5寸
考点88	夹脊		第1胸椎至第5腰椎棘突下两侧，后正中线旁开0.5寸，一侧17穴
考点89	腰痛点	在手背，第2、3掌骨间及第4、5掌骨间，腕背侧远端横纹与掌指关节的中点处，一手2穴	
考点90	十宣	在手指，十指尖端，距指甲游离缘0.1寸（指寸），左右共10穴	

二、中医临床技术操作

（一）考试介绍

考查针灸、拔罐、推拿等中医临床技术操作。本类考题与针灸常用腧穴定位结合作答。每份试卷1题，每题10分，共10分。

【样题】叙述并指出环跳的定位，演示夹持进针法的操作方法。

参考答案：

环跳：在臀区，股骨大转子最凸点与骶管裂孔连线的外1/3与内2/3交点处。

夹持进针法：①消毒：腧穴皮肤、医生双手常规消毒。②持针：押手拇、食指持消毒干棉球裹住针身下段，以针尖端露出0.3~0.5cm为宜；刺手拇、食、中三指指腹夹持针柄，使针身垂直。③刺入：将针尖固定在腧穴皮肤表面，刺手捻转针柄，押手下压，双手配合，同时用力，迅速将针刺入腧穴皮下2~3寸。

(二) 考点汇总

1. 毫针法

考点1★★★ 进针法

(1) 单手进针法

①消毒：腧穴皮肤、医生双手常规消毒。②持针：拇、食指指腹相对夹持针柄下段（靠近针根处），中指指腹抵住针身下段，使中指指端比针尖略长出或齐平。③指抵皮肤：对准穴位，中指指端紧抵腧穴皮肤。④刺入：拇、食指向下用力按压刺入，中指随之屈曲，快速将针刺入，刺入时应保持针身直而不弯。

(2) 指切进针法

①消毒：腧穴皮肤、医生双手常规消毒。②押手固定穴区皮肤：押手拇指或食指指甲切掐固定腧穴处皮肤。③持针：刺手拇、食、中指三指指腹夹持针柄。④刺入：将针身紧贴押手指甲缘快速刺入，本法适宜于短针的进针。

(3) 舒张进针法

①消毒：腧穴皮肤、医生双手常规消毒。②绷紧皮肤：以押手拇、食指或食、中指把腧穴处皮肤向两侧轻轻撑开，使之绷紧，两指间的距离要适当。③持针：刺手拇、食、中指三指指腹夹持针柄。④刺入：刺手持针，于押手两指间的腧穴处迅速刺入。本法适用于皮肤松弛部位腧穴的进针。

(4) 夹持进针法

①消毒：腧穴皮肤、医生双手常规消毒。②持针：押手拇、食指持消毒干棉球捏住针身下段，以针尖端露出0.3~0.5cm为宜，刺手拇、食、中三指指腹夹持针柄，使针身垂直。③刺入：将针尖固定在腧穴皮肤表面，刺手捻转针柄，押手下压，双手配合，同时用力，迅速将针刺入腧穴皮下，本法适用于长针的进针。

(5) 提捏进针法

①消毒：腧穴皮肤、医生双手常规消毒。②押手提捏穴旁皮肉：押手拇、食指轻轻捏提腧穴近旁的皮肉，提捏的力度大小要适当。③持针：刺手拇、食、中指三指指腹夹持针柄。④刺入：刺手持针快速刺入腧穴，刺入时常与平刺结合。本法适用于皮肉浅薄部位腧穴的进针。

考点2★★★ 毫针针刺的角度

刺法	具体操作
直刺	直刺是指进针时针身与皮肤表面呈90°垂直刺入，此法适用于大部分的腧穴
斜刺	是指进针时针身与皮肤表面呈45°左右倾斜刺入，此法适用于肌肉浅薄处或内有重要脏器，或不宜直刺、深刺的腧穴
平刺	进针时针身与皮肤表面呈15°左右沿皮刺入，此法适用于皮薄肉少部位的腧穴

考点3★★★ 行针手法

行针手法		具体操作
基本手法	提插法	①消毒：腧穴皮肤、医生双手常规消毒。②刺入毫针：将毫针刺入腧穴的一定深度。③实施提插操作：提是从深层向上引退至浅层的操作，插是将针由浅层向下刺入深层的操作。如此反复地上提下插
	捻转法	①消毒：腧穴皮肤、医生双手常规消毒。②刺入毫针：将毫针刺入腧穴的一定深度。③实施捻转操作：针身向前向后持续均匀来回捻转
辅助手法	循法	①确定腧穴所在的经脉及其循行路线。②循按或拍叩，用拇指指腹，或第2、3、4指并拢后用第3指的指腹，沿腧穴所属经脉的循行路线或穴位的上下左右进行循按或拍叩。③反复操作数次，以穴周肌肉得以放松或出现针感或循经感传为度
	弹法	①进针后刺入一定深度。②以拇指与食指相交呈环状，食指指甲缘轻抵拇指指腹。③弹叩针柄：将食指指面对准针柄或针尾，轻轻弹叩，使针体微微震颤。也可以拇指与其他手指配合进行操作。④弹叩数次。⑤弹叩次数不宜过多，一般7~10次即可
	刮法	①进针后刺入一定深度。②用拇指指腹或食指指腹轻轻抵住针尾。③用食指指甲或拇指指甲或中指指甲频频刮动针柄。可由针根部自下而上刮，也可由针尾部自上而下刮，使针身产生轻度震颤。④反复刮动数次
	摇法 直立针身	①采用直刺进针。②刺入一定深度。③手持针柄，如摇辘轳状呈划圈样摇动，或如摇橹状进行前后或左右的摇动。④反复摇动数次
	摇法 卧倒针身	①采用斜刺或平刺进针。②刺入一定深度。③手持针柄，如摇橹状进行左右摇动。④反复摇动数次
	飞法	①刺入一定深度。②轻微捻搓针柄数次，然后快速张开两指，一捻一放，如飞鸟展翅之状。③反复操作数次
	震颤法	①进针后刺入一定深度。②刺手拇、食二指或拇、食、中指夹持针柄。③实施提插捻转，小幅度、快频率的提插、捻转，如手颤之状，使针身微微颤动。④持续操作一定的时间

考点4★★★ 针刺补泻

补泻手法		具体操作
捻转补泻	补法	①进针,行针得气。②捻转角度小,频率慢,用力轻,结合拇指前、食指向后(左转)用力为主。③反复捻转。④操作时间短
	泻法	①进针,行针得气。②捻转角度大,频率快,用力重,结合拇指向后、食指向前(右转)用力为主。③反复捻转。④操作时间长
提插补泻	补法	①进针,行针得气。②先浅后深,重插轻提(针下插时速度宜快,用力宜重,提针时速度宜慢,用力宜轻),提插幅度小,频率慢。③反复提插。④操作时间短
	泻法	①进针,行针得气。②先深后浅,轻插重提(针下插时速度宜慢,用力宜轻,提针时速度宜快,用力宜重),提插幅度大,频率快。③反复操作。④操作时间长
徐疾补泻	补法	①进针时徐徐刺入。②留针期间少捻转。③疾速出针
	泻法	①进针时疾速刺入。②留针期间多捻转。③徐徐出针
迎随补泻	补法	进针时针尖随着经脉循行去的方向刺入
	泻法	进针时针尖迎着经脉循行来的方向刺入
呼吸补泻	补法	病人呼气时进针,吸气时出针
	泻法	病人吸气时进针,呼气时出针
开阖补泻	补法	出针后迅速按闭针孔
	泻法	出针时摇大针孔不加按闭
平补平泻		①进针,行针得气。②施予均匀的提插、捻转手法,即每次提插的幅度、捻转的角度要基本一致,频率适中,节律和缓,针感强弱适当

2. 艾灸法

考点1★★★ 艾炷灸

艾炷灸			具体操作
直接灸	瘢痕灸(化脓灸)	①选择体位,定取腧穴:以仰卧位或俯卧位为宜,体位要舒适,充分暴露待灸部位。②穴区皮肤消毒、涂擦黏附剂:对腧穴皮肤进行常规消毒,再将所灸穴位处涂以少量的大蒜汁或医用凡士林或少量清水	③点燃艾炷,每炷要燃尽:将艾炷平稳放置于腧穴上,用线香点燃艾炷顶部,待其自燃,要求每个艾炷都要燃尽,除灰,更换新艾炷继续施灸,灸满规定壮数为止。④轻轻拍打穴旁,减轻施灸疼痛;⑤灸后预防感染:灸毕要在施灸处贴敷消炎药膏,用无菌纱布覆盖局部,用胶布固定,以防感染。⑥形成灸疮,待其自愈:灸后局部皮肤黑硬,周边红晕,继而起水泡,一般在7日左右局部出现无菌性炎症,其脓汁清稀色白,形成灸疮,灸疮5~6周自行愈合,留有瘢痕
	无瘢痕灸(非化脓灸)		③点燃艾炷,每炷不可燃尽:将艾炷平放置于腧穴上,用线香点燃艾炷顶部,待其自燃。要求每个艾炷不可燃尽,当艾炷燃剩1/3,患者感觉局部有灼痛时,即可易炷再灸。④掌握灸量:灸满规定壮数为止。一般应灸至腧穴局部皮肤呈现红晕而不起泡为度

续表

艾炷灸		具体操作
间接灸	隔姜灸	①制备姜片：切取生姜片，每片直径2~3cm，厚0.2~0.3cm，中间以针刺数孔。②选取适宜体位，充分暴露待灸腧穴。③放置姜片和艾炷，点燃艾炷：将姜片置于穴上，把艾炷置于姜片中心，点燃艾炷尖端，任其自燃。④调适温度：如患者感觉施灸局部灼痛不可耐受，术者可用镊子将姜片一侧夹住端起，稍待片刻，重新放下再灸。⑤更换艾炷和姜片：艾炷燃尽，除去艾灰，更换艾炷依前法再灸。⑥掌握灸量：一般每穴灸6~9壮，至局部皮肤潮红而不起泡为度，灸毕去除姜片及艾灰
	隔蒜灸	①制备蒜片：选用鲜大蒜头，切成厚约0.2~0.3cm的薄片，中间以针刺数孔（捣蒜如泥亦可）。②选取适宜体位，充分暴露待灸腧穴。③放置蒜片和艾炷，点燃艾炷：将蒜片置于穴上，把艾炷置于蒜片中心，点燃艾炷尖端，任其自燃。④调适温度：如患者感觉局部灼痛不可耐受，术者可用镊子将蒜片一侧夹住端起，稍待片刻，重新放下再灸。⑤更换艾炷和蒜片：艾炷燃尽，除去艾灰，更换艾炷依前法再灸。施灸数壮后，蒜片焦干萎缩时，应置换新的蒜片。⑥掌握灸量：一般每穴灸5~7壮，至局部皮肤潮红而不起泡为度。灸毕去除蒜片及艾灰
	隔盐灸	①选择体位，定取腧穴：宜取仰卧位，身体放松。②食盐填脐：取纯净干燥的食盐适量，将脐窝填平，也可于盐上再放置一姜片。③置放艾炷：将艾炷置于盐上（或姜片上），点燃艾炷尖端，任其自燃。④调适温度，更换艾炷：若患者感觉施灸局部灼热不可耐受，术者用镊子夹去残炷，换炷再灸。⑤掌握灸量：如上反复施灸，灸满规定壮数，一般灸5~9壮。⑥灸毕，除去艾灰、食盐
	隔附子饼灸	①制备附子饼：将附子研成细末用黄酒适量调成泥状，做成直径约3cm、厚约0.8cm的圆饼，中间用针穿刺数孔备用。②选取适宜体位，充分暴露待灸腧穴。③放置附子饼及艾炷：先将附子饼置于穴上，再将中号或大号艾炷置于附子饼上，点燃艾炷尖端，任其自燃。④更换艾炷：艾炷燃尽，去艾灰，更换艾炷，依前法再灸。施灸中，若感觉施灸局部灼痛不可耐受，术者用镊子将附子饼一端夹住端起，稍待片刻，重新放下再灸。⑤灸量掌握：灸完规定壮数为止，一般每穴灸3~9壮。⑥灸毕去除附子片及艾灰

考点2★★★ 艾条灸

艾条灸		具体操作
悬起灸	温和灸	①选取适宜体位，充分暴露待灸腧穴。②选用纯艾卷，将其一端点燃。③术者手持艾卷的中上部，将艾卷燃烧端对准腧穴，距腧穴皮肤2~3cm进行熏烤，艾卷与施灸处皮肤的距离应保持相对固定。注意：若患者感到局部温热舒适可固定不动，若感觉太烫可加大与皮肤的距离，若遇到小儿或局部知觉减退者，医者可将食、中两指，置于施灸部位两侧，通过医者的手指来测知患者局部受热程度，以便随时调节施灸时间和距离，防止烫伤。④灸至局部皮肤出现红晕，有温热感而无灼痛为度，一般每穴灸5~10分钟。⑤灸毕熄灭艾火

续表

艾条灸		具体操作
	雀啄灸	①选取适宜体位，充分暴露待灸腧穴。②选用纯艾卷，将其一端点燃。③术者手持艾卷的中上部，将艾卷燃烧端对准腧穴，像麻雀啄米样一上一下移动，使艾卷燃烧端与皮肤的距离远近不一，动作要匀速，起落幅度应大小一致。④燃艾施灸，如此反复操作，给予施灸局部以变量刺激，若遇到小儿或局部知觉减退者，术者应以食指和中指，置于施灸部位两侧，通过医者的手指来测知患者局部受热程度，以便随时调节施灸时间和距离，防止烫伤。⑤灸至皮肤出现红晕，有温热感而无灼痛为度，一般灸5~10分钟。⑥灸毕熄灭艾火
	回旋灸	①选取适宜体位，充分暴露待灸腧穴。②选用纯艾卷，将其一端点燃。③术者手持艾卷的中上部，将艾卷燃烧端对准腧穴，与施灸部位的皮肤保持相对固定的距离（一般在3cm左右），左右平行移动或反复旋转施灸，动作要匀速。若遇到小儿或局部知觉减退者，术者应以食指和中指，置于施灸部位两侧，通过医者的手指来测知患者局部受热程度，以便随时调节施灸时间和距离，防止烫伤。④灸至皮肤出现红晕，有温热感而无灼痛为度，一般灸5~10分钟。⑤灸毕熄灭艾火
实按灸（太乙针灸、雷火针灸）		①点燃艾卷：将太乙针灸或雷火针灸的艾卷一端点燃。②棉布裹艾：以棉布6~7层裹紧艾火端。③持艾灸烫：医者手持艾卷，将艾火端对准腧穴，乘热按到施术部位，停止1~2秒然后抬起，进行灸烫。④艾火熄灭则再点燃再按烫。⑤如此反复，灸至皮肤红晕为度，一般灸烫7~10次为度

考点3★★ 温针灸

①准备艾卷或艾绒，用剪刀截取2cm艾卷一段，将一端中心扎一小孔，深1~1.5cm，也可选用艾绒，艾绒要柔软，易搓捏。②选取适宜体位，充分暴露待灸腧穴。③针刺得气留针：腧穴常规消毒，直刺进针，行针得气，将针留在适当的深度。④插套艾卷或搓捏艾绒，点燃：将艾卷有孔的一端经针尾插套在针柄上，插牢，不可偏歪，或将少许艾绒搓捏在针尾上，要捏紧，不可松散，以免滑落，点燃施灸。⑤艾卷燃尽去灰，重新置艾：待艾卷或艾绒完全燃尽成灰时，将针稍倾斜，把艾灰掸落在容器中，每穴每次可施灸1~3壮。⑥待针柄冷却后出针。

3. 其他疗法

考点1★ 三棱针法

（1）点刺法

①选取适宜体位，充分暴露待针腧穴。②医者戴消毒手套。③使施术部位充血，可先在针刺部位及其周围，轻轻地推、揉、挤、捋，使局部充血。④穴区皮肤常规消毒。⑤医者用一手固定点刺部位，另一手持针，露出针尖2~5mm，对准点刺部位快速刺入，迅速出针，一般刺入2~3mm。⑥轻轻挤压针孔周围，使之适量出血或出黏液。⑦用消毒干棉球按压针孔，可在点刺部位贴敷创可贴。

(2) 散刺法（豹纹刺）

①选取适宜体位，充分暴露待针腧穴。②医者戴消毒手套。③穴区皮肤常规消毒。④根据病变部位大小，由病变外缘呈环形向中心部位进行点刺，一般点刺10～20针。⑤点刺后，可见点状出血，若出血不明显，可加用留罐法以增加出血量，放出适量血液（或黏液）。⑥用消毒干棉球按压针孔，部位面积较大时，可以敷无菌敷料。

(3) 刺络法

①选择适宜的体位，确定血络。②医者戴消毒手套。③使血络充盈。肘、膝部静脉处放血时，一般要捆扎橡皮管，将橡皮管结扎在针刺部位的上端（近心端），以使血络怒张显现，其他部位则不方便结扎，为使血络充盈，也可轻轻拍打血络处。④将血络处皮肤严格消毒。⑤一手拇指按压在被刺部位的下端，使血络位置相对固定，一手持针，对准针刺部位，顺血络走向，斜向上与之呈45°左右刺入，以刺穿血络前壁为度，一般刺入2～3mm，然后迅速出针。⑥根据病情需要，使其流出一定量的血液，也可轻轻按压静脉上端，以助瘀血外出。⑦松开橡皮管，待出血自然停止。⑧以消毒干棉球按压针孔，并以75%酒精棉球清除创口周围的血液。

(4) 挑刺法

①选取适宜体位，充分暴露待刺腧穴。②医者戴消毒手套。③局部皮肤严格消毒。④挑破表皮，挑断皮下纤维组织。医者一手按压进针部位两侧或捏起皮肤使之紧绷固定，另一手持针迅速刺入皮肤1～2mm，随即倾斜针身挑破表皮，使之出少量血液或黏液，也可再刺入2～5mm，倾斜针身使针尖轻轻挑起，挑断皮下纤维组织。⑤出针，用无菌敷料覆盖创口。

考点2★ 皮肤针法

①选取适宜体位，充分暴露待针腧穴。②穴区皮肤常规消毒。③软柄、硬柄皮肤针持针姿势不同。硬柄皮肤针持针式：用拇指和中指夹持针柄两侧，食指置于针柄中段上面，无名指和小指将针柄末端固定于大小鱼际之间。软柄皮肤针持针式：将针柄末端置于掌心，拇指居上，食指在下，中指、无名指、小指呈握拳状固定针柄末端。④叩刺：叩刺时，主要运用腕力，要求针尖垂直叩击皮肤，并立即弹起，如此反复操作。⑤用无菌干棉球或棉签擦拭。

考点3★ 耳穴压丸法（2020版大纲新增考点）

①选穴：根据耳穴的选穴原则，选择耳穴确定处方。②选择体位：一般以坐位或卧位为宜。③准备丸粒：将小丸粒贴于0.5cm×0.5cm的小方块医用胶布中央，备用。或选用成品耳压贴。④耳穴皮肤消毒：用75%酒精棉球擦拭消毒，去除污垢和油脂。⑤贴压：一手托住耳郭，另一手持镊子将贴丸胶布对准耳穴进行敷贴，并给予适当按压，使耳郭有发热、胀痛感。压穴时托指不动压指动，只压不揉，以免胶布移动；用力不能过猛过重。

4. 推拿技术
考点1★★★ 𢫦法

分类	具体操作
小鱼际𢫦法	拇指自然伸直，余指自然屈曲，无名指与小指的掌指关节屈曲约90°，手背沿掌横弓排列呈弧面，以第五掌指关节背侧为吸点吸附于体表施术部位上。以肘关节为支点，前臂主动做推旋运动，带动腕关节做较大幅度的屈伸活动，使小鱼际和手背尺侧部在施术部位上持续不断地来回滚动
立𢫦法	以第五掌指关节背侧为吸定点，以第四掌指关节至第五掌骨基底部与掌背尺侧缘形成的扇形区域为滚动着力面，腕关节略屈向尺侧，余准备形态同小鱼际𢫦法，其手法运动过程亦同小鱼际𢫦法
拳𢫦法	拇指自然伸直，余指半握空拳状，以食指、中指、无名指和小指的第一节指背着力于施术部位上。肘关节屈曲20°~40°，前臂主动施力，在无旋前圆肌参与的情况下，单纯进行推拉摆动，带动腕关节做无尺、桡侧偏移的屈伸活动，使食指、中指、无名指和小指的第一节指背、掌指关节背侧、指间关节背侧为滚动着力面，在施术部位上进行持续不断的滚动

考点2★★★ 揉法

分类	具体操作
大鱼际揉法	沉肩垂肘，腕关节放松，呈微屈或水平状，大拇指内收，四指自然伸直，用大鱼际附着于施术部位上。以肘关节为支点，前臂做主动运动，带动腕关节摆动，使大鱼际在治疗部位上做轻缓柔和的上下、左右或轻度环旋揉动，并带动该处的皮下组织一起运动
掌根揉法	肘关节微屈，腕关节放松并略背伸，手指自然弯曲，以掌根部附着于施术部位，以肘关节为支点，前臂做主动运动，带动腕及手掌连同前臂做小幅度的回旋揉动，并带动该处的皮下组织一起运动
中指揉法	中指伸直，食指搭于中指远端指间关节背侧，腕关节微屈，用中指罗纹面着力于一定的治疗部位或穴位，以肘关节为支点，前臂做主动运动，通过腕关节使中指罗纹面在施术部位上做轻柔的小幅度的环旋运动
三指揉法	食、中、无名指并拢，三指罗纹面着力，操作术式与中指揉法相同
拇指揉法	以拇指罗纹面着力于施术部位，余四指置于相应的位置以支撑助力，腕关节微悬。拇指及前臂部主动施力，使拇指罗纹面在施术部位上做轻柔的环旋揉动

考点3★★★ 按法

分类	具体操作
指按法	以拇指罗纹面着力于施术部位，余四指张开，置于相应位置以支撑助力，腕关节屈曲40°~60°。拇指主动用力，垂直向下按压，当按压力达到所需的力度后，要稍停片刻，然后松劲撤力，再做重复按压，使按压动作既平稳又有节奏性
掌按法	以单手或双手掌面置于施术部位，以肩关节为支点，利用身体上半部的重量，通过上、前臂传至手掌部，垂直向下按压，用力原则同指按法

考点4★★★ 推法

分类		具体操作
指推法	拇指端推法	以拇指端着力于施术部位或穴位上,余四指置于对侧或相应的位置以固定,腕关节略屈并向尺侧偏斜。拇指及腕部主动施力,向拇指端方向呈短距离单向直线推进
	拇指平推法	以拇指罗纹面着力于施术部位或穴位上,余四指置于其前外方以助力,腕关节略屈曲。拇指及腕部主动施力,向其食指方向呈短距离、单向直线推进。在推进的过程中,拇指罗纹面的着力部分应逐渐偏向桡侧,且随着拇指的推进腕关节应逐渐伸直
	三指推法	食、中、无名指并拢,以指端部着力于施术止,腕关节略屈。前臂部主动施力,通过腕关节及掌部使食、中及无名三指向指端方向做单向直线推进
掌推法		以掌根部着力于施术部位,腕关节略背伸,肘关节伸直。以肩关节为支点,上臂部主动施力,通过肘、前臂、腕,使掌根部向前方做单方向直线推进
拳推法		手握实拳,以食指、中指、无名指及小指四指的近侧指间关节的突起部着力于施术部位,腕关节挺紧伸直,肘关节略屈,以肘关节为支点,前臂主动施力,向前呈单方向直线推进
肘推法		屈肘,以肘关节尺骨鹰嘴突起部着力于施术部位,另一侧手臂抬起,以掌部扶握屈肘侧拳顶以固定助力。以肩关节为支点,上臂部主动施力,做较缓慢的单方向直线推进

考点5★★★ 拿法

以拇指和其余手指的指面相对用力,捏住施术部位肌肤并逐渐收紧、提起,腕关节放松。以拇指同其他手指的对合力进行轻重交替、连续不断地提捏治疗部位。

考点6★★★ 抖法

分类	具体操作
抖上肢法	受术者取坐位或站立位,肩臂部放松。术者站在其前外侧,身体略为前倾。用双手握住其腕部,慢慢将被抖动的上肢向前外方抬起至60°左右,然后两前臂微用力做连续的小幅度上下抖动,使抖动所产生的抖动波浪般地传递到肩部。或术者以一手按其肩部,另一手握住其腕部,做连续不断地小幅度上下抖动,抖动中可结合被操作肩关节的前后方向活动,此法又称上肢提抖法
抖下肢法	受术者仰卧位,下肢放松。术者站其足端,用双手分别握住受术者两足踝部,将两下肢抬起,离开床面30cm左右,然后上、前臂同时施力,做连续的上下抖动,使其下肢及髋部有舒松感。两下肢可同时操作,亦可单侧操作
抖腰法	受术者俯卧位,两手拉住床头或由助手固定其两腋部,以两手握住其两足踝部,两臂伸直,身体后仰,与助手相对用力,牵引其腰部,待其腰部放松后,身体前倾,以准备抖动。其后随身体起立之势,瞬间用力,做1~3次较大幅度的抖动,使抖动之力作用于腰部,使其产生较大幅度的波浪状运动

考点7★★ 捏脊法

分类	具体操作
拇指前位捏脊法	双手半握空拳状，腕关节略前伸，以食、中、无名和小指的背侧置于脊柱两侧，拇指伸直前按，并对准食指中节处，以拇指的罗纹面和食指的桡侧缘将皮肤捏起，并进行提捻，然后向前推行移动，在向前移动捏脊的过程中，两手拇指要交替前按，同时前臂要主动用力，推动食指桡侧缘前行，两者互为配合，从而交替捏提捻动前行
拇指后位捏脊法	两手拇指伸直，两指端分置于脊柱两侧，指面向前；两手食、中指前按，腕关节微屈。以两手拇指与食、中指罗纹面将皮肤捏起，并轻轻提捻，然后向前推行移动，在向前移动的捏脊过程中，两手拇指要前推，而食指、中指则交替前按，两者相互配合，从而交替捏提捻动前行

考点8★★ 搓法（2020版大纲新增考点）

分类	具体操作
夹搓法	以双手掌面夹住施术部位，令受术者肢体放松。以肘关节和肩关节为支点，前臂与上臂部主动施力，做相反方向的较快速搓动，并同时做上下往返移动
推搓法	以单手或双手掌面着力于施术部位。以肘关节为支点，前臂部主动施力，做较快速的推去拉回的搓动

5. 拔罐法

考点1★★ 走罐法（推罐法、拉罐法）

①选取适宜体位，充分暴露待拔腧穴。②选择大小适宜的玻璃罐。③在施术部位涂抹适量的润滑剂，如凡士林、水，也可选用红花油等中药制剂。④先用闪火法将罐吸拔在施术部位上，然后用单手或双手握住罐体，在施术部位上下、左右往返推移，走罐时，可将罐口的前进侧的边缘稍抬起，另一侧边缘稍着力，以利于罐子的推拉。⑤反复操作，至施术部位红润、充血甚至瘀血为度。⑥起罐时，一手握罐，另一手用拇指或食指按压罐口周围的皮肤，使之凹陷，空气进入罐内，罐体自然脱下。

考点2★ 闪罐法

①选取适宜体位，充分暴露待拔腧穴。②选用大小适宜的罐具。③用镊子夹紧95%的酒精棉球一个，点燃，使棉球在罐内壁中段绕1～3圈或短暂停留后迅速退出，迅速将罐扣在应拔的部位，再立即将罐起下。④如此反复多次地拔住起下、起下拔住。⑤拔至施术部位皮肤潮红、充血或瘀血为度。

考点3★ 留罐法（坐罐法）

①选取适宜体位，充分暴露待拔腧穴。②根据需要选用大小适宜的罐具。③用止血钳或镊子夹住95%的酒精棉球，点燃，使棉球在罐内壁中段绕1～3圈或短暂停留后迅速退出，迅速将罐扣在应拔的部位，即可吸住。④留罐时间，以局部皮肤红润、充血或瘀血为度，一般为5～15分钟。⑤起罐时，一手握罐，另一手用拇指或食指按压罐口周围的皮肤，使之凹陷，空气进入罐内，罐体自然脱下。

考点 4★ 刺血拔罐法（刺络拔罐法）

①选取适宜体位，充分暴露待拔腧穴。②选择大小适宜的玻璃罐备用。③消毒施术部位，刺络出血。医者戴消毒手套，用碘伏消毒施术部位，持三棱针（或一次性注射针头）点刺局部使之出血，或用皮肤针叩刺出血。④用闪火法留罐，留置 5~15 分钟后起罐。⑤起罐时不能迅猛，避免罐内污血喷射而污染周围环境，用消毒棉签清理皮肤上残留血液，清洗火罐后进行消毒处理。

考点 5★ 留针拔罐法（针罐法）

①选取适宜体位，充分暴露待拔腧穴。②选择大小适宜的玻璃罐备用。③毫针直刺到一定深度，行针、得气、留针。④用闪火法以针刺点为中心留罐，一般留罐 10~15 分钟，以局部皮肤潮红、充血或瘀血为度。⑤起罐后出针。

（三）实战演练

1. 男性，53 岁。口眼歪斜 3 天。拟取风池、列缺等穴施治。（2022、2021、2020）

答题要求：叙述风池、列缺的定位，并在被检者身上取穴；在模型上行提捏进针法刺列缺穴，并配合迎随泻法。

参考答案：

风池：在颈后区，枕骨之下，胸锁乳突肌上端与斜方肌上端之间的凹陷中。

列缺：在前臂，腕掌侧远端横纹上 1.5 寸，拇短伸肌腱与拇长展肌腱之间，拇长展肌腱沟的凹陷中。

提捏进针法、迎随泻法：①列缺穴皮肤、医生双手常规消毒。②押手拇、食指轻轻提捏列缺穴近旁的皮肉，提捏的力度大小要适当。③刺手拇、食、中指三指指腹持针。④针尖迎着经脉循行来的方向快速向肘部斜刺 0.5~0.8 寸，刺入时应保持针身直而不弯。

2. 女性，37 岁。间断胁肋胀痛 1 年。拟取期门、阳陵泉等穴施治。（2022、2020）

答题要求：叙述期门、阳陵泉定位，并在被检者身上取穴；在模型上行单手进针法刺阳陵泉穴，并配合弹法。

参考答案：

期门：在胸部，第 6 肋间隙，前正中线旁开 4 寸。

阳陵泉：在小腿外侧，腓骨头前下方凹陷中。

单手进针法、弹法：①阳陵泉穴皮肤、医生双手常规消毒。②用拇、食指指腹持针，中指指腹抵住针身下段，使中指指端比针尖略长出或齐平。③对准穴位，中指指端紧抵阳陵泉穴皮肤。④拇、食指向下用力按压刺入，中指随之屈曲，快速将针刺入 1~1.5 寸。刺入时应保持针身直而不弯。⑤以拇指与食指相交呈环状，食指指甲缘轻抵拇指指腹。⑥将食指指甲面对准针柄或针尾，轻轻弹叩，使针体微微震颤。也可以拇指与其他手指配合进行操作。⑦弹叩数次。

3. 男性，38 岁。头项强痛 2 天。拟取后溪、肩井施治。（2022、2021、2020）

答题要求：叙述后溪、肩井的定位，并在被检者身上取穴；在模型上行回旋灸肩井穴。

参考答案：

后溪：在手内侧，第5掌指关节尺侧近端赤白肉际凹陷中。

肩井：在肩胛区，第7颈椎棘突与肩峰最外侧点连线的中点。

回旋灸：①选取坐位，充分暴露肩井穴。②选用纯艾卷，将其一端点燃。③术者手持艾卷的中上部，将艾卷燃烧端对准肩井穴，与肩井穴的皮肤保持相对固定的距离（一般在3cm左右），左右平行移动或反复旋转施灸。动作要匀速。若遇局部知觉减退者，尤其是糖尿病患者，术者应以食指和中指，置于施灸部位两侧，通过医者的手指来测知患者局部受热程度，以便随时调节施灸时间和距离，防止烫伤。④灸至皮肤出现红晕，有温热感而无灼痛为度，一般灸5~10分钟。⑤灸毕熄灭艾火。

4. 女性，42岁。咽喉肿痛10天。拟取大椎、外关等穴施治。(2020)

答题要求：叙述大椎、外关的定位，并在被检者身上取穴；在模型上行背部走罐法。

参考答案：

大椎：在脊柱区，第7颈椎棘突下凹陷中，后正中线上。

外关：在前臂后区，腕背侧远端横纹上2寸，尺骨与桡骨间隙中点。

走罐法：①选取俯卧位，充分暴露背部。②选择大小适宜的玻璃罐。③在背部涂抹适量的润滑剂，如凡士林、水，也可选择红花油等润滑剂。④先用闪火法将罐吸拔在背部皮肤，然后用单手或双手握住罐体，在背部上下、左右往返推移。走罐时，可将罐口的前进侧的边缘稍抬起，另一侧边缘稍着力，以利于罐子的推拉。⑤反复操作，至背部红润、充血甚至瘀血为度。⑥起罐时，一手握罐，另一手用拇指或食指按压罐口周围的皮肤，使之凹陷，空气进入罐内，罐体自然脱下。

5. 女性，54岁。肩痛1周。拟取天宗、阳陵泉施治。(2021、2020)

答题要求：叙述天宗、阳陵泉的定位，并在被检者身上取穴；在模型上天宗穴处行指按法。

参考答案：

天宗：在肩胛区，肩胛冈中点与肩胛骨下角连线的上1/3与下2/3交点凹陷中。

阳陵泉：在小腿外侧，腓骨头前下方凹陷中。

指按法：以拇指罗纹面着力于天宗穴，余四指张开置于相应位置以支撑助力，腕关节屈曲40°~60°。拇指主动用力，垂直向下按压。当按压力达到所需的力度后，要稍停片刻，然后松劲撤力，再做重复按压，使按压动作既平稳又有节奏性。

6. 叙述并指出三阴交的定位，演示温针灸的操作方法。(2022、2019)

参考答案：

三阴交：在小腿内侧，内踝尖上3寸，胫骨内侧缘后际。

温针灸：①准备艾卷或艾绒，用剪刀截取2cm艾卷一段，将一端中心扎一小孔，深1~1.5cm，也可选用艾绒，艾绒要柔软，易搓捏。②选取仰卧位，充分暴露三阴交穴。③三阴交穴处皮肤常规消毒，直刺1~1.5寸，行针得气。④将艾卷有孔的一端经针尾插套在针柄上，插牢，不可偏歪，或将少许艾绒搓捏在针尾上，要捏紧，不可松散，以免滑落，点燃施灸。⑤待艾卷或艾绒完全燃尽成灰时，将针稍倾斜，把艾灰掸落在容器中，每次可施灸1~3壮。⑥待针柄冷却后出针。

7. 叙述并指出印堂的定位，演示指按法的操作方法。（2019）

参考答案：

印堂：在头部，两眉毛内侧端中间的凹陷中。

指按法：①以拇指罗纹面着力于印堂穴处，余四指张开，置于太阳穴附近以支撑助力。②腕关节屈曲40°~60°，拇指主动用力，垂直向下按压，当按压力达到所需的力度后，要稍停片刻，然后松劲撤力，再做重复按压，使按压动作既平稳又有节奏性。

8. 叙述并指出中极的定位，演示平补平泻法的操作方法。（2019）

参考答案：

中极：在下腹部，脐中下4寸，前正中线上。

平补平泻法：①直刺1~1.5寸，行针得气。②施予均匀的提插、捻转手法，即每次提插的幅度、捻转的角度要基本一致，频率适中，节律和缓，针感强弱适当。

9. 叙述并指出地机的定位，演示开阖泻法的操作方法。（2019）

参考答案：

地机：在小腿内侧，阴陵泉下3寸，胫骨内侧缘后际。

开阖泻法：直刺1~1.5寸，行针得气，出针时摇大针孔不加按闭。

10. 叙述并指出少商的定位，演示点刺法的操作方法。（2022、2019）

参考答案：

少商：在手指，拇指末节桡侧，指甲根角侧上方0.1寸。

点刺法：①选取坐位或仰卧位，充分暴露少商穴。②医者戴消毒手套。③可先在少商穴及其周围轻轻地推、揉、挤、捋，使局部充血。④少商穴周围皮肤常规消毒。⑤医者用一手固定点刺部位，另一手持针，露出针尖3~5mm，对准少商穴快速刺入，迅速出针。一般刺入2~3mm。⑥轻轻挤压针孔周围，使之适量出血或出黏液。⑦用消毒干棉球按压针孔。可在点刺部位贴敷创可贴。

11. 叙述并指出后溪的定位，演示刮法的操作方法。（2019）

参考答案：

后溪：在手内侧，第5掌指关节尺侧近端赤白肉际凹陷中。

刮法：①进针后直刺0.5~1寸。②用拇指指腹或食指指腹轻轻抵住针尾。③用食指指甲或拇指指甲或中指指甲频频刮动针柄。可由针根部自下而上刮，也可由针尾部自上而下刮，使针身产生轻度震颤。④反复刮动数次。

12. 叙述并指出定喘的定位，演示捻转泻法的操作方法。（2019）

参考答案：

定喘：在脊柱区，横平第7颈椎棘突下，后正中线旁开0.5寸。

捻转泻法：①进针直刺0.5~0.8寸，行针得气。②捻转角度大，频率快，用力重。结合拇指向后、食指向前（右转）用力为主。③反复捻转。④操作时间长。

13. 叙述并指出命门的定位，演示雀啄灸的操作方法。(2019)

参考答案：

命门：在脊柱区，第2腰椎棘突下凹陷中，后正中线上。

雀啄灸：①选取俯卧位，充分暴露命门穴。②选用纯艾卷，将其一端点燃。③术者手持艾卷的中上部，将艾卷燃烧端对准命门穴，像麻雀啄米样一上一下移动，使艾卷燃烧端与皮肤的距离远近不一，动作要匀速，起落幅度应大小一致。④燃艾施灸，如此反复操作，给予施灸局部以变量刺激，若遇到小儿或局部知觉减退者，术者应以食指和中指，置于命门穴两侧，通过医者的手指来测知患者局部受热程度，以便随时调节施灸时间和距离，防止烫伤。⑤灸至皮肤出现红晕，有温热感而无灼痛为度，一般灸5~10分钟。⑥灸毕熄灭艾火。

14. 叙述并指出中脘的定位，演示针刺摇法的操作方法。(2019)

参考答案：

中脘：在上腹部，脐中上4寸，前正中线上。

摇法：直立针身而摇：①直刺1~1.5寸。②手持针柄，如摇辘轳状呈划圈样摇动，或如摇橹状进行前后或左右的摇动。③反复摇动数次。

15. 叙述并指出膈俞的定位，演示飞法的操作方法。(2019)

参考答案：

膈俞：在脊柱区，第7胸椎棘突下，后正中线旁开1.5寸。

飞法：①斜刺0.5~0.8寸。②轻微捻搓针柄数次，然后快速张开两指，一捻一放，如飞鸟展翅之状。③反复操作数次。

16. 叙述并指出内关的定位，演示指切进针法的操作方法。(2022、2019)

参考答案：

内关：在前臂前区，腕掌侧远端横纹上2寸，掌长肌腱与桡侧腕屈肌腱之间。

指切进针法：①腧穴皮肤、医生双手常规消毒。②押手拇指或食指指甲切掐内关穴处皮肤。③刺手拇、食、中指三指指腹夹持针柄。④将针身紧贴押手指甲缘快速刺入直刺0.5~1寸。

17. 叙述并指出丰隆的定位，演示飞法的操作方法。(2019)

参考答案：

丰隆：在小腿外侧，外踝尖上8寸，胫骨前肌外缘，条口旁开1寸。

飞法：①直刺1~1.5寸。②轻微捻搓针柄数次，然后快速张开两指，一捻一放，如飞鸟展翅之状。③反复操作数次。

18. 叙述并指出夹脊的定位，演示走罐法的操作方法。(2019)

参考答案：

夹脊：在脊柱区，第1胸椎至第5腰椎棘突下两侧，后正中线旁开0.5寸，一侧17穴。

走罐法：①选取俯卧位，充分暴露夹脊穴。②选择大小适宜的玻璃罐。③在夹脊穴处部位涂抹适量的润滑剂，如凡士林、水，也可选择红花油等中药制剂。④先用闪火法将罐吸拔在腧穴上,然后用单手或双手握住罐体,沿夹脊穴上下、左右往返推移。走罐时,可将罐口的前进侧的边缘稍抬起,另一侧边缘稍着力,以利于罐子的推拉。⑤反复操作,至夹脊穴部位红润、充血甚至瘀血为度。⑥起罐时,一手握罐,另一手用拇指或食指按压罐口周围的皮肤,使之凹陷,空气进入罐内,罐体自然脱下。

19. 叙述并指出膈俞的定位,演示闪罐法的操作方法。(2019)

参考答案:

膈俞:在脊柱区,第7胸椎棘突下,后正中线旁开1.5寸。

闪罐法:①选取俯卧位,充分暴露膈俞穴。②选用大小适宜的罐具。③用镊子夹紧95%的酒精棉球一个,点燃,使棉球在罐内壁中段绕1~3圈或短暂停留后迅速退出,迅速将罐扣在应拔的部位,再立即将罐起下。④如此反复多次地拔住起下、起下拔住。⑤拔至膈俞穴皮肤潮红、充血或瘀血为度。

20. 叙述并指出腰阳关的定位,演示回旋灸的操作方法。(2019)

参考答案:

腰阳关:在脊柱区,第4腰椎棘突下凹陷中,后正中线上。

回旋灸:①选取俯卧位,充分暴露腰阳关穴。②选用纯艾卷,将其一端点燃。③术者手持艾卷的中上部,将艾卷燃烧端对准腰阳关穴,与腰阳关穴部位的皮肤保持相对固定的距离(一般在3cm左右),左右平行移动或反复旋转施灸,动作要匀速。若遇到小儿或局部知觉减退者,术者应以食指和中指,置于施灸部位两侧,通过医者的手指来测知患者局部受热程度,以便随时调节施灸时间和距离,防止烫伤。④灸至皮肤出现红晕,有温热感而无灼痛为度,一般灸5~10分钟。⑤灸毕熄灭艾火。

21. 男性患者,35岁。脘腹疼痛2小时。请用掌根揉法对患者进行治疗。(2019)

参考答案:

受术者取仰卧位。术者肘关节微屈,腕关节放松并略背伸,手指自然弯曲,亦可双掌重叠,以掌根部附着于脘腹。以肘关节为支点,前臂做主动运动,带动腕及手掌连同前臂做小幅度的回旋揉动,并带动脘腹的皮下组织一起运动。

22. 女性患者,50岁。右肩疼痛,活动受限,诊为肩周炎。请用抖上肢法对患者进行治疗。(2019)

参考答案:

受术者取坐位或站立位,肩臂部放松,医站在其前外侧,身体略为前俯,用双手握住其腕部,慢慢将被抖动的上肢向前外方抬起至60°左右,然后两前臂微用力做连续的小幅度上下抖动,使抖动所产生的抖动波浪般地传递到肩部,或医者以一手按其肩部,另一手握住其腕,做连续不断地小幅度上下抖动,抖动中可结合被操作肩关节的前后方向活动。

23. 男性患者,40岁。腰部疼痛,活动受限。请用拳搓法对患者进行治疗。(2019)

参考答案:

受术者取俯卧位。术者拇指自然伸直,余指半握空拳状,以食指、中指、无名指和小指的第一节指背着力于腰部。肘关节屈曲20°~40°，前臂主动施力，在无旋前圆肌参与的情况下，单纯进行推拉摆动，带动腕关节做无尺、桡侧偏移的屈伸活动，使食指、中指、无名指和小指的第一节指背、掌指关节背侧、指间关节背侧为滚动着力面，在腰部进行持续不断的滚动。

24. 女性患者，56岁。左臂内侧疼痛1天。请用三指推法对患者进行治疗。(2019)

参考答案：

受术者取坐位。术者食、中、无名指并拢，以指端部着力于左臂内侧，腕关节略屈。前臂部主动施力，通过腕关节及掌部使食、中及无名三指向指端方向做单向直线推进。

25. 患儿，8个月。不思乳食，嗳气酸腐，大便秘结酸臭，诊断为积滞。请用拇指后位捏脊法对患儿进行治疗。(2019)

参考答案：

患儿取俯卧位。术者两手拇指伸直，两指端分置于脊柱两侧，指面向前，两手食、中指前按，腕关节微屈，以两手拇指与食、中指罗纹面将皮肤捏起，并轻轻提捻，然后向前推行移动。在向前移动的捏脊过程中，两手拇指要前推，而食指、中指则交替前按，两者相互配合，从而交替捏提捻动前行。

26. 叙述并指出膻中的定位，演示中指揉法的操作方法。(2019)

参考答案：

膻中：在胸部，横平第4肋间隙，前正中线上。

中指揉法：中指伸直，食指搭于中指远端指间关节背侧，腕关节微屈，用中指罗纹面着力于膻中穴。以肘关节为支点，前臂做主动运动，通过腕关节使中指罗纹面在膻中穴上做轻柔的小幅度的环旋运动。

27. 叙述并指出胃俞的定位，演示隔姜灸的操作方法。(2019)

参考答案：

胃俞：在脊柱区，第12胸椎棘突下，后正中线旁开1.5寸。

隔姜灸：①制备姜片：切取生姜片，每片直径2~3cm，厚0.2~0.3cm，中间以针刺数孔。②选取俯卧位，充分暴露胃俞穴。③将姜片置于胃俞穴上，把艾炷置于姜片中心，点燃艾炷尖端，任其自燃。④如患者感觉施灸局部灼痛不可耐受，术者可用镊子将姜片一侧夹住端起，稍待片刻，重新放下再灸。⑤艾炷燃尽，除去艾灰，更换艾炷依前法再灸。⑥一般灸6~9壮，至局部皮肤潮红而不起泡为度，灸毕去除姜片及艾灰。

28. 叙述并指出环跳的定位，演示夹持进针法的操作方法。(2022、2019)

参考答案：

环跳：在臀区，股骨大转子最凸点与骶管裂孔连线的外1/3与内2/3交点处。

夹持进针法：①环跳穴皮肤、医生双手常规消毒。②押手拇、食指持消毒干棉球捏住针身下段，以针尖端露出0.3~0.5cm为宜，刺手拇、食、中三指指腹夹持针柄，使针身垂直。③将针尖固定在环跳穴皮肤表面，刺手捻转针柄，押手下压，双手配合，同时用力,迅速将针刺入环跳穴皮下2~3寸。

29. 叙述并演示气海的定位,演示舒张进针法的操作方法。(2022、2019)

参考答案:

气海:在下腹部,脐中下1.5寸,前正中线上。

舒张进针法:①气海穴皮肤、医生双手常规消毒。②以押手拇、食指或食、中指把气海穴处皮肤向两侧轻轻撑开,使之绷紧,两指间的距离要适当。③刺手拇、食、中指三指指腹夹持针柄。④刺手持针,于押手两指间的腧穴处迅速刺入1~1.5寸。

30. 叙述并指出秩边、迎香、手三里的定位。(2016)

参考答案:秩边横平第4骶后孔,骶正中嵴旁开3寸。迎香在鼻翼外缘中点旁,鼻唇沟中。手三里在阳溪穴与曲池穴连线上,肘横纹下2寸处。

31. 叙述并指出悬钟、定喘、商阳的定位。(2016)

参考答案:悬钟在小腿外侧,外踝尖上3寸,腓骨前缘。定喘在脊柱区,横平第7颈椎棘突下,后正中线旁开0.5寸。商阳在手指,食指末节桡侧,指甲根角侧上方0.1寸。

32. 叙述并指出神门、下关、涌泉穴的定位。(2016)

参考答案:神门在腕前区,腕掌侧远端横纹尺侧端,尺侧腕屈肌腱的桡侧缘。下关在面部,颧弓下缘中央与下颌切迹之间凹陷中。涌泉在足底,屈足卷趾时足心最凹陷中。

33. 叙述并指出血海、涌泉、神门的定位。(2016)

参考答案:血海在股前区,髌底内侧端上2寸,股内侧肌隆起处。简便取穴法:患者屈膝,医者以左手掌心按于患者右膝髌骨上缘,第2~5指向上伸直,拇指约呈45°斜置,拇指尖下是穴。涌泉在足底,屈足卷趾时足心最凹陷中。神门在腕前区,腕掌侧远端横纹尺侧端,尺侧腕屈肌腱的桡侧缘。

34. 叙述并指出秩边、神门、攒竹的定位。(2022、2016)

参考答案:秩边横平第4骶后孔,骶正中嵴旁开3寸。神门在腕前区,腕掌侧远端横纹尺侧端,尺侧腕屈肌腱的桡侧缘。攒竹在面部,眉头凹陷中,额切迹处。

35. 叙述并指出内关、命门、印堂的定位。(2016)

参考答案:内关在前臂前区,腕掌侧远端横纹上2寸,掌长肌腱与桡侧腕屈肌腱之间。命门在脊柱区,第2腰椎棘突下凹陷中,后正中线上。印堂在头部,两眉毛内侧端中间的凹陷中。

36. 叙述并指出内庭、胃俞、天柱的定位。(2016)

参考答案:内庭在足背,第2、3趾间,趾蹼缘后方赤白肉际处。胃俞在脊柱区,第12胸椎棘突下,后正中线旁开1.5寸。天柱在颈后区,横平第2颈椎棘突上际,斜方肌外缘凹陷中。

37. 叙述并指出夹脊、合谷、犊鼻的定位。(2016)

参考答案:夹脊在脊柱区,第1胸椎至第5腰椎棘突下两侧,后正中线旁开0.5寸,一侧17穴。合谷在手背,当第2掌骨桡侧的中点处。犊鼻在膝前区,髌韧带外侧凹陷中。

38. 叙述并指出血海、大椎、内庭的定位。(2016)

参考答案：血海在股前区，髌底内侧端上2寸，股内侧肌隆起处。简便取穴法：患者屈膝，医者以左手掌心按于患者右膝髌骨上缘，第2～5指向上伸直，拇指约呈45°斜置，拇指尖下是穴。大椎在脊柱区，第7颈椎棘突下凹陷中，后正中线上。内庭在足背，第2、3趾间，趾蹼缘后方赤白肉际处。

39. 叙述并指出攒竹、膻中、支沟的定位。(2022、2016)

参考答案：攒竹在面部，眉头凹陷中，额切迹处。膻中在胸部，横平第4肋间隙，前正中线上。支沟在前臂后区，腕背侧远端横纹上3寸，尺骨与桡骨间隙中点。

40. 叙述并指出太溪、支沟、膈俞的定位。(2016)

参考答案：太溪在踝区，内踝尖与跟腱之间的凹陷中。支沟在前臂后区，腕背侧远端横纹上3寸，尺骨与桡骨间隙中点。膈俞在脊柱区，第7胸椎棘突下，后正中线旁开1.5寸。

41. 叙述并指出孔最、神庭、内庭的定位。(2016)

参考答案：孔最在前臂前区，腕掌侧远端横纹上7寸，尺泽与太渊连线上。神庭在头部，前发际正中直上0.5寸。内庭在足背，第2、3趾间，趾蹼缘后方赤白肉际处。

42. 叙述并指出内关、大肠俞、昆仑的定位。(2016)

参考答案：内关在前臂前区，腕掌侧远端横纹上2寸，掌长肌腱与桡侧腕屈肌腱之间。大肠俞在脊柱区，第4腰椎棘突下，后正中线旁开1.5寸。昆仑在踝区，外踝尖与跟腱之间的凹陷中。

43. 叙述并指出列缺、公孙、关元的定位。(2016)

参考答案：列缺在前臂，腕掌侧远端横纹上1.5寸，拇短伸肌腱与拇长展肌腱之间，拇长展肌腱沟的凹陷中。简便取穴法：两手虎口自然平直交叉，一手食指按在另一手桡骨茎突上，指尖下凹陷中是穴。公孙在跖区，第1跖骨基底部的前下方赤白肉际处。关元在下腹部，脐中下3寸，前正中线上。

44. 叙述并指出梁丘、期门、血海的定位。(2016)

参考答案：梁丘在股前区，髌底上2寸，股外侧肌与股直肌肌腱之间（髂前上棘与髌骨外上缘连线上）。期门在胸部，第6肋间隙，前正中线旁开4寸。血海在股前区，髌底内侧端上2寸，股内侧肌隆起处。简便取穴法：患者屈膝，医者以左手掌心按于患者右膝髌骨上缘，第2～5指向上伸直，拇指约呈45°斜置，拇指尖下是穴。

45. 叙述并指出神庭、肩井、天枢的定位。(2016)

参考答案：神庭在头部，前发际正中直上0.5寸。肩井在肩胛区，第7颈椎棘突与肩峰最外侧点连线的中点。天枢在腹部，横平脐中，前正中线旁开2寸。

46. 叙述并指出委中、大肠俞、天柱的定位。(2016)

参考答案：委中在膝后区，腘横纹中点。大肠俞在脊柱区，第4腰椎棘突下，后正中线旁开1.5寸。天柱在颈后区，横平第2颈椎棘突上际，斜方肌外缘凹陷中。

47. 叙述并指出次髎、商阳、公孙的定位。(2016)

参考答案：次髎在骶区，正对第2骶后孔中。商阳在手指，食指末节桡侧，指甲根角侧上方0.1寸。公孙在跖区，第1跖骨基底部的前下方赤白肉际处。

48. 叙述并指出天宗、气海、中冲的定位。（2016）

参考答案：天宗在肩胛区，肩胛冈中点与肩胛骨下角连线上1/3与下2/3交点凹陷中。气海在下腹部，脐中下1.5寸，前正中线上。中冲在手指，中指末端最高点。

49. 叙述并指出肾俞、地仓、环跳的定位。（2016）

参考答案：肾俞在脊柱区，第2腰椎棘突下，后正中线旁开1.5寸。地仓在面部，口角旁开0.4寸（指寸）。环跳在臀区，股骨大转子最凸点与骶管裂孔连线的外1/3与内2/3交点处。

50. 叙述并指出百会、通里、承山的定位。（2016）

参考答案：百会在头部，前发际正中直上5寸。通里在前臂前区，腕掌侧远端横纹上1寸，尺侧腕屈肌腱的桡侧缘。承山在小腿后区，腓肠肌两肌腹与肌腱交角处。

51. 叙述并指出腰阳关、尺泽、太冲的定位。（2016）

参考答案：腰阳关在脊柱区，第4腰椎棘突下凹陷中，后正中线上。尺泽在肘区，肘横纹上，肱二头肌腱桡侧缘凹陷中。太冲在足背，第1、2跖骨间，跖骨底结合部前方凹陷中，或触及动脉搏动。

52. 叙述并指出太阳、大陵、三阴交的定位。（2016）

参考答案：太阳在头部，当眉梢与目外眦之间，向后约一横指的凹陷处。大陵在腕前区，腕掌侧远端横纹中，掌长肌腱与桡侧腕屈肌腱之间。三阴交在小腿内侧，内踝尖上3寸，胫骨内侧缘后际。

53. 叙述并指出期门、水沟、孔最的定位。（2016）

参考答案：期门在胸部，第6肋间隙，前正中线旁开4寸。水沟在面部，人中沟的上1/3与中1/3交点处。孔最在前臂前区，腕掌侧远端横纹上7寸，尺泽与太渊连线上。

54. 叙述并指出梁丘、翳风、尺泽的定位。（2016）

参考答案：梁丘在股前区，髌底上2寸，股外侧肌与股直肌肌腱之间（髂前上棘与髌骨外上缘连线上）。翳风在颈部，耳垂后方，乳突下端前方凹陷中。尺泽在肘区，肘横纹上，肱二头肌腱桡侧缘凹陷中。

55. 叙述并指出夹脊、外关、定喘的定位。（2016）

参考答案：夹脊在脊柱区，第1胸椎至第5腰椎棘突下两侧，后正中线旁开0.5寸，一侧17穴。外关在前臂后区，腕背侧远端横纹上2寸，尺骨与桡骨间隙中点。定喘在脊柱区，横平第7颈椎棘突下，后正中线旁开0.5寸。

56. 叙述并指出太冲、大椎、少商的定位。（2015）

参考答案：太冲在足背，第1、2跖骨间，跖骨底结合部前方凹陷中，或触及动脉搏动。大椎穴在脊柱区，第7颈椎棘突下凹陷中，后正中线上。少商穴在手指，拇指末节桡侧，指甲根角上0.1寸。

57. 叙述并指出公孙、印堂、手三里的定位。（2015）

参考答案：公孙在跖区，第1跖骨基底部的前下方赤白肉际处。印堂在头部，两眉毛内侧端中间的凹陷中。手三里在前臂，肘横纹下2寸，阳溪穴与曲池穴连线上。

58. 叙述并指出秩边、膻中、头维的定位。(2015)

参考答案：秩边横平第4骶后孔，骶正中线旁开3寸。膻中在胸部，横平第4肋间隙，前正中线上。头维在头部，当额角发际直上0.5寸，头正中线旁开4.5寸。

59. 叙述并指出风池、神门、次髎的定位。(2015)

参考答案：风池在颈后区，枕骨之下，胸锁乳突肌上端与斜方肌上端之间的凹陷中。神门在腕前区，腕掌侧远端横纹尺侧端，尺侧腕屈肌腱的桡侧缘。次髎在骶区，正对第2骶后孔中。

60. 叙述并指出条口、夹脊、百会的定位。(2015)

参考答案：条口在小腿外侧，犊鼻下8寸，犊鼻与解溪连线上。夹脊在脊柱区，第1胸椎至第5腰椎棘突下两侧，后正中线旁开0.5寸，一侧17穴。百会在头部，前发际正中直上5寸。

61. 叙述并指出地机、太阳、天枢的定位。(2015)

参考答案：地机在小腿内侧，阴陵泉下3寸，胫骨内侧缘后际。太阳在头部，当眉梢与目外眦之间，向后约一横指的凹陷处。天枢在腹部，横平脐中，前正中线旁开2寸。

62. 叙述并指出尺泽、太冲、肾俞的定位。(2015)

参考答案：尺泽在肘区，肘横纹上，肱二头肌腱桡侧缘凹陷中。太冲在足背，第1、2跖骨间，跖骨底结合部前方凹陷中，或触及动脉搏动。肾俞在脊柱区，第2腰椎棘突下，后正中线旁开1.5寸。

63. 叙述并指出大陵、太溪、大椎的定位。(2015)

参考答案：大陵在腕前区，腕掌侧远端横纹中，掌长肌腱与桡侧腕屈肌腱之间。太溪在踝区，内踝尖与跟腱之间的凹陷中。大椎穴在脊柱区，第7颈椎棘突下凹陷中，后正中线上。

64. 叙述并指出头维、至阴、大肠俞的定位。(2015)

参考答案：头维在头部，当额角发际直上0.5寸，头正中线旁开4.5寸。至阴在足趾，小趾末节外侧，趾甲根角侧后方0.1寸（指寸）。大肠俞在脊柱区，第4腰椎棘突下，后正中线旁开1.5寸。

65. 叙述并指出肩髃、听宫、承山的定位。(2015)

参考答案：肩髃在三角肌区，肩峰外侧缘前端与肱骨大结节两骨间凹陷中。听宫在面部，耳屏正中与下颌骨髁状突之间的凹陷中。承山在小腿后区，腓肠肌两肌腹与肌腱交角处。

66. 叙述并指出中冲、风池、环跳的定位。(2015)

参考答案：中冲在手指，中指末端最高点。风池在颈后区，枕骨之下，胸锁乳突肌上端与斜方肌上端之间的凹陷中。环跳在臀区，股骨大转子最凸点与骶管裂孔连线的外1/3与内2/3交点处。

67. 叙述并指出肩井、尺泽、肾俞的定位。(2015)

参考答案：肩井在肩胛区，第7颈椎棘突与肩峰最外侧点连线的中点。尺泽在肘区，肘横纹上，肱二头肌腱桡侧缘凹陷中。肾俞在脊柱区，第2腰椎棘突下，后正中线旁开1.5寸。

68. 叙述并指出鱼际、地机、命门的定位。（2015）

参考答案：鱼际在手外侧，第1掌骨桡侧中点赤白肉际处。地机在小腿内侧，阴陵泉下3寸，胫骨内侧缘后际。命门在脊柱区，第2腰椎棘突下凹陷中，后正中线上。

69. 叙述并指出天柱、商阳、条口的定位。（2022、2015）

参考答案：天柱在颈后区，横平第2颈椎棘突上际，斜方肌外缘凹陷中。商阳在手指，食指末节桡侧，指甲根角侧上方0.1寸。条口在小腿外侧，犊鼻下8寸，犊鼻与解溪连线上。

70. 叙述并指出百会、昆仑、期门的定位。（2015）

参考答案：百会在头部，前发际正中直上5寸。昆仑在踝区，外踝尖与跟腱之间的凹陷中。期门在胸部，第6肋间隙，前正中线旁开4寸。

71. 叙述并指出神门、风池、丰隆的定位。（2022、2015）

参考答案：神门在腕前区，腕掌侧远端横纹尺侧端，尺侧腕屈肌腱的桡侧缘。风池在颈后区，枕骨之下，胸锁乳突肌上端与斜方肌上端之间的凹陷中。丰隆在小腿外侧，外踝尖上8寸，胫骨前肌外缘。

72. 叙述并指出百会、后溪、太冲的定位。（2015）

参考答案：百会在头部，前发际正中直上5寸。后溪在手内侧，第5掌指关节尺侧近端赤白肉际凹陷中。太冲穴在足背，第1、2跖骨间，跖骨底结合部前方凹陷中，或触及动脉搏动。

73. 叙述并指出内庭、膻中、十宣的定位。（2015）

参考答案：内庭在足背，第2、3趾间，趾蹼缘后方赤白肉际处。膻中在胸部，横平第4肋间隙，前正中线上。十宣在手指，十指尖端，距指甲游离缘0.1寸（指寸），左右共10穴。

74. 叙述并指出中脘、悬钟、听宫的定位。（2015）

参考答案：中脘在上腹部，脐中上4寸，前正中线上。悬钟在小腿外侧，外踝尖上3寸，腓骨前缘。听宫在面部，耳屏正中与下颌骨髁状突之间的凹陷中。

75. 叙述并指出丰隆、定喘、孔最的定位。（2022、2015）

参考答案：丰隆在小腿外侧，外踝尖上8寸，胫骨前肌外缘。定喘在脊柱区，横平第7颈椎棘突下，后正中线旁开0.5寸。孔最在前臂前区，腕掌侧远端横纹上7寸，尺泽与太渊连线上。

76. 叙述并指出迎香、气海、环跳的定位。（2022、2015）

参考答案：迎香在鼻翼外缘中点旁，鼻唇沟中。气海在下腹部，脐中下1.5寸，前正中线上。环跳在臀区，股骨大转子最凸点与骶管裂孔连线的外1/3与内2/3交点处。

77. 叙述并指出期门、孔最、三阴交的定位。（2015）

参考答案：期门在胸部，第6肋间隙，前正中线旁开4寸。孔最在前臂前区，腕掌侧远端横纹上7寸，尺泽与太渊连线上。三阴交在小腿内侧，内踝尖上3寸，胫骨内侧缘后际。

78. 叙述并指出犊鼻、太阳、气海的定位。（2015）

参考答案：犊鼻在膝前区，髌韧带外侧凹陷中。太阳在头部，当眉梢与目外眦之间，向后约一横指的凹陷处。气海在下腹部，脐中下1.5寸，前正中线上。

79. 叙述并指出肩髃、公孙、关元的定位。（2015）

参考答案：肩髃在三角肌区，肩峰外侧缘前端与肱骨大结节两骨间凹陷中。公孙在跖区，第1跖骨基底部的前下方赤白肉际处。关元在下腹部，脐中下3寸，前正中线上。

80. 叙述并指出秩边、膻中、膈俞的定位。（2015）

参考答案：秩边在骶区，横平第4骶后孔，骶正中嵴旁开3寸。膻中在胸部，横平第4肋间隙，前正中线上。膈俞在脊柱区，第7胸椎棘突下，后正中线旁开1.5寸。

81. 叙述并指出血海、十宣、膻中的定位。（2015）

参考答案：血海在股前区，髌底内侧端上2寸，股内侧肌隆起处。简便取穴法：患者屈膝，医者以左手掌心按于患者右膝髌骨上缘，第2~5指向上伸直，拇指约呈45°斜置，拇指尖下是穴。十宣在手指，十指尖端，距指甲游离缘0.1寸（指寸），左右共10穴。膻中在胸部，横平第4肋间隙，前正中线上。

82. 叙述并指出神门、百会、期门的定位。（2022、2015）

参考答案：神门在腕前区，腕掌侧远端横纹尺侧端，尺侧腕屈肌腱的桡侧缘。百会在头部，前发际正中直上5寸。期门在胸部，第6肋间隙，前正中线旁开4寸。

83. 叙述并指出下关、神门、次髎的定位。（2015）

参考答案：下关在面部，颧弓下缘中央与下颌切迹之间凹陷中。神门在腕前区，腕掌侧远端横纹尺侧端，尺侧腕屈肌腱的桡侧缘。次髎在骶区，正对第2骶后孔中。

84. 叙述并指出曲池、申脉、中极的定位。（2015）

参考答案：曲池在肘区，尺泽与肱骨外上髁连线的中点处。申脉在踝区，外踝尖直下，外踝下缘与跟骨之间凹陷中。中极在下腹部，脐中下4寸，前正中线上。

85. 叙述并指出神门、次髎、风池的定位。（2015）

参考答案：神门在腕前区，腕掌侧远端横纹尺侧端，尺侧腕屈肌腱的桡侧缘。次髎在骶区，正对第2骶后孔中。风池在颈后区，枕骨之下，胸锁乳突肌上端与斜方肌上端之间的凹陷中。

86. 叙述并指出大陵、头维、气海的定位。（2014）

参考答案：大陵穴在腕前区，腕长屈肌腱和拇长屈肌腱之间凹陷处。头维穴在额前部，额角上0.5寸。气海穴在下腹部，脐下1.5寸，前正中线上。

87. 叙述并指出尺泽、地机、听宫的定位。（2022、2014）

参考答案：尺泽在肘区，肘横纹上，肱二头肌腱桡侧缘凹陷中。地机在小腿内侧，阴陵泉下3寸，胫骨内侧缘后际。听宫在面部，耳屏正中与下颌骨髁状突之间的凹陷中。

88. 叙述并指出攒竹、天宗、听宫的定位。（2022、2014）

参考答案：攒竹在面部，眉头凹陷中，额切迹处。天宗在肩胛区，肩胛冈中点与肩胛骨下角连线上 1/3 与下 2/3 交点凹陷中。听宫在面部，耳屏正中与下颌骨髁状突之间的凹陷中。

89. 叙述并指出膈俞、血海、听宫的定位。（2014）

参考答案：膈俞在脊柱区，第 7 胸椎棘突下，后正中线旁开 1.5 寸。血海在股前区，髌底内侧端上 2 寸，股内侧肌隆起处。简便取穴法：患者屈膝，医者以左手掌心按于患者右膝髌骨上缘，第 2~5 指向上伸直，拇指约呈 45°斜置，拇指尖下是穴。听宫在面部，耳屏正中与下颌骨髁状突之间的凹陷中。

90. 叙述并指出水沟、迎香、次髎的定位。（2014）

参考答案：水沟在面部，人中沟的上 1/3 与中 1/3 交点处。迎香在鼻翼外缘中点旁，鼻唇沟中。次髎在骶区，正对第 2 骶后孔中。

91. 叙述并指出秩边、肩髃、内关的定位。（2022、2014）

参考答案：秩边横平第 4 骶后孔，骶正中嵴旁开 3 寸。肩髃在三角肌区，肩峰外侧缘前端与肱骨大结节两骨间凹陷中。内关在前臂前区，腕掌侧远端横纹上 2 寸，掌长肌腱与桡侧腕屈肌腱之间。

92. 叙述并指出通里、合谷、肩井的定位。（2014）

参考答案：通里在前臂前区，腕掌侧远端横纹上 1 寸，尺侧腕屈肌腱的桡侧缘。合谷在手背，第 2 掌骨桡侧的中点处。肩井在肩胛区，第 7 颈椎棘突与肩峰最外侧点连线的中点。

93. 叙述并指出太溪、膈俞、神门的定位。（2014）

参考答案：太溪在踝区，内踝尖与跟腱之间的凹陷中。膈俞在脊柱区，第 7 胸椎棘突下，后正中线旁开 1.5 寸。神门在腕前区，腕掌侧远端横纹尺侧端，尺侧腕屈肌腱的桡侧缘。

94. 叙述并指出阴陵泉、外关、鱼际的定位。（2014）

参考答案：阴陵泉在小腿内侧，胫骨内侧髁下缘与胫骨内侧缘之间的凹陷中。外关在前臂后区，腕背侧远端横纹上 2 寸，尺骨与桡骨间隙中点。鱼际在手外侧，第 1 掌骨桡侧中点赤白肉际处。

95. 叙述并指出听宫、天宗、曲池的定位。（2014）

参考答案：听宫在面部，耳屏正中与下颌骨髁状突之间的凹陷中。天宗在肩胛区，肩胛冈中点与肩胛骨下角连线上 1/3 与下 2/3 交点凹陷中。曲池在肘区，尺泽与肱骨外上髁连线的中点处。

96. 叙述并指出肺俞、外关、合谷的定位。（2014）

参考答案：肺俞在脊柱区，第 3 胸椎棘突下，后正中线旁开 1.5 寸。外关在前臂后区，腕背侧远端横纹上 2 寸，尺骨与桡骨间隙中点。合谷在手背，第 2 掌骨桡侧的中点处。

97. 叙述并指出太冲、下关、神庭的定位。（2014）

参考答案：太冲穴在足背，第 1、2 跖骨间，跖骨底结合部前方凹陷中，或触及动脉搏动。下关在面部，颧弓下缘中央与下颌切迹之间凹陷中。神庭在头部，前发际正中直上0.5寸。

98. 叙述并指出中冲、内庭、印堂的定位。(2022、2014)

参考答案：中冲在手指，中指末端最高点。内庭在足背，第2、3趾间，趾蹼缘后方赤白肉际处。印堂在头部，两眉毛内侧端中间的凹陷中。

99. 叙述并指出太溪、定喘、太阳的定位。(2014)

参考答案：太溪在踝区，内踝尖与跟腱之间的凹陷中。定喘在脊柱区，横平第7颈椎棘突下，后正中线旁开0.5寸。太阳在头部，当眉梢与目外眦之间，向后约一横指的凹陷处。

100. 叙述并指出定喘、照海、犊鼻的定位。(2014)

参考答案：定喘在脊柱区，横平第7颈椎棘突下，后正中线旁开0.5寸。照海在踝区，内踝尖下1寸，内踝下缘边际凹陷中。犊鼻在膝前区，髌韧带外侧凹陷中。

101. 叙述并指出翳风、孔最、外关的定位。(2014)

参考答案：翳风在颈部，耳垂后方，乳突下端前方凹陷中。孔最在前臂前区，腕掌侧远端横纹上7寸，尺泽与太渊连线上。外关在前臂后区，腕背侧远端横纹上2寸，尺骨与桡骨间隙中点。

102. 叙述并指出地机、命门、涌泉的定位。(2014)

参考答案：地机在小腿内侧，阴陵泉下3寸，胫骨内侧缘后际。命门在脊柱区，第2腰椎棘突下凹陷中，后正中线上。涌泉在足底，屈足卷趾时足心最凹陷中。

103. 叙述并指出三阴交、外关、水沟的定位。(2014)

参考答案：三阴交在小腿内侧，内踝尖上3寸，胫骨内侧缘后际。外关在前臂后区，腕背侧远端横纹上2寸，尺骨与桡骨间隙中点。水沟在面部，人中沟的上1/3与中1/3交点处。

104. 叙述并指出曲池、攒竹、中脘的定位。(2014)

参考答案：曲池在肘区，尺泽与肱骨外上髁连线的中点处。攒竹在面部，眉头凹陷中，额切迹处。中脘在上腹部，脐中上4寸，前正中线上。

105. 叙述并指出支沟、阳陵泉、中极的定位。(2014)

参考答案：支沟在前臂后区，腕背侧远端横纹上3寸，尺骨与桡骨间隙中点。阳陵泉在小腿外侧，腓骨头前下方凹陷中。中极在下腹部，脐中下4寸，前正中线上。

106. 叙述并指出委中、神门、大椎的定位。(2014)

参考答案：委中在膝后区，腘横纹中点。神门在腕前区，腕掌侧远端横纹尺侧端，尺侧腕屈肌腱的桡侧缘。大椎在脊柱区，第7颈椎棘突下凹陷中，后正中线上。

107. 叙述并指出大肠俞、听宫、公孙的定位。(2014)

参考答案：大肠俞在脊柱区，第4腰椎棘突下，后正中线旁开1.5寸。听宫在面部，耳屏正中与下颌骨髁状突之间的凹陷中。公孙在跖区，第1跖骨基底部的前下方赤白肉际处。

108. 叙述并指出中极、地机、足三里的定位。(2022、2014)

参考答案：中极在下腹部，脐中下4寸，前正中线上。地机在小腿内侧，阴陵泉下 3 寸，胫骨内侧缘后际。足三里在小腿外侧，犊鼻下 3 寸，犊鼻与解溪连线上。

109. 叙述并指出膻中、肾俞、犊鼻的定位。(2014)

参考答案：膻中在胸部，横平第 4 肋间隙，前正中线上。肾俞在脊柱区，第 2 腰椎棘突下，后正中线旁开 1.5 寸。犊鼻在膝前区，髌韧带外侧凹陷中。

110. 叙述并指出关元、夹脊、阴陵泉的定位。(2014)

参考答案：关元在下腹部，脐中下 3 寸，前正中线上。夹脊在脊柱区，第 1 胸椎至第 5 腰椎棘突下两侧，后正中线旁开 0.5 寸，一侧 17 穴。阴陵泉在小腿内侧，胫骨内侧髁下缘与胫骨内侧缘之间的凹陷中。

111. 叙述并指出内关、大肠俞、血海的定位。(2014)

参考答案：内关在前臂前区，腕掌侧远端横纹上 2 寸，掌长肌腱与桡侧腕屈肌腱之间。大肠俞在脊柱区，第 4 腰椎棘突下，后正中线旁开 1.5 寸。血海在股前区，髌底内侧端上 2 寸，股内侧肌隆起处。简便取穴法：患者屈膝，医者以左手掌心按于患者右膝髌骨上缘，第 2～5 指向上伸直，拇指约呈 45°斜置，拇指尖下是穴。

112. 叙述并指出大肠俞、听宫、公孙的定位。(2014)

参考答案：大肠俞在脊柱区，第 4 腰椎棘突下，后正中线旁开 1.5 寸。听宫在面部，耳屏正中与下颌骨髁突之间的凹陷中。公孙在跖区，第 1 跖骨基底部的前下方赤白肉际处。

113. 叙述并指出梁丘、外关、百会的定位。(2014)

参考答案：梁丘在股前区，髌底上 2 寸，股外侧肌与股直肌肌腱之间。外关在前臂后区，腕背侧远端横纹上 2 寸，尺骨与桡骨间隙中点。百会在头部，前发际正中直上 5 寸。

114. 叙述并指出孔最、十宣、天枢的定位。(2013)

参考答案：孔最在前臂前区，腕掌侧远端横纹上 7 寸，尺泽与太渊连线上。十宣在手指，十指尖端，距指甲游离缘 0.1 寸（指寸），左右共 10 穴。天枢在腹部，横平脐中，前正中线旁开 2 寸。

115. 叙述并指出下关、中脘、后溪的定位。(2013)

参考答案：下关在面部，颧弓下缘中央与下颌切迹之间凹陷中。中脘在上腹部，脐中上 4 寸，前正中线上。后溪在手内侧，第 5 掌指关节尺侧近端赤白肉际凹陷中。

116. 叙述并指出天枢、承山、孔最的定位。(2022、2013)

参考答案：天枢在腹部，横平脐中，前正中线旁开 2 寸。承山在小腿后区，腓肠肌两肌腹与肌腱交角处。孔最在前臂前区，腕掌侧远端横纹上 7 寸，尺泽与太渊连线上。

117. 叙述并指出天枢、百会、地机的定位。(2013)

参考答案：天枢在腹部，横平脐中，前正中线旁开 2 寸。百会在头部，前发际正中直上 5 寸。地机在小腿内侧，阴陵泉下 3 寸，胫骨内侧缘后际。

118. 叙述并指出少商、照海、夹脊的定位。(2013)

参考答案：少商穴在手指，拇指末节桡侧，指甲根角上 0.1 寸。照海在踝区，内踝尖下1寸，内踝下缘边际凹陷中。夹脊在脊柱区，第1胸椎至第5腰椎棘突下两侧，后正中线旁开0.5寸，一侧17穴。

119. 叙述并指出公孙、下关、大肠俞的定位。（2013）

参考答案：公孙在跖区，第1跖骨基底部的前下方赤白肉际处。下关在面部，颧弓下缘中央与下颌切迹之间凹陷中。大肠俞在脊柱区，第4腰椎棘突下，后正中线旁开1.5寸。

120. 叙述并指出地机、昆仑、风府的定位。（2013）

参考答案：地机在小腿内侧，阴陵泉下3寸，胫骨内侧缘后际。昆仑在踝区，外踝尖与跟腱之间的凹陷中。风府在项部，当后发际正中直上1寸，枕外隆凸直下，两侧斜方肌之间凹陷处。

121. 叙述并指出听宫、涌泉、承山的定位。（2013）

参考答案：听宫在面部，耳屏正中与下颌骨髁状突之间的凹陷中。涌泉在足底，屈足卷趾时足心最凹陷中。承山在小腿后区，腓肠肌两肌腹与肌腱交角处。

122. 叙述并指出膻中、命门、迎香的定位。（2013）

参考答案：膻中在胸部，横平第4肋间隙，前正中线上。命门在脊柱区，第2腰椎棘突下凹陷中，后正中线上。迎香在鼻翼外缘中点旁，鼻唇沟中。

123. 叙述并演示摇法的操作方法。（2018、2017、2016、2015、2013）

参考答案：摇法是指毫针刺入一定深度后，手持针柄，将针轻轻摇动的方法。摇法分为两种，一是直立针身而摇，二是卧倒针身而摇。1）直立针身而摇：①采用直刺进针。②刺入一定深度。③手持针柄，如摇辘轳状呈划圈样摇动，或如摇橹状进行前后或左右的摇动。④反复摇动数次。2）卧倒针身而摇：①采用斜刺或平刺进针。②刺入一定深度。③手持针柄，如摇橹状进行左右摇动。④反复摇动数次。

124. 叙述并演示隔盐灸的操作方法。（2018、2016、2015、2014）

参考答案：①选择体位，定取腧穴：宜取仰卧位，身体放松。②食盐填脐：取纯净干燥的食盐适量，将脐窝填平，也可在于盐上再放置一姜片。③置放艾炷：将艾炷置于盐上（或姜片上），点燃艾炷尖端，任其自燃。④调适温度，更换艾炷：若患者感觉施灸局部灼热不可耐受，术者用镊子夹去残炷，换炷再灸。⑤掌握灸量：如上反复施灸，灸满规定壮数，一般灸5~9壮。⑥灸毕，除去艾灰、食盐。

125. 叙述并演示刺络拔罐法的操作方法。（2022、2018、2016）

参考答案：①选取适宜体位，充分暴露待拔腧穴。②选择大小适宜的玻璃罐备用。③消毒施术部位，刺络出血。医者戴消毒手套，用碘伏消毒施术部位，持三棱针（或一次性注射针头）点刺局部使之出血，或用皮肤针叩刺出血。④用闪火法留罐，留置5~15分钟后起罐。⑤起罐时不能迅猛，避免罐内污血喷射而污染周围环境，用消毒棉签清理皮肤上残留血液，清洗火罐后进行消毒处理。

126. 叙述并演示皮肉浅薄处进针的操作方法。（2018、2016）

参考答案：提捏进针法：①消毒：腧穴皮肤、医生双手常规消毒。②押手提捏穴旁皮肉：押手拇、食指轻轻捏提腧穴近旁的皮肉，提捏的力度大小要适当。③持针：

刺手拇、食、中指三指指腹夹持针柄。④刺入：刺手持针快速刺入腧穴，刺入时常与平刺结合。本法适用于皮肉浅薄部位的腧穴进针。

127. 叙述并演示提捏进针法的操作方法。（2022、2018、2016）

参考答案：①消毒：腧穴皮肤、医生双手常规消毒。②押手提捏穴旁皮肉：押手拇、食指轻轻捏提腧穴近旁的皮肉，提捏的力度大小要适当。③持针：刺手拇、食、中指三指指腹夹持针柄。④刺入：刺手持针快速刺入腧穴，刺入时常与平刺结合。本法适用于皮肉浅薄部位的腧穴进针。

128. 叙述并演示捻转泻法的操作方法。（2022、2018、2016、2015）

参考答案：①进针，行针得气。②捻转角度大，频率快，用力重，结合拇指向后、食指向前（右转）用力为主。③反复捻转。④操作时间长。

129. 叙述并演示提插补泻的操作方法。（2022、2018、2016、2014）

参考答案：补法：①进针，行针得气。②先浅后深，重插轻提（针下插时速度宜快，用力宜重，提针时速度宜慢，用力宜轻），提插幅度小，频率慢。③反复提插。④操作时间短。泻法：①进针，行针得气。②先深后浅，轻插重提（针下插时速度宜慢，用力宜轻，提针时速度宜快，用力宜重），提插幅度大，频率快。③反复操作。④操作时间长。

130. 叙述并演示三棱针耳尖放血的操作方法。（2018、2017、2016）

参考答案：①患者取坐位，充分暴露耳部腧穴。②医者戴消毒手套。③可先在耳尖及其周围，轻轻地推、揉、挤、捋，使耳尖局部充血。④耳区皮肤常规消毒。⑤医者用一手固定耳尖，另一手持针，露出针尖2~5mm，对准耳尖快速刺入，迅速出针，一般刺入2~3mm。⑥轻轻挤压针孔周围，使之适量出血或出黏液。⑦用消毒干棉球按压针孔止血。

131. 叙述并演示拿法的操作方法。（2017、2016、2015）

参考答案：以拇指和其余手指的指面相对用力，捏住施术部位肌肤并逐渐收紧、提起，腕关节放松，以拇指同其他手指的对合力进行轻重交替、连续不断地提捏并施以揉动。

132. 叙述并演示隔姜灸的操作方法。（2017、2016）

参考答案：①制备姜片：切取生姜片，每片直径2~3cm，厚0.2~0.3cm，中间以针刺数孔。②选取适宜体位，充分暴露待灸腧穴。③放置姜片和艾炷，点燃艾炷：将姜片置于穴上，把艾炷置于姜片中心，点燃艾炷尖端，任其自燃。④调适温度：如患者感觉施灸局部灼痛不可耐受，术者可用镊子将姜片一侧夹住端起，稍待片刻，重新放下再灸。⑤更换艾炷和姜片：艾炷燃尽，除去艾灰，更换艾炷依前法再灸。⑥掌握灸量：一般每穴灸6~9壮，至局部皮肤潮红而不起疱为度，灸毕去除姜片及艾灰。

133. 叙述并演示指切进针法的操作方法。（2022、2017、2016、2015）

参考答案：①腧穴皮肤、医生双手常规消毒。②押手固定穴区皮肤：押手拇指或食指指甲切掐固定腧穴处皮肤。③持针：刺手拇、食、中指三指指腹夹持针柄。④刺入：将针身紧贴押手指甲缘快速刺入，本法适宜于短针的进针。

134. 叙述并演示舒张进针法的操作方法。（2022、2017、2016、2015、2014）

参考答案：①腧穴皮肤、医生双手常规消毒。②押手绷紧皮肤：以押手拇、食指或食、中指把腧穴处皮肤向两侧轻轻撑开，使之绷紧，两指间的距离要适当。③持针：刺手拇、食、中指三指指腹夹持针柄。④刺入：刺手持针，于押手两指间的腧穴处迅速刺入。

135. 演示毫针针刺角度的操作方法，并叙述其适用范围。（2017、2016、2015、2014）

参考答案：①直刺：进针时针身与皮肤表面呈90°垂直刺入，此法适用于大部分的腧穴。②斜刺：进针时针身与皮肤表面呈45°左右倾斜刺入，此法适用于肌肉浅薄处或内有重要脏器，或不宜直刺、深刺的腧穴。③平刺：进针时针身与皮肤表面呈15°左右沿皮刺入，此法适用于皮薄肉少部位的腧穴。

136. 叙述并演示弹法的操作方法。（2016、2015、2014）

参考答案：①进针后刺入一定深度。②以拇指与食指相交呈环状，食指指甲缘轻抵拇指指腹。③弹叩针柄：将食指指甲面对准针柄或针尾，轻轻弹叩，使针体微微震颤。也可以拇指与其他手指配合进行操作。④弹叩数次。⑤弹叩次数不宜过多，一般7～10次即可。

137. 叙述并演示刮法的操作方法。（2016、2015）

参考答案：①进针后刺入一定深度。②用拇指指腹或食指指腹轻轻抵住针尾。③用食指指甲或拇指指甲或中指指甲频频刮动针柄。可由针根部自下而上刮，也可由针尾部自上而下刮，使针身产生轻度震颤。④反复刮动数次。

138. 叙述并演示震颤法的操作方法。（2016、2015、2014）

参考答案：①进针后刺入一定深度。②刺手拇、食二指或拇、食、中指夹持针柄。③实施提插捻转，小幅度、快频率的提插、捻转，如手颤之状，使针身微微颤动。④持续操作一定的时间。

139. 叙述并演示皮肤针法的操作方法。（2016）

参考答案：①选取适宜体位，充分暴露待针腧穴。②穴区皮肤常规消毒。③软柄、硬柄皮肤针持针姿势不同。硬柄皮肤针持针式：用拇指和中指夹持针柄两侧，食指置于针柄中段上面，无名指和小指将针柄末端固定于大小鱼际之间。软柄皮肤针持针式：将针柄末端置于掌心，拇指居上，食指在下，中指、无名指、小指呈握拳状固定针柄末端。④叩刺：叩刺时，主要运用腕力，要求针尖垂直叩击皮肤，并立即弹起，如此反复操作。⑤用无菌干棉球或棉签擦拭。

140. 叙述并演示瘢痕灸的操作方法。（2022、2016、2015）

参考答案：①选择体位，定取腧穴：以仰卧位或俯卧位为宜，体位要舒适，充分暴露待灸部位。②穴区皮肤消毒、涂擦黏附剂：对腧穴皮肤进行常规消毒，再将所灸穴位处涂以少量的大蒜汁或医用凡士林或少量清水。③点燃艾炷，每炷要燃尽：将艾炷平稳放置于腧穴上，用线香点燃艾炷顶部，待其自燃，要求每个艾炷都要燃尽，除灰，更换新艾炷继续施灸，灸满规定壮数为止。④轻轻拍打穴旁，减轻施灸疼痛。⑤灸后预防感染：灸毕要在施灸处贴敷消炎药膏，用无菌纱布覆盖局部，用胶布固定，以防感染。⑥形成灸疮，待其自愈：灸后局部皮肤黑硬，周边红晕，继而起水疱，一般在7日左右局部出现无菌性炎症，其脓汁清稀色白，形成灸疮，灸疮5~6周自行愈合，留有瘢痕。

141. 叙述并演示回旋灸的操作方法。（2016、2015、2013）

参考答案：①选取适宜体位，充分暴露待灸腧穴。②选用纯艾卷，将其一端点燃。③术者手持艾卷的中上部，将艾卷燃烧端对准腧穴，与施灸部位的皮肤保持相对固定的距离（一般在3cm左右），左右平行移动或反复旋转施灸，动作要匀速。若遇到小儿或局部知觉减退者，术者应以食指和中指，置于施灸部位两侧，通过医者的手指来测知患者局部受热程度，以便随时调节施灸时间和距离，防止烫伤。④灸至皮肤出现红晕，有温热感而无灼痛为度，一般灸5~10分钟。⑤灸毕熄灭艾火。

142. 叙述并演示提插法的操作方法。（2016、2015）

参考答案：①消毒：腧穴皮肤、医生双手常规消毒。②刺入毫针：将毫针刺入腧穴的一定深度。③实施提插操作：插是将针由浅层向下刺入深层的操作，提是从深层向上引退至浅层的操作。如此反复地上提下插。

143. 叙述并演示温和灸的操作方法。（2016）

参考答案：①选取适宜体位，充分暴露待灸腧穴。②选用纯艾卷，将其一端点燃。③术者手持艾卷的中上部，将艾卷燃烧端对准腧穴，距腧穴皮肤2~3cm进行熏烤，艾卷与施灸处皮肤的距离应保持相对固定。注意：若患者感到局部温热舒适可固定不动，若感觉太烫可加大与皮肤的距离，若遇到小儿或局部知觉减退者，医者可将食、中两指，置于施灸部位两侧，通过医者的手指来测知患者局部受热程度，以便随时调节施灸时间和距离，防止烫伤。④灸至局部皮肤出现红晕，有温热感而无灼痛为度，一般每穴灸5~10分钟。⑤灸毕熄灭艾火。

144. 叙述并演示中脘中指揉法的操作方法。（2016、2014、2013）

参考答案：中指伸直，食指搭于中指远端指间关节背侧，腕关节微屈，用中指罗纹面着力于中脘穴，以肘关节为支点，前臂做主动运动，通过腕关节使中指罗纹面在中脘穴上做轻柔的小幅度的环旋运动。

145. 叙述并演示掌推下肢的操作方法。（2016）

参考答案：以掌根部着力于下肢，腕关节略背伸，肘关节伸直。以肩关节为支点，上臂部主动施力，通过肘、前臂、腕，使掌根部向前方做单方向直线推进。

146. 叙述并演示肘推法的操作方法。（2016）

参考答案：屈肘，以肘关节尺骨鹰嘴突起部着力于施术部位，另一侧手臂抬起，以掌部扶握屈肘侧拳顶以固定助力。以肩关节为支点，上臂部主动施力，做较缓慢的单方向直线推进。

147. 叙述并演示抖下肢法的操作方法。（2016）

参考答案：受术者仰卧位，下肢放松。术者站其足端，用双手分别握住受术者两足踝部，将两下肢抬起，离开床面30cm左右，然后上、前臂同时施力，做连续的上下抖动，使其下肢及髋部有舒松感。两下肢可同时操作，亦可单侧操作。

148. 叙述并演示拳滚法的操作方法。（2016）

参考答案：拇指自然伸直，余指半握空拳状，以食指、中指、无名指和小指的第一节指背着力于施术部位上，肘关节屈曲20°~40°，前臂主动施力，在无旋前圆肌参与的情况下，单纯进行推拉摆动，带动腕关节做无尺、桡侧偏移的屈伸活动，使食指、中指、无名指和小指的第一节指背、掌指关节背侧、指间关节背侧为滚动着力面，在施术部位上进行持续不断的滚动。

149. 叙述并演示小鱼际滚背部的操作方法。（2016）

参考答案：拇指自然伸直，余指自然屈曲，无名指与小指的掌指关节屈曲约90°，手背沿掌横弓排列呈弧面，以第五掌指关节背侧为吸点吸附于患者背部。以肘关节为支点，前臂主动做推旋运动，带动腕关节做较大幅度的屈伸活动，使小鱼际和手背尺侧部在背部持续不断地来回滚动。

150. 叙述并演示拇指后位捏脊法的操作方法。（2022、2016）

参考答案：两手拇指伸直，两指端分置于脊柱两侧，指面向前。两手食、中指前按，腕关节微屈。以两手拇指与食、中指罗纹面将皮肤捏起，并轻轻提捻，然后向前推行移动，在向前移动的捏脊过程中，两手拇指要前推，而食指、中指则交替前按，两者相互配合，从而交替捏提捻动前行。

151. 叙述并演示掌推法的操作方法。（2016、2015、2014、2013）

参考答案：以掌根部着力于施术部位，腕关节略背伸，肘关节伸直。以肩关节为支点，上臂部主动施力，通过肘、前臂、腕，使掌根部向前方做单方向直线推进。

152. 叙述并演示温针灸的操作方法。（2022、2017、2016）

参考答案：①准备艾卷或艾绒，用剪刀截取2cm艾卷一段，将一端中心扎一小孔，深1~1.5cm，也可选用艾绒，艾绒要柔软，易搓捏。②选取适宜体位，充分暴露待灸腧穴。③针刺得气留针：腧穴常规消毒，直刺进针，行针得气，将针留在适当的深度。④插套艾卷或搓捏艾绒，点燃：将艾卷有孔的一端经针尾插套在针柄上，插牢，不可偏歪，或将少许艾绒搓捏在针尾上，要捏紧，不可松散，以免滑落，点燃施灸。⑤艾卷燃尽去灰，重新置艾：待艾卷或艾绒完全燃尽成灰时，将针稍倾斜，把艾灰掸落在容器中，每穴每次可施灸1~3壮。⑥待针柄冷却后出针。

153. 叙述并演示雀啄灸的操作方法。（2022、2015、2014）

参考答案：①选取适宜体位，充分暴露待灸腧穴。②选用纯艾卷，将其一端点燃。③术者手持艾卷的中上部，将艾卷燃烧端对准腧穴，像麻雀啄米样一上一下移动，使艾卷燃烧端与皮肤的距离远近不一，动作要匀速，起落幅度应大小一致。④燃艾施灸，如此反复操作，给予施灸局部以变量刺激，若遇到小儿或局部知觉减退者，术者应以食指和中指，置于施灸部位两侧，通过医者的手指来测知患者局部受热程度，以便随时调节施灸时间和距离，防止烫伤。⑤灸至皮肤出现红晕，有温热感而无灼痛为度，一般灸5~10分钟。⑥灸毕熄灭艾火。

154. 叙述并演示大鱼际揉法的操作方法。(2015、2014)

参考答案：沉肩垂肘，腕关节放松，呈微屈或水平状，大拇指内收，四指自然伸直，用大鱼际附着于施术部位上。以肘关节为支点，前臂做主动运动，带动腕关节摆动，使大鱼际在治疗部位上做轻缓柔和的上下、左右或轻度环旋揉动，并带动该处的皮下组织一起运动。

155. 叙述并演示拇指揉法的操作方法。(2015、2014、2013)

参考答案：以拇指罗纹面着力于施术部位，余四指置于相应的位置以支撑助力，腕关节微悬。拇指及前臂部主动施力，使拇指罗纹面在施术部位上做轻柔的环旋揉动。

156. 叙述并演示掌按法的操作方法。(2015、2013)

参考答案：以单手或双手掌面置于施术部位，以肩关节为支点，利用身体上半部的重量，通过上、前臂传至手掌部，垂直向下按压，用力原则同指按法。

157. 叙述并演示下肢后部㨰法的操作方法。(2015)

参考答案：小鱼际㨰法：拇指自然伸直，余指自然屈曲，无名指与小指的掌指关节屈曲约90°，手背沿掌横弓排列呈弧面，以第五掌指关节背侧为吸点吸附于小腿上。以肘关节为支点，前臂主动做推旋运动，带动腕关节做较大幅度的屈伸活动，使小鱼际和手背尺侧部在小腿肌肉上持续不断地来回滚动。

158. 叙述并演示下肢拿法的操作。(2015)

参考答案：以拇指和其余手指的指面相对用力，捏住下肢肌肉并逐渐收紧、提起，腕关节放松。以拇指同其他手指的对合力进行轻重交替、连续不断地提捏下肢肌肉。

159. 叙述并演示皮肤针叩刺的操作方法。(2015)

参考答案：①选取适宜体位，充分暴露待针腧穴。②穴区皮肤常规消毒。③软柄、硬柄皮肤针持针姿势不同。硬柄皮肤针持针式：用拇指和中指夹持针柄两侧，食指置于针柄中段上面，无名指和小指将针柄末端固定于大小鱼际之间。软柄皮肤针持针式：将针柄末端置于掌心，拇指居上，食指在下，中指、无名指、小指呈握拳状固定针柄末端。④叩刺：叩刺时，主要运用腕力，要求针尖垂直叩击皮肤，并立即弹起，如此反复操作。⑤用无菌干棉球或棉签擦拭。

160. 叙述并演示闪罐法的操作方法。(2015)

参考答案：①选取适宜体位，充分暴露待拔腧穴。②选用大小适宜的罐具。③用镊子夹紧95%的酒精棉球一个，点燃，使棉球在罐内壁中段绕1~3圈或短暂停留后迅速退出，迅速将罐扣在应拔的部位，再立即将罐起下。④如此反复多次地拔住起下、起下拔住。⑤拔至施术部位皮肤潮红、充血或瘀血为度。

161. 叙述并演示拇指端推法的操作方法。(2017、2015)

参考答案：以拇指端着力于施术部位或穴位上，余四指置于对侧或相应的位置以固定，腕关节略屈并向尺侧偏斜。拇指及腕部主动施力，向拇指端方向呈短距离单向直线推进。

162. 叙述并演示腰部㨰法的操作方法。(2014)

参考答案：小鱼际㨰法：拇指自然伸直，余指自然屈曲，无名指与小指的掌指关节屈曲约90°，手背沿掌横弓排列呈弧面，以第五掌指关节背侧为吸点吸附于小腿肌肉上，以肘关节为支点，前臂主动做推旋运动，带动腕关节做较大幅度的屈伸活动，使小鱼际和手背尺侧部在小腿肌肉上持续不断地来回滚动。

163. 叙述并演示肩部拿法的操作方法。（2014）

参考答案：以拇指和其余手指的指面相对用力，捏住肩部肌肉并逐渐收紧、提起，腕关节放松。以拇指同其他手指的对合力进行轻重交替、连续不断地提捏肩部肌肉。

164. 叙述并演示肩部掌推法的操作方法。（2014）

参考答案：以掌根部着力于施术部位，腕关节略背伸，肘关节伸直。以肩关节为支点，上臂部主动施力，通过肘、前臂、腕，使掌根部向前方做单方向直线推进。

165. 叙述并演示肩部擦法的操作方法。（2014）

参考答案：拳擦法：拇指自然伸直，余指半握空拳状，以食指、中指、无名指和小指的第一节指背着力于肩部肌肉，肘关节屈曲20°～40°，前臂主动施力，在无旋前圆肌参与的情况下，单纯进行推拉摆动，带动腕关节做往尺、桡侧偏移的屈伸活动，使食指、中指、无名指和小指的第一节指背、掌指关节背侧、指间关节背侧为滚动着力面，在肩部肌肉上进行持续不断的滚动。

166. 叙述并演示项部擦法的操作方法。（2014）

参考答案：小鱼际擦法：拇指自然伸直，余指自然屈曲，无名指与小指的掌指关节屈曲约90°，手背沿掌横弓排列呈弧面，以第五掌指关节背侧为吸点吸附于项部肌肉上，以肘关节为支点，前臂主动做推旋运动，带动腕关节做较大幅度的屈伸活动，使小鱼际和手背尺侧部在项部肌肉上持续不断地来回滚动。

167. 叙述并演示提插补法的操作方法。（2014）

参考答案：①进针，行针得气。②先浅后深，重插轻提（针下插时速度宜快，用力宜重，提针时速度宜慢，用力宜轻），提插幅度小，频率慢。③反复提插。④操作时间短。

168. 叙述并演示提插泻法的操作方法。（2014）

参考答案：①进针，行针得气。②先深后浅，轻插重提（针下插时速度宜慢，用力宜轻，提针时速度宜快，用力宜重），提插幅度大，频率快。③反复操作。④操作时间长。

169. 叙述并演示捻转法的操作方法。（2014）

参考答案：①消毒：腧穴皮肤、医生双手常规消毒。②刺入毫针：将毫针刺入腧穴的一定深度。③实施捻转操作：针身向前向后持续均匀来回捻转。

170. 叙述并演示循法的操作方法。（2013）

参考答案：①确定腧穴所在的经脉及其循行路线。②循按或拍叩，用拇指指腹，或第二、三、四指并拢后用第三指的指腹，沿腧穴所属经脉的循行路线或穴位的上下左右进行循按或拍叩。③反复操作数次，以穴周肌肉得以放松或出现针感或循经感传为度。

三、中医望、闻、脉诊技术的操作

（一）考试介绍

考查中医望、闻、脉诊技术的具体操作方法。每份试卷1题，每题10分，共10分。

【样题】叙述并演示虚里按诊的操作方法。

参考答案：虚里即心尖搏动处，位于左乳下第四、五肋间，乳头下稍内侧，为诸脉之所宗，按虚里可了解宗气之强弱、疾病之虚实、预后之吉凶。虚里按诊时，一般病人采取坐位和仰卧位，医生位于病人右侧，用右手全掌或指腹平抚左乳下第四、五肋间，乳头下稍内侧的心尖搏动处，并调节压力，注意诊察其动气之强弱、至数和聚散等。按诊内容包括有无搏动、搏动部位及范围、搏动强度和节律、频率、聚散等。

（二）考点汇总

1. 望诊

考点1　全身望诊

望诊	操作
望神	首先应观察眼睛的明亮度；其次，应观察眼球的运动度。医者可将食指竖立在患者眼前，并嘱患者眼睛随其食指做上下左右移动。若患者眼球移动灵活是有神的表现，反之，若移动迟钝或不能移动均为失神的表现。然后，观察患者思维意识是否正常，有无神志不清或模糊、昏迷或昏厥等。精神状态是否正常，有无精神不振、萎靡、烦躁、错乱等；应观察患者面部表情是丰富自然还是淡漠无情，有无痛苦、呆钝等表现。最后得出病人得神、少神、失神或假神等结论
望色	观察患者面部气色有无异常。是否荣润含蓄、有无少华、无华、晦暗、枯槁、暴露等；面部呈现何种颜色（淡红、淡白、红、绛、青、紫），有无局部的色泽异常
望形体	观察患者体型、体质、营养、发育状况。有无体胖、体瘦、虚弱等。重点观察体型，矮胖、瘦长还是适中，有无畸形。头型偏圆、偏长还是居中。颈项粗短、细长还是适中。肩部宽大、窄小还是适中。胸廓宽厚、薄平还是适中
望姿态	观察患者行走坐卧姿势有无异常改变。体位、步态、运动是否自如，有无蜷卧、躁动不安、强迫体征等。坐形要观察是坐而仰首还是坐而俯首，是端坐还是屈曲抱腹或抱头。卧式要观察卧时面部朝里还是朝外，仰卧还是俯卧，平卧、斜卧还是侧卧等。立姿要观察端正直立还是弯腰屈背，有无站立不稳或不耐久站或扶物支撑的情况。行态要观察行走时是否以手护腰，行走之际有无突然停步以手护心或行走时身体震动不定的情况。异常动作要注意有无睑、唇、面、指（趾）的颤动，有无颈项强直、四肢抽搐、角弓反张的情况，有无猝然昏倒、不省人事、口眼㖞斜、半身不遂的情况，有无恶寒战栗、肢体软弱的情况，有无关节拘挛、屈伸不利。儿童还应注意有无挤眉眨眼，努嘴伸舌的情况

考点2　局部望诊

(1) 望头面五官

望诊		操作
望头面	头颅	重点了解其大小和形状
	囟门	重在观察前因有无突起（小儿哭泣时除外）、凹陷或迟闭的清况
	头发	主要观察头发颜色、疏密、光泽以及有无脱落等情况，其中光泽是头发望诊的重点
	面部	有无面肿、腮肿、面削颧耸或口眼歪斜，有无特殊面容，如惊怖貌、苦笑貌
望五官	目色	观察目眶周围的肤色有无发黑、发青等，白睛的颜色有无变红、黄染、蓝斑、出血等，目内外眦脉络的颜色有无变浅及变红等，眼睑结膜颜色是否变浅或变红
	目形	观察眼睑是否浮肿、下垂，有无针眼、眼丹；眼窝有无凹陷、眼球有无突出等
	目态	观察其眼睑的闭合、睁开是否自如、到位，有否眼睑的拘挛，有无不能闭合或昏睡露睛等；眼球是否可灵活转动，有无瞪目直视、戴眼、横目斜视等；两眼的瞳孔是否等大等圆，对光反射是否存在，以及有无瞳孔缩小、瞳孔散大等
	耳郭	观望耳郭的色泽、大小、厚薄等，以辨别是否出现耳轮淡白、青黑及红肿、干枯焦黑、甲错等；对于发热小儿，观察其耳背有无红络出现，以辨别是否麻疹将出
	耳道	观望耳道内有无分泌物、耳痔、耳疖及异物等
	鼻	观察鼻部的色泽、形状及动态等，以辨别是否出现鼻部红肿或生疮、酒齄鼻、鼻部色青及鼻翼扇动等。观察鼻道内有无分泌物及其质地、颜色等
	口唇	观察口唇的颜色、形状、润燥及动态的情况，以辨别口唇的色泽是否有淡白、深红、青紫等改变，口唇是否出现肿胀、干裂、渗血、脱皮、水疱、糜烂、结痂等，口角有无流涎，口开合是否自如及有无口噤、口撮、口僻、口振、口动、口张等
	口腔	观察口腔内有无破溃、出血及黄白腐点等，以辨别有无口疮、鹅口疮及糜烂等
	牙齿	观察牙齿的形质、润燥及动态，以辨别是否存在牙齿干燥、牙齿稀疏松动、齿根外露及牙关紧闭等
	牙龈	观察牙龈的色泽、形质等，以辨别是否存在牙龈色淡、红肿、溢脓、出血及黑线、萎缩等
	咽喉	观察咽喉部的色泽、外形等，以辨别咽喉部色泽有无加深变红、出现伪膜，喉核有无肥大、红肿、溃烂及脓液。如有伪膜应观察其颜色、形状、分布范围及擦除的难易程度

(2) 望躯体、四肢、二阴、皮肤、排出物

望诊			操作
望躯体	颈项		观察颈项部是否对称，活动是否自如，生理前曲是否正常，有无平直或局限性后凸、侧弯、扭转等畸形，局部肌肉有无痉挛或短缩，有无项强及项软等。观察颈项部有否包块，并结合按诊辨别是否存在瘿瘤、瘰疬、外伤以及颈脉搏动、颈脉怒张等
	胸胁	胸廓形态	观察胸廓形态是否正常、对称，注意有无桶状胸、扁平胸、鸡胸、漏斗胸、肋如串珠等
		呼吸	观察胸式呼吸是否均匀，节律是否规整，胸廓起伏是否左右对称、均匀协调，吸气时肋间隙及锁骨上窝有无凹陷等
		乳房	观察两侧乳房、乳头的大小、形状、位置、对称性、皮肤及乳晕颜色、有无凹陷、有无异常泌乳及分泌物。男性有无乳房增生等
	腹部		观察腹部是否平坦，注意有无胀大、凹陷及局部膨隆。观察腹式呼吸是否存在或有无异常。观察腹壁有无青筋暴露、怒张及突起等
	腰背部		观测腰背部两侧是否对称，脊柱是否居中，注意颈、胸、腰、骶段之生理弯曲是否正常，注意有无脊柱侧弯、龟背或驼背、背屈肩堕及脊疳等。观察腰部活动是否自如，有无局部的拘挛、活动受限等
望四肢	手足		注意观察肢体有无萎缩、肿胀的情况，四肢各个关节有无肿大、变形，小腿有无青筋暴露，下肢有无畸形，观察患者肢体有无运动不灵，手足有无颤动、蠕动、拘急及抽搐的情况，高热神昏的患者应观察其有无扬手踯足的情况。对于病重神昏的患者，还应注意观察有无抚摸床沿、衣被，或双手伸向空中，手指时分时合等异常动作
	手掌		注意观察手掌的厚薄、润燥以及有无脱屑、水疱、皲裂的情况
	鱼际		观察患者鱼际是丰满还是瘦削，颜色有无发青、红赤等情况
	指趾		观察手指有无挛急、变形，脚趾皮肤有无变黑、溃烂，趾节有无脱落。注意爪甲颜色是粉红还是淡白、鲜红、深红、青紫或紫黑，另外，为了观察气血运行是否流畅，医者可用拇指、食指按压患者手指爪甲，并随即放手，观察其甲色变化情况及速度。若按之色白，放手即红，说明气血流畅，其病较轻；反之，按之色白，放之不即红者为气血不畅之象，病情较重
望二阴	前阴		观察男性的阴茎、阴囊和睾丸有无肿胀、内缩及其他异常的形色改变。观察女性的外阴部有无肿胀、溃疡、肿瘤、畸形及分泌物等
	后阴		观察肛门及其周围有无肿物、脱出物以及红肿、分泌物等，注意有无肛痈、肛裂、痔瘘、脱肛等
皮肤			观察皮肤的色泽、润燥、形质等，注意有无肌肤颜色的异常，是否出现肌肤干燥、甲错，以及有无斑、疹、水疱、疮疡等
排出物			观察病人的痰、涎、涕、唾、月经、带下、大便、小便、呕吐物等分泌物、排泄物、病理产物的形、色、质、量等。望排出物总的规律是色白质稀者属虚寒，色黄质稠者属实热

考点3★ 望小儿食指络脉

让家长抱小儿于光线明亮处，医生用左手拇指和食指握住小儿食指末端，以右手拇指在小儿食指掌侧前缘从指尖向指根部推擦数次，即从命关向气关、风关直推，络脉愈推愈明显，直至医者可以看清络脉为止，注意用力要适中，以络脉可以显见为宜。病重患儿，络脉十分显著，不推即可观察。观察络脉显现部位的浅深（浮沉）及所在食指的位置，络脉的形状（络脉支数的多少、络脉的粗细等）、色泽（红、紫、青、黑）及淡滞（浅淡、浓滞）。正常小儿食指络脉的表现是：浅红微黄，隐现于风关之内，既不明显浮露，也不超出风关。对小儿异常食指络脉的观察，应注意其沉浮、颜色、长短、形状四个方面的变化。

考点4★★★ 望舌

（1）望舌方法

1）医者的姿势可略高于病人，保证视野平面略高于病人的舌面，以便俯视舌面。

2）注意光线必须直接照射于舌面，使舌面明亮，以便于正确进行观察。

3）先察舌质，再察舌苔。察舌质时先查舌色，再察舌形，次察舌态。查舌苔时，先察苔色，再察苔质，次察舌苔分布。对舌分部观察时，先看舌尖，再看舌中舌边，最后观察舌根部。

4）望舌时做到迅速敏捷，全面准确，时间不可太长，一般不宜超过30秒，若一次望舌判断不准确，可让病人休息3～5分钟后重新望舌。

5）对病人伸舌时的不符合要求的姿势，医生应予以纠正，如：伸舌时过分用力，病人伸舌时，用牙齿刮舌面，伸舌时，口未充分张开，只露出舌尖，舌体伸出时舌边、尖上卷，或舌肌紧缩，或舌体上翘，或左右歪斜等，影响舌面充分暴露。

6）当舌苔过厚，或者出现与病情不相符合的苔质、苔色，为了确定其有根、无根，或是否染苔等，可结合揩舌或刮舌方法，也可直接询问患者在望舌前的饮食、服用药物等情况，以便正确判断。

①揩舌：医生用消毒纱布缠绕右手食指两圈，蘸少许清洁水，力量适中，从舌根向舌尖揩抹3～5次。

②刮舌：医生用消毒的压舌板边缘，以适中的力量，在舌面上从舌根向舌尖刮3～5次。

7）望舌过程中还可穿插对舌部味觉、感觉等情况的询问，以便全面掌握舌诊资料。

8）观察舌下络脉时，应按照下述方法进行：

①嘱病人尽量张口，舌尖向上腭方向翘起并轻轻抵于上腭，舌体自然放松，勿用力太过，使舌下络脉充分暴露，便于观察。

②首先观察舌系带两侧大络脉的颜色、长短、粗细，有无怒张、弯曲等异常改变，然后观察周围细小络脉的颜色和形态有无异常。

(2) 望舌内容
1) 舌质的临床意义

类别	名称	临床意义
舌神	荣舌（有神舌）	见于健康之人或初病轻浅，预后良好者
	枯舌（无神舌）	气血阴阳皆衰，生机已微，预后较差
舌色	淡红舌	见于健康之人；或外感初起，病情轻浅，气血内脏未伤
	淡白舌	主虚证、寒证或气血两亏
	红舌	主热证
	绛舌	热入营血或阴虚火旺，或血行不畅
	青紫舌	轻者气血运行不畅，甚者瘀血
舌形	老舌	主实证
	嫩舌	主虚证
	胖大舌	主水湿痰饮证
	肿胀舌	主热郁、中毒
	瘦薄舌	主气血两虚、阴虚火旺
	点、刺舌	主热盛
	裂纹舌	主阴血亏虚
舌态	强硬舌	热入心包；高热伤津；痰浊内阻；中风或中风先兆
	痿软舌	气血俱虚；阴亏津伤
	颤动舌	肝风内动
	歪斜舌	中风或中风先兆
	吐弄舌	心脾二经有热，或疫毒攻心，或正气已绝，或为动风先兆，或小儿智力不全
	短缩舌	寒凝、痰阻、津伤、阴血亏虚
	舌纵	实热内踞，痰火扰心，气虚
	舌麻痹	气血虚，肝风内动，或风气夹痰，阻滞舌络

2) 舌苔的临床意义

舌苔		临床意义
苔质	薄苔	病位浅，常见于外感表证，或内伤轻病
	厚苔	病位深，常见于内有痰饮、湿浊、食积等里证
	润苔	津液未伤
	滑苔	痰饮水湿内停
	燥苔	热盛伤津

续表

舌苔		临床意义
	糙苔	热盛津涸
	腻苔	湿浊内蕴，阳气被遏，湿浊痰饮停聚于舌面
	腐苔	食积胃肠，痰浊内蕴
	剥落苔	胃气大伤，胃阴枯竭，气血两虚
	真苔	邪气较盛，胃气阴尚存，预后较好
	假苔	胃气阴衰败，预后不良
苔色	白苔	主表证、寒证
	黄苔	主里证、热证
	灰苔	主里证，常见于里热证，也见于寒湿证
	黑苔	主里证，或为热极，或为寒盛

2. 闻诊

考点1 听声音

内容	操作
语声	在与患者的交流对话中，应注意听患者发声的有无，声音的高低、强弱及清浊等，以判断患者有无喑哑、失音、语声重浊等
语言	对于神志不清的患者，要注意听患者有无说话、说话的多少及其声音的高低等，以判断属于谵语或郑声 对于神志清楚的患者，在与其进行语言交流中，要注意听辨患者的言辞表达与应答能力有无异常，吐词是否清晰流利，说话的多少，说话声音的高低等，以鉴别患者是否存在独语、错语、狂言、言謇及是否喜欢讲话等
呼吸、咳嗽	在与病人进行语言交流或行体格检查时，听辨患者气息出入的快慢、深浅、强弱、粗细及其他声音等，以鉴别患者是否存在喘、哮、短气、少气等异常表现。对于有咳嗽的患者，要注意听辨其咳声的大小，是否具有重浊、沉闷、不扬、清脆等特征，是否属于阵发性痉挛性咳嗽及犬吠样咳嗽，有无痰声等。必要时可借助听诊器听取肺部呼吸音有无异常、有无啰音等
呕吐、呃逆、嗳气、太息	注意听辨其声音的大小、出现的频率等
肠鸣	在进行体格检查时，应听辨肠鸣音的多少、强弱等，必要时可借助听诊器听取腹部，以辨别有无肠鸣音异常

考点2　嗅气味

	异常气味	临床意义
大便	臭秽难闻	肠有郁热
	溏泻而腥	脾胃虚寒
	臭如败卵,矢气酸臭	食积大肠
小便	臊臭,黄赤混浊	膀胱湿热
	散发苹果气味	消渴病
月经	经血臭秽	热证
	经血气腥	寒证
带下	臭秽黄稠	湿热
	腥臭清稀	寒湿
	奇臭而色杂	多为癌病
病室气味	臭气触人	瘟疫病
	病室尸臭气	脏腑衰败
	病室血腥气	失血证或术后
	病室腐臭气	溃腐疮疡
	病室尿臊气	水肿病晚期
	病室有烂苹果气味	消渴病晚期

3. 脉诊

考点★★★　脉诊

(1) 操作方法

1) 患者体位

患者应取正坐位或仰卧位,前臂自然向前平展,与心脏置于同一水平,手腕伸直,手掌向上,手指微微弯曲,在腕关节下面垫一松软的脉枕,使寸口部位充分伸展,局部气血畅通,便于诊察脉象。

2) 医生指法

指法	操作
选指	医生用左手或右手的食指、中指和无名指三个手指指目诊察,指目是指尖和指腹交界棱起之处,是手指触觉较灵敏的部位。诊脉者的手指端要平齐,即三指平齐,手指略呈弓形,与受诊者体表约呈45°为宜,这样的角度可以使指目紧贴于脉搏跳动处

续表

指法	操作
布指	中指定关，医生先以中指按在掌后高骨内侧动脉处，然后食指按在关前（腕侧）定寸，无名指按在关后（肘侧）定尺。布指的疏密要与患者手臂长短与医生手指粗细相适应，如病人的手臂长或医者手指较细，布指宜疏，反之宜密。定寸时可选取太渊穴所在位置（腕横纹上），定尺时可考虑按寸到关的距离确定关到尺的长度以明确尺的位置，寸关尺不是一个点，而是一段脉管的诊察范围
运指	医生运用指力的轻重、挪移及布指变化以体察脉象，常用的指法有举、按、寻、循、总按和单诊等，注意诊察患者的脉位（浮沉、长短）、脉次（至数与均匀度）、脉形（大小、软硬、紧张度等）、脉势（强弱与流利度）及左右手寸关尺各部表现

3) 平息

医生在诊脉时注意调匀呼吸，即所谓"平息"。一方面医生保持呼吸调匀，清心宁神，可以自己的呼吸计算病人的脉搏至数，另一方面，平息有利于医生思想集中，可以仔细地辨别脉象。

4) 切脉时间

一般每次诊脉每手应不少于 1 分钟，两手以 3 分钟左右为宜。诊脉时应注意每次诊脉的时间至少应在五十动，一则有利于仔细辨别脉象变化，再则切脉时初按和久按的指感有可能不同，对临床辨证有一定意义，所以切脉的时间要适当长些。

5) 小儿脉诊法

小儿	操作
3 岁以下	可用右手大拇指按于小儿掌后高骨部脉上，不分三部，以定至数为主
3～5 岁	以高骨中线为关，以一指向两侧转动以寻察三部
6～8 岁	可挪动拇指诊三部
9～10 岁	可以次第下指，依寸、关、尺三部诊脉
10 岁以上	按成人三部脉法进行辨析

(2) 操作技巧

1) 正常脉象的八要素特征

脉象的八要素	特征
脉位	脉位居中，不浮不沉
脉率	脉一息四至或五至，相当于每分钟 72～80 次
脉律	节律均匀整齐
脉宽	脉大小适中

续表

脉象的八要素	特征
脉长	脉长短适中，不越本位
脉势	脉搏有力，寸关尺三部均可触及，沉取不绝
紧张度	脉应指有力而不失柔和
流利度	脉势和缓，从容流利

2）脉象与主病

脉纲	脉名	脉象	主病
浮脉类	浮脉	举之有余，按之不足	表证，亦见于虚阳浮越证
	洪脉	脉体宽大，充实有力，来盛去衰	热盛
	濡脉	浮细无力而软	虚证，湿困
	散脉	浮取散漫而无根，伴至数或脉力不匀	元气离散，脏气将绝
	芤脉	浮大中空，如按葱管	失血，伤阴之际
	革脉	浮而搏指，中空边坚	亡血、失精、半产、崩漏
沉脉类	沉脉	轻取不应，重按始得	里证
	伏脉	重按推至筋骨始得	邪闭、厥病、痛极
	弱脉	沉细无力而软	阳气虚衰、气血俱虚
	牢脉	沉按实大弦长	阴寒内积、疝气、癥积
迟脉类	迟脉	一息不足四至	寒证，亦见于邪热结聚
	缓脉	一息四至，脉来急缓	湿病，脾胃虚弱，亦见于平人
	涩脉	往来艰涩，迟滞不畅	精伤、血少、气滞、血瘀、痰食内停
	结脉	迟而时一止，止无定数	阴盛气结，寒痰瘀血，气血虚衰
数脉类	数脉	一息五至以上，不足七至	热证；亦主里虚证
	疾脉	脉来急疾，一息七八至	阳极阴竭，元气欲脱
	促脉	数而时一止，止无定数	阳热亢盛，瘀滞、痰食停积，脏气衰败
	动脉	脉短如豆，滑数有力	疼痛、惊恐
虚脉类	虚脉	举按无力，应指松软	气血两虚
	细脉	脉细如线，应指明显	气血俱虚，湿证
	微脉	极细极软，似有似无	气血大虚，阳气暴脱
	代脉	迟而中止，止有定数	脏气衰微、疼痛、惊恐、跌仆损伤
	短脉	首尾俱短，不及本部	有力主气郁，无力主气损

续表

脉纲	脉名	脉象	主病
实脉类	实脉	举按充实而有力	实证,平人
	滑脉	往来流利,应指圆滑	痰湿、食积、实热,青壮年、孕妇
	弦脉	端直以长,如按琴弦	肝胆病、疼痛、痰饮等,老年健康者
	紧脉	绷急弹指,状如转索	实寒证、疼痛、宿食
	长脉	首尾端直,超过本位	阳气有余,阳证、热证、实证,平人
	大脉	脉体宽大,无汹涌之势	健康人,或病进

4. 按诊

考点1 按诊

(1) 体位 根据不同病人按诊的需要,医生可采取坐位或站位。

①对于皮肤、手足、腧穴的按诊,医生多以坐或站立的形式,面对患者被诊部位,用左手稍扶病体,右手进行触摸按压诊察部位。②对于胸腹、腰部或下肢的诊察,医生多以站位站立于患者的右侧或左侧进行操作。

(2) 手法

手法		操作
触法		用手指或手掌轻触患者局部皮肤(如额部、四肢部、胸腹部等),以检查肌肤的凉热、润燥
摸法		用手指或手掌稍用力寻抚局部(如胸腹、腧穴、肿胀的部位等),以检查局部的感觉、有无压痛及肿物的形态与大小等
按法		用手指或手掌重力按压或推寻局部(如胸部、腹部、脊柱、肿胀部位、肌肉丰厚处等),以检查深部有无疼痛、肿块,以及肿块的活动程度、肿胀的程度及范围大小等
叩法	直接叩击法	用手直接叩击或拍打病人体表部位,根据叩击音及手指下的感觉来判断检查部位的情况
	间接叩击法 掌拳叩击法	医生用左手掌平贴在患者的被诊部位,右手握空拳叩击左手背,同时询问患者的感觉,注意观察患者的反应。主要用于检查腰背部等肌肉较为丰厚的部位
	间接叩击法 指指叩击法	医生用左手中指的第二指节紧贴在患者需检查部位的体表,其余手指略微抬起,右手指自然弯曲,中指弯曲约90°,垂直叩在左手第二指节前端。叩击时应借用手腕活动的力量,灵活、短促,每叩一下,右手迅速抬起,以连续叩击两三下,而后略微停顿的节奏进行。每叩击数次,左手即向前或向后移动,右手也随之移动,根据不同部位的声音变化进行诊察。主要用于胸、胁、脘、腹及背部的检查

考点2★★ 特色按诊法

按诊法	操作
虚里按诊法	一般病人采取坐位和仰卧位,医生位于病人右侧,用右手全掌或指腹平抚左乳下第四、五肋间,乳头下稍内侧的心尖搏动处,并调节压力,注意诊察其动气之强弱、至数和聚散等
结节与疮疡按诊	医生位于病人右侧,右手手指自然并拢,掌面平贴肌肤之上轻轻滑动,以诊肌肤的寒热、润燥、滑涩,有无皮疹、结节、肿胀、疼痛等。 若发现有结节时,应对结节进一步按诊,可用右手拇指与食指寻其结节边缘及根部,以确定结节的大小、形态、软硬程度、活动情况等。 若诊察有肿胀时,医生应用右手拇指或食指在肿胀部位进行按压,以掌握肿胀的范围、性质等。 疮疡按诊,医生可将两手拇指和食指自然伸出,其余三指自然屈曲,用两食指寻按疮疡根底及周围肿胀状况,未破溃的疮疡,可用两手食指对应夹按,或用一食指轻按疮疡顶部,另一食指置于疮疡旁侧,诊其软硬,有无波动感,以了解成脓的程度
尺肤诊	诊左尺肤时,医生用右手握住病人上臂近肘处,左手握住病人手掌,同时向桡侧转前臂,使前臂内侧面向上平放,尺肤部充分暴露,医生用指腹或手掌平贴尺肤处并上下滑动来感觉尺肤的寒热、滑涩、缓急(紧张度)。诊右尺肤时,医生操作手法同上,左、右手置换位置,方向相反

(三) 实战演练

1. 叙述并演示脉诊的操作方法,汇报诊查结果并说明其脉象特征及临床意义。(2022、2021、2020、2019、2018、2017、2016、2015、2014)

参考答案:(1)患者体位:患者应取正坐位或仰卧位,前臂自然向前平展,与心脏置于同一水平,手腕伸直,手掌向上,手指微微弯曲,在腕关节下面垫一松软的脉枕,使寸口部位充分伸展,局部气血畅通,便于诊察脉象。(2)医生指法:①选指:医生用左手或右手的食指、中指和无名指三个手指指目诊察,指目是指尖和指腹交界棱起之处,是手指触觉较灵敏的部位。诊脉者的手指指端要平齐,即三指平齐,手指略呈弓形,与受诊者体表约呈45°为宜,这样的角度可以使指目紧贴于脉搏搏动处。②布指:中指定关,医生先以中指按在掌后高骨内侧动脉处,然后食指按在关前(腕侧)定寸,无名指按在关后(肘侧)定尺。布指的疏密要与患者手臂长短与医生手指粗细相适应,如病人的手臂长或医者手指较细,布指宜疏,反之宜密。定寸时可选取太渊穴所在位置(腕横纹上),定尺时可考虑按寸到关的距离确定关到尺的长度以明确尺的位置,寸关尺不是一个点,而是一段脉管的诊察范围。③运指:医生运用指力的轻重、挪移及布指变化以体察脉象,常用的指法有举、按、寻、循、总按和单诊等,注意诊察患者的脉位(浮沉、长短)、脉次(至数与均匀度)、脉形(大小、软硬、紧张度等)、脉势(强弱与流利度)及左右手寸关尺各部表现。(3)平息:医生在诊脉时注意调匀呼吸,即所谓"平息"。一方面医生保持呼吸调匀,清心宁神,可以自己的呼吸计算病人的脉搏至数,另一方面,平息有利于医生思想集中,可以仔细地辨别脉象。(4)切脉时间:一般每次诊脉每手应不少于1分钟，两手以3分钟左右为宜。诊脉时应注意每次诊脉的时间至少应在五十动，一则有利于仔细辨别脉象变化，再则切脉时初按和久按的指感有可能不同，对临床辨证有一定意义，所以切脉的时间要适当长些。（5）脉象特征及临床意义应根据实际情况分析。

2. 叙述并演示舌诊的操作方法，汇报诊查结果并说明其舌象特征及临床意义。（2022、2019、2018、2017、2016、2015、2014）

参考答案：（1）医者的姿势可略高于病人，保证视野平面略高于病人的舌面，以便俯视舌面。（2）注意光线必须直接照射于舌面，使舌面明亮，以便于正确进行观察。（3）先察舌质，再察舌苔。察舌质时先查舌色，再察舌形，次察舌态。查舌苔时，先察苔色，再察苔质，次察舌苔分布。对舌分部观察时，先看舌尖，再看舌中舌边，最后观察舌根部。（4）望舌时做到迅速敏捷，全面准确，时间不可太长，一般不宜超过30秒，若一次望舌判断不准确，可让病人休息3~5分钟后重新望舌。（5）对病人伸舌时不符合要求的姿势，医生应予以纠正，如：伸舌时过分用力，病人伸舌时，用牙齿刮舌面，伸舌时，口未充分张开，只露出舌尖，舌体伸出时舌边尖上卷，或舌肌紧缩，或舌体上翘，或左右歪斜等，影响舌面充分暴露。（6）当舌苔过厚，或者出现与病情不相符合的苔质、苔色，为了确定其有根、无根，或是否染苔等，可结合揩舌或刮舌方法，也可直接询问患者在望舌前的饮食、服用药物等情况，以便正确判断。①揩舌：医生用消毒纱布缠绕右手食指两圈，蘸少许清洁水，力量适中，从舌根向舌尖揩抹3~5次。②刮舌：医生用消毒的压舌板边缘，以适中的力量，在舌面上从舌根向舌尖刮3~5次。（7）望舌过程中还可穿插对舌部味觉、感觉等情况的询问，以便全面掌握舌诊资料。（8）观察舌下络脉时，应按照下述方法进行：①嘱病人尽量张口，舌尖向上腭方向翘起并轻轻抵于上腭，舌体自然放松，勿用力太过，使舌下络脉充分暴露，便于观察。②首先观察舌系带两侧大络脉的颜色、长短、粗细、有无怒张、弯曲等异常改变，然后观察周围细小络脉的颜色和形态有无异常。（9）舌象特征及临床意义应根据实际情况分析。

3. 叙述并演示脉诊布指的操作方法。（2016、2015、2013）

参考答案：中指定关，医生先以中指按在掌后高骨内侧动脉处，然后食指按在关前（腕侧）定寸，无名指按在关后（肘侧）定尺。布指的疏密要与患者手臂长短与医生手指粗细相适应，如病人的手臂长或医者手指较细，布指宜疏，反之宜密。定寸时可选取太渊穴所在位置（腕横纹上），定尺时可考虑按寸到关的距离确定关到尺的长度以明确尺的位置，寸关尺不是一个点，而是一段脉管的诊察范围。

4. 叙述并演示望小儿食指络脉的操作方法。（2016、2014）

参考答案：让家长抱小儿于光线明亮处，医生用左手拇指和食指握住小儿食指末端，以右手拇指在小儿食指掌侧前缘从指尖向指根部推擦数次，即从命关向气关、风关直推，络脉愈推愈明显，直至医者可以看清络脉为止，注意用力要适中，以络脉可以显见为宜。病重患儿，络脉十分显著，不推即可观察。观察络脉显现部位的浅深

（浮沉）及所在食指的位置，络脉的形状（络脉支数的多少、络脉的粗细等）、色泽（红、紫、青、黑）及淡滞（浅淡、浓滞）。正常小儿食指络脉的表现是：浅红微黄，隐现于风关之内，既不明显浮露，也不超出风关。对小儿异常食指络脉的观察，应注意其沉浮、颜色、长短、形状四个方面的变化。

5. 叙述并演示诊尺肤的操作方法。（2016、2015）

参考答案：诊左尺肤时，医生用右手握住病人上臂近肘处，左手握住病人手掌，同时向桡侧转前臂，使前臂内侧面向上平放，尺肤部充分暴露，医生用指腹或手掌平贴尺肤处并上下滑动来感觉尺肤的寒热、滑涩、缓急（紧张度）。诊右尺肤时，医生操作手法同上，左、右手置换位置，方向相反。

6. 叙述并演示腹部望诊的操作方法。（2016）

参考答案：观察腹部是否平坦，注意有无胀大、凹陷及局部膨隆。观察腹式呼吸是否存在或有无异常。观察腹壁有无青筋暴露、怒张及突起等。

7. 叙述并演示病人脉诊体位的操作方法。（2014）

参考答案：患者应取正坐位或仰卧位，前臂自然向前平展，与心脏置于同一水平，手腕伸直，手掌向上，手指微微弯曲，在腕关节下面垫一松软的脉枕，使寸口部位充分伸展，局部气血畅通，便于诊察脉象。

8. 叙述并演示脉诊的运指的操作方法。（2014）

参考答案：医生运用指力的轻重、挪移及布指变化以体察脉象，常用的指法有举、按、寻、循、总按和单诊等，注意诊察患者的脉位（浮沉、长短）、脉次（至数与均匀度）、脉形（大小、软硬、紧张度等）、脉势（强弱与流利度）及左右手寸关尺各部表现。

第二部分 病史采集

一、考试介绍

根据试题提供的"患者主诉"，回答如何询问现病史及相关病史。每份试卷1题，每题10分，共10分。

【样题】患者，女，45岁。反复夜间胃脘部疼痛2个月。

参考答案：

（1）现病史

1）主诉及相关的鉴别诊断

①发病的病因和诱因。

②根据主诉询问（病变部位、性质、程度、加重及缓解因素，以前有无类似发作）。

③伴随症状询问（根据本系统相关病史询问如反酸、恶心、呕吐等）。

④发病以来饮食、睡眠、二便、体重有无变化。

2）诊疗经过

①是否做过诊治，做过哪些检查，如血、尿、粪常规、CT、MRI等。

②治疗和用药情况，如是否应用过药物治疗，如用过，是哪一种，效果如何。

（2）相关病史

1）药物、食物过敏史。

2）与该病有关的其他病史，既往类似发作，手术外伤史，月经史、婚育史及不洁性交史，有无糖尿病、结核病、妇科病或服用免疫抑制剂病史，有无烟酒嗜好，有无肿瘤病家族史。

二、考点汇总

考点1★★★ 一般病人的问诊

①一般情况（姓名、性别、年龄、民族、职业、婚否、籍贯、现单位、现住址、邮编、电话号码、电子邮箱）。②主诉。③现病史（发病情况、病程经过、诊治经过、现在症状）。④既往史。⑤个人生活史（生活经历、精神情志、饮食嗜好、生活起居、婚姻状况、月经及生育情况）。⑥家族史。⑦过敏史。

考点2 危重病人的问诊

抓住主症扼要询问，重点检查，以便争取时机，迅速治疗、抢救。待病情缓解后，再进行详细询问，切不可机械地苛求完整记录而延误治疗、抢救时机。

考点3 复诊、转诊病人的问诊

重点询问用药后的病情变化。有些病人，尤其是患病较久者，在就诊前已经在其他医院进行过诊断和治疗，所以对转诊者，有必要询问曾做过哪些检查，结果怎样，有过何种诊断，诊断的依据是什么，经过哪些治疗，治疗的效果及反应如何等。了解既往诊断和治疗的情况，可作为当前诊断与治疗的参考。

考点4 特殊病人的问诊

当患者有如下特殊情况时，如缄默与忧伤、焦虑与抑郁、多话与唠叨、愤怒与敌意、多种症状并存、文化程度低下或语言障碍，或为重危或晚期患者、残疾患者、老年人、儿童、精神病患者，在询问病史时应根据病人的具体情况给予适当安抚、鼓励、启发、引导。必要时请陪同人员协助提供病史。问诊时应及时核定患者陈述中的不确切或有疑问的情况，如病情与时间，某些症状与检查结果等，以提高病史的真实性。

三、实战演练

1. 患者，女，46岁。右侧胁肋疼痛1年，加重1周。(2020)

参考答案：

（1）现病史

1）主诉及相关的鉴别诊断

①发病的病因和诱因。

②根据主诉提问(胁肋疼痛的程度、持续时间、加重与缓解因素，以前有无类似发作)。

③伴随症状询问(根据本系统相关病史询问如尿少、乏力、黄疸、血痣、蟹爪纹等)。

④发病以来饮食、睡眠、二便、体重有无变化。

2)诊疗经过

①是否做过诊治，做过哪些检查，如血常规、尿常规、腹水检查、X线检查等。

②治疗和用药情况，效果如何。

(2)相关病史

1)药物、食物过敏史。

2)与该病有关的其他病史，既往类似发作，有无黄疸、癥积等病史，有无高血压、糖尿病、心脏病等，手术外伤史，婚育史、月经史等。

2. 患者，男，40岁。转移性右下腹疼痛2天。(2019)

【参考答案】

(1)现病史

1)主诉及相关的鉴别诊断

①发病的病因和诱因。

②根据主诉询问(腹痛的性质、程度、持续时间、加重与缓解因素，以前有无类似发作)。

③伴随症状询问(根据本系统相关病史询问如恶心呕吐、发热、头晕、头痛、乏力等)。

④发病以来饮食、睡眠、二便及腹部体征情况。

2)诊疗经过

①是否做过诊治，做过哪些检查，如血常规、尿常规、钡灌肠等。

②治疗和用药情况，效果如何。

(2)相关病史

1)药物、食物过敏史。

2)与该病有关的其他病史：泌尿系结石、胃及十二指肠溃疡、饮食史、烟酒史等。

3. 患者，女，33岁。鼻衄伴头晕乏力3天。(2019)

【参考答案】

(1)现病史

1)主诉及相关的鉴别诊断

①发病的病因和诱因。

②根据主诉询问(牙龈出血的程度、持续时间、加重与缓解因素，以前有无类似发作)。

③伴随症状询问（根据本系统相关病史询问如全身瘀点、瘀斑、呕血等）。

④发病以来饮食、睡眠、二便、体重有无变化。

2）诊疗经过

①是否做过诊治，做过哪些检查，如血常规、骨髓象等。

②治疗和用药情况，效果如何。

（2）相关病史

1）药物、食物过敏史。

2）与该病有关的其他病史：血液系统疾病、上呼吸道感染、自身免疫系统病、月经史、婚育史等。

4. 患者，男，45岁。关节红肿疼痛1年，加重伴发热1周。(2022、2018)

参考答案：

（1）现病史

1）主诉及相关的鉴别诊断

①发病的病因和诱因。

②根据主诉询问（灼痛的部位、程度、持续时间、加重与缓解因素，以前有无类似发作）。

③伴随症状询问（根据本系统相关病史询问如关节畸形、晨僵、乏力、体重下降等）。

④发病以来饮食、睡眠、二便、体重有无变化。

2）诊疗经过

①是否做过诊治，做过哪些检查，如X线、CT等。

②治疗和用药情况，效果如何。

（2）相关病史

1）药物、食物过敏史。

2）与该病有关的其他病史：痛风、滑膜炎等。

5. 患者，女，45岁。腰部隐隐作痛伴下肢发凉2年。(2017)

参考答案：

（1）现病史

1）主诉及相关的鉴别诊断

①发病的病因和诱因。

②根据主诉询问（疼痛的部位、程度、持续时间、加重与缓解因素，以前有无类似发作）。

③伴随症状询问（根据本系统相关病史询问如肢冷畏寒、身体困重、乏力等）。

④发病以来饮食、睡眠、二便、体重有无变化。

2）诊疗经过

①是否做过诊治，做过哪些检查，如X线、MRI等。

②治疗和用药情况，效果如何。

（2）相关病史

1）药物、食物过敏史。

2）与该病有关的其他病史：腰椎间盘突出、腰肌劳损、月经史、婚育史等。

6. 患者，女，28岁。产后3天，寒颤高热2小时。(2022、2016)

参考答案：

（1）现病史

1）主诉及相关的鉴别诊断

①发病的病因和诱因。

②根据主诉询问（性质、程度、加重及缓解因素，以前有无类似发作）。

③伴随症状询问（根据本系统相关病史询问如恶露不尽、恶心、呕吐、心悸、恶寒等）。

④发病以来饮食、睡眠、二便、体重有无变化。

2）诊疗经过

①是否做过诊治，做过哪些检查，如血、尿、粪常规、CT、MRI等。

②治疗和用药情况，如是否应用过药物治疗，如用过，是哪一种，效果如何。

（2）相关病史

1）药物、食物过敏史。

2）与该病有关的其他病史，既往类似发作，手术外伤史，有无糖尿病、结核病、妇科病或服用免疫抑制剂病史，有无烟酒嗜好，有无肿瘤病家族史，月经史、婚育史及不洁性交史。

7. 患者，女，30岁。反复咳喘1周。(2016)

参考答案：

（1）现病史

1）主诉及相关的鉴别诊断

①发病的病因和诱因。

②根据主诉询问（性质、程度、加重及缓解因素，以前有无类似发作）。

③伴随症状询问（根据本系统相关病史询问如咳嗽、咳痰、气短、心悸、胸痛等）。

④发病以来饮食、睡眠、二便、体重有无变化。

2）诊疗经过

①是否做过诊治，做过哪些检查，如血、尿、粪常规、CT、MRI等。

②治疗和用药情况，如是否应用过药物治疗，如用过，是哪一种，效果如何。

（2）相关病史

1）药物、食物过敏史。

2）与该病有关的其他病史，既往类似发作，手术外伤史，有无糖尿病、结核病、妇科病或服用免疫抑制剂病史，有无烟酒嗜好，有无肿瘤病家族史、月经史、婚育史及不洁性交史。

8. 患者，男，45岁。心悸，胸闷伴下肢浮肿1个月。（2016）

参考答案：

（1）现病史

1）主诉及相关的鉴别诊断

①发病的病因和诱因。

②根据主诉询问（性质、程度、加重及缓解因素，以前有无类似发作）。

③伴随症状询问（根据本系统相关病史询问如恶心、呕吐、心慌、胸痛等）。

④发病以来饮食、睡眠、二便、体重有无变化。

2）诊疗经过

①是否做过诊治，做过哪些检查，如血、尿、粪常规、CT、MRI等。

②治疗和用药情况，效果如何。

（2）相关病史

1）药物、食物过敏史。

2）与该病有关的其他病史，既往类似发作，手术外伤史，婚育史及不洁性交史，有无高血压、糖尿病、结核病或服用免疫抑制剂病史，有无烟酒嗜好，有无肿瘤病家族史。

9. 患者，女，25岁。胸痛3天。（2022、2016）

参考答案：

（1）现病史

1）主诉及相关的鉴别诊断

①发病的病因和诱因。

②根据主诉询问（疼痛性质如闷痛、钝痛等、疼痛程度、加重及缓解因素，以前有无类似发作）。

③伴随症状询问（根据本系统相关病史询问如发热、咳嗽、咳痰、恶心、呕吐、心悸、晕厥等）。

④发病以来饮食、睡眠、二便、体重有无变化。

2）诊疗经过

①是否做过诊治，做过哪些检查，如血、尿、粪常规、CT、MRI等。

②治疗和用药情况，效果如何。

（2）相关病史

1）药物、食物过敏史。

2）与该病有关的其他病史，既往类似发作，手术外伤史，有无高血压、糖尿病、结核病、妇科病或服用免疫抑制剂病史，有无烟酒嗜好，有无肿瘤病家族史，月经史、婚育史及不洁性交史。

10. 患者，男，60岁。骨蒸潮热3个月。(2016)

参考答案：

（1）现病史

1）主诉及相关的鉴别诊断

①发病的病因和诱因。

②根据主诉询问（性质、程度、加重及缓解因素，以前有无类似发作）。

③伴随症状询问（根据本系统相关病史询问如咳嗽、咳痰、恶心、呕吐、心悸、晕厥等）。

④发病以来饮食、睡眠、二便、体重有无变化。

2）诊疗经过

①是否做过诊治，做过哪些检查，如血、尿、粪常规、CT、MRI 等。

②治疗和用药情况，效果如何。

（2）相关病史

1）药物、食物过敏史。

2）与该病有关的其他病史，既往类似发作，手术外伤史，有无高血压、糖尿病、结核病或服用免疫抑制剂病史，有无烟酒嗜好，有无肿瘤病家族史，婚育史及不洁性交史。

第三部分 中医临床答辩

一、疾病的辨证施治

（一）考试介绍

考查疾病的诊断依据、病证鉴别、辨证要点、治疗原则、证治分类，或中医四诊等相关内容。本类考题与本部分第二、三、四考题4选1抽题作答，每份试卷1题，每题5分，共5分。

【样题】 患者，男，30岁。头痛经久不愈，痛处固定不移，痛如锥刺，舌青紫，苔薄白，脉细涩。请根据气血津液辨证判断其证型，并回答青紫舌、涩脉的临床意义。

参考答案：

证型：血瘀证。

青紫舌：轻者气血运行不畅，甚者瘀血。

涩脉：见于精伤、血少、气滞、血瘀、痰食内停。

（二）考点汇总

本部分考点与第一、二站相同，请参考第一、二站考点的相关内容。

(三) 实战演练

1. 患者，女，48岁。脘腹冷痛，呕吐清水，大便溏泻，小便清长，畏寒肢冷，面色苍白，舌淡白，苔白润，脉沉迟。请根据八纲辨证判断其证型，并回答淡白舌、沉迟脉的临床意义。(2019)

参考答案：

证型：里寒证。

淡白舌：主虚证、寒证或气血两亏。

沉迟脉：多见于里寒证。

2. 患儿，男，3岁。恶寒发热，恶寒，鼻塞，流清涕，咳嗽气促，痰稀色白，舌淡红，苔薄白，脉浮紧，指纹浮红。请根据脏腑辨证判断其证型，并回答淡红舌，指纹浮红的临床意义。(2019)

参考答案：

证型：风寒犯肺证。

淡红舌：见于健康之人；或外感初起，病情清浅，气血内脏未伤。

指纹浮红：病在表，多见于外感表证。

3. 叙述腐苔、腻苔的临床意义。(2018)

参考答案：

腐苔：主食积胃肠，痰浊内蕴。

腻苔：主湿浊内蕴，阳气被遏，湿浊痰饮停聚于舌面。

4. 患者，男，55岁。起病缓慢，逐渐出现肢体萎软无力，继而出现步履全废，肌肉逐渐萎缩，口干咽燥，舌质红少苔，脉细数。本病诊断何病？与"偏枯"如何鉴别？《内经》对本病治疗的重要观点是什么？(2021、2020)

参考答案：

疾病诊断：痿证。

病证鉴别：偏枯亦称半身不遂，是中风症状，病见一侧上下肢偏废不用，常伴有语言謇涩、口眼歪斜，久则患肢肌肉枯瘦，其瘫痪是由于中风而致，二者临床不难鉴别。

《内经》对本病治疗的重要观点："治痿者独取阳明"。

5. 叙述带下闻诊的内容和意义。(2021、2018)

参考答案：

带下臭秽黄稠，主湿热；腥臭清稀，主寒湿；奇臭而色杂，多为癌病。

6. 叙述细脉、代脉的脉象特征及临床意义。(2018)

参考答案：

细脉：脉细如线，应指明显。主气血俱虚，湿证。

代脉：迟而中止，止有定数。主脏器衰微，疼痛、惊恐、跌扑损伤。

7. 叙述正常脉象的八要素特征。(2021、2018)

参考答案：

①脉位：脉位居中，不浮不沉。②脉率：脉一息四至或五至，相当于每分钟 72~80 次。③脉律：节律均匀整齐。④脉宽：脉大小适中。⑤脉长：脉长短适中，不越本位。⑥脉势：脉搏有力，寸关尺三部均可触及，沉取不绝。⑦紧张度：脉应指有力而不失柔和。⑧流利度：脉势和缓，从容流利。

8. 叙述洪脉、长脉、大脉的脉象特征和临床意义。(2018)

参考答案：

洪脉：脉体宽大，充实有力，来盛去衰。主热盛。

长脉：首位端直，超过本位。主阳气有余，阳证、热证、实证，平人。

大脉：脉体宽大，无汹涌之势。主健康人，或病进。

9. 叙述《素问·刺热》面部分候法的内容。(2021、2017)

参考答案：

左颊—肝，右颊—肺，额—心，颏—肾，鼻—脾。

10. 叙述中医五色的临床意义。(2017)

参考答案：

赤色：主热证，亦可见于戴阳证。

白色：主虚证（包括血虚、气虚、阳虚）、寒证、失血证。

黄色：主虚证、湿证。

青色：主寒证、气滞、血瘀、疼痛和惊风。

黑色：主肾虚、寒证、水饮、瘀血、剧痛。

11. 叙述促、结、代脉的脉象特征及临床意义。(2017)

参考答案：

促脉：数而时一止，止无定数。主阳热亢盛，瘀滞、痰食停积，脏气衰败。

结脉：迟而时一止，止无定数。主阴盛气结，寒凝瘀血，气血虚衰。

代脉：迟而中止，止有定数。主脏气衰微，疼痛、惊恐、跌扑损伤。

12. 叙述月经异常气味的临床意义。(2017)

参考答案：

月经经血臭秽，主热证；经血气腥，主寒证。

二、针灸常用腧穴主治病证

（一）考试介绍

考查针灸常用腧穴的主治病证。本类考题与本部分第一、三、四考题 4 选 1 抽题作答，每份试卷 1 题，每题 5 分，共 5 分。

【样题】回答支沟、水沟的主治病证。

参考答案：

支沟主治：①便秘；②热病；③耳鸣、耳聋、咽喉肿痛、暴喑、头痛等头面五官病证；④肘臂痛，胁肋痛，落枕；⑤瘰疬。水沟主治：①昏迷、晕厥、中风、中暑、脱证等急症，为急救要穴之一；②癫狂痫、癔症、急慢惊风等神志病；③闪挫腰痛，脊背强痛；④口㖞、面肿、鼻塞、牙关紧闭等头面五官病证。

（二）考点汇总

2020 版大纲新增穴位考点：考点 19：上巨虚；考点 28：大横；考点 31：少府；考点 33：养老；考点 45：膏肓；考点 54：复溜；考点 55：郄门；考点 59：中渚；考点 68：丘墟；考点 70：蠡沟；考点 84：天突；考点 89：腰痛点。

1. ★★★手太阴肺经

考点	腧穴	主治		
考点 1	尺泽	①咳嗽、气喘、咽喉肿痛等肺系病证	②肘臂挛痛	③小儿惊风、急性腹痛、吐泻等急症
考点 2	孔最			③痔疮出血
考点 3	列缺		②外感头痛、项强、齿痛、口㖞等头面五官疾患；③手腕痛	
考点 4	鱼际		②外感发热，掌中热；③小儿疳积	
考点 5	少商		②中暑，发热；③昏迷，癫狂；④指肿、麻木	

2. ★★★手阳明大肠经

考点	腧穴	主治	
考点 6	商阳	①热病，昏迷；②耳聋、青盲、咽喉肿痛、颐颔肿、齿痛等五官病证；③手指麻木	
考点 7	合谷	①头痛、目赤肿痛、齿痛、咽喉肿痛等头面五官热性病证；②热病；③手臂痛痛、上肢不遂等上肢病证；④风疹、瘾疹、湿疹等皮肤科病证；⑤腹痛、痢疾等肠腑病证	⑥发热恶寒等外感病；⑦无汗或多汗；⑧经闭、滞产、月经不调、痛经、胎衣不下、恶露不止、乳少等妇科病证；⑨小儿惊风，痉证；⑩牙拔出术、甲状腺手术等面口五官及颈部手术针麻常用穴
考点 8	曲池		⑥眩晕；⑦癫狂等神志病
考点 9	手三里	①手臂麻痛、肘挛不伸、上肢不遂等上肢病证；②腹胀、泄泻等肠腑病证；③齿痛颊肿	
考点 10	肩髃	①肩痛不举，上肢不遂；②瘰疬；③瘾疹	
考点 11	迎香	①鼻塞、鼻衄、鼻渊等鼻病；②口㖞、面痒、面肿等面部病证；③胆道蛔虫病	

3. ★★★足阳明胃经

考点	腧穴	主治
考点 12	地仓	口㖞、眼睑瞤动、流涎、齿痛、颊肿等头面五官病证

续表

考点	腧穴	主治		
考点13	下关	①牙关不利、面痛、齿痛、口歪等面口病证；②耳鸣、耳聋、聤耳等耳部病证		
考点14	头维	头痛、眩晕、目痛、迎风流泪、眼睑眴动等头面五官病证		
考点15	天枢	①绕脐腹痛、腹胀、便秘、泄泻、痢疾等脾胃肠病证；②癥瘕、月经不调、痛经等妇科病证		
考点16	梁丘	①膝肿痛、下肢不遂等下肢病证	②急性胃痛；③乳痈、乳痛等乳房病证	
考点17	犊鼻			
考点18	足三里		②胃痛、呕吐、腹胀、泄泻、痢疾、便秘、肠痈等脾胃肠病证；③癫狂、不寐等神志病证；④气喘，痰多；⑤乳痈；⑥虚劳诸证，为强壮保健要穴	
考点19	上巨虚		②肠鸣、腹中切痛、泄泻、便秘、肠痈等肠腑病证	
考点20	条口		②肩臂痛；③脘腹疼痛	
考点21	丰隆		②头痛、眩晕等头部病证；③癫狂；④咳嗽、哮喘、痰多等肺系病证	
考点22	内庭	①胃痛、吐酸、泄泻、痢疾、便秘等胃肠病证；②足背肿痛；③齿痛、咽喉肿痛、鼻衄等五官病证；④热病		

4. ★★★足太阴脾经

考点	腧穴	主治		
考点23	公孙	①胃痛、呕吐、肠鸣腹胀、腹痛、痢疾等脾胃病证；②心烦不寐、狂证等神志病证；③逆气里急，气上冲心（奔豚气）等冲脉病证		
考点24	三阴交	①月经不调、痛经、经闭、带下、崩漏等妇科病证	②肠鸣腹胀、泄泻、便秘等脾胃肠病证	③心悸、不寐、癫狂等神志病证；④小便不利、遗尿、遗精、阳痿等生殖泌尿系统病证；⑤下肢痿痹；⑥湿疹、荨麻疹等皮肤病证；⑦阴虚诸证
考点25	地机			③小便不利，水肿，遗精；④下肢痿痹
考点26	阴陵泉			②腹痛，泄泻，水肿，黄疸等脾湿证；③小便不利、遗尿、癃闭等泌尿系统病证；④遗精、阴茎痛等男科病证；⑤膝痛、下肢痿痹
考点27	血海			②湿疹、瘾疹、丹毒、皮肤瘙痒等皮外科病证。③膝股内侧痛
考点28	大横	①腹痛、泄泻、便秘等脾胃肠病证；②肥胖症		

5. ★★★手少阴心经

考点	腧穴	主治	
考点29	通里	①心悸、怔忡等心疾	②暴喑、舌强不语等舌窍病证；③肘臂挛痛、麻木、手颤等上肢病证
考点30	神门		②不寐、健忘、痴呆、癫狂痫等神志病证	③胸胁痛
考点31	少府			③小便不利、遗尿、阴痒痛等前阴病证

6. ★★★手太阳小肠经

考点	腧穴	主治
考点32	后溪	①头项强痛、腰背痛、手指及肘臂挛痛等；②耳聋、目赤、咽喉肿痛等五官病证；③癫狂痫等神志病证；④疟疾
考点33	养老	①肩、背、肘、臂酸痛，项强等经脉循行所过部位病证；②急性腰痛；③目视不明
考点34	天宗	①肩胛疼痛；②气喘；③乳痈、乳癖等乳房病证
考点35	听宫	①耳鸣、耳聋、聤耳等耳部病证；②面痛、齿痛等口面病证；③癫狂痫等神志病

7. ★★★足太阳膀胱经

考点	腧穴	主治	
考点36	攒竹	①头痛、面痛、眉棱骨痛、面瘫等头面病证；②眼睑瞤动、眼睑下垂、目视不明、流泪、目赤肿痛等眼疾；③呃逆；④急性腰扭伤	
考点37	天柱	①后头痛，项强，肩背痛；②眩晕、咽喉肿痛、鼻塞、目赤肿痛、近视等头面五官病证；③热病；④癫狂痫	
考点38	肺俞	①皮肤瘙痒，瘾疹	②鼻塞、咳嗽、气喘、咯血等肺系病证；③骨蒸潮热、盗汗等阴虚病证；④背痛
考点39	膈俞		②胃痛；③呕吐、呃逆、咳嗽、气喘等气逆之证；④贫血、吐血、便血等血证；⑤潮热、盗汗等阴虚证
考点40	胃俞	胃痛、呕吐、腹胀、肠鸣、多食善饥、身体消瘦等脾胃病证	
考点41	大肠俞	①腰痛；②腹胀、泄泻、便秘等肠腑病证	
考点42	肾俞	①遗精、阳痿等男科病证；②遗尿、癃闭等前阴病证；③月经不调、带下、不孕等妇科病证	④头晕、耳鸣、耳聋、慢性腹泻、气喘、腰酸痛、不育等肾虚病证；⑤消渴
考点43	次髎		④腰骶痛，下肢痿痹
考点44	委中	①腰背痛、下肢痿痹等；②急性腹痛，急性吐泻等；③癃闭、遗尿等泌尿系病证；④丹毒、瘾疹、皮肤瘙痒、疔疮等血热病证	

续表

考点	腧穴	主治
考点45	膏肓	①咳嗽、气喘、肺痨等肺系虚损病证；②肩胛痛；③健忘、遗精、盗汗、羸瘦等虚劳诸证
考点46	秩边	①腰骶痛，下肢痿痹；②癃闭、便秘、痔疾、阴痛等前后二阴病证
考点47	承山	①腰腿拘急，疼痛；②痔疾，便秘；③腹痛，疝气
考点48	昆仑	①头痛、眩晕等头部疾病；②癫痫 / ③项强；④腰骶疼痛，足踝肿痛
考点49	申脉	③嗜睡、不寐、眼睛开合不利病证；④腰腿酸痛，下肢运动不利
考点50	至阴	①胎位不正、滞产、胞衣不下等胎产病证；②头痛、目痛、鼻塞、鼻衄等头面五官病证

8. ★★★足少阴肾经

考点	腧穴	主治
考点51	涌泉	①昏厥、中暑、小儿惊风等急症；②癫狂痫、头痛、头晕、目眩、失眠等神志病；③咽喉肿痛、喉痹、失音等头面五官病证；④大便难、小便不利等前后二阴病证；⑤足心热；⑥奔豚气
考点52	太溪	①小便频数，便秘 / ②头晕目眩、不寐、健忘、遗精、阳痿、月经不调等肾虚证；③咽喉肿痛、齿痛、耳聋、耳鸣等阴虚性五官病证；④咳喘、胸痛、咳血等肺系病证；⑤腰脊痛，足跟痛，下肢厥冷
考点53	照海	②月经不调、痛经、阴痒、赤白带下等妇科病证；③癫痫、不寐、嗜卧、癔症等神志病证；④咽喉干痛，目赤肿痛
考点54	复溜	①腹胀，泄泻，癃闭，水肿；②盗汗、汗出不止或热病无汗等津液输布失调病证；③下肢痿痹，腰脊强痛

9. ★★★手厥阴心包经

考点	腧穴	主治
考点55	郄门	①心痛、心悸、心烦胸痛等心胸病证；②癫狂痫等神志病证 / ②咳血、呕血、衄血等血证；③疔疮
考点56	内关	③胃痛、呕吐、呃逆等胃腑病证 / ④不寐、郁病；⑤中风，眩晕，偏头痛；⑥胁痛，胁下痞块，肘臂挛痛
考点57	大陵	④手、臂挛痛
考点58	中冲	①中风昏迷、舌强不语、中暑、昏厥、小儿惊风等急症；②高热；③舌下肿痛

10. ★★★手少阳三焦经

考点	腧穴	主治		
考点59	中渚	①头痛、耳鸣、耳聋、聤耳、耳痛、目赤、咽喉肿痛等头面五官病证	②手指屈伸不利,肘臂肩背痛;③热病,疟疾	
考点60	外关		②瘰疬	③头痛,颈项及肩部疼痛,胁痛,上肢痹痛;④热病,疟疾,伤风感冒
考点61	支沟			③便秘;④热病;⑤肘臂痛,胁肋痛,落枕
考点62	翳风			③颊肿、口㖞、牙关紧闭、齿痛

11. ★★★足少阳胆经

考点	腧穴	主治
考点63	风池	①中风、头痛、眩晕、不寐、癫痫等内风所致病证;②恶寒发热、口眼歪斜等外风所致证;③目赤肿痛、视物不明、鼻塞、鼻衄、鼻渊、耳鸣、咽喉肿痛等五官病证;④颈项强痛
考点64	肩井	①头痛、眩晕、颈项强痛等头项部病证;②肩背疼痛,上肢不遂;③瘰疬;④乳痈、乳少、难产、胞衣不下等妇科病证
考点65	环跳	①下肢痿痹,半身不遂,腰腿痛;②风疹
考点66	阳陵泉	①黄疸、口苦、呕吐、胁痛等胆腑证;②下肢痿痹、膝髌肿痛、肩痛等筋病;③小儿惊风
考点67	悬钟	①下肢痿痹,脚气	②中风、颈椎病、腰椎病等骨、髓病;③颈项强痛,偏头痛,咽喉肿痛;④胸胁胀痛
考点68	丘墟		②偏头痛、胸胁胀痛;③外踝肿痛,足下垂;④疟疾

12. ★★★足厥阴肝经

考点	腧穴	主治
考点69	太冲	①中风、癫狂痫、头痛、眩晕、口眼歪斜、小儿惊风等内风所致病证;②目赤肿痛、口㖞、青盲、咽喉干痛、耳鸣、耳聋等头面五官热性病证;③月经不调、崩漏、痛经、难产等妇科病证;④黄疸、胁痛、腹胀、呕逆等肝胃病证;⑤下肢痿痹,足跗肿痛
考点70	蠡沟	①睾丸肿痛、疝气等男科病证;②月经不调、带下等妇科病证;③外阴瘙痒、小便不利、遗尿等前阴病证;④足胫疼痛
考点71	期门	①胸胁胀痛;②腹胀、呃逆、吐酸等肝胃病证;③郁病,奔豚气;④乳痈

13. ★★★督脉

考点	腧穴	主治	
考点72	腰阳关	①月经不调、带下等妇科病证;②腰痛,下肢痿痹	③遗精、阳痿男科病证
考点73	命门		③五更泄泻、小便频数、癃闭等肾虚病证

续表

考点	腧穴	主治
考点74	大椎	①恶寒发热、疟疾等外感病证；②热病，骨蒸潮热；③咳嗽、气喘等肺气失于宣降证；④癫狂痫、小儿惊风等神志病证；⑤风疹、痤疮等皮肤疾病；⑥项强、脊痛等脊柱证
考点75	百会	①癫狂痫、不寐等神志病 ②晕厥、中风、失语；③头风、颠顶痛、眩晕耳鸣等头面病证；④脱肛、阴挺、胃下垂等气虚下陷证
考点76	神庭	②头痛、眩晕、目赤、目翳、鼻渊、鼻衄等头面五官病证 ③小儿惊风，产后血晕，子痫
考点77	印堂	
考点78	水沟	①昏迷、晕厥、中风、中暑、脱证等急症，为急救要穴之一；②癫狂痫、癔症、急慢惊风等神志病；③闪挫腰痛，脊背强痛；④口㖞、面肿、鼻塞、牙关紧闭等头面五官病证

14. ★★★任脉

考点	腧穴	主治
考点79	中极	①遗尿、癃闭、尿频、尿急等泌尿系病证；②遗精、阳痿、不育等男科病证；③崩漏、月经不调、痛经、经闭、不孕、带下病等妇科病证 ④中风脱证、虚劳羸瘦、脱肛、阴挺等元气虚损所致证；⑤腹痛、泄泻、便秘等肠腑病证；⑥保健要穴
考点80	关元	
考点81	气海	
考点82	中脘	①胃痛、呕吐、完谷不化、食欲不振、腹胀、泄泻、小儿疳积等脾胃病证；②癫痫、不寐等神志病；③黄疸
考点83	膻中	①咳嗽、气喘、胸闷等胸中气机不畅病证；②心痛、心悸等心疾；③产后乳少、乳痛、乳癖等乳病；④呕吐、呃逆等胃气上逆证
考点84	天突	①咳嗽、气喘、咽喉肿痛、胸痛等肺系病证；②暴喑、梅核气、瘿气等咽部病证

15. ★★★经外奇穴

考点	腧穴	主治
考点85	四神聪	①头痛、眩晕、健忘等头脑病证；②不寐、癫痫等神志病证
考点86	太阳	①头痛；②目赤肿痛，眼睑䀮动，色盲；③面瘫
考点87	定喘	①哮喘，咳嗽；②肩背痛，落枕
考点88	夹脊	上背部的夹脊穴治疗心肺及上肢病证，下背部的夹脊穴治疗胃肠病证，腰部的夹脊穴治疗腰腹及下肢病证
考点89	腰痛点	急性腰扭伤
考点90	十宣	①中风、昏迷、晕厥等神志病；②中暑、高热等急症；③咽喉肿痛；④手指麻木

(三) 实战演练

1. 回答孔最、梁丘的主治病证。(2019)

参考答案：孔最主治：①咳嗽、气喘、咯血、鼻衄、咽喉肿痛等肺系病证；②肘臂挛痛；③痔疮出血。梁丘主治：①急性胃痛；②膝肿痛、下肢不遂等下肢病证；③乳痈、乳痛等乳房病证。

2. 回答太冲、腰阳关的主治病证。(2019)

参考答案：太冲主治：①中风、癫狂痫、头痛、眩晕、口眼歪斜、小儿惊风等内风所致病证；②目赤肿痛、口喎、青盲、咽喉干痛、耳鸣、耳聋等头面五官热性病证；③月经不调、崩漏、痛经、难产等妇科病证；④黄疸、胁痛、腹胀、呕逆等肝胃病证；⑤下肢痿痹，足跗肿痛。腰阳关主治：①月经不调、带下等妇科病证；②遗精、阳痿男科病证；③腰骶疼痛，下肢痿痹。

3. 回答印堂、中冲的主治病证。(2018)

参考答案：印堂主治：①不寐、健忘、痴呆、痫病、小儿惊风等神志病；②头痛、眩晕、鼻渊、鼻衄、鼻鼽等头面五官病证；③小儿惊风，产后血晕，子痫。中冲主治：①中风昏迷、舌强不语、中暑、昏厥、小儿惊风等急症；②高热；③舌下肿痛。

4. 回答中脘、手三里的主治病证。(2018)

参考答案：中脘主治：①胃痛、呕吐、完谷不化、食欲不振、腹胀、泄泻、小儿疳积等脾胃病证；②癫痫、不寐等神志病；③黄疸。手三里主治：①手臂麻痛、肘挛不伸、上肢不遂等上肢病证；②腹胀、泄泻等肠腑病证；③齿痛颊肿。

5. 回答水沟、承山的主治病证。(2017)

参考答案：水沟主治：①昏迷、晕厥、中风、中暑、脱证等急症，为急救要穴之一；②癫狂痫、癔症、急慢惊风等神志病；③闪挫腰痛，脊背强痛；④口喎、面肿、鼻塞、牙关紧闭等头面五官病证。承山主治：①腰腿拘急，疼痛；②痔疾，便秘；③腹痛，疝气。

6. 回答血海、定喘的主治病证。(2017)

参考答案：血海主治：①月经不调、痛经、经闭、崩漏等妇科病证；②湿疹、瘾疹、丹毒、皮肤瘙痒等皮外科病证。③膝股内侧痛。定喘主治：①哮喘、咳嗽；②肩背痛，落枕。

7. 回答十宣、公孙的主治病证。(2020)

参考答案：十宣主治：①中风、昏迷、晕厥等神志病；②中暑、高热等急症；③咽喉肿痛；④手指麻木。公孙主治：①胃痛、呕吐、肠鸣、腹胀、腹痛、痢疾等脾胃病证；②心烦不寐、狂证等神志病证；③逆气里急、气上冲心（奔豚气）等冲脉病证。

8. 回答承山、丰隆的主治病证。(2020)

参考答案：承山主治：①腰腿拘急，疼痛；②痔疾，便秘；③腹痛，疝气。丰隆主治：①头痛、眩晕等头部病证；②癫狂；③咳嗽、哮喘、痰多等肺系病证；④下肢痿痹。

9. 回答肩髃、太冲的主治病证。(2016)

参考答案：肩髃主治：①肩痛不举，上肢不遂；②瘰疬；③瘾疹。太冲主治：①中风、癫狂痫、头痛、眩晕、口眼㖞斜、小儿惊风等内风所致病证；②目赤肿痛、口㖞、青盲、咽喉干痛、耳鸣、耳聋等头面五官热性病证；③月经不调、崩漏、痛经、难产等妇科病证；④黄疸、胁痛、腹胀、呕逆等肝胃病证；⑤下肢痿痹，足跗肿痛。

10. 回答肩井、梁丘的主治病证。(2016)

参考答案：肩井主治：①头痛、眩晕、颈项强痛等头项部病证；②肩背疼痛，上肢不遂；③瘰疬；④乳痈、乳少、难产、胞衣不下等妇科病证。梁丘主治：①急性胃痛；②膝肿痛、下肢不遂等下肢病证；③乳痈、乳痛等乳房病证。

11. 回答下关、外关的主治病证。(2016)

参考答案：下关主治：①牙关不利、面痛、齿痛、口㖞等面口病证；②耳鸣、耳聋、聤耳等耳部病证。外关主治：①耳鸣、耳聋、聤耳、耳痛、目赤肿痛、目生翳膜、目眩、咽喉肿痛、口噤、口㖞、齿痛、面痛等头面五官病证；②头痛，颈项及肩部疼痛，胁痛，上肢痹痛；③热病，疟疾，伤风感冒；④瘰疬。

12. 回答阳陵泉、神门的主治病证。(2022、2016)

参考答案：阳陵泉主治：①黄疸、口苦、呕吐、胁痛等胆腑病证；②下肢痿痹、膝髌肿痛、肩痛等筋病；③小儿惊风。神门主治：①心痛、心烦、惊悸、怔忡等心疾；②不寐、健忘、痴呆、癫狂痫等神志病证；③胸胁痛。

13. 回答内关、听宫的主治病证。(2016)

参考答案：内关主治：①心痛、心悸、胸闷等心胸病证；②胃痛、呕吐、呃逆等胃腑病证；③不寐、郁病、癫狂痫等神志病证；④中风，眩晕，偏头痛；⑤胁痛，胁下痞块，肘臂挛痛。听宫主治：①耳鸣、耳聋、聤耳等耳部病证；②面痛、齿痛等口面病证；③癫狂痫等神志病。

14. 回答肺俞、昆仑的主治病证。(2016)

参考答案：肺俞主治：①鼻塞、咳嗽、气喘、咯血等肺系病证；②骨蒸潮热、盗汗等阴虚病证；③背痛；④皮肤瘙痒，瘾疹。昆仑主治：①后头痛、目眩、项强等头项病证；②腰骶疼痛，足踝肿痛；③癫痫；④滞产。

15. 回答肾俞、攒竹的主治病证。(2016)

参考答案：肾俞主治：①头晕、耳鸣、耳聋、慢性腹泻、气喘、腰酸痛、遗精、阳痿、不育等肾虚病证；②遗尿、癃闭等前阴病证；③月经不调、带下、不孕等妇科病证；④消渴。攒竹主治：①头痛、面痛、眉棱骨痛、面瘫等头面病证；②眼睑瞤动、眼睑下垂、目视不明、流泪、目赤肿痛等眼疾；③呃逆；④急性腰扭伤。

16. 回答风池、昆仑的主治病证。(2016)

参考答案：风池主治：①中风、头痛、眩晕、不寐、癫痫等内风所致病证；②恶寒发热、口眼㖞斜等外风所致证；③目赤肿痛、视物不明、鼻塞、鼻衄、鼻渊、耳鸣、咽喉肿痛等五官病证；④颈项强痛。昆仑主治：①后头痛、目眩、项强等头项病证；

②腰骶疼痛，足踝肿痛；③癫痫；④滞产。

17. 回答三阴交、列缺的主治病证。（2022、2016）

参考答案：三阴交主治：①肠鸣腹胀、泄泻、便秘等脾胃肠病证；②月经不调、经闭、痛经、带下、阴挺、不孕、滞产等妇产科病证；③心悸、不寐、癫狂等神志病证；④小便不利、遗尿、遗精、阳痿等生殖泌尿系统病证；⑤下肢痿痹；⑥湿疹、荨麻疹等皮肤病证；⑦阴虚诸证。列缺主治：①咳嗽、气喘、咽喉肿痛等肺系病证；②外感头痛、项强、齿痛、口㖞等头面五官疾患；③手腕痛。

18. 回答至阴、孔最的主治病证。（2016）

参考答案：至阴主治：①胎位不正、滞产、胞衣不下等胎产病证；②头痛、目痛、鼻塞、鼻衄等头面五官病证。孔最主治：①咳嗽、气喘、咯血、鼻衄、咽喉肿痛等肺系病证；②肘臂挛痛；③痔疮出血。

19. 回答太溪、鱼际的主治病证。（2016）

参考答案：太溪主治：①头晕目眩、不寐、健忘、遗精、阳痿、月经不调等肾虚证；②咽喉肿痛、齿痛、耳聋、耳鸣等阴虚性五官病证；③咳喘、胸痛、咳血等肺系病证；④消渴，小便频数，便秘；⑤腰脊痛，足跟痛，下肢厥冷。鱼际主治：①咳嗽、气喘、咳血、失音、喉痹、咽干等肺系病证；②外感发热，掌中热；③小儿疳积。

20. 回答足三里、定喘的主治病证。（2022、2016）

参考答案：足三里主治：①胃痛、呕吐、腹胀、泄泻、痢疾、便秘、肠痈等脾胃肠病证；②膝痛、下肢痿痹、中风瘫痪等下肢病证；③癫狂、不寐等神志病证；④气喘，痰多；⑤乳痈；⑥虚劳诸证，为强壮保健要穴。定喘主治：①哮喘、咳嗽；②肩背痛，落枕。

21. 回答外关、四神聪的主治病证。（2016）

参考答案：外关主治：①耳鸣、耳聋、聤耳、耳痛、目赤肿痛、目生翳膜、目眩、咽喉肿痛、口噤、口㖞、齿痛、面痛等头面五官病证；②头痛，颈项及肩部疼痛，胁痛，上肢痹痛；③热病，疟疾，伤风感冒；④瘰疬。四神聪主治：①头痛、眩晕、健忘等头脑病证；②不寐、癫痫等神志病证。

22. 回答曲池、大陵的主治病证。（2016）

参考答案：曲池主治：①目赤肿痛、齿痛、咽喉肿痛等五官热性病证；②热病；③手臂肿痛、上肢不遂等上肢病证；④风疹、瘾疹、湿疹等皮肤科病证；⑤腹痛、吐泻、痢疾等肠腑病证；⑥头痛，眩晕；⑦癫狂等神志病。大陵主治：①心痛、心悸、胸胁胀痛等心胸病证；②胃痛、呕吐、口臭等胃腑病证；③喜笑悲恐、癫狂痫等神志病证；④手、臂挛痛。

23. 回答通里、环跳的主治病证。（2016）

参考答案：通里主治：①心悸、怔忡等心疾；②暴喑、舌强不语等舌窍病证；③肘臂挛痛、麻木、手颤等上肢病证。环跳主治：①下肢痿痹，半身不遂，腰腿痛；②风疹。

24. 回答太冲、迎香的主治病证。(2016)

参考答案：太冲主治：①中风、癫狂痫、头痛、眩晕、口眼㖞斜、小儿惊风等内风所致病证；②目赤肿痛、口㖞、青盲、咽喉干痛、耳鸣、耳聋等头面五官热性病证；③月经不调、崩漏、痛经、难产等妇科病证；④黄疸、胁痛、腹胀、呕逆等肝胃病证；⑤下肢痿痹，足跗肿痛。迎香主治：①鼻塞、鼻衄、鼻渊等鼻病；②口㖞、面痒、面肿等口面部病证；③胆道蛔虫病。

25. 回答中冲、中脘的主治病证。(2016)

参考答案：中冲主治：①中风昏迷、舌强不语、中暑、昏厥、小儿惊风等急症；②高热；③舌下肿痛。中脘主治：①胃痛、呕吐、完谷不化、食欲不振、腹胀、泄泻、小儿疳积等脾胃病证；②癫痫、不寐等神志病；③黄疸。

26. 回答关元、条口的主治病证。(2016)

参考答案：关元主治：①中风脱证、虚劳羸瘦、脱肛、阴挺等元气虚损所致病证；②遗精、阳痿、早泄、不育等男科病证；③崩漏、月经不调、痛经、闭经、不孕、带下病等妇科病证；④遗尿、癃闭、尿频、尿急等泌尿系病证；⑤腹痛、泄泻、脱肛、便血等肠腑病证；⑥保健要穴。条口主治：①下肢痿痹、跗肿、转筋等下肢病证；②肩臂痛；③脘腹疼痛。

27. 回答印堂、次髎的主治病证。(2016)

参考答案：印堂主治：①不寐、健忘、痴呆、痫病、小儿惊风等神志病；②头痛、眩晕、鼻渊、鼻衄、鼻鼽等头面五官病证；③小儿惊风，产后血晕，子痫。次髎主治：①月经不调、痛经、阴挺、带下等妇科病证；②遗精、阳痿等男科病证；③小便不利、癃闭、遗尿、疝气等前阴病证；④腰骶痛，下肢痿痹。

28. 回答照海、太溪的主治病证。(2016)

参考答案：照海主治：①月经不调、痛经、阴痒、赤白带下等妇科病证；②癫痫、不寐、嗜卧、癔症等神志病证；③咽喉干痛，目赤肿痛；④小便频数，癃闭；⑤便秘。太溪主治：①头晕目眩、不寐、健忘、遗精、阳痿、月经不调等肾虚证；②咽喉肿痛、齿痛、耳聋、耳鸣等阴虚性五官病证；③咳喘、胸痛、咳血等肺系病证；④消渴，小便频数，便秘；⑤腰脊痛，足跟痛，下肢厥冷。

29. 回答支沟、水沟的主治病证。(2015)

参考答案：支沟主治：①便秘；②热病；③耳鸣、耳聋、咽喉肿痛、暴喑、头痛等头面五官病证；④肘臂痛，胁肋痛，落枕；⑤瘰疬。水沟主治：①昏迷、晕厥、中风、中暑、脱证等急症，为急救要穴之一；②癫狂痫、癔症、急慢惊风等神志病；③闪挫腰痛，脊背强痛；④口㖞、面肿、鼻塞、牙关紧闭等头面五官病证。

30. 回答公孙、攒竹的主治病证。(2015)

参考答案：公孙主治：①胃痛、呕吐、肠鸣腹胀、腹痛、痢疾等脾胃病证；②心烦不寐、狂证等神志病证；③逆气里急，气上冲心（奔豚气）等冲脉病证。攒竹主治：①头痛、面痛、眉棱骨痛、面瘫等头面病证；②眼睑瞤动、眼睑下垂、目视不明、流泪、目赤肿痛等眼疾；③呃逆；④急性腰扭伤。

31. 回答三阴交、印堂的主治病证。(2015)

参考答案：三阴交主治：①肠鸣腹胀、泄泻、便秘等脾胃肠病证；②月经不调、经闭、痛经、带下、阴挺、不孕、滞产等妇产科病证；③心悸、不寐、癫狂等神志病证；④小便不利、遗尿、遗精、阳痿等生殖泌尿系统病证；⑤下肢痿痹；⑥湿疹、荨麻疹等皮肤病证；⑦阴虚诸证。印堂主治：①不寐、健忘、痴呆、痫病、小儿惊风等神志病；②头痛、眩晕、鼻渊、鼻鼽、鼻衄等头面五官病证；③小儿惊风，产后血晕，子痫。

32. 回答迎香、丰隆的主治病证。(2015)

参考答案：迎香主治：①鼻塞、鼻衄、鼻渊等鼻病；②口㖞、面痒、面肿等口面部病证；③胆道蛔虫病。丰隆主治：①头痛、眩晕等头部病证；②癫狂；③咳嗽、哮喘、痰多等肺系病证；④下肢痿痹。

33. 回答肩髃、太冲的主治病证。(2015)

参考答案：肩髃主治：①肩痛不举，上肢不遂；②瘰疬；③瘾疹。太冲主治：①中风、癫狂痫、头痛、眩晕、口眼㖞斜、小儿惊风等内风所致病证；②目赤肿痛、口㖞、青盲、咽喉干痛、耳鸣、耳聋等头面五官热性病证；③月经不调、崩漏、痛经、难产等妇科病证；④黄疸、胁痛、腹胀、呕逆等肝胃病证；⑤下肢痿痹，足跗肿痛。

34. 回答神门、申脉的主治病证。(2015)

参考答案：神门主治：①心痛、心烦、惊悸、怔忡等心疾；②不寐、健忘、痴呆、癫狂痫等神志病证；③胸胁痛。申脉主治：①头痛、眩晕等头部疾病；②癫狂痫等神志病证；③嗜睡、不寐、眼睛开合不利病证；④腰腿酸痛，下肢运动不利。

35. 回答肩井、梁丘的主治病证。(2015)

参考答案：肩井主治：①头痛、眩晕、颈项强痛等头项部病证；②肩背疼痛，上肢不遂；③瘰疬；④乳晕、乳少、难产、胞衣不下等妇科病证。梁丘主治：①急性胃痛；②膝肿痛、下肢不遂等下肢病证；③乳痈、乳痛等乳房病证。

36. 回答下关、外关的主治病证。(2022、2015)

参考答案：下关主治：①牙关不利、面痛、齿痛、口㖞等面口病证；②耳鸣、耳聋、聤耳等耳部病证。外关主治：①耳鸣、耳聋、聤耳、耳痛、目赤肿痛、目生翳膜、目眩、咽喉肿痛、口噤、口㖞、齿痛、面痛等头面五官病证；②头痛，颈项及肩部疼痛，胁痛，上肢痹痛；③热病，疟疾，伤风感冒；④瘰疬。

37. 回答涌泉、腰阳关的主治病证。(2015)

参考答案：涌泉主治：①昏厥、中暑、小儿惊风等急症；②癫狂痫、头痛、头晕、目眩、失眠等神志病；③咽喉肿痛、喉痹、失音等头面五官病证；④大便难、小便不利等前后二阴病证；⑤足心热；⑥奔豚气。腰阳关主治：①月经不调、带下等妇科病证；②遗精、阳痿男科病证；③腰骶疼痛，下肢痿痹。

38. 回答天枢、天宗的主治病证。(2022、2015)

参考答案：天枢主治：①绕脐腹痛、腹胀、便秘、泄泻、痢疾等脾胃肠病证；②癥瘕、月经不调、痛经等妇科病证。天宗主治：①肩胛疼痛；②气喘；③乳痈、乳癖等乳房病证。

39. 回答夹脊、环跳的主治病证。(2015)

参考答案：夹脊主治：上背部的夹脊穴治疗心肺及上肢病证，下背部的夹脊穴治疗胃肠病证，腰部的夹脊穴治疗腰腹及下肢病证。环跳主治：①下肢痿痹，半身不遂，腰腿痛；②风疹。

40. 回答翳风、肾俞的主治病证。(2015)

参考答案：翳风主治：①耳鸣、耳聋、聤耳等耳病；②眼睑瞤动、颊肿、口喎、牙关紧闭、齿痛等面口病；③瘰疬。肾俞主治：①头晕、耳鸣、耳聋、慢性腹泻、气喘、腰酸痛、遗精、阳痿、不育等肾虚病证；②遗尿、癃闭等前阴病证；③月经不调、带下、不孕等妇科病证；④消渴。

41. 回答大椎、大陵的主治病证。(2015)

参考答案：大椎主治：①恶寒发热、疟疾等外感病证；②热病，骨蒸潮热；③咳嗽、气喘等肺气失于宣降证；④癫狂痫、小儿惊风等神志病证；⑤风疹、痤疮等皮肤疾病；⑥项强、脊痛等脊柱病证。大陵主治：①心痛、心悸、胸胁胀痛等心胸病证；②胃痛、呕吐、口臭等胃腑病证；③喜笑悲恐、癫狂痫等神志病证；④手、臂挛痛。

42. 回答合谷、地机的主治病证。(2015)

参考答案：合谷主治：①头痛、齿痛、目赤肿痛、咽喉肿痛、牙关紧闭、口喎、鼻衄、耳聋、痄腮等头面五官病证；②发热恶寒等外感病；③热病；④无汗或多汗；⑤经闭、滞产、月经不调、痛经、胎衣不下、恶露不止、乳少等妇科病证；⑥上肢疼痛、不遂；⑦皮肤瘙痒、荨麻疹等皮肤科病证；⑧小儿惊风，痉证；⑨腹痛、痢疾、便秘等肠腑病证；⑩牙拔出术、甲状腺手术等面口五官及颈部手术针麻常用穴。地机主治：①痛经、崩漏、月经不调、癥瘕等妇科病证；②腹胀、腹痛、泄泻等脾胃肠病证；③小便不利，水肿，遗精；④下肢痿痹。

43. 回答百会、至阴的主治病证。(2015)

参考答案：百会主治：①晕厥、中风、失语、痴呆、癫狂、不寐、健忘等神志病；②头风、颠顶痛、眩晕耳鸣等头面病证；③脱肛、阴挺、胃下垂等气虚下陷证。至阴主治：①胎位不正、滞产、胞衣不下等胎产病证；②头痛、目痛、鼻塞、鼻衄等头面五官病证。

44. 回答风池、昆仑的主治病证。(2015)

参考答案：风池主治：①中风、头痛、眩晕、不寐、癫痫等内风所致病证；②恶寒发热、口眼歪斜等外风所致证；③目赤肿痛、视物不明、鼻塞、鼻衄、鼻渊、耳鸣、咽喉肿痛等五官病证；④颈项强痛。昆仑主治：①后头痛、目眩、项强等头项病证；②腰骶疼痛，足踝肿痛；③癫痫；④滞产。

45. 回答内关、阳陵泉的主治病证。(2015)

参考答案：内关主治：①心痛、心悸、胸闷等心胸病证；②胃痛、呕吐、呃逆等胃腑病证；③不寐、郁病、癫狂痫等神志病证；④中风，眩晕，偏头痛；⑤胁痛，胁下痞块，肘臂挛痛。阳陵泉主治：①黄疸、口苦、呕吐、胁痛等胆腑病证；②下肢痿痹、膝髌肿痛、肩痛等筋病；③小儿惊风。

46. 回答少商、听宫的主治病证。（2015）

参考答案：少商主治：①咳嗽、气喘、咽喉肿痛、鼻衄等肺系实热病证；②中暑，发热；③昏迷，癫狂；④指肿、麻木。听宫主治：①耳鸣、耳聋、聤耳等耳部病证；②面痛、齿痛等口面病证；③癫狂痫等神志病。

47. 回答膻中、风池的主治病证。（2015）

参考答案：膻中主治：①咳嗽、气喘、胸闷等胸中气机不畅病证；②心痛、心悸等心疾；③产后乳少、乳痈、乳癖等乳病；④呕吐、呃逆等胃气上逆证。风池主治：①中风、头痛、眩晕、不寐、癫痫等内风所致病证；②恶寒发热、口眼歪斜等外风所致证；③目赤肿痛、视物不明、鼻塞、鼻衄、鼻渊、耳鸣、咽喉肿痛等五官病证；④颈项强痛。

48. 回答太阳、天枢的主治病证。（2015）

参考答案：太阳主治：①晕厥、中风、失语、痴呆、癫狂、不寐、健忘等神志病；②头风、颠顶痛、眩晕耳鸣等头面病证；③脱肛、阴挺、胃下垂等气虚下陷证。天枢主治：①绕脐腹痛、腹胀、便秘、泄泻、痢疾等脾胃肠病证；②癥瘕、月经不调、痛经等妇科病证。

49. 回答足三里、定喘的主治病证。（2022、2015）

参考答案：足三里主治：①胃痛、呕吐、腹胀、泄泻、痢疾、便秘、肠痈等脾胃肠病证；②膝痛、下肢痿痹、中风瘫痪等下肢病证；③癫狂、不寐等神志病证；④气喘，痰多；⑤乳痈；⑥虚劳诸证，为强壮保健要穴。定喘主治：①哮喘，咳嗽；②肩背痛，落枕。

50. 回答风池、承山的主治病证。（2015）

参考答案：风池主治：①中风、头痛、眩晕、不寐、癫痫等内风所致病证；②恶寒发热、口眼歪斜等外风所致证；③目赤肿痛、视物不明、鼻塞、鼻衄、鼻渊、耳鸣、咽喉肿痛等五官病证；④颈项强痛。承山主治：①腰腿拘急，疼痛；②痔疾，便秘；③腹痛，疝气。

51. 回答四神聪、承山的主治病证。（2015）

参考答案：四神聪主治：①头痛、眩晕、健忘等头脑病证；②不寐、癫痫等神志病证。承山主治：①腰腿拘急，疼痛；②痔疾，便秘；③腹痛，疝气。

52. 回答列缺、悬钟的主治病证。（2015）

参考答案：列缺主治：①咳嗽、气喘、咽喉肿痛等肺系病证；②外感头痛、项强、齿痛、口歪等头面五官疾患；③手腕痛。悬钟主治：①中风、颈椎病、腰椎病等骨髓病；②颈项强痛、偏头痛、咽喉肿痛；③胸胁胀痛；④下肢痿痹，脚气。

53. 回答中冲、中脘的主治病证。（2015）

参考答案：中冲主治：①中风昏迷、舌强不语、中暑、昏厥、小儿惊风等急症；②高热；③舌下肿痛。中脘主治：①胃痛、呕吐、完谷不化、食欲不振、腹胀、泄泻、小儿疳积等脾胃病证；②癫痫、不寐等神志病；③黄疸。

54. 回答鱼际、阴陵泉的主治病证。（2015）

参考答案：鱼际主治：①咳嗽、气喘、咳血、失音、喉痹、咽干等肺系病证；②外感发热，掌中热；③小儿疳积。阴陵泉主治：①腹痛，泄泻，水肿，黄疸等脾湿证；②小便不利、遗尿、癃闭等泌尿系统病证；③遗精、阴茎痛等男科病证；④带下、妇人阴痛等妇科病证；⑤膝痛、下肢痿痹。

55. 回答手三里、秩边的主治病证。（2015）

参考答案：手三里主治：①手臂麻痛、肘挛不伸、上肢不遂等上肢病证；②腹胀、泄泻等肠腑病证；③齿痛颊肿。秩边主治：①腰骶痛，下肢痿痹；②癃闭、便秘、痔疾、阴痛等前后二阴病证。

56. 回答大陵、次髎的主治病证。（2015）

参考答案：大陵主治：①心痛、心悸、胸胁胀痛等心胸病证；②胃痛、呕吐、口臭等胃腑病证；③喜笑悲恐、癫狂痫等神志病证；④手、臂挛痛。次髎主治：①月经不调、痛经、阴挺、带下等妇科病证；②遗精、阳痿等男科病证；③小便不利、癃闭、遗尿、疝气等前阴病证；④腰骶痛，下肢痿痹。

57. 回答条口、关元的主治病证。（2015）

参考答案：条口主治：①下肢痿痹、跗肿、转筋等下肢病证；②肩臂痛；③脘腹疼痛。关元主治：①中风脱证、虚劳羸瘦、脱肛、阴挺等元气虚损所致病证；②遗精、阳痿、早泄、不育等男科病证；③崩漏、月经不调、痛经、闭经、不孕、带下病等妇科病证；④遗尿、癃闭、尿频、尿急等泌尿系病证；⑤腹痛、泄泻、脱肛、便血等肠腑病证；⑥保健要穴。

58. 回答梁丘、通里的主治病证。（2015）

参考答案：梁丘主治：①急性胃痛；②膝肿痛、下肢不遂等下肢病证；③乳痈、乳痛等乳房病证。通里主治：①心悸、怔忡等心疾；②暴喑、舌强不语等舌窍病证；③肘臂挛痛、麻木、手颤等上肢病证。

59. 回答孔最、中极的主治病证。（2015）

参考答案：孔最主治：①咳嗽、气喘、咯血、鼻衄、咽喉肿痛等肺系病证；②肘臂挛痛；③痔疮出血。中极主治：①遗尿、癃闭、尿频、尿急等泌尿系病证；②遗精、阳痿、不育等男科病证；③崩漏、月经不调、痛经、经闭、不孕、带下病等妇科病证。

60. 回答内庭、神庭的主治病证。（2022、2015）

参考答案：内庭主治：①胃痛、吐酸、泄泻、痢疾、便秘等胃肠病证；②足背肿痛；③齿痛、咽喉肿痛、鼻衄等五官病证；④热病。神庭主治：①癫狂痫、不寐、惊悸等神志病；②头痛、眩晕、目赤、目翳、鼻渊、鼻衄等头面五官病证。

61. 回答血海、大肠俞的主治病证。（2015）

参考答案：血海主治：①月经不调、痛经、经闭、崩漏等妇科病证；②湿疹、瘾疹、丹毒、皮肤瘙痒等皮外科病证。③膝股内侧痛。大肠俞主治：①腰痛；②腹胀、泄泻、便秘等肠腑病证。

62. 回答太溪、后溪的主治病证。(2015)

参考答案：太溪主治：①头晕目眩、不寐、健忘、遗精、阳痿、月经不调等肾虚证；②咽喉肿痛、齿痛、耳聋、耳鸣等阴虚性五官病证；③咳喘、胸痛、咳血等肺系病证；④消渴，小便频数，便秘；⑤腰脊痛，足跟痛，下肢厥冷。后溪主治：①头项强痛、腰背痛、手指及肘臂挛痛等；②耳聋、目赤、咽喉肿痛等五官病证；③癫狂痫等神志病证；④疟疾。

63. 回答天柱、尺泽的主治病证。(2015)

参考答案：天柱主治：①后头痛，项强，肩背痛；②眩晕、咽喉肿痛、鼻塞、目赤肿痛、近视等头面五官病证；③热病；④癫狂痫。尺泽主治：①咳嗽、气喘、咽喉肿痛、咯血等肺系病证；②肘臂挛痛；③小儿惊风、急性腹痛、吐泻等急症。

64. 回答神门、期门的主治病证。(2015)

参考答案：神门主治：①心痛、心烦、惊悸、怔忡等心疾；②不寐、健忘、痴呆、癫狂痫等神志病证；③胸胁痛。期门主治：①胸胁胀痛；②腹胀、呃逆、吐酸等肝胃病证；③郁病，奔豚气；④乳痈。

65. 回答命门、委中的主治病证。(2022、2015)

参考答案：命门主治：①月经不调、痛经、经闭、带下、不孕等妇科病证；②遗精、阳痿、不育等男科病证；③五更泄泻、小便频数、癃闭等肾虚病证；④腰脊强痛，下肢痿痹。委中主治：①腰背痛、下肢痿痹等；②急性腹痛，急性吐泻等；③癃闭、遗尿等泌尿系病证；④丹毒、瘾疹、皮肤瘙痒、疔疮等血热病证。

66. 回答申脉、曲池的主治病证。(2015)

参考答案：申脉主治：①头痛、眩晕等头部疾病；②癫狂痫等神志病证；③嗜睡、不寐、眼睑开合不利病证；④腰腿酸痛，下肢运动不利。曲池主治：①目赤肿痛、齿痛、咽喉肿痛等五官热性病证；②热病；③手臂肿痛、上肢不遂等上肢病证；④风疹、瘾疹、湿疹等皮肤科病证；⑤腹痛、吐泻、痢疾等肠腑病证；⑥头痛，眩晕；⑦癫狂等神志病。

67. 回答尺泽、丰隆的主治病证。(2014)

参考答案：尺泽主治：①咳嗽、气喘、咽喉肿痛、咯血等肺系病证；②肘臂挛痛；③小儿惊风、急性腹痛、吐泻等急症。丰隆主治：①头痛、眩晕等头部病证；②癫狂；③咳嗽、哮喘、痰多等肺系病证；④下肢痿痹。

68. 回答列缺、照海的主治病证。(2014)

参考答案：列缺主治：①咳嗽、气喘、咽喉肿痛等肺系病证；②外感头痛、项强、齿痛、口㖞等头面五官疾患；③手腕痛。照海主治：①月经不调、痛经、阴痒、赤白带下等妇科病证；②癫痫、不寐、嗜卧、癔症等神志病证；③咽喉干痛，目赤肿痛；④小便频数，癃闭；⑤便秘。

69. 回答少商、商阳的主治病证。(2014)

参考答案：少商主治：①咳嗽、气喘、咽喉肿痛、鼻衄等肺系实热病证；②中暑，发热；③昏迷，癫狂；④指肿，麻木。商阳主治：①热病，昏迷；②耳聋、青盲、咽喉肿痛、颐颌肿、齿痛等五官病证；③手指麻木。

70. 回答印堂、大椎的主治病证。(2014)

参考答案：印堂主治：①不寐、健忘、痴呆、痫病、小儿惊风等神志病；②头痛、眩晕、鼻渊、鼻衄、鼻䶼等头面五官病证；③小儿惊风，产后血晕，子痫。大椎主治：①恶寒发热、疟疾等外感病证；②热病，骨蒸潮热；③咳嗽、气喘等肺气失于宣降证；④癫狂痫、小儿惊风等神志病证；⑤风疹、痤疮等皮肤疾病；⑥项强、脊痛等脊柱病证。

71. 回答外关、足三里的主治病证。(2014)

参考答案：外关主治：①耳鸣、耳聋、聤耳、耳痛、目赤肿痛、目生翳膜、目眩、咽喉肿痛、口噤、口歪、齿痛、面痛等头面五官病证；②头痛，颈项及肩部疼痛，胁痛，上肢痹痛；③热病，疟疾，伤风感冒；④瘰疬。足三里主治：①胃痛、呕吐、腹胀、泄泻、痢疾、便秘、肠痈等脾胃肠病证；②膝痛、下肢痿痹、中风瘫痪等下肢病证；③癫狂、不寐等神志病证；④气喘，痰多；⑤乳痈；⑥虚劳诸证，为强壮保健要穴。

72. 回答风池、天柱的主治病证。(2014)

参考答案：风池主治：①中风、头痛、眩晕、不寐、癫痫等内风所致病证；②恶寒发热、口眼歪斜等外风所致证；③目赤肿痛、视物不明、鼻塞、鼻衄、鼻渊、耳鸣、咽喉肿痛等五官病证；④颈项强痛。天柱主治：①后头痛，项强，肩背痛；②眩晕、咽喉肿痛、鼻塞、目赤肿痛、近视等头面五官病证；③热病；④癫狂痫。

73. 回答肩髃、地机的主治病证。(2014)

参考答案：肩髃主治：①肩痛不举，上肢不遂；②瘰疬；③瘾疹。地机主治：①痛经、崩漏、月经不调、癥瘕等妇科病证；②腹胀、腹痛、泄泻等脾胃肠病证；③小便不利，水肿，遗精；④下肢痿痹。

74. 回答迎香、风池的主治病证。(2014)

参考答案：迎香主治：①鼻塞、鼻衄、鼻渊等鼻病；②口歪、面痒、面肿等口面部病证；③胆道蛔虫病。风池主治：①中风、头痛、眩晕、不寐、癫痫等内风所致病证；②恶寒发热、口眼歪斜等外风所致证；③目赤肿痛、视物不明、鼻塞、鼻衄、鼻渊、耳鸣、咽喉肿痛等五官病证；④颈项强痛。

75. 回答地仓、环跳的主治病证。(2014)

参考答案：地仓主治：口歪、眼睑𥆧动、流涎、齿痛、颊肿等头面五官病证。环跳主治：①下肢痿痹，半身不遂，腰腿痛；②风疹。

76. 回答下关、大陵的主治病证。(2014)

参考答案：下关主治：①牙关不利、面痛、齿痛、口歪等面口病证；②耳鸣、耳聋、聤耳等耳部病证。大陵主治：①心痛、心悸、胸胁胀痛等心胸病证；②胃痛、呕吐、口臭等胃腑病证；③喜笑悲恐、癫狂痫等神志病证；④手、臂挛痛。

77. 回答头维、公孙的主治病证。（2014）

参考答案：头维主治：头痛、眩晕、目痛、迎风流泪、眼睑瞤动等头面五官病证。公孙主治：①胃痛、呕吐、肠鸣腹胀、腹痛、痢疾等脾胃病证；②心烦不寐、狂证等神志病证；③逆气里急，气上冲心（奔豚气）等冲脉病证。

78. 回答肺俞、天枢的主治病证。（2014）

参考答案：肺俞主治：①鼻塞、咳嗽、气喘、咯血等肺系病证；②骨蒸潮热、盗汗等阴虚病证；③背痛；④皮肤瘙痒，瘾疹。天枢主治：①绕脐腹痛、腹胀、便秘、泄泻、痢疾等脾胃肠病证；②癥瘕、月经不调、痛经等妇科病证。

79. 回答支沟、梁丘的主治病证。（2014）

参考答案：支沟主治：①便秘；②热病；③耳鸣、耳聋、咽喉肿痛、暴喑、头痛等头面五官病证；④肘臂痛，胁肋痛，落枕；⑤瘰疬。梁丘主治：①急性胃痛；②膝肿痛、下肢不遂等下肢病证；③乳痈、乳痛等乳房病证。

80. 回答内庭、中冲的主治病证。（2014）

参考答案：内庭主治：①胃痛、吐酸、泄泻、痢疾、便秘等胃肠病证；②足背肿痛；③齿痛、咽喉肿痛、鼻衄等五官病证；④热病。中冲主治：①中风昏迷、舌强不语、中暑、昏厥、小儿惊风等急症；②高热；③舌下肿痛。

81. 回答委中、地机的主治病证。（2014）

参考答案：委中主治：①腰背痛、下肢痿痹等；②急性腹痛，急性吐泻等；③癃闭、遗尿等泌尿系病证；④丹毒、瘾疹、皮肤瘙痒、疔疮等血热病证。地机主治：①痛经、崩漏、月经不调、癥瘕等妇科病证；②腹胀、腹痛、泄泻等脾胃肠病证；③小便不利，水肿，遗精；④下肢痿痹。

82. 回答阴陵泉、至阴的主治病证。（2014）

参考答案：阴陵泉主治：①腹痛，泄泻，水肿，黄疸等脾湿证；②小便不利、遗尿、癃闭等泌尿系统病证；③遗精、阴茎痛等男科病证；④带下、妇人阴痛等妇科病证；⑤膝痛、下肢痿痹。至阴主治：①胎位不正、滞产、胞衣不下等胎产病证；②头痛、目痛、鼻塞、鼻衄等头面五官病证。

83. 回答血海、胃俞的主治病证。（2014）

参考答案：血海主治：①月经不调、痛经、经闭、崩漏等妇科病证；②湿疹、瘾疹、丹毒、皮肤瘙痒等皮外科病证；③膝股内侧痛。胃俞主治：胃痛、呕吐、腹胀、肠鸣、多食善饥、身体消瘦等脾胃病证。

84. 回答通里、水沟的主治病证。（2014）

参考答案：通里主治：①心悸、怔忡等心疾；②暴喑、舌强不语等舌窍病证；③肘臂挛痛、麻木、手颤等上肢病证。水沟主治：①昏迷、晕厥、中风、中暑、脱证等急症，为急救要穴之一；②癫狂痫、瘛疭、急慢惊风等神志病；③闪挫腰痛，脊背强痛；④口歪、面肿、鼻塞、牙关紧闭等头面五官病证。

85. 回答肺俞、孔最的主治病证。（2014）

参考答案：肺俞主治：①鼻塞、咳嗽、气喘、咯血等肺系病证；②骨蒸潮热、盗汗等阴虚病证；③背痛；④皮肤瘙痒，瘾疹。孔最主治：①咳嗽、气喘、咯血、鼻衄、咽喉肿痛等肺系病证；②肘臂挛痛；③痔疮出血。

86. 回答胃俞、期门的主治病证。（2014）

参考答案：胃俞主治：胃痛、呕吐、腹胀、肠鸣、多食善饥、身体消瘦等脾胃病证。期门主治：①胸胁胀痛；②腹胀、呃逆、吐酸等肝胃病证；③郁病，奔豚气；④乳痈。

87. 回答至阴、商阳的主治病证。（2014）

参考答案：至阴主治：①胎位不正、滞产、胞衣不下等胎产病证；②头痛、目痛、鼻塞、鼻衄等头面五官病证。商阳主治：①热病，昏迷；②耳聋、青盲、咽喉肿痛、颐颔肿、齿痛等五官病证；③手指麻木。

88. 回答肾俞、太溪的主治病证。（2014）

参考答案：肾俞主治：①头晕、耳鸣、耳聋、慢性腹泻、气喘、腰酸痛、遗精、阳痿、不育等肾虚病证；②遗尿、癃闭等前阴病证；③月经不调、带下、不孕等妇科病证；④消渴。太溪主治：①头晕目眩、不寐、健忘、遗精、阳痿、月经不调等肾虚证；②咽喉肿痛、齿痛、耳聋、耳鸣等阴虚性五官病证；③咳喘、胸痛、咯血等肺系病证；④消渴，小便频数，便秘；⑤腰脊痛，足跟痛，下肢厥冷。

89. 回答大肠俞、环跳的主治病证。（2014）

参考答案：大肠俞主治：①腰痛；②腹胀、泄泻、便秘等肠腑病证。环跳主治：①下肢痿痹，半身不遂，腰腿痛；②风疹。

90. 回答次髎、中脘的主治病证。（2014）

参考答案：次髎主治：①月经不调、痛经、阴挺、带下等妇科病证；②遗精、阳痿等男科病证；③小便不利、癃闭、遗尿、疝气等前阴病证；④腰骶痛，下肢痿痹。

91. 回答血海、胃俞的主治病证。（2014）

参考答案：血海主治：①月经不调、痛经、经闭、崩漏等妇科病证；②湿疹、瘾疹、丹毒、皮肤瘙痒等皮外科病证。③膝股内侧痛。胃俞主治：胃痛、呕吐、腹胀、肠鸣、多食善饥、身体消瘦等脾胃病证。

92. 回答委中、中冲的主治病证。（2022、2014）

参考答案：委中主治：①腰背痛、下肢痿痹等；②急性腹痛，急性吐泻等；③癃闭、遗尿等泌尿系病证；④丹毒、瘾疹、皮肤瘙痒、疔疮等血热病证。中冲：①中风昏迷、舌强不语、中暑、昏厥、小儿惊风等急症；②高热；③舌下肿痛。

93. 回答秩边、命门的主治病证。（2014）

参考答案：秩边主治：①腰骶痛，下肢痿痹；②癃闭、便秘、痔疾、阴痛等前后二阴病证。命门主治：①月经不调、痛经、经闭、带下、不孕等妇科病证；②遗精、阳痿、不育等男科病证；③五更泄泻、小便频数、癃闭等肾虚病证；④腰脊强痛，下肢痿痹。

94. 回答印堂、大椎的主治病证。（2014）

参考答案：印堂主治：①不寐、健忘、痴呆、痫病、小儿惊风等神志病；②头痛、眩晕、鼻渊、鼻衄、鼻鼽等头面五官病证；③小儿惊风，产后血晕，子痫。大椎主治：①恶寒发热、疟疾等外感病证；②热病，骨蒸潮热；③咳嗽、气喘等肺气失于宣降证；④癫狂痫、小儿惊风等神志病证；⑤风疹、痤疮等皮肤疾病；⑥项强、脊痛等脊柱病证。

95. 回答照海、尺泽的主治病证。（2013）

参考答案：照海主治：①月经不调、痛经、阴痒、赤白带下等妇科病证；②癫痫、不寐、嗜卧、瘿症等神志病证；③咽喉干痛，目赤肿痛；④小便频数，癃闭；⑤便秘。尺泽主治：①咳嗽、气喘、咽喉肿痛、咯血等肺系病证；②肘臂挛痛；③小儿惊风、急性腹痛、吐泻等急症。

96. 回答翳风、中冲的主治病证。（2013）

参考答案：翳风主治：①耳鸣、耳聋、聤耳等耳病；②眼睑瞤动、颊肿、口歪、牙关紧闭、齿痛等面口病；③瘰疬。中冲主治：①中风昏迷、舌强不语、中暑、昏厥、小儿惊风等急症；②高热；③舌下肿痛。

97. 回答孔最、大陵的主治病证。（2013）

参考答案：孔最主治：①咳嗽、气喘、咯血、鼻衄、咽喉肿痛等肺系病证；②肘臂挛痛；③痔疮出血。大陵主治：①心痛、心悸、胸胁胀痛等心胸病证；②胃痛、呕吐、口臭等胃腑病证；③喜笑悲恐、癫狂痫等神志病证；④手、臂挛痛。

98. 回答支沟、公孙的主治病证。（2013）

参考答案：支沟主治：①便秘；②热病；③耳鸣、耳聋、咽喉肿痛、暴喑、头痛等头面五官病证；④肘臂痛，胁肋痛，落枕；⑤瘰疬。公孙主治：①胃痛、呕吐、肠鸣腹胀、腹痛、痢疾等脾胃病证；②心烦不寐、狂证等神志病证；③逆气里急，气上冲心（奔豚气）等冲脉病证。

99. 回答阴陵泉、腰阳关的主治病证。（2013）

参考答案：阴陵泉主治：①腹痛，泄泻，水肿，黄疸等脾湿证；②小便不利、遗尿、癃闭等泌尿系统病证；③遗精、阴茎痛等男科病证；④带下、妇人阴痛等妇科病证；⑤膝痛、下肢痿痹。腰阳关主治：①月经不调、带下等妇科病证；②遗精、阳痿男科病证；③腰骶疼痛，下肢痿痹。

三、针灸异常情况处理

(一) 考试介绍

考查针灸异常情况的处理步骤和注意事项。本类考题与本部分第一、二、四考题4选1抽题作答,每份试卷1题,每题5分,共5分。

【样题】 叙述针刺部位出现血肿的处理方式。

参考答案:①微量的皮下出血,局部小块青紫时,一般不必处理,可待其自然消退。②局部肿胀疼痛较剧,青紫面积大而且影响到功能活动时,可先做冷敷止血,再做热敷或在局部轻轻揉按,以促使瘀血消散吸引。

(二) 考点汇总

考点1★★★ 晕针

①立即停针、起针。②平卧、宽衣、保暖。③症状轻者静卧休息,给予温开水或糖水,即可恢复。④在上述处理的基础上,可针刺人中、素髎、内关、涌泉、足三里等穴,或温灸百会、气海、关元等。尤其是艾灸百会,对晕针有较好的疗效,可用艾条于百会穴上悬灸,至知觉恢复,症状消退。⑤经以上处理,仍不省人事,呼吸细微,脉细弱者,要及时配合现代急救处理措施,如人工呼吸等。轻者,经前三个步骤处理即可渐渐恢复;重者,应及时进行后两个步骤。

考点2★★ 滞针

(1) 精神紧张,局部肌肉过度收缩所致者:①适当延长留针时间。②在滞针穴位附近,运用循按或弹柄法。③在附近再刺一针。

(2) 行针手法不当,单向捻转太过所致者:①向相反的方向将针捻回。②配合弹柄法、刮柄法或循按法,促使肌纤维放松。

考点3★★★ 弯针

(1) 出现弯针后,不得再行提插、捻转等手法。

(2) 根据弯针的程度、原因采取不同的处理方法:①若针柄轻微弯曲者,应慢慢将针起出。②若弯曲角度过大,应轻微摇动针体,并顺着针柄倾斜的方向将针退出。③若针体发生多个弯曲,应根据针柄的倾斜方向分段慢慢向外退出,切勿猛力外拔,以防造成断针。④若因患者体位改变所致者,应嘱患者慢慢恢复到原来体位,局部肌肉放松后再将针缓慢起出。

考点4★★★ 断针

(1) 嘱患者不要惊慌乱动,令其保持原有体位,以免针体向肌肉深层陷入。

(2) 根据针体残端的位置采用不同的方法将针取出:①若针体残端尚有部分露在体外,可用手或镊子取出。②若残端与皮肤面相平或稍低,尚可见到残端时,可用手向下挤压针孔两旁皮肤,使残端露出体外,再用镊子取出。③若断针残端全部没入皮内,但距离皮下不远,而且断针下还有强硬的组织(如骨骼)时,可由针旁外面向下轻压皮肤，利用该组织将针顶出。④若断针下面为软组织，可将该部肌肉捏住，将断针残端向上托出。⑤断针完全陷没在皮肤之下，无法取出者，应在X线下定位，手术取出。⑥如果断针在重要脏器附近，或患者有不适感觉及功能障碍时，应立即采取外科手术方法处理。

考点5★ 血肿

①微量的皮下出血，局部小块青紫时，一般不必处理，可待其自行消退。②局部肿胀疼痛较剧，青紫面积大而且影响到功能活动时，可先做冷敷止血，再做热敷或在局部轻轻揉按，以促使瘀血消散吸收。

考点6★★ 皮肤灼伤起疱

①局部出现小水疱，只要注意不擦破，可任其自然吸收。②如水疱较大，对局部皮肤严格消毒后，可用消毒的三棱针或粗毫针刺破水疱，放出水液，或用无菌的一次性注射器针抽出水液，再涂以烫伤油等，并以纱布包敷，每日更换药膏1次，直至结痂。注意不要擦破疱皮。③如用化脓灸者，在灸疮化脓期间，要注意适当休息，加强营养，保持局部清洁，并可用敷料保护灸疮，以防污染，待其自然愈合。④如处理不当，灸疮脓液呈黄绿色或有渗血现象，可用消炎药膏或玉红膏涂敷。

考点7★ 刺伤内脏（2020版大纲新增考点）

（1）创伤性气胸：①立即出针，并让患者采取半卧位休息，切勿翻转体位。②安慰患者以消除其紧张恐惧心理。③必要时请相关科室会诊。④根据不同的病情程度采用不同的处理方法：漏气量少者，可自行吸收。要密切观察病情，随时对症处理，酌情给予吸氧、镇咳、抗感染等治疗；病情严重者，应及时组织抢救，可采用胸腔闭式引流排气等救治。

（2）刺伤其他内脏：①发现内脏损伤后，要立即出针。②安慰患者以消除其紧张恐惧心理。③必要时请相关科室会诊。④病情程度不同采用不同的处理方法：若损伤轻者，应卧床休息，一段时间后一般即可自愈；若损伤较重，或有持续出血倾向者，应用止血药等对症处理，并密切观察病情及血压变化；若损伤严重，出血较多，出现失血性休克时，则必须迅速进行输血等急救或外科手术治疗。

考点8★ 刺伤脑脊髓（2020版大纲新增考点）

①发现有脑脊髓损伤时，应立即出针。②安慰患者以消除其紧张恐惧心理。③根据症状轻重不同采用不同的处理方法：轻者，需安静休息，经过一段时间后，可自行恢复；重者，请相关科室会诊及时救治。

考点9★ 外周神经损伤（2020版大纲新增考点）

①立刻停止针刺，勿继续提插捻转，应缓慢轻柔出针。损伤严重者，可在相应经络腧穴上进行B族维生素类药物穴位注射；根据病情需要或可应用激素冲击疗法以对症治疗。②可进行理疗、局部热敷或中药治疗等。

(三）实战演练

1. 叙述灸法导致皮肤灼伤起泡的处理方式。（2019、2017、2015、2013）

参考答案：①在灸疮化脓期间，要注意适当休息，加强营养，保持局部清洁，并可用敷料保护灸疮，以防污染，待其自然愈合。②如处理不当，灸疮脓液呈黄绿色或有渗血现象，可用消炎药膏或玉红膏涂敷。

2. 叙述弯针的处理方式。（2020、2019、2016、2014）

参考答案：出现弯针后，不得再行提插、捻转等手法。①若针柄轻微弯曲者，应慢慢将针起出。②若弯曲角度过大，应轻微摇动针体，并顺着针柄倾斜的方向将针退出。③若针体发生多个弯曲，应根据针柄的倾斜方向分段慢慢向外退出，切勿猛力外拔，以防造成断针。④若因患者体位改变所致者，应嘱患者慢慢恢复到原来体位，局部肌肉放松后再将针缓慢起出。

3. 叙述断针的处理方式。（2020、2019、2014）

参考答案：（1）嘱患者不要惊慌乱动，令其保持原有体位，以免针体向肌肉深层陷入。（2）根据针体残端的位置采用不同的方法将针取出：①若针体残端尚有部分露在体外，可用手或镊子取出。②若残端与皮肤面相平或稍低，尚可见到残端时，可用手向下挤压针孔两旁皮肤，使残端露出体外，再用镊子取出。③若断针残端全部没入皮内，但距离皮下不远，而且断针下还有强硬的组织（如骨骼）时，可由针旁外面向下轻压皮肤，利用该组织将针顶出。④若断针下面为软组织，可将该部肌肉捏住，将断针残端向上托出。⑤断针完全陷没在皮肤之下，无法取出者，应在X线下定位，手术取出。⑥如果断针在重要脏器附近，或患者有不适感觉及功能障碍时，应立即采取外科手术方法处理。

4. 叙述患者因紧张导致滞针的处理方式。（2019、2014）

参考答案：①适当延长留针时间。②在滞针穴位附近，运用循按或弹柄法。③在附近再刺一针。

5. 叙述滞针的处理方式。（2022、2017、2016、2015、2013）

参考答案：（1）精神紧张，局部肌肉过度收缩所致者：①适当延长留针时间。②在滞针穴位附近，运用循按或弹柄法。③在附近再刺一针。（2）行针手法不当，单向捻转太过所致者：①向相反的方向将针捻回。②配合弹柄法、刮柄法或循按法，促使肌纤维放松。

6. 叙述断针在皮肤平面的处理方式。（2016）

参考答案：嘱患者不要惊慌乱动，令其保持原有体位，以免针体向肌肉深层陷入，残端与皮肤面相平，尚可见到残端时，可用手向下挤压针孔两旁皮肤，使残端露出体外，再用镊子取出。

7. 叙述过度单向捻转倒置滞针的处理方式。（2016、2013）

参考答案：①向相反的方向将针捻回。②配合弹柄法、刮柄法或循按法，促使肌纤维放松，取出毫针。

8. 叙述拔罐后出现水泡的处理方式。(2016、2015、2013)

参考答案：①局部出现小水泡，只要注意不擦破，可任其自然吸收。②如水泡较大，对局部皮肤严格消毒后，可用消毒的三棱针或粗毫针刺破水泡，放出水液，或用无菌的一次性注射器针抽出水液，再涂以烫伤油等，并以纱布包敷，每日更换药膏1次，直至结痂。注意不要擦破泡皮。

9. 叙述针灸断针在肌层以下的处理方式方式。(2015)

参考答案：①嘱患者不要惊慌乱动，令其保持原有体位，以免针体向肌肉深层陷入。②若断针残端全部没入皮内，但距离皮下不远，而且断针下还有强硬的组织（如骨骼）时，可由针旁外面向下轻压皮肤，利用该组织将针顶出。③若断针下面为软组织，可将该部肌肉捏住，将断针残端向上托出。④断针完全陷没在皮肤之下，无法取出者，应在X线下定位，手术取出。⑤如果断针在重要脏器附近，或患者有不适感觉及功能障碍时，应立即采取外科手术方法处理。

10. 叙述因患者移动体位导致弯针的处理方式。(2014)

参考答案：出现弯针后，不得再行提插、捻转等手法，应嘱患者慢慢恢复到原来体位，局部肌肉放松后再将针缓慢起出。

11. 叙述毫针残端露在体外的处理方式。(2014)

参考答案：①嘱患者不要惊慌乱动，令其保持原有体位，以免针体向肌肉深层陷入。②针体残端尚有部分露在体外，可用手或镊子取出。

12. 叙述重度晕针的处理方式。(2022、2013)

参考答案：①立即停针、起针。②平卧、宽衣、保暖。③针刺人中、素髎、内关、涌泉、足三里等穴，或温灸百会、气海、关元等。尤其是艾灸百会，对晕针有较好的疗效，可用艾条于百会穴上悬灸，至知觉恢复，症状消退。④经以上处理，仍不省人事，呼吸细微，脉细弱者，要及时配合现代急救处理措施，如人工呼吸等。

四、常见急性病症的针灸治疗

（一）考试介绍

考查针灸治疗常见急性病症的治法、主穴、配穴等内容。本类考题与本部分第一、二、三考题4选1抽题作答，每份试卷1题，每题5分，共5分。

【样题】叙述针灸治疗哮喘的治法、主穴，痰热阻肺证的配穴。

参考答案：治法：祛邪肃肺，化痰平喘，取手太阴经穴及相应背俞穴为主。主穴：列缺、尺泽、肺俞、中府、定喘。配穴：丰隆、曲池。

（二）考点汇总

考点1★★ 偏头痛

治法：疏泄肝胆，通经止痛。取手足少阳、足厥阴经穴以及局部穴为主。

主穴：率谷、阿是穴、风池、外关、足临泣、太冲。

配穴：肝阳上亢配百会、行间；痰湿偏盛配中脘、丰隆；瘀血阻络配血海、膈俞。

考点2★★眩晕（2020版大纲新增考点）
治法：平肝潜阳，化痰定眩。取足少阳、足厥阴经穴及督脉穴为主。
主穴：百会、风池、太冲、内关。
配穴：肝阳上亢配行间、侠溪、太溪；痰湿中阻配头维、中脘、丰隆。高血压配曲池、足三里；颈性眩晕配风府、天柱、颈夹脊。

考点3★★ 落枕
治法：疏经活络，调和气血。取局部阿是穴和手太阳、足少阳经穴为主。
主穴：外劳宫、天柱、阿是穴。
配穴：病在督脉、太阳经配后溪、昆仑；病在少阳经配外关、肩井；风寒袭络配风池、合谷；气滞血瘀配内关、合谷；肩痛配肩髃；背痛配天宗。

考点4★★★ 中风

	治法	主穴	配穴
中经络	疏通经络，醒脑调神。取督脉穴、手厥阴及足太阴经穴为主	水沟、内关、三阴交、极泉、尺泽、委中	肝阳暴亢配太冲、太溪；风痰阻络配丰隆、风池；痰热腑实配曲池、内庭、丰隆；气虚血瘀配气海、血海、足三里；阴虚风动配太溪、风池。上肢不遂配肩髃、曲池、手三里、合谷；下肢不遂配环跳、足三里、风市、阳陵泉、悬钟、太冲。口角㖞斜配地仓、颊车、合谷、太冲；语言謇涩配廉泉、通里、哑门；吞咽困难配廉泉、金津、玉液；复视配风池、睛明；便秘配天枢、丰隆；尿失禁、尿潴留配中极、关元
中脏腑	闭证，平肝息风，醒脑开窍，取督脉穴、手厥阴经穴和十二井穴为主。脱证，回阳固脱，以任脉经穴为主	水沟、百会、内关	闭证：十二井穴、太冲、合谷。脱证：关元、神阙、气海

考点5★心悸（2020版大纲新增考点）
治法：宁心安神，定悸止惊。取手少阴、手厥阴经穴及相应脏腑俞募穴为主。
主穴：内关、神门、郄门、心俞、巨阙。
配穴：阴虚火旺配太溪、肾俞；痰火扰心配尺泽、丰隆；水气凌心配气海、阴陵泉；心脉瘀阻配膻中、膈俞。易惊配大陵；浮肿配水分。

考点6 哮喘

	治法	主穴	配穴
实证	祛邪肃肺，化痰平喘，取手太阴经穴及相应背俞穴为主	列缺、尺泽、肺俞、中府、定喘	风寒外袭配风门、合谷；痰热阻肺配丰隆、曲池；喘甚者配天突
虚证	补益肺肾，止哮平喘，取相应背俞穴及手太阴、足少阴经穴为主	肺俞、膏肓、肾俞、太渊、太溪、足三里、定喘	肺气虚配气海；肾气虚配关元

考点7★ 呕吐

治法：和胃理气，降逆止呕。取胃的募穴及足阳明、手厥阴经穴为主。

主穴：中脘、胃俞、足三里、内关。

配穴：寒邪客胃配上脘、公孙；热邪内蕴配商阳、内庭、金津、玉液；饮食停滞配梁门、天枢；肝气犯胃配肝俞、太冲。

考点8★★ 胃痛（2020版大纲新增考点）

治法：和胃止痛。取足阳明经穴及胃的募穴为主。

主穴：中脘、足三里、内关。

配穴：寒邪客胃配胃俞、神阙；饮食停滞配天枢、梁门；肝气犯胃配太冲、阳陵泉；急性胃炎配梁丘；消化性溃疡配公孙。

考点9★ 腹痛（2020版大纲新增考点）

治法：和胃调肠，缓急止痛。取足阳明、足太阴经穴及相应脏腑募穴为主。

主穴：中脘、天枢、足三里、三阴交。

配穴：寒邪内积配神阙、关元；湿热壅滞配阴陵泉、内庭；饮食停滞配下脘、梁门；气滞血瘀配太冲、血海。

考点10★ 泄泻

治法：除湿导滞，通调腑气。取足阳明、足太阴经穴为主。

主穴：天枢、上巨虚、阴陵泉、水分。

配穴：寒湿内盛配神阙；肠腑湿热配内庭、曲池；食滞肠胃配中脘；泻下脓血配曲池、三阴交、内庭。

考点11★ 癃闭（2020版大纲新增考点）

治法：清热利湿，行气活血。以足太阳、足太阴经穴及相应俞募穴为主。

主穴：中极、膀胱俞、秩边、阴陵泉、三阴交。

配穴：膀胱湿热配委阳；肺热壅盛配尺泽；肝郁气滞配太冲、大敦；浊瘀阻塞配次髎、膈俞。

考点12★ 痛经

治法：行气活血，调经止痛。取任脉、足太阴经穴为主。

主穴：中极、次髎、地机、三阴交、十七椎。

配穴：气滞血瘀配太冲、血海；寒凝血瘀配关元、归来。

考点13★★ 扭伤

治法：祛瘀消肿，舒筋通络。取扭伤局部腧穴为主。

主穴：阿是穴、局部腧穴。腰部取阿是穴、大肠俞、腰痛点、委中；项部取阿是穴、风池、绝骨、后溪；肩部取阿是穴、肩髃、肩髎、肩贞；肘部取阿是穴、曲池、小海、天井；腕部取阿是穴、阳溪、阳池、阳谷；髋部取阿是穴、环跳、秩边、居髎；膝部取阿是穴、膝眼、膝阳关、梁丘；踝部取阿是穴、申脉、解溪、丘墟。

配穴：①根据病位配合循经远端取穴。急性腰扭伤，督脉病证配水沟或后溪，足太阳经筋病证配昆仑或后溪，手阳明经筋病证配手三里或三间。②根据病位在其上下循经邻近取穴，如膝内侧扭伤，病在足太阴脾经，可在扭伤部位其上取血海，其下取阴陵泉。③根据手足同名经配穴法进行配穴。方法：踝关节与腕关节对应、膝关节与肘关节对应、髋关节与肩关节对应。例如，踝关节外侧昆仑穴、申脉穴处扭伤，病在足太阳经，可在对侧腕关节手太阳经养老穴、阳谷穴处寻找最明显的压痛点针刺；再如，膝关节内上方扭伤，病在足太阴经，可在对侧手太阴经尺泽穴处寻找最明显的压痛点针刺；以此类推。

考点14★★ 牙痛

治法：祛风泻火，通络止痛。取手、足阳明经穴为主。

主穴：合谷、颊车、下关。

配穴：风火牙痛配外关、风池；胃火牙痛配内庭、二间。

考点15★★ 晕厥

治法：苏厥醒神。以督脉穴为主。

主穴：水沟、百会、内关、涌泉。

配穴：虚证配气海、关元，实证配合谷、太冲。

考点16★ 高热

治法：清泻热邪。以督脉和手阳明经穴、井穴为主。

主穴：大椎、曲池、合谷、十二井穴或十宣穴。

配穴：风热表证配鱼际、尺泽；肺热证配少商、尺泽；气分热盛配内庭、支沟；热入营血配血海、内关；神昏谵语配水沟、内关；抽搐配阳陵泉、太冲。

考点17★ 抽搐

治法：息风止痉，清热开窍。取督脉、手足厥阴经穴为主。

主穴：水沟、内关、合谷、太冲、阳陵泉。

配穴：热极生风配曲池、大椎；痰热化风配风池、丰隆；血虚生风配血海、足三里；神昏不醒配十宣、涌泉。

考点 18★★ 内脏绞痛

病名	治法	主穴	配穴
心绞痛	通阳行气，活血止痛。以手厥阴、手少阴经穴为主	内关、郄门、阴郄、膻中	气滞血瘀配太冲、血海；寒邪凝滞配神阙、至阳；痰浊阻络配中脘、丰隆；阳气虚衰配心俞、至阳
胆绞痛	疏肝利胆，行气止痛。以足少阳经穴、胆的俞募穴为主	胆囊穴、阳陵泉、胆俞、日月	肝胆气滞配太冲、丘墟；肝胆湿热配行间、阴陵泉；蛔虫妄动配迎香透四白
肾绞痛	清利湿热，通淋止痛。以足太阴经穴、肾与膀胱的背俞穴及膀胱之募为主	肾俞、膀胱俞、中极、三阴交、京门	下焦湿热配委阳、阴陵泉；肾气不足配水分、关元

（三）实战演练

1. 叙述针灸治疗晕厥的主穴、实证的配穴。(2018、2016)

参考答案：主穴：水沟、百会、内关、涌泉。实证配合谷、太冲。

2. 叙述针灸治疗偏头痛的治法、主穴。(2022、2021、2020、2016、2015)

参考答案：治法：疏泄肝胆，通经止痛。取手足少阳、足厥阴经穴以及局部穴为主。主穴：率谷、阿是穴、风池、外关、足临泣、太冲。

3. 叙述针灸治疗痛经的主穴，气滞血瘀证的配穴。(2021、2016)

参考答案：主穴：中极、次髎、地机、三阴交、十七椎。气滞血瘀配太冲、血海。

4. 叙述针灸治疗心绞痛的治法、主穴。(2021、2016、2013)

参考答案：治法：通阳行气，活血止痛。以手厥阴、手少阴经穴为主。主穴：内关、郄门、阴郄、膻中。

5. 叙述针灸治疗高热的主穴，风热表证的配穴。(2016、2013)

参考答案：主穴：大椎、曲池、合谷、十二井穴或十宣穴。风热表证配鱼际、尺泽。

6. 叙述中风中脏腑闭证的治法、配穴。(2022、2015)

参考答案：治法：平肝息风，醒脑开窍，取督脉穴、手厥阴经穴和十二井穴为主。闭证配十二井穴、太冲、合谷。

7. 叙述针灸治疗胆绞痛的主穴、肝胆湿热证的配穴。(2015、2014)

参考答案：主穴：胆囊穴、阳陵泉、胆俞、日月。肝胆湿热配行间、阴陵泉。

8. 叙述针灸治疗实证哮喘的主穴，痰热阻肺证的配穴。(2022、2015)

参考答案：主穴：列缺、尺泽、肺俞、中府、定喘。痰热阻肺配丰隆、曲池。

9. 叙述针灸治疗中风中经络的治法、主穴。(2022、2021、2015)

参考答案：治法：疏通经络，醒脑调神。取督脉穴、手厥阴及足太阴经穴为主。主穴：水沟、内关、三阴交、极泉、尺泽、委中。

10. 叙述针灸治疗呕吐的治法、主穴。(2021、2020、2015)

参考答案：治法：和胃理气，降逆止呕。取胃的募穴及足阳明、手厥阴经穴为主。主穴：中脘、胃俞、足三里、内关。

11. 叙述针灸治疗治疗痛经的主穴。(2015)

参考答案：中极、次髎、地机、三阴交、十七椎。

12. 叙述落枕气滞血瘀证的治法与选穴。(2015)

参考答案：治法：疏经活络，调和气血。取局部阿是穴和手太阳、足少阳经穴为主。主穴：外劳宫、天柱、阿是穴。配穴：内关、合谷。

13. 叙述针灸治疗抽搐的治法、主穴。(2022、2021、2014)

参考答案：息风止痉，清热开窍。取督脉、手足厥阴经穴为主。主穴：水沟、内关、合谷、太冲、阳陵泉。

14. 叙述针灸治疗肾绞痛的治法、主穴。(2021、2014)

参考答案：治法：清利湿热，通淋止痛。以足太阴经穴、肾与膀胱的背俞穴及膀胱之募为主。主穴：肾俞、膀胱俞、中极、三阴交、京门。

15. 叙述针灸治疗落枕风寒袭络证的治法、选穴。(2014)

参考答案：治法：疏经活络，调和气血。取局部阿是穴和手太阳、足少阳经穴为主。主穴：外劳宫、天柱、阿是穴。风寒袭络配风池、合谷。

16. 叙述针灸治疗腰扭伤的治法、主穴。(2014)

参考答案：治法：祛瘀消肿，舒筋通络。取扭伤局部腧穴为主。主穴：阿是穴、大肠俞、腰痛点、委中。

17. 叙述针灸治疗牙痛的主穴、风火牙痛的配穴。(2018、2014、2013)

参考答案：主穴：合谷、颊车、下关。风火牙痛配外关、风池。

18. 叙述针灸治疗腰痛的主穴。(2021、2013)

参考答案：阿是穴、大肠俞、腰痛点、委中。

19. 叙述针灸治疗抽搐的主穴、神昏的配穴。(2021、2013)

参考答案：主穴：水沟、内关、合谷、太冲、阳陵泉。神昏配十宣、涌泉。

第三站

西医临床

西医临床分值表

考试项目		所占分值	考试方法	考试时间
体格检查		10	实际操作	20分钟
西医操作		10		
西医临床答辩（含辅助检查结果判读分析）（2选1抽题作答）	西医临床答辩	5	现场口述	
	辅助检查结果判读分析			

得分技巧

1. 要边操作边讲要点。

2. 操作结束后会有考官提问，通常问些比较小的检查项目。

3. 注意题目要求，诊查后要口述及汇报检查结果；进行诸如甲状腺检查、神经反射检查等项目时一定要检查双侧。

4. 体现医德和对病人的关怀。注意着装整洁，举止大方，言语温和，检查过程中认真细致。注意操作前后向被检者告知；操作过程动作温柔；有爱护被检者的动作（1分），如用手捂热听诊器等。

第一部分 体格检查

一、考试介绍

考查西医体格检查的具体操作方法。每份试卷1道，每题10分，共10分。

【样题】 演示汞柱式血压计测量血压的方法。

参考答案：被检查者安静休息至少5分钟，采取坐位或仰卧位，裸露右上臂，伸直并外展45°，肘部置于与右心房同一水平（坐位平第4肋软骨，仰卧位平腋中线）。让受检者脱下该侧衣袖，露出手臂，将袖带平展地缚于上臂，袖带下缘距肘窝横纹2～3cm，松紧适宜。检查者先于肘窝处触知肱动脉搏动，一手将听诊器体件置于肱动脉上，轻压听诊器体件，另一手执橡皮球，旋紧气囊旋钮向袖带内边充气边听诊，待动脉音消失，再将汞柱升高20～30mmHg，开始缓慢（2～6mmHg/s）放气，听到第一个声音时所示的压力值是收缩压；继续放气，声音消失时血压计上所示的压力值是舒张压（个别声音不消失者，可采用变音值作为舒张压并加以注明）。测压时双眼平视汞柱表面，根据听诊结果读出血压值。间隔1～2分钟重复测量，取两次读数的平均值。测量完毕后将袖带解下、排气，平整地放入血压计盒内，将血压计汞柱向右侧倾斜45°，使管中水银完全进入水银槽后，关闭汞柱开关和血压计。

二、考点汇总

考点1　体温的测量

方法	操作
口测法	将消毒过的口腔温度计（简称口表）水银端置于舌下，紧闭口唇，不用口腔呼吸测量5分钟后读数，正常值为36.3℃～37.2℃，对婴幼儿及意识障碍者则不宜使用
肛测法	患者取侧卧位，将直肠温度计（简称肛表）水银端涂以润滑剂，徐徐插入肛门，深达肛表的一半为止，5分钟后读数，正常值为36.5℃～37.7℃，适用于小儿及神志不清的患者
腋测法	擦干腋窝汗液，将腋窝温度计（简称腋表）水银端放在患者腋窝深处，嘱患者用上臂将温度计夹紧，放置10分钟后读数，正常值为36℃～37℃

考点2　脉搏的检查

以食指、中指、无名指三个手指的指端来触诊桡动脉的搏动。如桡动脉不能触及，也可触摸肱动脉、颞动脉和颈动脉等。正常成人，在安静状态下脉率为，60～100次/分。儿童较快，婴幼儿可达130次/分。

考点3★★★ 血压的测量

被检查者安静休息至少5分钟，采取坐位或仰卧位，裸露右上臂，伸直并外展45°，肘部置于与右心房同一水平（坐位平第4肋软骨，仰卧位平腋中线）。让受检者脱下该侧衣袖，露出手臂，将袖带平展地缚于上臂，袖带下缘距肘窝横纹2~3cm，松紧适宜。检查者先于肘窝处触知肱动脉搏动，一手将听诊器体件置于肱动脉上，轻压听诊器体件，另一手执橡皮球，旋紧气囊旋钮向袖带内边充气边听诊，待动脉音消失，再将汞柱升高20~30mmHg，开始缓慢（2~6mmHg/s）放气，听到第一个声音时所示的压力值是收缩压；继续放气，声音消失时血压计上所示的压力值是舒张压（个别声音不消失者，可采用变音值作为舒张压并加以注明）。测压时双眼平视汞柱表面，根据听诊结果读出血压值。间隔1~2分钟重复测量，取两次读数的平均值。测量完毕后将袖带解下、排气，平整地放入血压计盒内，将血压计汞柱向右侧倾斜45°，使管中水银完全进入水银槽后，关闭汞柱开关和血压计。

血压水平的定义和分类

类别	收缩压（mmHg）	舒张压（mmHg）
理想血压	<120	<80
正常血压	<130	<85
正常高限	130~139	85~89
1级高血压（轻度）	140~159	90~99
2级高血压（中度）	160~179	100~109
3级高血压（重度）	≥180	≥110
单纯收缩期高血压	≥140	<90

考点4 面容

面容	临床表现
急性病容	面色潮红，兴奋不安，口唇干燥，呼吸急促，表情痛苦，有时鼻翼扇动，口唇疱疹。常见于急性感染性疾病，如肺炎链球菌性肺炎、疟疾、流行性脑脊髓膜炎等
慢性病容	面容憔悴，面色晦暗或苍白无华，双目无神，表情淡漠等。多见于慢性消耗性疾病，如肝硬化、严重肺结核、恶性肿瘤等
贫血面容	面色苍白，口唇色淡，表情疲惫。见于各种原因引起的贫血
肝病面容	面色灰褐，额部、鼻背、双颊有色素沉着。见于慢性肝脏疾病
肾病面容	面色苍白，眼睑、颜面水肿。见于慢性肾脏疾病
二尖瓣面容	面色晦暗，双颊紫红，口唇轻度发绀。见于风湿性心脏瓣膜病二尖瓣狭窄
甲状腺功能亢进面容	简称甲亢面容。眼裂增大，眼球突出，目光闪烁，呈惊恐貌，兴奋不安，烦躁易怒，见于甲状腺功能亢进症

续表

面容	临床表现
黏液水肿面容	面色苍白,睑厚面宽,颜面浮肿,目光呆滞,反应迟钝,眉毛、头发稀疏,舌色淡、胖大,见于甲状腺功能减退症
伤寒面容	表情淡漠,反应迟钝,呈无欲状态。见于伤寒
苦笑面容	发作时牙关紧闭,面肌痉挛,呈苦笑状。见于破伤风
满月面容	面圆如满月,皮肤发红,常伴痤疮和小须。见于库欣综合征及长期应用肾上腺皮质激素的患者
肢端肥大症面容	头颅增大,脸面变长,下颌增大、向前突出,眉弓及两颧隆起,唇舌肥厚,耳鼻增大。见于肢端肥大症
面具脸	面部呆板无表情,似戴面具。见于帕金森病、脑炎等

考点5 体位

体位		表现
自动体位		患者活动自如不受限制。见于轻病或疾病早期
被动体位		患者不能随意调整或变换体位,需别人帮助才能改变体位。见于极度衰弱或意识丧失的患者
强迫体位	强迫仰卧位	患者仰卧,双腿蜷曲,借以减轻腹部肌肉张力。见于急性腹膜炎等
	强迫俯卧位	俯卧位可减轻脊背肌肉的紧张程度。常见于脊柱疾病
	强迫侧卧位	患者侧卧于患侧,以减轻疼痛,且有利于健侧代偿呼吸。见于一侧胸膜炎及大量胸腔积液
	强迫坐位	又称端坐呼吸。患者坐于床沿上,以两手置于膝盖上或扶持床边。见于心肺功能不全的患者
	角弓反张位	患者颈及脊背肌肉强直,以致头向后仰,胸腹前凸,背过伸,躯干呈反弓形。见于破伤风及小儿脑膜炎
	辗转体位	患者坐卧不安,辗转反侧。见于胆绞痛、肾绞痛、肠绞痛等

考点6 步态

步态	临床表现
痉挛性偏瘫步态	瘫痪侧上肢呈内收、旋前,指、肘、腕关节屈曲,无正常摆动;下肢伸直并外旋,举步时将患侧骨盆抬高以提起瘫痪侧下肢,然后以髋关节为中心,脚尖拖地,向外划半个圆圈跨前一步,故又称划圈样步态。多见于急性脑血管疾病的后遗症
剪刀步态	双下肢肌张力增高,尤以伸肌和内收肌张力明显增高,双下肢强直内收,交叉到对侧,形如剪刀。见于脑瘫或截瘫患者
共济失调步态	患者行走时双腿分开较宽,起步时一脚高抬,骤然垂落,且双目向下注视,闭目不能保持平衡,见于小脑或脊髓病变患者

续表

步态	临床表现
慌张步态	步行时头及躯干前倾,步距较小,起步动作慢,但行走后越走越快,有难以止步之势,向前追赶身体以防止失去重心。见于震颤麻痹
蹒跚步态	蹒跚步态又称鸭步,走路时身体左右摇摆似鸭行。见于佝偻病、大骨节病、进行性肌营养不良或先天性双侧髋关节脱位等

考点7 皮肤检查

分类		临床表现
皮疹	斑疹	只是局部皮肤发红,一般不高出皮肤。见于麻疹初起、斑疹伤寒、丹毒、风湿性多形性红斑等
	玫瑰疹	是一种鲜红色的圆形斑疹,直径2~3mm,由病灶周围的血管扩张所形成,压之褪色,松开时又复现,多出现于胸腹部。对伤寒或副伤寒具有诊断意义
	丘疹	直径小于1cm,除局部颜色改变外还隆起于皮面。见于药物疹、麻疹、猩红热及湿疹等
	斑丘疹	在丘疹周围合并皮肤发红的底盘,称为斑丘疹。见于猩红热、风疹等
	荨麻疹	又称风团块,主要表现为边缘清楚的红色或苍白色的瘙痒性皮肤损害,出现快,消退也快,消退后不留痕迹。见于各种过敏
皮下出血		皮肤或黏膜下出血,出血面的直径小于2mm者,称为瘀点。小的出血点容易和小红色皮疹或小红痣相混淆,但皮疹压之褪色,出血点压之不褪色,小红痣加压虽不褪色,但触诊时可稍高出平面,并且表面发亮。皮下出血直径在3~5mm者,称为紫癜;皮下出血直径>5mm者,称为瘀斑;片状出血并伴有皮肤显著隆起者,称为血肿。见于造血系统疾病、重症感染等
蜘蛛痣		检查时除观察其形态外,可用铅笔尖或火柴杆等压迫蜘蛛痣的中心,如周围辐射状的小血管随之消退,解除压迫后又复出现,则证明为蜘蛛痣。见于慢性肝炎、肝硬化,健康妊娠妇女
皮下结节		检查皮下结节时应注意大小、硬度、部位、活动度、有无压痛
水肿		手指按压后凹陷不能很快恢复者,称为凹陷性水肿。黏液性水肿及象皮肿(丝虫病所致)指压后无组织凹陷,称非凹陷性水肿
皮下气肿		皮下气肿时,外观肿胀如同水肿,指压可凹陷,但去掉压力后则迅速复原。按压时引起气体在皮下组织内移动,有一种柔软带弹性的振动感,称为捻发感或握雪感

考点8★★★ 浅表淋巴结检查

部位	检查方法
锁骨上窝淋巴结	检查锁骨上窝淋巴结时,检查者面对患者(可取坐位或仰卧位),用右手检查患者的左锁骨上窝,用左手检查其右锁骨上窝,检查时将食指与中指屈曲并拢,在锁骨上窝进行触诊,并深入锁骨后深部

续表

部位	检查方法
浅表淋巴结	检查浅表淋巴结时，应按一定的顺序进行，依次为：耳前、耳后、乳突区、枕骨下区、颌下、颏下、颈后三角、颈前三角、锁骨上窝、腋窝、滑车上、腹股沟、腘窝等。检查时如发现有肿大的淋巴结，应记录其部位数目、大小、质地、移动度、表面是否光滑，有无粘连，局部皮肤有无红肿、压痛和波动，是否有瘢痕、溃疡和瘘管等
腋窝淋巴结	检查右腋窝淋巴结时，检查者右手握被检查者右手，向上屈肘外展抬高约45°，左手并拢，掌面贴近胸壁向上逐渐达腋窝顶部滑动触诊，然后依次触诊腋窝后壁、外侧壁、前壁和内侧壁，触诊腋窝后壁时应在腋窝后壁肌群仔细触，触诊腋窝外侧壁时应将患者上臂下垂，检查腋窝前壁时应在胸大肌深面仔细触诊，检查腋窝内侧壁时应在腋窝近肋骨和前锯肌处进行触诊。用同样方法检查左侧腋窝淋巴结
下颌淋巴结	检查左颌下淋巴结时，将左手置于被检查者头顶，使头微向左前倾斜，右手四指并拢，屈曲掌指及指间关节，沿下颌骨内缘向上滑动触摸，检查右侧时，两手换位，让被检查者向右前倾斜

考点9★★ 头部检查

检查项目		检查方法
眼睑		检查时注意观察有无红肿、浮肿，睑缘有无内翻或外翻，睫毛排列是否整齐及生长方向，两侧眼睑是否对称，有无上睑下垂、眼睑水肿及眼睑闭合不全
结膜	球结膜	以拇指和食指将上、下眼睑分开，嘱病人向上、下、左、右各方向转动眼球。检查下眼睑结膜时，嘱被检查者向上看，拇指置于下眼睑的中部边缘，向下轻按压，暴露下眼睑及穹隆结膜
	上眼睑结膜	需翻转眼睑。翻转要领为：检查左眼时，嘱被检查者向下看，用右手食指（在上方）和拇指（在下方）捏住上睑的中部边缘并轻轻向前下方牵拉，食指轻压睑板上缘的同时，拇指向上捻转翻开上眼睑，暴露上睑结膜，然后用拇指固定上睑缘。检查结束后向前下方轻轻牵拉上睑，同时嘱被检者向上看，眼睑复位。检查右眼时用左手，方法同前
巩膜		患者有显性黄疸时，多先在巩膜出现均匀的黄染。应在自然光线下观察巩膜有无黄染
瞳孔	对光反射	用手电筒照射瞳孔，观察其前后的反应变化，正常人受照射光刺激后，双侧瞳孔立即缩小，移开照射光后双侧瞳孔随即复原，对光反射分为：①直接对光反射，即电筒光直接照射一侧瞳孔，该侧瞳孔立即缩小，移开光线后瞳孔迅速复原。②间接对光反射，即用手隔开双眼电筒光照射一侧瞳孔后，另一侧瞳孔也立即缩小，移开光线后瞳孔迅速复原
	调节反射与集合反射	嘱被检查者注视1米以外的目标（通常为检查者的食指尖），然后逐渐将目标移至距被检查者眼球约10cm处，这时观察双眼瞳孔和眼球变化情况，由看远逐渐变为看近，即由不调节状态到调节状态时，正常反应是双侧瞳孔逐渐缩小（调节反射）、双眼球向内聚合（集合反射）

续表

检查项目	检查方法
眼球	检查眼球运动，医师左手置于被检查者头顶并固定头部，使头部不能随眼转动，右手指尖（或棉签）放在被检查者眼前30~40cm处，嘱被检查者两眼随医师右手指尖移动方向运动，一般按被检查者的左侧、左上、左下、右侧、右上、右下共6个方向进行，注意眼球运动幅度、灵活性、持久性，两眼是否同步，并询问病人有无复视出现。眼球运动受动眼神经（Ⅲ）、滑车神经（Ⅳ）和外展神经（Ⅵ）支配，这些神经麻痹时，会引起眼球运动障碍，并伴有复视

考点10　咽部、扁桃体检查

嘱被检查者头稍向后仰，口张大并拉长发"啊"声，医师用压舌板在舌的前2/3与后1/3交界处迅速下压舌体，此时软腭上抬，在照明下可见口咽组织，检查时注意咽后壁有无充血、水肿，扁桃体有无肿大。Ⅰ度肿大时扁桃体不超过咽腭弓；Ⅱ度肿大时扁桃体超过咽腭弓，介于Ⅰ度与Ⅲ度之间；Ⅲ度肿大时扁桃体达到或超过咽后壁中线。扁桃体充血红肿，并有不易剥离的假膜，见于白喉。

考点11★★　鼻窦检查

检查额窦压痛时，一手固定被检查者枕部，另一手拇指置于眼眶上缘内侧，用力向后上方按压，两侧分别进行。检查上颌窦压痛时，双手拇指置于被检查者颧部，其余手指分别置于被检查者的两侧耳后，固定其头部，双拇指向后方按压。检查筛窦压痛时，双手扶住被检查者两侧耳后，双拇指分别置于鼻根部与眼内眦之间，向后方按压。蝶窦因位置较深，不能在体表进行检查。

考点12★★★　颈部检查

检查项目		检查方法
血管		正常人安静坐位或立位时，颈外静脉塌陷，平躺时颈外静脉充盈，充盈水平仅限于锁骨上缘至下颌角距离的下2/3以内
甲状腺	峡部	站于受检者前面用拇指或站于受检者后面用食指从胸骨上切迹向上触摸，可感到气管前软组织，判断有无增厚，配合吞咽动作，判断有无增大和肿块
	侧叶	①前面触诊：一手拇指施压于一侧甲状软骨，将气管推向对侧，另一手食、中指在对侧胸锁乳突肌后缘向前推挤甲状腺侧叶，拇指在胸锁乳突肌前缘触诊，配合吞咽动作，重复检查。用同样方法检查另一侧甲状腺。②后面触诊：一手食、中指施压于一侧甲状软骨，将气管推向对侧，另一手拇指在对侧胸锁乳突肌后缘向前推挤甲状腺，食、中指在其前缘触诊甲状腺，配合吞咽动作，重复检查。用同样方法检查另一侧甲状腺

甲状腺肿大分为三度：不能看出肿大但能触及者为Ⅰ度；既可看出肿大又能触及，但在胸锁乳突肌以内区域者为Ⅱ度；肿大超出胸锁乳突肌外缘者为Ⅲ度。注意肿大甲状腺的大小、表面、边缘、质地以及是否对称，有无压痛、结节、震颤和血管杂音。

考点 13★★ 气管

让被检查者取坐位或仰卧位,头颈部保持自然正中位置,医师分别将右手的食指和无名指置于两侧胸锁关节上,中指在胸骨上切迹部位置于气管正中,观察中指是否在食指和无名指的中间,如中指与食指、无名指的距离不等,则表示有气管移位。大量胸腔积液,气胸或纵隔肿瘤等,可将气管推向健侧;肺不张、肺硬化、胸膜粘连等,可将气管拉向患侧。也可将中指置于气管与两侧胸锁乳突肌之间的间隙内,根据两侧间隙是否相等来判断气管有无移位。

考点 14 胸廓、胸壁与乳房检查

乳房检查:

被检查者取坐位,先两臂下垂,然后双臂高举超过头部或双手叉腰再进行检查。检查时,先检查健侧乳房,再检查患侧。检查者以并拢的手指掌面略施压力,以旋转或来回滑动的方式进行触诊,切忌用手指将乳房提起来触摸。检查按外上、外下、内下、内上、中央(乳头、乳晕)的顺序进行,然后检查腋窝,锁骨上、下窝等处淋巴结。

考点 15★★★ 肺和胸膜检查

检查项目	检查方法
胸廓扩张度	被检查者采取坐位或仰卧位,检查者两手四指并拢与拇指分开,分别平置于被检者胸壁下部的对称部位,嘱被检者做深呼吸运动,观察两手的动度是否一致。正常人两侧呼吸动度相等,发生病变时可见一侧或局部胸廓扩张度减弱,而对侧或其他部位动度增强
语音震颤	检查者将两手掌或手掌尺侧缘平置于患者胸壁的对称部位,嘱其用同样强度重复拉长音发"yi"音,自上而下,从内到外,两手交叉,比较两侧相同部位语颤是否相同
胸膜摩擦感	检查者用手掌轻贴胸壁,令病人反复做深呼吸,此时若有皮革相互摩擦的感觉,即为胸膜摩擦感。见于急性胸膜炎,以患侧腋中线第 5~7 肋间隙最易触到
叩诊方法	多采用间接叩诊法,被检者取坐位或仰卧位,一般先检查前胸部,再检查背部,自上而下,沿肋间隙逐一向下叩诊,两侧对称部位要对比叩诊
叩诊音	正常肺部叩诊呈清音。肺部病理性叩诊音:①浊音或实音:见于肺炎、肺结核、肺肿瘤、胸腔积液、胸膜水肿等。②鼓音:见于气胸、空洞型肺结核等。③过清音:见于肺气肿、支气管哮喘发作时
肺下界叩诊	被检者取坐位或仰卧位。在胸部右锁骨中线上,自第 2 肋间隙向下轻叩,由清音变为浊音(常在第 5 肋间隙),再向下叩诊变为实音(常在第 6 肋间隙),在浊音与实音交界处(一般在第 6 肋骨)即为肺下界。同样方法,分别在腋中线、肩胛线上叩出肺下界。两侧肺下界大致相同。平静呼吸时,正常成年人肺下界分别在锁骨中线、腋中线、肩胛线第 6、8、10 肋间。左肺下界叩诊时除在左锁骨中线上变动较大(有胃泡鼓音区)外,其余与右侧叩诊大致相同

检查项目	检查方法
肺部听诊	采用听诊器听诊。检查时的体位、顺序同"叩诊"。听诊内容： ①呼吸音：支气管呼吸音颇似将舌抬高后张口呼吸时所发出的"哈"音。肺泡呼吸音的吸气音较呼气音强，且音调更高，时限更长。正常人在除支气管呼吸音和支气管肺泡呼吸音的部位外，其余肺部都可听到肺泡呼吸音。正常人在胸骨角附近，肩胛间区的第3、4胸椎水平及右肺尖可以听到支气管肺泡呼吸音。其特点是吸气音和呼气音的强弱、音调、时限大致相等。 ②啰音：干啰音吸气和呼气时都可听到，但常在呼气时更加清楚；湿啰音吸气和呼气时都可听到，以吸气终末时多而清楚。 ③胸膜摩擦音：吸气和呼气时皆可听到，一般以吸气末或呼气开始时较为明显，深呼吸或在听诊器体件上加压时听诊更清楚，屏住呼吸时消失，可借此与心包摩擦音区别。 ④听觉语音：嘱被检者按一般的说话音调发"一、二、三"音，检查者在胸壁上用听诊器可听到柔和而模糊的声音即听觉语音，也称语音共振

考点16★★★ 心脏检查

心脏触诊	具体内容
触诊方法	用右手小鱼际或指尖指腹放在心尖部或心脏瓣膜区触诊
触诊内容	心尖搏动、震颤、心包摩擦感

心脏叩诊	检查方法
叩诊方法	被检者取仰卧位时，检查者立于被检者右侧，左手叩诊板指与心缘垂直（与肋间平行）。被检者取坐位时，宜保持上半身直立姿势，平稳呼吸，检查者面对被检者，左手叩诊板指一般与心缘平行（与肋骨垂直），但对消瘦者也可采取左手叩诊板指与心缘垂直的手法。心界的确定宜采取轻（弱）叩诊法，以叩诊音由清音变浊音来确定心浊音界
叩诊顺序	先叩左界，从心尖搏动最强点外2～3cm处开始，沿肋间由外向内，叩诊音由清音变浊音时翻转板指，在板指中点相应的胸壁处用标记笔做一标记。如此自下而上，叩至第二肋间，分别标记。然后叩右界，先沿右锁骨中线，自上而下，叩诊音由清音变浊音时为肝界。然后，于其上一肋间（一般为第四肋间）由外向内叩出浊音点，继续向上，分别于第三、第二肋间叩出浊音点，并标记。用直尺测量左锁骨中线与前正中线间的垂直距离，以及左右心界各标记的浊音点距前正中线的垂直距离，并记录。心脏叩诊时应根据被检者胖瘦程度，采取适当力度，用力要均匀，过强或过轻的叩诊均不能叩出心脏的正确大小

心脏瓣膜听诊区	二尖瓣区		一般位于第5肋间左锁骨中线内侧
	主动脉瓣区	主动脉瓣区	位于胸骨右缘第2肋间，主动脉瓣狭窄时的收缩期杂音在此区最响
		主动脉瓣第二听诊区	位于胸骨左缘第3～4肋间，主动脉瓣关闭不全时的舒张期杂音在此区最响
	肺动脉瓣区		在胸骨左缘第2肋间隙
	三尖瓣区		在胸骨体下端近剑突偏右或偏左处

续表

听诊体位及顺序	体位：被检者多取坐位或仰卧位
	顺序：二尖瓣区→肺动脉瓣区→主动脉瓣区→主动脉瓣第二听诊区→三尖瓣区
听诊内容	心率、心律、心音、额外心音、心脏杂音、心包摩擦音

考点17 血管检查

检查项目		具体内容
异常脉搏		①水冲脉：脉搏骤起骤降，急促而有力。检查时，将患者的上肢高举过头，则水冲脉更易触知。见于主动脉瓣关闭不全、发热、甲状腺功能亢进等。②交替脉：节律正常而强弱交替出现，见于高血压性心脏病、急性心肌梗死或主动脉瓣关闭不全等。③重搏脉：正常脉波的降支上可见一切迹（代表主动脉瓣关闭），其后有一重搏波，此波一般不能触及。见于伤寒或其他可引起周围血管松弛、周围阻力降低的疾病。④奇脉：吸气时脉搏明显减弱或消失，见于心包积液和缩窄性心包炎时。⑤无脉：脉搏消失，见于严重休克及多发性大动脉炎
血管杂音		①在甲状腺功能亢进症病人肿大的甲状腺上，可听到连续性、收缩期较强的血管杂音。②主动脉瘤时，在相应部位可听到收缩期杂音。③动-静脉瘘时，在病变部位可听到连续性杂音。④肾动脉狭窄，可在腰背部及腹部听到收缩期杂音。⑤主动脉缩窄，可在背部脊柱左侧听到收缩期杂音
周围血管征	周围血管征	包括头部随脉搏呈节律性点头运动、颈动脉搏动明显、毛细血管搏动征、水冲脉、枪击音与杜氏双重杂音。均由脉压增大所致，常见于主动脉瓣关闭不全、高热、重症贫血及甲状腺功能亢进症等
	毛细血管搏动征	用手指轻压被检者指甲床末端，或以干净玻片轻压被检者口唇黏膜，如见到红白交替的、与病人心搏一致的节律性微血管搏动现象，称为毛细血管搏动征阳性
	枪击音与杜氏双重杂音	将听诊器体件放在肱动脉或股动脉处，可听到"嗒——、嗒——"音，称为枪击音，是由于脉压增大使脉波冲击动脉壁所致。如再稍加压力，则可听到收缩期与舒张期双重杂音，称为杜氏双重杂音

考点18★★★ 腹部检查

检查内容	检查方法
腹壁静脉	腹壁皮下静脉血流方向的判断方法：选择一段没有分支的腹壁静脉，检查者食指和中指并拢压在静脉上，一指固定，另一手指沿静脉走行用力向外滑动，使静脉暂时排空，然后，向外滑动的手指突然放开，根据静脉是否立刻充盈，即可判断出血流方向
压痛及反跳痛	触诊时，由浅入深进行按压，如发生疼痛，称为压痛。在检查到压痛后，食指、中指、无名指三指稍停片刻，使压痛感趋于稳定，然后将手突然抬起，此时如患者感觉腹痛骤然加剧，并有痛苦表情，称为反跳痛。①阑尾点：又称麦氏点，位于右髂前上棘与脐连线外1/3与中1/3交界处，阑尾病变时此处有压痛。②胆囊点：位于右侧腹直肌外缘与肋弓交界处，胆囊病变时此处有明显压痛

续表

检查内容		检查方法
肝脏触诊	单手触诊	检查时被检者取仰卧位，双腿稍屈曲，使腹壁松弛，医师位于被检者右侧，将右手掌平放于被检者右侧腹壁上，腕关节自然伸直，四指并拢，掌指关节伸直，以食指前端的桡侧或食指与中指指端对着肋缘，自髂前上棘连线水平，分别沿右锁骨中线、前正中线自下而上触诊。被检者吸气时，右手随腹壁隆起抬高，但上抬速度要慢于腹壁的隆起，并向季肋缘方向触探肝缘。呼气时，腹壁松弛并下陷，触诊手应及时向腹深部按压，如肝脏肿大，则可触及肝下缘从手指端滑过。若未触及，则反复进行，直至触及肝脏或肋缘
	双手触诊	检查者用左手掌托住被检者右后腰，左手拇指张开置于右肋缘，右手方法不变。如遇腹水患者，可用沉浮触诊法。在腹部某处触及肝下缘后，应自该处起向两侧延伸触诊，以了解整个肝脏和全部肝下缘的情况
脾脏触诊	脾脏触诊	脾脏明显肿大而位置较表浅时，用单手浅部触诊即可触及。如肿大的脾脏位置较深，则用双手触诊法进行检查。被检者取仰卧位，双腿稍屈曲，医师左手绕过被检者腹部前方，手掌置于其左腰部第9~11肋处，将脾从后向前托起。右手平放于上腹部，与肋弓成垂直方向，以稍弯曲的手指末端轻压向腹部深处，随被检者腹式呼吸运动，由下向上逐渐移近左肋弓，直到触及脾缘或左肋缘。脾脏轻度肿大而仰卧位不易触及时，可嘱被检者改为右侧卧位，右下肢伸直，左下肢屈髋、屈膝，用双手触诊较易触及。触及脾脏后应注意其大小、质地、表面形态、有无压痛及摩擦感等
	脾肿大的测量方法	当轻度脾肿大时只作甲乙线测量，甲点为左锁骨中线与左肋缘交点，乙点为脾脏在左锁骨中线延长线上的最下缘，两点间的距离以厘米表示。脾脏明显肿大时，应加测甲丙线和丁戊线。甲丙线为左锁骨中线与左肋缘交点至最远脾尖（丙点）之间的距离。丁戊线为脾右缘（丁点）到前正中线的距离。如脾肿大向右未超过前正中线，测量脾右缘至前正中线的最短距离以"－"表示；超过前正中线则测量脾右缘至前正中线的最大距离，以"＋"表示
墨菲征		正常胆囊不能触及。急性胆囊炎时胆囊肿大，医师将左手掌平放于患者右肋下部，以左手拇指指腹用适度压力钩压右肋下缘下腹直肌外缘处，然后嘱患者缓慢深吸气。此时发炎的胆囊下移时碰到用力按压的拇指引起疼痛，患者因疼痛而突然屏气，这一现象称为墨菲征阳性，又称胆囊触痛征
液波震颤		用于3000~4000mL以上腹水的检查。检查时患者平卧，医师以一手掌面贴于患者一侧腹壁，另一手四指并拢微曲，用指端冲击患者另一侧腹壁，如有大量液体存在，则贴于腹壁的手掌有被液体波动冲击的感觉，即液波震颤（波动感）。为防止腹壁本身震动传至对侧，可让另一人将手掌尺侧缘压于脐部腹中线上

续表

检查内容	检查方法
肝脏叩诊	肝脏叩诊时用间接叩诊法，被检者取仰卧位。叩诊定肝上下界时，一般是沿右锁骨中线、右腋中线和右肩胛线，由肺区往下叩向腹部，当清音转为浊音时，即为肝上界，此处相当于被肺遮盖的肝顶部，故又称肝相对浊音界；再往下轻叩，由浊音转为实音时，此处肝脏不被肺遮盖，直接贴近胸壁，称肝绝对浊音界；继续往下叩，由实音转为鼓音处，即为肝下界。定肝下界时，也可由腹部鼓音区沿右锁骨中线或前正中线向上叩，当鼓音转为浊音处即是。体形匀称型者，正常肝上界在右锁骨中线上第5肋间，下界位于右季肋下缘。右锁骨中线上肝浊音区上下径之间的距离为9~11cm；在右腋中线上，肝上界在第7肋间，下界相当于第10肋骨水平；在右肩胛线上，肝上界为第10肋间，下界不易叩出。瘦长型者肝上下界均可低一个肋间，矮胖型者则可高一个肋间。肝浊音界上移见于右肺不张、右肺纤维化等；下移见于肺气肿、右侧张力性气胸等
移动性浊音	当腹腔内有较多游离液体（在1000mL以上）时，如患者仰卧位，液体因重力作用多积聚于腹腔低处，含气的肠管漂浮其上，故叩诊腹中部呈鼓音，腹部两侧呈浊音；检查者自腹中部脐水平面开始向患者左侧叩诊，由鼓音变为浊音时，板指固定不动，嘱患者右侧卧位，再度叩诊，如呈鼓音，表明浊音移动。这种因体位不同而出现浊音区变动的现象，称移动性浊音
肾区叩击痛	正常时肾区无叩击痛。检查时，被检者取坐位或侧卧位，医师将左手掌平放于患者肾区（肋脊角处），右手握拳用轻到中等力量叩击左手背部。肾区叩击痛见于肾炎、肾盂肾炎、肾结石、肾周围炎及肾结核等
膀胱叩诊	在耻骨联合上方进行叩诊。采用间接叩诊法，被检者多取仰卧位。膀胱空虚时，因小肠位于耻骨上方遮盖膀胱，故叩诊呈鼓音，叩不出膀胱的轮廓。膀胱充盈时，耻骨上方叩出圆形浊音区。妊娠、卵巢囊肿或子宫肌瘤等，该区叩诊也呈浊音，应予鉴别。腹水时，耻骨上方叩诊可呈浊音区，但此区的弧形上缘凹向脐部，而膀胱胀大的浊音区弧形上缘凸向脐部。排尿或导尿后复查，如浊音区转为鼓音，即提示为尿潴留而致的膀胱胀大
肠鸣音	检查时，被检者取仰卧位，医生将听诊器体件放在腹部进行听诊，通常脐部听诊最清楚。时间不应少于1分钟，如1分钟未闻及肠鸣音，可持续听诊3~5分钟。正常时每分钟4~5次肠鸣音。肠鸣音超过每分钟10次时，称肠鸣音频繁，见于服泻药后、急性肠炎或胃肠道大出血等。如肠鸣音次数多，且呈响亮、高亢的金属音，称肠鸣音亢进，见于机械性肠梗阻。若肠鸣音明显少于正常，或3~5分钟以上才听到一次，称为肠鸣音减弱或稀少，见于老年性便秘、电解质紊乱（低血钾）及胃肠动力低下等。如持续听诊3~5分钟未闻及肠鸣音，称肠鸣音消失或静腹，见于急性腹膜炎或各种原因所致的麻痹性肠梗阻
振水音	被检者取仰卧位，医师用耳凑近被检者上腹部或将听诊器体件放于此处，用稍弯曲的手指以冲击触诊法连续迅速冲击其上腹部，如听到胃内液体与气体相撞击的声音，称为振水音。也可用双手左右摇晃患者上腹部以闻及振水音。正常人餐后或饮入多量液体时，上腹部可出现振水音，但若在空腹或餐后6~8小时以上仍有此音，则提示胃内有液体潴留，见于胃扩张、幽门梗阻及胃液分泌过多等

考点19★★ 脊柱、四肢检查

(1) 脊椎活动度检查

让被检者做前屈、后伸、侧弯、旋转等动作，观察脊柱的活动情况及有无变形，对脊柱外伤者或可疑骨折或关节脱位者，要避免脊柱活动，防止损伤脊髓。

分类	前屈	后伸	左右侧弯	旋转度（一侧）
颈椎	35°～45°	35°～45°	45°	60°～80°
胸椎	30°	20°	20°	35°
腰椎	75°～90°	30°	20°～35°	30°

(2) 脊柱弯曲度、脊柱压痛、脊柱叩击痛检查

检查项目		检查方法
脊柱弯曲度	脊柱前后凸	嘱被检查者取立位，侧面观察脊柱各部形态，了解有无前后凸畸形。正常人直立时，脊柱有四个生理弯曲。从侧面观察，颈段稍前凸，胸段稍后凸，腰椎明显前凸，骶椎明显后凸
	脊柱侧弯度	嘱被检者取立位或坐位，从后面观察脊柱有无侧弯。轻度侧弯时，检查者用食、中指或拇指沿脊椎的棘突以适当的压力由上向下划压，致使被压处皮肤出现一条红色压痕，以此痕为标准，观察脊柱有无侧弯（正常人脊柱无侧弯）
脊柱压痛		嘱被检者取端坐位，身体稍向前倾。医师以右手拇指从枕骨粗隆开始自上而下逐个按压脊椎棘突及椎旁肌肉，正常时每个棘突及椎旁肌肉均无压痛
脊柱叩击痛		嘱被检查者取坐位，检查者可用中指或叩诊锤垂直叩击胸、腰椎棘突（颈椎位置深，一般不用此法），也可采用间接叩法，具体方法是：检查者将左手掌置于被检查者头部，右手半握拳，以小鱼际肌部位叩击左手背，了解检查者脊柱各部位有无疼痛

(3) 四肢关节检查

外形改变		临床表现
匙状甲（反甲）		指甲中央凹陷，边缘翘起，指甲变薄，表面粗糙有条纹。多见于缺铁性贫血和高原疾病，偶见于风湿热、甲癣等
杵状指		手指或足趾末端增生、肥厚，指甲从根部到末端拱形隆起呈杵状。见于呼吸系统疾病，如慢性肺脓肿、支气管扩张和支气管肺癌；某些心血管疾病，如发绀型先天性心脏病、亚急性感染性心内膜炎；营养障碍性疾病，如肝硬化
指关节变形	梭形关节	双侧对称性近端指骨间关节增生、肿胀呈梭形畸形，早期红肿疼痛，晚期强直、活动受限，手腕、手指向尺侧偏斜；可见于类风湿关节炎
	爪形手	手指变形，像鸟爪样，见于尺神经损伤，进行性肌萎缩；脊髓空洞症和麻风等

续表

外形改变		临床表现
腕关节变形	腕垂症	肘以上完全性损伤者,不能伸腕、伸拇、伸指及外展拇指,呈垂腕畸形,见于桡神经损伤
	猿掌	大鱼际肌萎缩,手呈猿掌畸形,见于正中神经损伤
膝关节变形	关节腔积液	视诊关节肿胀,触诊浮髌试验阳性。浮髌试验检查方法:被检者取平卧位,下肢伸直放松,检查者左手拇指和其余四指分别固定在患膝关节上方两侧,并加压压迫髌上囊,使关节液集中于髌骨底面,右手拇指和其余四指分别固定在患膝关节下方两侧,用右手食指连续垂直向下按压髌骨数次,压下时有髌骨与关节面的碰触感,松手时有髌骨随手浮起感,即为浮髌试验阳性,见于风湿性关节炎、结核性关节炎等引起的膝关节腔积液
	关节炎	表现为两膝关节不对称,红、肿、热、痛,活动障碍,见于风湿性关节炎活动期
足内翻、足外翻	足内翻	跟骨内旋,前足内收,足纵弓高度增加,站立时足不能踏平,外侧着地。常见于脊髓灰质炎后遗症
	足外翻	跟骨外旋,前足外展,足纵弓塌陷,舟骨突出,扁平状,跟腱延长线落在跟骨内侧。常见于胫前胫后肌麻痹
骨折与关节脱位	骨折	骨折时可见局部肿胀、压痛,可有变形或肢体缩短,可触及骨捻感或听到骨擦音,如 Colles 骨折,侧面观察患部呈餐叉样外观,正面观察则呈枪刺状畸形
	关节脱位	关节畸形、疼痛、肿胀、瘀斑以及关节功能障碍等
肌萎缩		肢体肌萎缩时,可见患肢肌肉体积缩小,松弛无力。见于脊髓灰质炎、周围神经损伤等
下肢静脉曲张		多发生在小腿,曲张静脉如蚯蚓状怒张、弯曲,久站加重,卧位抬高下肢,静脉曲张现象减轻;重者小腿肿胀、皮肤暗紫、色素沉着或形成溃疡。见于栓塞性静脉炎或长期从事站立性工作者
水肿		双下肢凹陷性水肿多见心功能不全等;一侧肢体水肿多见于静脉或淋巴液回流障碍,静脉回流障碍见于血栓性静脉炎、肿瘤压迫;淋巴液回流障碍见于丝虫病,检查可见患肢皮肤增厚、肿胀、按压无凹陷,称为象皮肿;肢体局部红肿、伴皮肤灼热见于蜂窝织炎等
痛风性关节炎		关节僵硬、肥大或变形,甚至局部破溃成瘘管,关节周围可形成结节样痛风石,多发生在手指末节和足趾关节处,其次为踝、腕、肘、膝关节
肢端肥大症		肢体末端异常粗大,见于肢端肥大症、巨人症

(4) 检查运动功能

运动功能	检查方法
主动运动	让被检查者用自己的力量进行各个关节各方向的运动,如肩关节屈伸,肩关节内旋、外旋,以及髋关节内旋、外旋等
被动运动	检查者用外力使被检查者的关节运动,观察其活动范围及有无疼痛等

考点20★★★ 神经系统检查

检查项目		检查方法
肌力、肌张力	肌力	医师嘱被检查者作肢体伸、屈、内收、外展、旋前、旋后等动作,并从相反方向给予阻力,测试被检查者对阻力的克服力量,要注意两侧对比检查。 肌力评定:①0级:完全瘫痪,无肌肉收缩。②1级:仅有肌肉收缩,但无肢体活动。③2级:肢体在床面上能水平移动,但不能抬离床面。④3级:肢体能抬离床面,但不能抗阻力。⑤4级:能作抗阻力动作,但较正常差。⑥5级:正常肌力
	肌张力	医师嘱被检查者肌肉放松,而后持其肢体以不同的速度、幅度进行各个关节的被动运动,根据肢体的阻力判断肌张力(可触摸肌肉,根据肌肉硬度判断),要两侧对比
共济运动	指鼻试验	医师嘱被检查者手臂外展伸直,再以食指触自己的鼻尖,由慢到快,先睁眼、后闭眼,反复进行,观察被检查者动作是否稳准
	跟-膝-胫试验	医师嘱被检查者仰卧,上抬一侧下肢,将足跟置于对侧下肢膝盖下端,再沿胫骨前缘向下移动,先睁眼,后闭眼,反复进行,观察被检查者动作是否稳准
神经反射	角膜反射	嘱被检查者眼睛注视内上方,医师用细棉絮轻触患者角膜外缘,健康人该侧眼睑迅速闭合,称为直接角膜反射,对侧眼睑也同时闭合称为间接角膜反射
	腹壁反射	嘱被检查者仰卧,两下肢稍屈曲,腹壁放松,医师用钝头竹签分别沿肋下(胸髓7~8节)、脐水平(胸髓9~10节)及腹股沟上(胸髓11~12节)的方向,由外向内轻划两侧腹壁皮肤(即上、中、下腹壁反射),正常人于受刺激部位出现腹肌收缩
	肱二头肌反射	医师以左手托扶被检查者屈曲的肘部,将拇指置于肱二头肌肌腱上,右手用叩诊锤叩击左手拇指指甲,正常时前臂快速屈曲,反射中枢在颈髓5~6节
	肱三头肌反射	医师让检查者半屈肘关节,上臂稍外展,而后用左手托其肘部,右手用叩诊锤直接叩击尺骨鹰嘴突上方的肱三头肌肌腱附着处,正常时肱三头肌收缩,出现前臂伸展,反射中枢为颈髓6~7节
	桡骨骨膜反射	医师左手托住被检查者腕部,并使腕关节自然下垂,用叩诊锤轻叩桡骨茎突,正常时肱桡肌收缩,出现屈肘和前臂旋前,反射中枢在颈髓5~6节

续表

检查项目		检查方法
	膝反射	被检者取坐位,小腿完全松弛下垂,或让被检者取仰卧位,检查者在其腘窝处托起下肢,使髋、膝关节屈曲,用叩诊锤叩击髌骨下方之股四头肌肌腱,正常时出现小腿伸展,反射中枢在腰髓2~4节
	踝反射	被检者仰卧,下肢外旋外展,髋、膝关节稍屈曲,检查者左手将被检查者足部背屈成直角,右手用叩诊锤叩击跟腱,正常为腓肠肌收缩,出现足向跖面屈曲,反射中枢在骶髓1~2节
	巴宾斯基征	嘱被检者仰卧,髋、膝关节伸直,检查者左手握其踝部,右手用叩诊锤柄部末端钝尖部,在足底外侧从后向前快速轻划至小趾根部,再转向拇趾侧。正常出现足趾向跖面屈曲,称巴宾斯基征阴性。如出现拇趾背伸,其余四趾呈扇形分开,称巴宾斯基征阳性
	查多克征	检查者用叩诊锤柄部末端钝尖部,在被检者外踝下方由后向前轻划至跖趾关节处止,阳性表现同巴宾斯基征
	霍夫曼征	检查者用左手托住被检者腕部,用右手食指和中指夹持被检者中指,稍向上提,使其腕部处于轻度过伸位,用拇指快速弹刮被检者中指指甲,此时,如其余四指出现轻度掌屈反应为阳性
	髌阵挛	被检者取仰卧位,下肢伸直,检查者用拇指与食指持住髌骨上缘,用力向下快速推动数次,保持一定的推力,阳性反应为股四头肌节律性收缩使髌骨上下运动
	踝阵挛	被检者取仰卧位,检查者用左手托住其腘窝,使髋、膝关节稍屈曲,右手紧贴其脚掌,突然用力将其足推向背屈,阳性表现为该足出现节律性、连续性的屈伸运动
脑膜刺激征	颈强直	被检者去枕仰卧,下肢伸直,检查者左手托其枕部做被动屈颈动作,正常时下颏可贴近前胸,如下颏不能贴近前胸且检查者感到有抵抗感,被检者感颈后疼痛为阳性
	凯尔尼格征	被检者去枕仰卧,一腿伸直,检查者将其另一下肢先屈髋、屈膝成直角,然后抬小腿伸直其膝部,正常人膝关节可伸135°以上,如小于135°时就出现抵抗,且伴有疼痛及屈肌痉挛为阳性
	布鲁津斯基征	被检者去枕仰卧,双下肢自然伸直,检查者左手托患者枕部,右手置于患者胸前,使颈部前屈,如两膝关节和髋关节反射性屈曲为阳性
拉塞格征		被检者取仰卧位,两下肢伸直,检查者一手压在被检者一侧膝关节上,使下肢保持伸直,另一手将该下肢抬起,正常可抬高70°以上,如不到30°即出现由上而下的放射性疼痛为阳性。以同样的方法再检查另一侧

三、实战演练

1. 演示鼻窦的检查方法。（2019、2018、2017、2016、2015、2014）

参考答案：检查额窦压痛时，一手固定被检查者枕部，另一手拇指置于眼眶上缘内侧，用力向后上方按压，两侧分别进行。检查上颌窦压痛时，双手拇指置于被检查者颧部，其余手指分别置于被检查者的两侧耳后，固定其头部，双拇指向后方按压。检查筛窦压痛时，双手扶住被检查者两侧耳后，双拇指分别置于鼻根部与眼内眦之间，向后方按压。蝶窦因位置较深，不能在体表进行检查。

2. 演示甲状腺侧叶前位触诊的检查方法。（2022、2020、2019、2018、2016）

参考答案：一手拇指施压于一侧甲状软骨，将气管推向对侧，另一手食、中指在对侧胸锁乳突肌后缘向前推挤甲状腺侧叶，拇指在胸锁乳突肌前缘触诊，配合吞咽动作，重复检查。用同样方法检查另一侧甲状腺。

3. 演示踝阵挛的检查方法。（2022、2019、2018、2017、2016、2015、2014）

参考答案：被检者取仰卧位，检查者用左手托住腘窝，使髋、膝关节稍屈曲，右手紧贴其脚掌，突然用力将其足推向背屈，阳性表现为该足出现节律性、连续性的屈伸运动。

4. 演示脊柱压痛的检查方法。（2020、2019、2018、2016、2015、2014）

参考答案：检查有无脊柱压痛时，嘱被检者取端坐位，身体稍向前倾。医师以右手拇指从枕骨粗隆开始自上而下逐个按压脊椎棘突及椎旁肌肉，正常时每个棘突及椎旁肌肉均无压痛。

5. 演示肝浊音界叩诊的检查方法。（2022、2019、2018、2017、2016、2014）

参考答案：肝脏叩诊时用间接叩诊法，被检者取仰卧位。叩诊定肝上下界时，一般是沿右锁骨中线、右腋中线和右肩胛线，由肺区往下叩向腹部，当清音转为浊音时，即为肝上界，此处相当于被肺遮盖的肝顶部，故又称肝相对浊音界；再往下轻叩，由浊音转为实音时，此处肝脏不被肺遮盖，直接贴近胸壁，称肝绝对浊音界。

6. 演示心界左侧叩诊的检查方法。（2020、2019、2018、2017、2016、2013）

参考答案：被检者取仰卧位时，检查者立于被检者右侧，左手叩诊板指与心缘垂直（与肋间平行）。被检者取坐位时，宜保持上半身直立姿势，平稳呼吸，检查者面对被检者，左手叩诊板指一般与心缘平行（与肋骨垂直）。叩诊从心尖搏动最强点外 2～3cm 处开始，沿肋间由外向内，叩诊音由清音变浊音时翻转板指，在板指中点相应的胸壁处用标记笔做一标记。如此自下而上，叩至第二肋间，分别标记。

7. 演示指鼻试验的检查方法。（2020、2019、2018、2016、2014）

参考答案：医师嘱被检查者手臂外展伸直，再以食指触自己的鼻尖，由慢到快，先睁眼、后闭眼，反复进行，观察被检查者动作是否稳准。

8. 演示脾脏触诊的检查方法。（2021、2019、2017、2016、2014、2013）

参考答案：脾脏明显肿大而位置较表浅时，用单手浅部触诊即可触及。如肿大的脾脏位置较深，则用双手触诊法进行检查。被检者取仰卧位，双腿稍屈曲，医师左手绕过被检者腹部前方，手掌置于其左腰部第 7～10 肋处，将脾从后向前托起。右手掌平放于上腹部，与肋弓成垂直方向，以稍弯曲的手指末端轻压向腹部深处，随被检者腹式呼吸运动，由下向上逐渐移近左肋弓，直到触及脾缘或左肋缘。脾脏轻度肿大而仰卧位不易触及时，可嘱被检者改为右侧卧位，右下肢伸直，左下肢屈髋、屈膝，用双手触诊较易触及。触及脾脏后应注意其大小、质地、表面形态、有无压痛及摩擦感等。

9. 演示麦氏压痛、点反跳痛的检查方法。（2022、2021、2020、2019、2018、2017、2016、2015、2014、2013）

参考答案：阑尾点：又称麦氏点，位于右髂前上棘与脐连线外1/3与中1/3交界处，触诊时，由浅入深进行按压，如发生疼痛，称为压痛。在检查到压痛后，手指稍停片刻，使压痛感趋于稳定，然后将手突然抬起，此时如患者感觉腹痛骤然加剧，并有痛苦表情，称为反跳痛。

10. 演示眼球运动的检查方法。（2019、2018、2017、2016、2014）

参考答案：检查者左手置于被检查者头顶并固定头部，使头部不能随眼转动，右手指尖（或棉签）放在被检查者眼前30～40cm处，嘱被检查者两眼随医师右手指尖移动方向运动，一般按被检查者的左侧、左上、左下、右侧、右上、右下共6个方向进行，注意眼球运动幅度、灵活性、持久性，两眼是否同步，并询问病人有无复视出现。

11. 演示对光反射的检查方法。（2021、2019、2018、2017、2016、2014、2013）

参考答案：用手电筒照射瞳孔，观察其前后的反应变化，正常人受照射光刺激后，双侧瞳孔立即缩小，移开照射光后双侧瞳孔随即复原，对光反射分为：①直接对光反射，即电筒光直接照射一侧瞳孔，该侧瞳孔立即缩小，移开光线后瞳孔迅速复原。②间接对光反射，即用手隔开双眼电筒光照射一侧瞳孔后，另一侧瞳孔也立即缩小，移开光线后瞳孔迅速复原。

12. 演示语音震颤的检查方法。（2022、2021、2020、2019、2018、2016、2014）

参考答案：检查者将两手掌或手掌尺侧缘平置于患者胸壁的对称部位，嘱其用同样强度重复拉长音发"yi"音，自上而下，从内到外比较两侧相同部位语颤是否相同。

13. 演示液波震颤的检查方法。（2022、2021、2020、2019、2018、2016、2015）

参考答案：用于3000～4000mL以上腹水的检查。检查时患者平卧，医师以一手掌面贴于患者一侧腹壁，另一手四指并拢屈曲，用指端冲击患者另一侧腹壁，如有大量液体存在，则贴于腹壁的手掌有被液体波动冲击的感觉，即液波震颤（波动感）。为防止腹壁本身震动传至对侧，可让另一人将手掌尺侧缘压于脐部腹中线上。

14. 演示墨菲征的检查方法。（2022、2021、2020、2019、2018、2016、2014）

参考答案：正常胆囊不能触及。急性胆囊炎时胆囊肿大，医师将左手掌平放于患者右肋下部，以左手拇指指腹用适度压力钩压按右肋下部胆囊点处，然后嘱患者缓慢深吸气。此时发炎的胆囊下移时碰到用力按压的拇指引起疼痛，患者因疼痛而突然屏气，这一现象称为墨菲征阳性，又称胆囊触痛征。

15. 演示心脏听诊的检查方法。（2022、2021、2020、2019、2018、2016、2015）

参考答案：被检者取坐位或仰卧位，听诊位置：（1）二尖瓣区：一般位于第5肋间左锁骨中线内侧。(2) 主动脉瓣区：①主动脉瓣区：位于胸骨右缘第2肋间；②主动脉瓣第二听诊区：位于胸骨左缘第3、4肋间，动脉瓣关闭不全时的舒张期杂音在此区最响。(3)肺动脉瓣区：在胸骨左缘第2肋间隙。(4) 三尖瓣区：在胸骨体下端近剑突偏右或偏左处。听诊顺序：二尖瓣区→肺动脉瓣区→主动脉瓣区→主动脉瓣第二听诊区→三尖瓣区。听诊内容：心率、心律、心音、额外心音、心脏杂音、心包摩擦音。

16. 演示颌下淋巴结的检查方法。(2022、2020、2019、2018、2017、2016)

参考答案：将左手置于被检查者头顶，使头微向左前倾斜，右手四指并拢，屈曲掌指及指间关节，沿下颌骨内缘向上滑动触摸，检查右侧时，两手换位，让被检查者向右前倾斜。

17. 演示巴宾斯基征的检查方法。(2020、2019、2018、2017、2016、2015)

参考答案：嘱被检者仰卧，髋、膝关节伸直，左手握其踝部，右手用叩诊锤柄部末端钝尖部，在足底外侧从后向前快速轻划至小趾根部，再转向拇趾侧。正常出现足趾向跖面屈曲，称巴宾斯基征阴性。如出现拇趾背伸，其余四趾呈扇形分开，称巴宾斯基征阳性。

18. 演示浅表淋巴结的触诊顺序。(2019、2018、2017、2015)

参考答案：依次为耳前、耳后、乳突区、枕骨下区、颌下、颏下、后三角、颈前三角、锁骨上窝、腋窝、滑车上、腹股沟、腘窝等。

19. 演示拉塞格征的检查方法。(2022、2021、2020、2019、2018、2015)

参考答案：被检者取仰卧位，两下肢伸直，检查者一手压在被检者一侧膝关节上，使下肢保持伸直，另一手将该下肢抬起，正常可抬高70°以上。如不到30°即出现由上而下的放射性疼痛为阳性。以同样的方法再检查另一侧。

20. 演示气管的检查方法。(2019、2018、2017、2014)

参考答案：让被检查者取坐位或仰卧位，头颈部保持自然正中位置，医师分别将右手的食指和无名指置于两侧胸锁关节上，中指在胸骨上切迹部位置于气管正中，观察中指是否在食指和无名指的中间，如中指与食指、无名指的距离不等，则表示有气管移位，也可将中指置于气管与两侧胸锁乳突肌之间的间隙内，根据两侧间隙是否相等来判断气管有无移位。

21. 演示布鲁津斯基征的检查方法。(2022、2021、2020、2019、2018、2013)

参考答案：被检者去枕仰卧，双下肢自然伸直，检查者左手托患者枕部，右手置于患者胸前，使颈部前屈，如两膝关节和髋关节反射性屈曲为阳性。

22. 演示振水音的检查方法。(2022、2021、2020、2018、2016、2015)

参考答案：被检者取仰卧位，医师用耳凑近被检者上腹部或将听诊器体件放于此处，然后用稍弯曲的手指以冲击触诊法连续迅速冲击其上腹部，如听到胃内液体与气体相撞击的声音，称为振水音。也可用双手左右摇晃患者上腹部以闻及振水音。正常人餐后或饮入多量液体时，上腹部可出现振水音，但若在空腹或餐后6~8小时以上仍有此音，则提示胃内有液体潴留，见于胃扩张、幽门梗阻及胃液分泌过多等。

23. 演示双手触诊肝脏的检查方法。(2021、2018、2017、2016、2015)

参考答案：检查时被检者取仰卧位，双腿稍屈曲，使腹壁松弛，医师位于被检者右侧，用左手掌托住被检者右后腰，左手拇指张开置于右肋缘，将右手掌平放于被检者右侧腹壁上，腕关节自然伸直，四指并拢，掌指关节伸直，以食指前端的桡侧或食指与中指指端对着肋缘，自髂前上棘连线水平，分别沿右锁骨中线、前正中线自下而上触诊。被检者吸气时，右手随腹壁隆起抬高，但上抬速度要慢于腹壁的隆起，并向季肋缘方向触探肝缘。呼气时，腹壁松弛并下陷，触诊手应及时向腹深部按压，如肝脏肿大，则可触及肝下缘从手指端滑过。若未触及，则反复进行，直至触及肝脏或肋缘。

24. 演示髌阵挛的检查方法。（2022、2021、2017、2016、2014）

参考答案：被检者取仰卧位，下肢伸直，检查者用拇指与食指持住髌骨上缘，用力向下快速推动数次，保持一定的推力，阳性反应为股四头肌节律性收缩使髌骨上下运动。

25. 演示肱三头肌反射的检查方法。（2022、2021、2020、2017、2016、2014）

参考答案：医师让检查者半屈肘关节，上臂稍外展，而后用左手托其肘部，右手用叩诊锤直接叩击尺骨鹰嘴突上方的肱三头肌肌腱附着处，正常时肱三头肌收缩，出现前臂伸展，反射中枢为颈髓6~7节。

26. 演示膝反射的检查方法。（2017、2016、2015、2014、2013）

参考答案：被检查者取坐位，小腿完全松弛下垂，或让被检查者取仰卧位，医师在其腘窝处托起下肢，使髋、膝关节屈曲，用叩诊锤叩击髌骨下方之股四头肌肌腱，正常时出现小腿伸展，反射中枢在腰髓2~4节。

27. 演示霍夫曼征的检查方法。（2022、2021、2017、2015、2013）

参考答案：检查者用左手托住被检者腕部，用右手食指和中指夹持被检者中指，稍向上提，使其腕部处于轻度过伸位，用拇指快速弹刮被检者中指指甲，此时，如其余四指出现轻度掌屈反应为阳性。

28. 演示锁骨上窝淋巴结触诊的检查方法。（2022、2017、2015）

参考答案：检查者面对患者（可取坐位或仰卧位），用右手检查患者的左锁骨上窝，用左手检查其右锁骨上窝，检查时将食指与中指屈曲并拢，在锁骨上窝进行触诊，并深入锁骨后深部。

29. 演示右肺肺下界叩诊的检查方法。（2022、2016、2015）

参考答案：被检者取坐位或仰卧位。在胸部右锁骨中线上，自第2肋间隙向下轻叩，由清音变为浊音（常在第5肋间隙），再向下叩诊变为实音（常在第6肋间隙），在浊音与实音交界处（一般在第6肋骨）即为肺下界。同样方法，分别在腋中线、肩胛线上叩出肺下界。两侧肺下界大致相同。平静呼吸时，正常成年人肺下界分别在锁骨中线、腋中线、肩胛线第6、8、10肋间。

30. 演示腹壁皮下静脉血流方向的检查方法。（2016、2014、2013）

参考答案：选择一段没有分支的腹壁静脉，检查者食指和中指并拢压在静脉上，一指固定，另一手指沿静脉走行用力向外滑动，使静脉暂时排空，然后，向外滑动的手指突然放开，根据静脉是否立刻充盈，即可判断出血流方向。

31. **演示脊柱叩击痛的检查方法。**（2022、2020、2016）

参考答案：检查叩击痛时，嘱被检查者取坐位，检查者可用中指或叩诊锤垂直叩击胸、腰椎棘突（颈椎位置深，一般不用此法），也可采用间接叩法，具体方法是：检查者将左手掌置于被检者头部，右手半握拳，以小鱼际肌部位叩击左手背，了解检查者脊柱各部位有无疼痛。

32. **演示查多克征的检查方法。**（2021、2020、2016）

参考答案：检查者用叩诊锤柄部末端钝尖部，在被检者外踝下方由后向前轻划至跖趾关节处止，阳性表现同巴宾斯基征。

33. **演示肾区叩击痛的检查方法。**（2022、2021、2016、2015、2013）

参考答案：正常时肾区无叩击痛，检查时，被检者取坐位或侧卧位，医师将左手掌平放于患者肾区（肋脊角处），右手握拳用轻到中等力量叩击左手背部，肾区叩击痛见于肾炎、肾盂肾炎、肾结石、肾周围炎及肾结核等。

34. **演示脊椎活动度的检查方法。**（2015）

参考答案：让被检者做前屈、后伸、侧弯、旋转等动作，观察脊柱的活动情况及有无变形，对脊柱外伤者或可疑骨折或关节脱位者，要避免脊柱活动，防止损伤脊髓。

	前屈	后伸	左右侧弯	旋转度（一侧）
颈椎	35°～45°	35°～45°	45°	60°～80°
胸椎	30°	20°	20°	35°
腰椎	75°～90°	30°	20°～35°	30°

35. **演示凯尔尼格征的检查方法。**（2022、2021、2015、2014）

参考答案：被检者去枕仰卧，一腿伸直，检查者将另一下肢先屈髋、屈膝成直角，然后抬小腿伸直其膝部，正常人膝关节可伸达135°以上。如小于135°时就出现抵抗，且伴有疼痛及屈肌痉挛为阳性。以同样的方法再检查另一侧。

36. **演示甲状腺侧叶后面触诊的检查方法。**（2022、2021、2015、2013）

参考答案：一手食、中指施压于一侧甲状软骨，将气管推向对侧，另一手拇指在对侧胸锁乳突肌后缘向前推挤甲状腺，食、中指在其前缘触诊甲状腺，配合吞咽动作，重复检查。用同样方法检查另一侧甲状腺。

37. **演示跟－膝－胫试验的检查方法。**（2015、2014）

参考答案：医师嘱被检查者仰卧，上抬一侧下肢，将足跟置于对侧下肢膝盖下端，再沿胫骨前缘向下移动，先睁眼，后闭眼，反复进行，观察被检查者动作是否稳准。

38. **演示脾肿大的测量的检查方法。**（2015、2014）

参考答案：①当轻度脾肿大时只作甲乙线测量，甲点为左锁骨中线与左肋缘交点，乙点为脾脏在左锁骨中线延长线上的最下缘，两点间的距离以厘米表示。②脾脏明显肿大时，应加测甲丙线和丁戊线。甲丙线为左锁骨中线与左肋缘交点至最远脾尖（丙点）之间的距离。丁戊线为脾右缘（丁点）到前正中线的距离。③如脾肿大向右未超过前正中线，测量脾右缘至前正中线的最短距离以"-"表示；超过前正中线则测量脾右缘至前正中线的最大距离，以"+"表示。

39. 演示腋窝淋巴结的检查方法。（2022、2021、2014）

参考答案：检查右腋窝淋巴结时，检查者右手握被检查者右手，向上屈肘外展抬高约45°，左手并拢，掌面贴近胸壁向上逐渐达腋窝顶部滑动触诊，然后依次触诊腋窝后壁、外侧壁、前壁，触诊腋窝后壁时应在腋窝后壁肌群仔细触，触诊腋窝外侧壁时应将患者上臂下垂，检查腋窝前壁时应在胸大肌深面仔细触诊。用同样方法检查左侧腋窝淋巴结。

40. 演示肝脏叩诊的检查方法。（2013）

参考答案：肝脏叩诊时用间接叩诊法，被检者取仰卧位。叩诊定肝上下界时，一般是沿右锁骨中线、右腋中线和右肩胛线，由肺区往下叩向腹部，当清音转为浊音时，即为肝上界，此处相当于被肺遮盖的肝顶部，故又称肝相对浊音界；再往下轻叩，由浊音转为实音时，此处肝脏不被肺遮盖，直接贴近胸壁，称肝绝对浊音界；继续往下叩，由实音转为鼓音处，即为肝下界。定肝下界时，也可由腹部鼓音区沿右锁骨中线或前正中线向上叩，当鼓音转为浊音处即是。体形匀称型者，正常肝上界在右锁骨中线上第5肋间，下界位于右季肋下缘。右锁骨中线上肝浊音区上下径之间的距离为9～11cm；在右腋中线上，肝上界在第7肋间，下界相当于第10肋骨水平；在右肩胛线上，肝上界为第10肋间，下界不易叩出。瘦长型者肝上下界均可低一个肋间，矮胖型者则可高一个肋间。

第二部分　西医操作

一、考试介绍

考查无菌操作、心肺复苏术等常用西医基本操作技能。每份试卷1题，每题10分，共10分。

【样题】 演示口对鼻人工呼吸的操作方法。

参考答案：

施救者稍用力抬起患者下颌，使口闭合，先深吸一口气，将口罩住患者鼻孔，将气体通过患者鼻腔吹入气道。其余操作同口对口人工呼吸。

二、考点汇总

考点1★★★　外科手消毒

1. 操作前准备　着装符合要求（戴好口罩、帽子）；双手及手臂无破损，取下饰品；修剪指甲；查看洗手清洁剂、外科手消毒液等能否正常使用。

2. 操作步骤与方法
（1）洗手
①用流动水冲洗双手、前臂和上臂下1/3。
②取适量抗菌洗手液（约3mL）涂满双手、前臂、上臂至肘关节以上10cm处，按七步洗手法清洗双手、前臂至肘关节以上10cm处。七步洗手法：手掌相对→手掌对手背→双手十指交叉→双手互握→揉搓拇指→指尖→手腕、前臂至肘关节以上10cm处。两侧在同一水平交替上升，不得回搓。
③用流动水冲洗清洗剂，水从指尖到双手、前臂、上臂，使水从肘下流走，沿一个方向冲洗，不可让水倒流，彻底冲洗干净。
④再取适量抗菌洗手液（约3mL）揉搓双手，按照七步洗手法第二次清洗双手及前臂至肘关节以上10cm。
⑤用流动水冲洗清洗剂，水从指尖到双手、前臂、上臂，使水从肘下流走，沿一个方向冲洗，不可让水倒流，彻底冲洗干净。
⑥抓取无菌小毛巾中心部位，先擦干双手，然后将无菌小毛巾对折呈三角形，底边置于腕部，直角部位向指端，以另一手拉住两侧对角，边转动边顺势向上移动至肘关节以上10cm处，擦干经过部位水迹，不得回擦；翻转毛巾，用毛巾的另一面以相同方法擦干另一手臂。操作完毕将擦手巾弃于指定容器内。
⑦保持手指朝上，将双手悬空举在胸前，自然晾干手及手臂。
（2）手消毒
①取适量外科手消毒液（约3mL）于一手的掌心，将另一手指尖在消毒液内浸泡约5秒，搓揉双手，然后将消毒液环形涂抹于前臂直至肘上约10cm处，确保覆盖到所有皮肤。
②以相同方法消毒另一侧手、前臂至肘关节以上10cm处。
③取外科手消毒液（约3mL），涂抹双手所有皮肤，按七步洗手法揉搓双手，直至消毒剂干燥。
④整个涂抹揉搓过程约3分钟。
⑤保持手指朝上，将双手悬空举在胸前，待外科手消毒液自行挥发至彻底干燥。

考点2★★★ 戴无菌手套
1. 操作前准备　着装符合要求；戴好口罩、帽子；完成外科手消毒；查看无菌手套类型、号码是否合适、无菌有效期。
2. 操作步骤与方法
（1）选取合适的操作空间，确保戴无菌手套过程中不会因为手套放置不当或空间不足而发生污染事件。
（2）撕开无菌手套外包装，取出内包装平放在操作台上。
（3）一手捏住两只手套翻折部分，提出手套，适当调整使两只手套拇指相对并对齐。
（4）右手（或左手）手指并拢插入对应的手套内，然后适当张开手指伸入对应的指套内,再用戴好手套的右手(或左手)的2~5指插入左手(或右手)手套的翻折部内,用相同的方法将左手(或右手)插入手套内,并使各手指到位。

(5)分别将手套翻折部分翻回盖住手术衣袖口。

(6)在手术或操作开始前,应将双手举于胸前,严禁碰触任何物品而发生污染事件。

考点3★★★ 穿、脱手术衣

1. 操作前准备　基础着装符合要求;戴好帽子、口罩;完成外科手消毒;查看无菌手术衣的类型、号码是否合适、无菌有效期。

2. 操作步骤与方法

(1)从已打开的无菌手术衣包内取出无菌手术衣一件,环视四周,选择较大的空间穿手术衣。

(2)提起手术衣两肩及衣领折叠处,将衣领展开,内面朝向自己,正面向外,轻轻将手术衣抖开。

(3)稍向上掷起手术衣,顺势将两手同时插入对应的衣袖内并尽量向前伸,将两手自袖口伸出。如双手未能完全伸出,可由巡回护士(或助手)在后面拉紧领部衣带将手伸出袖口。

(4)由助手在身后系好领部、背部系带。

(5)戴好无菌手套,然后一手提起腰带,传递给巡回护士(或助手),协助将腰带绕过后背至前侧部,并将手术衣的后面衣幅完全包盖住后背部,由本人再自行系好腰带。

(6)手术结束,先自行解开腰带,然后由巡回护士(或助手)协助解开领部及背部的系带,用左手抓住手术衣的右肩部自上向下拉下手术衣,使衣袖由里向外翻,以同样的方法拉下左侧衣袖,脱下手术衣,确保手术衣里面外翻。

(7)脱手术衣时要保护手臂及洗手衣裤不被手术衣正面污染,将手术衣内面向外掷于指定的污物袋内。

考点4★★★ 手术区皮肤消毒

1. 操作前准备　做好手术前皮肤准备;基础着装符合要求;戴好帽子、口罩;完成外科手消毒;核对患者信息等;准备消毒器具及消毒剂。

2. 操作步骤与方法

(1)将无菌纱布或消毒大棉球用消毒剂彻底浸透,用卵圆钳夹住消毒纱布或大棉球,由手术切口中心向四周稍用力涂擦,涂擦某一部位时方向保持一致,严禁做往返涂擦动作。消毒范围应包括手术切口周围半径15cm的区域,并应根据手术可能发生的变化适当扩大范围。

(2)重复涂擦3遍,第2、第3遍涂擦的范围均不能超出上一遍的范围。

(3)如为感染伤口或会阴、肛门等污染处手术,则应从外周向感染伤口或会阴、肛门处涂擦。

(4)使用过的消毒纱布或大棉球应按手术室要求处置。

考点5★★★ 穿、脱隔离衣

1. 操作前准备　戴好帽子、口罩；确定区域，防止隔离衣正面（污染面）碰触其他物品；查看隔离衣的大小是否合适。
2. 操作步骤与方法
（1）进入感染区穿、脱隔离衣
1）穿隔离衣

	操作步骤与方法
非一次性隔离衣	①戴好帽子及口罩，取下手表，卷袖过肘，洗手。 ②手持衣领取下隔离衣，清洁面（内侧面）朝向自己；将衣领两端向外平齐对折并对齐肩缝，露出两侧袖子内口。 ③右手抓住衣领，将左手伸入衣袖内；右手将衣领向上拉，使左手伸出袖口。 ④换左手抓住衣领，将右手伸入衣袖内；左手将衣领向上拉，使右手伸出袖口。 ⑤两手持衣领，由领子前正中顺着边缘向后将领子整理好并扣好领扣，然后分别扎好袖口或系好袖口扣子（此时手已污染）。 ⑥松开收起腰带的活结，将隔离衣一边约在腰下5cm处渐向前拉，直到见边缘后捏住；同法捏住另一侧边缘的相同部位，注意手勿碰触到隔离衣的内面。然后双手在背后将边缘对齐，向一侧折叠，将后背完全包裹。一手按住折叠处，另一手将腰带拉至背后压住折叠处，将腰带在背后交叉，绕回到前面系好
一次性隔离衣	①戴好帽子及口罩，取下手表，卷袖过肘，洗手。 ②打开一次性隔离衣外包装，取出隔离衣。 ③选择不会碰触到周围物品发生污染的较大的空间，将隔离衣完全抖开。 ④抓住衣领部位分别将手插进两侧衣袖内，露出双手，整理隔离衣后先系好领部系带，然后将隔离衣两侧边襟互相叠压，自上而下分别系好后背的系带。 ⑤双手拎住两侧腰部系带在后背交叉，绕回到前面系好

2）脱隔离衣

	操作步骤与方法
非一次性隔离衣	①解开腰带，在前面打一活结收起腰带。 ②分别解开两侧袖口，抓起肘部的衣袖将部分袖子向上向内套塞入袖内，暴露出双手及手腕部，然后清洗、消毒双手。 ③消毒双手后，解开领扣，右手伸入左手腕部的衣袖内，抓住衣袖内面将衣袖拉下；用遮盖着衣袖的左手抓住右手隔离衣袖子的外面，将右侧袖子拉下，使双手从袖管中退出。 ④用左手自隔离衣内面抓住肩缝处协助将右手退出，再用右手抓住衣领外面，协助将左手退出。 ⑤左手抓住隔离衣衣领，右手将隔离衣两边对齐，用夹子夹住衣领，挂在衣钩上。 ⑥若挂在非污染区，隔离衣的清洁面（内面）向外，若挂在污染区，则污染面（正面）朝外

260

续表

	操作步骤与方法
一次性隔离衣	①解开腰带，在前面将腰带打结收起。 ②抓起肘部的衣袖将部分袖子向上向内套塞入袖内，暴露出双手及手腕部，清洗、消毒双手。 ③消毒双手后，解开领扣，右手伸入左手腕部的衣袖内，抓住衣袖内面将衣袖拉下；用遮盖着衣袖的左手抓住右手隔离衣袖子的外面，将右侧袖子拉下，使双手从袖管中退出。 ④用左手自隔离衣内面抓住肩缝处协助将右手退出，再用右手抓住衣领外面，协助将左手退出。 ⑤脱下隔离衣后将隔离衣污染面（正面）向内折叠打卷后，掷于指定的污物桶内

（2）进入防污染区穿、脱隔离衣

1）穿隔离衣

	操作步骤与方法
非一次性隔离衣	①戴好帽子及口罩，取下手表，卷袖过肘，严格清洗、消毒双手。 ②手持衣领取下隔离衣，内侧面朝向自己，防止外面碰触任何物品造成污染；将衣领两端向外平齐对折并对齐肩缝，露出两侧袖子内口。 ③右手抓住衣领，将左手伸入衣袖内；右手将衣领向上拉，使左手伸出袖口。 ④换左手抓住衣领，将右手伸入衣袖内；左手将衣领向上拉，使右手伸出袖口。 ⑤两手持衣领，由领子前正中顺着边缘向后将领子整理好并扣好领扣。 ⑥根据需要戴一次性无菌手套，然后分别扎好袖口。 ⑦松开腰带的活结，将隔离衣一边约在腰下5cm处渐向前拉，直到见边缘后捏住；同法捏住另一侧边缘的相同部位，注意手勿碰触隔离衣的内面及操作者自己的衣服。然后双手在背后将边缘对齐，向一侧折叠，将后背完全包裹。一手按住折叠处，另一手将腰带拉至背后压住折叠处，将腰带在背后交叉，绕回到前面系好
一次性隔离衣	①戴好帽子及口罩，取下手表，卷袖过肘，严格清洗、消毒双手。 ②助手协助打开一次性隔离衣外包装，取出隔离衣（手不可碰触到外包装袋）。 ③选择不会碰触到周围物品发生污染的较大空间，将隔离衣完全抖开。 ④抓住衣领部位分别将手插进两侧衣袖内，露出双手。 ⑤根据需要戴一次性无菌手套，整理隔离衣后先系好领部系带，然后将隔离衣两侧边襟互相叠压，自上而下分别系好后背的系带。操作过程中严禁手碰触隔离衣内面及操作者自己的衣服。 ⑥双手拎住两侧腰部系带在后背交叉，绕回到前面系好

2）脱隔离衣

	操作步骤与方法
非一次性隔离衣	①解开腰带，在前面打一活结收起腰带。 ②脱下一次性手套，掷于指定容器内。 ③分别解开衣领处、后背部系带，抓起衣袖分别将衣袖拉下，然后脱下隔离衣。 ④左手抓住隔离衣衣领，右手将隔离衣两边对齐内面向外翻折，确保隔离衣清洁面（正面）完全被内面包裹住，防止发生清洁面污染，用夹子夹住衣领，挂在指定的安全位置

续表

	操作步骤与方法
一次性隔离衣	①解开腰带，在前面打一活结收起腰带。 ②脱下一次性手套，掷于指定容器内。 ③分别解开衣领处、后背部系带，抓起衣袖分别将衣袖拉下，然后脱下隔离衣。 ④将脱下的隔离衣折叠打卷后，掷于指定的容器内

考点6★★ 创伤的现场止血法

1. 操作前准备　判断出血的性质（动脉性、静脉性、毛细血管性出血）；根据出血的性质及部位选用止血物品；应用止血带前应检查弹性及抗拉伸性。

2. 操作步骤与方法

止血法		操作步骤与方法
指压止血法	头顶部、额部出血	指压颞浅动脉，一手固定伤者头部，另一手拇指在伤侧耳前将颞浅动脉压向下颌关节
	面部出血	指压面动脉，左、右手拇指分别放在两侧下颌角前1cm处的凹陷处，将左、右侧面动脉压向下颌骨，其余四指置于伤者后枕部与拇指形成对应力
	前臂出血	指压肱动脉，一手固定伤者患肢，另一手四指并拢置于肱动脉搏动明显处，拇指放于对应部位，将肱动脉压向肱骨
	手部出血	指压桡、尺动脉，双手拇指与示指分别放在伤侧的桡动脉与尺动脉处，分别将桡动脉、尺动脉压向手腕部骨骼
	下肢出血	指压股动脉，将一手尺侧小鱼际置于伤肢股动脉搏动明显处，用力将股动脉压向股骨
	脚部出血	指压胫前、胫后动脉，双手拇指与示指分别放在伤侧脚踝处的胫前动脉与胫后动脉处，分别将胫前动脉、胫后动脉压向脚踝部骨骼
加压包扎止血法		用无菌敷料或洁净的毛巾、手绢、三角巾等覆盖伤口，加压包扎达到止血目的。必要时可将手掌放在敷料上均匀加压
填塞止血法		用无菌敷料或洁净的毛巾填塞在伤口内，然后加压包扎
止血带止血法	弹性止血带止血法	扎止血带之前先抬高患肢以增加静脉回心血量。将三角巾、毛巾或软布等织物包裹在扎止血带部位的皮肤上，扎止血带时左手掌心向上，手背贴紧肢体，止血带一端用虎口夹住，留出长约10cm的一段，右手拉较长的一端，适当拉紧拉长，绕肢体2~3圈，然后用左手的示指和中指夹住止血带末端用力拉下，使之压在缠绕在肢体上的止血带的下面。精确记录扎止血带的时间并标记在垫布上
	止血带止血法卡扣式弹性止血带止血法	扎止血带之前先抬高患肢以增加静脉回心血量。将三角巾、毛巾或软布等织物包裹在扎止血带部位的皮肤上，将卡扣式弹性止血带卡扣打开，捆扎在止血部位后将卡扣卡上，然后拉紧止血带，以出血明显减少或刚好终止出血的松紧度为宜。精确记录扎止血带的时间并标记在垫布上

续表

止血法	操作步骤与方法
屈曲加垫止血法	先抬高患肢以增加静脉回心血量。在肘或腘窝处垫以卷紧的棉垫卷或毛巾卷，然后将肘关节或膝关节尽力屈曲，借衬垫物压住动脉以减少或终止出血，并用绷带或三角巾将肢体固定于能有效止血的屈曲位。精确记录止血的时间并标记在垫布上

考点7★★★ 伤口（切口）换药

1. 操作前准备　清洗双手，戴好帽子、口罩；核对患者信息等；告知操作目的，取得配合；准备换药物品；特殊伤口可事先查验伤口。

2. 操作步骤与方法

（1）根据病情及换药需要，给患者取恰当的体位，要求使患者舒适不易疲劳，不易发生意外污染事件，伤口暴露充分，采光良好，便于操作者及需要时有助手相助的操作，伤口部位尽量避开患者的视线。

（2）将一次性换药包打开，并将其他换药物品合理地放置在医用推车上，再一次查验物品是否齐全、能用且够用。

（3）操作开始，先用手取下外层敷料（勿用镊子），再用1把镊子取下内层敷料。揭除内层敷料应轻巧，一般应沿伤口长轴方向揭除；若内层敷料粘连在创面上，则不可硬揭，可用生理盐水棉球浸湿后稍等片刻再揭去，以免伤及创面引起出血。

（4）双手执镊，右手镊接触伤口，左手镊子保持无菌，从换药碗中夹取无菌物品传递给右手镊子，两镊不可碰触。

（5）如为无感染伤口，用0.75%吡咯烷铜碘（碘伏）或2.5%碘酊消毒，由伤口中心向外侧消毒伤口及周围皮肤，涂擦时沿切口方向单向涂擦，范围半径距切口3~5cm，连续擦拭2~3遍。如用2.5%碘酊消毒，待碘酊干后再用70%酒精涂擦2~3遍脱碘。

（6）如为感染伤口，擦拭消毒时应从外周向感染伤口部位处。

（7）伤口分泌物较多且创面较深时，先用干棉球及生理盐水棉球清除分泌物，然后按感染伤口方法消毒。

（8）消毒完毕，一般创面用消毒凡士林纱布覆盖，污染伤口或易出血伤口根据需要放置引流纱条。

（9）用无菌纱布覆盖伤口，覆盖范围应超过伤口边缘3cm以上，一般8~10层纱布，医用胶带固定，贴胶带的方向应与肢体或躯干长轴垂直。

考点8★★★ 脊柱损伤的现场搬运

1. 操作前准备　了解受伤过程，查看现场安全性；评估伤者生命征；准备担架、固定带、颈托等；没有专用搬运器材时就地取材。

2. 操作步骤与方法

（1）搬运前的现场急救处理

①有脊柱受伤部位的疼痛、压痛，或有隆起、畸形等，伤者意识清醒时，询问并

诊查疼痛部位，对意识不清的伤者，进行轻柔的脊柱检查，判断可能的损伤部位，以便加强保护。

②通过观察是四肢瘫还是截瘫，以确定损伤部位是在颈椎还是颈椎以下的脊柱，以决定搬运方法。

③确定有脊柱损伤后，应进一步判断有无颅脑损伤、内脏损伤及肢体骨折等，如果发现伤处，应进行恰当的现场处理，再行搬运。

④实施现场处理及搬运过程中，如伤者发生心脏呼吸骤停，应停止搬运立即实施心肺复苏术。

（2）颈椎损伤的搬运

①可先用颈托固定颈部。

②搬运一般需要由三人或四人共同完成，可求助于现场的成年目击者。进行搬运时一人蹲在伤者的头顶侧，负责托下颌和枕部，并沿脊柱纵轴略加牵引力，使颈部保持中立位，与躯干长轴呈一条直线，其他三人分别蹲在伤者的右侧胸部、右侧腰臀部及右下肢旁，由头侧的搬运者发出口令，四人动作协调一致将伤者平直地抬到担架（或木板）上。

③放置头部固定器将伤者的头颈部与担架固定在一起，或在伤者头及颈部两侧放置沙袋或卷紧的衣服等，然后用三角巾或长条围巾等将伤者头颈部与担架（或木板）捆扎固定在一起，防止在搬运中发生头颈部移动，并保持呼吸道通畅。

（3）胸腰椎损伤的搬运

①在搬动时，尽可能减少不必要的活动，以免引起或加重脊髓损伤。

②搬运一般需要由三人或四人共同完成，可求助于现场的成年目击者。进行搬运时一人蹲在伤者的头顶侧，负责托下颌和枕部，并沿脊柱纵轴略加牵引力，使颈部保持中立位，与躯干长轴呈一条直线，其他三人分别蹲在伤者的右侧胸部、右侧腰臀部及右下肢旁，由头侧的搬运者发出口令，四人动作协调一致并保持脊柱平直，将伤者平抬平放至硬质担架（或木板）上。

③分别在胸部、腰部及下肢处用固定带将伤者捆绑在硬质担架（或木板）上，保持脊柱伸直位。

考点9★★ 长骨骨折现场急救固定

1. 操作前准备　评估伤者生命征；查明伤情，根据需要准备夹板、棉垫、绷带、三角巾等；如无专用小夹板，可现场取材。

2. 操作步骤与方法

（1）闭合性骨折

①固定前将伤肢放到适当的功能位（固定位），一般上肢骨折采用肘关节屈曲位，下肢骨折采用伸直位。

②固定物与肢体之间要加衬垫（棉垫、毛巾、衣物等），骨突部位加垫棉花或软布类加以保护。

③其中一个夹板的长度应长及骨折处上下两个关节。

骨折部位	操作步骤与方法	
上臂骨折	伤肢取肘关节屈曲呈直角位，长夹板放在上臂的外侧，长及肩关节及肘关节，短夹板放置在上臂内侧，用绷带分三个部位捆绑固定，然后用一条三角巾将前臂悬吊于胸前，用另一条三角巾将伤肢与胸廓固定在一起。若无可用的夹板，可用三角巾先将伤肢固定于胸廓，然后用另一条三角巾将伤肢悬吊于胸前	
前臂骨折	伤肢取肘关节屈曲呈直角位，将两块夹板分别置于前臂的屈侧及伸侧面，用绷带分别捆绑固定肘、腕关节，然后用三角巾将肘关节屈曲功能位悬吊于胸前，用另一条三角巾将伤肢固定于胸廓。若无夹板，先用三角巾将伤肢悬吊于胸前，然后用另一条三角巾将伤肢固定于胸廓	
大腿骨折	夹板固定法	将伤肢放置伸直固定位，取长夹板于伤肢外侧面，夹板长及伤侧腋窝至脚踝，另一夹板放置在伤肢内侧，然后用绷带取大腿上部、膝关节上方、脚踝上方三处捆绑固定，搬运时可用绷带或三角巾将双下肢与担架固定在一起，加强固定作用
	健肢固定法	无长夹板时，在膝、踝关节及两腿之间的空隙处加棉垫或折叠的衣服，用绷带或三角巾将双下肢分别在大腿上部、膝关节上方、脚踝上方三处捆绑在一起
小腿骨折	伤肢取伸直固定位，取两块夹板分别放置在伤肢的内外两侧，夹板长及大腿中部至脚踝部，然后用绷带或三角巾分别在膝关节上方、膝关节下方、脚踝上方捆绑固定；亦可用三角巾以相同方法将伤肢与健侧下肢捆绑固定在一起	

（2）开放性骨折

①应先查验伤口情况，去除污染物及异物，有效止血、包扎破损处，再固定骨折肢体。

②有外露的骨折端等组织时不应还纳，以免将污染物带入深层组织，应用消毒敷料或清洁布类进行严密地保护性包扎。

③伴有血管损伤者，先行加压包扎止血后再行伤肢临时固定。加压包扎止血无效时，用弹性止血带或三角巾、绷带等代替止血。

考点10★★★心肺复苏术

操作步骤与方法

（1）接到呼救信息到达床边（现场），首先判断环境的安全性，住院患者将隔布拉起以保护患者，减少对其他患者的病情影响。

（2）判断患者意识，用双手轻拍患者的肩部，同时对着耳部大声呼叫："醒醒！""喂！你怎么了？"患者无任何反应，确定意识丧失。

（3）快速检查患者的大动脉搏动及呼吸。施救者位于患者右侧，一手示指与中指并拢置于患者甲状软骨旁开2~3cm处的颈总动脉走行部位，稍用力深压判断大动脉搏动，同时将左侧面部贴近患者的口鼻部，感知有无自主呼吸的气息，眼睛看向患者胸廓，判断是否有呼吸运动。判断用时不超过5秒钟。并准确记录事件发生时间。

（4）确定患者自主心跳、自主呼吸消失，立即呼救，高声呼叫："来人啊！喊医生！推抢救车！取除颤仪！"

(5) 将患者放置复苏体位，仰卧于硬板床或在普通病床上加复苏垫板，松解患者衣扣及裤带，充分暴露患者前胸部。因床面过高不便于实施操作时，应立即在床旁加用脚踏凳或直接跪在病床上实施急救。

(6) 实施胸外心脏按压

①按压部位：胸骨中下1/3处（少年、儿童及成年男性可直接取两侧乳头连线的中点）。

②按压方法：左手掌根部放置在按压点上紧贴患者的胸部皮肤，手指翘起脱离患者胸部皮肤。将右手掌跟重叠在左手掌根背部，手指紧扣向左手的掌心部，上半身稍向前倾，双侧肘关节伸直，双肩连线位于患者的正上方，保持前臂与患者胸骨垂直，用上半身的力量垂直向下用力按压，然后放松使胸廓充分弹起。放松时掌根不脱离患者胸部皮肤，按压与放松的时间比为1∶1。

③按压要求：成人按压时使胸骨下陷5～6cm，按压频率为100～120次/分。连续按压30次后给予2次人工呼吸。有多位施救者分工实施心肺复苏术时，每2分钟或5个周期后，可互换角色，保证按压质量。

(7) 检查口腔、清除口腔异物及义齿。用右手拇指及示指捏住患者下颌处向下拉，打开口腔，取出义齿并检查有无口腔异物，如有异物需要清除，轻轻将患者头部转向右侧，用右手拇指压住患者的舌，将左手示指弯曲约90°从左侧口角处插入患者口腔内，将异物抠出，清理完毕轻轻将患者头部转回。

(8) 开放气道：应用仰头举颏法或仰头抬颈法（仰头抬颈法禁用于有颈部损伤的患者），患者耳垂和下颌角连线与地面成90°。

方法	操作步骤与方法
仰头举颏法	施救者将左手小鱼际置于患者前额眉弓上方，下压使其头部后仰，另一手示指和中指置于下颌处，将下颌向前上方抬起，协助头部充分后仰，打开气道
仰头抬颈法	施救者右手置于患者颈项部并抬起颈部，左手小鱼际放在前额眉弓上方向下施压，使头部充分后仰，打开气道

(9) 实施人工呼吸

方法	操作步骤与方法
口对口人工呼吸	在患者口部覆盖无菌纱布或一次性屏障消毒面膜（施救者戴着一次性口罩时不需要覆盖无菌纱布，可直接吹气），施救者用左手拇指和示指堵住患者鼻孔，右手固定患者下颌，打开患者口腔，施救者张大口将患者口唇严密包裹住，稍缓慢吹气，吹气时用眼睛的余光观察患者胸廓是否隆起。每次吹气时间不少于1秒，吹气量500～600mL，以胸廓明显起伏为有效。吹气完毕，松开患者鼻孔，使患者的胸廓自然回缩将气体排出，随后立即给第2次吹气。吹气2次后立即实施下一周期的心脏按压，交替进行。心脏按压与吹气的比例为30∶2
口对鼻人工呼吸	施救者稍用力抬起患者下颌，使口闭合，先深吸一口气，将口罩住患者鼻孔，将气体通过患者鼻腔吹入气道。其余操作同口对口人工呼吸

（10）心脏按压：人工呼吸为30∶2的比例实施五个周期的操作，总用时不超过2分钟。五个周期操作完成后，立即判断颈动脉搏动及呼吸，评估复苏是否有效。评价心肺复苏成功的指标：①触摸到大动脉搏动；②有自主呼吸；③瞳孔逐渐缩小；④面色、口唇、甲床发绀逐渐褪去；⑤出现四肢不自主活动或意识恢复。

（11）患者大动脉搏动及自主呼吸恢复，整理患者衣服，如患者意识恢复对患者进行语言安慰，开始进行高级复苏环节。

考点11★★★气囊－面罩简易呼吸器的使用

1. 操作前准备　检查呼吸器各装置是否无破损，单向活瓣工作正常，管道通畅。

2. 操作步骤与方法

（1）简易呼吸器连接氧气，氧流量8~10L/min。

（2）患者取去枕仰卧位，清除口腔分泌物，摘除假牙，头后仰打开气道。

（3）施救者站在患者头顶处或头部一侧，一手托起患者下颌，使患者头后仰以打开气道，将气囊面罩尖端向上罩在患者的口鼻部。

（4）一手以"CE"手法固定面罩（C法：拇指和示指将面罩紧扣于患者口鼻部，固定面罩，保持面罩密闭无漏气。E法：中指、无名指和小指放在患者下颌角处，向前上托起下颌，保持气道通畅），另一手用拇指与其余四指的对应力挤压简易呼吸器气囊，每次挤压时间大于1秒，单次通气量成人为500~600mL，频率为12~16次/分，按压和放松气囊的时间比为1∶(1.5~2)。

考点12★★★导尿术（男、女）（2020版大纲新增考点）

1. 操作前准备　核查患者信息，进行膀胱叩诊了解尿潴留程度，说明目的，取得配合；清洗双手，戴好帽子、口罩；根据性别准备一次性导尿包，并根据导尿目的准备标本瓶等。

2. 操作步骤与方法

（1）男患者导尿术

①携带导尿物品至患者床旁，告知房间内除患者以外的其他人员暂时离开，关闭门窗，拉上隔帘（或用屏风遮挡）以保护患者隐私。

②协助患者退下对侧（左侧）裤腿盖在近侧（右侧）腿上，将盖被斜盖在对侧（左侧）腿上以保暖。

③嘱患者取仰卧位，双腿稍屈膝外展，露出外阴，将尿垫垫于臀下。

④打开一次性无菌导尿包，将弯盘放于患者两腿之间，取消毒棉球1包倒入弯盘内的右侧，左手戴手套，右手用镊子夹取消毒棉球，依次擦洗阴阜、阴茎、阴囊，左手用纱布裹住阴茎将包皮向后推暴露尿道口，自尿道口向外向后旋转擦拭尿道口、龟头及冠状沟。用过的棉球放在弯盘内左侧，每个棉球只能用一次，第一次消毒完毕，脱下手套放入弯盘内移至床尾。

⑤将打开的一次性无菌导尿包移至两腿之间，双手戴好手套，铺洞巾（洞巾的下缘连接导尿包包布形成临时无菌区）。

⑥检查导尿管是管通畅，气囊是否漏气。撕开石蜡油棉球包，用石蜡油棉球润滑

导尿管前端18~20cm后放于治疗盘内。撕开消毒棉球包，将消毒棉球倒入弯盘内右侧。

⑦左手取纱布扶起阴茎使之与腹壁成60°夹角，将包皮后推露出尿道口，进行第二次消毒，由尿道口向外向后旋转擦拭尿道口、龟头及冠状沟，用过的棉球放在弯盘内左侧（禁止与尚未使用的消毒棉球接触），每个棉球只用一次。

⑧嘱患者放松并张口呼吸。将导尿管尾端置于治疗盘内，右手持卵圆钳夹住导尿管的前段轻轻插入尿道口后，缓慢向尿道内插入20~22cm，插入过程中注意观察患者的表情，询问有无不适，见尿液流出后再插入1~2cm，然后固定导尿管，将尿液引流入治疗盘内，仔细观察尿液外观，需要时留取尿标本，嘱患者放松。

⑨导尿结束，缓慢拔除尿管，用纱布擦净外阴。

⑩如需留置导尿管，用注射器向气囊管内注入无菌水约10mL，牵拉一下导尿管观察是否已固定，连接一次性尿袋，尿袋引流管用别针挂于床旁，将尿管标识粘贴在引流管上。

⑪撤去导尿用物品，脱下手套后协助患者穿好裤子，盖好被子，告知患者导尿结束，询问患者有无不适、需要及疑问。拉开床间隔帘（或撤去屏风）。

⑫妥善处理导尿用物品，记录导尿量、尿液外观特征等，如留有标本及时送检。

（2）女患者导尿术

①携带导尿物品至患者床旁，告知房间内除患者以外的其他人员暂时离开，关闭门窗，拉上隔帘（或用屏风遮挡）以保护患者隐私。

②能自理的患者，嘱其清洗外阴，不能完成的患者，协助其清洗外阴。

③协助患者退下对侧（左侧）裤腿盖在近侧（右侧）腿上，将盖被斜盖在对侧（左侧）腿上以保暖。嘱患者取仰卧位，双腿稍屈膝外展，露出外阴，将尿垫垫于臀下。

④打开一次性无菌导尿包，将弯盘放于患者两腿之间，取消毒棉球1包倒入弯盘内的右侧，左手戴手套，右手用镊子夹取消毒棉球，进行第一次消毒，消毒顺序是由上至下，由外向内，阴阜→两侧大阴唇→两侧小阴唇→尿道口，最后一个消毒棉球消毒尿道口至肛门。用过的棉球放在弯盘内左侧，每个棉球只能用一次，第一次消毒完毕，脱下手套放入弯盘内移至床尾。

⑤将打开的一次性无菌导尿包移至两腿之间，双手戴好手套，铺洞巾（洞巾的下缘连接导尿包包布形成临时无菌区），将未使用的弯盘放置于会阴部。

⑥检查导尿管是管通畅，气囊是否漏气。撕开石蜡油棉球包，用石蜡油棉球润滑导尿管前端18~20cm后放于治疗盘内。撕开消毒棉球包，将消毒棉球倒入弯盘内右侧。

⑦以左手拇、示指分开并固定小阴唇，右手持镊子夹住消毒棉球进行第二次消毒，顺序是尿道口→两侧小阴唇→尿道口，每个部位用一个消毒棉球，每个棉球只用一次。污染物放于床尾弯盘内。

⑧嘱患者放松并张口呼吸，左手固定小阴唇，将导尿管尾端置于治疗盘内，右手

持卵圆钳夹住导尿管轻轻插入尿道内4~6cm，插进过程中注意观察患者的表情，询问有无不适，见尿液流出后再插入1~2cm，然后固定导尿管，将尿液引流入治疗盘内，仔细观察尿液外观，需要时留取尿标本，嘱患者放松。

⑨导尿结束，缓慢拔除尿管，用纱布擦净外阴。

⑩如需留置导尿管，用注射器向气囊管内注入无菌水约10mL，并稍用力牵拉导尿管观察是否已固定，连接一次性尿袋，尿袋引流管用别针挂于床旁，将尿管标识粘贴在引流管上。

⑪撤去导尿用物品，脱下手套后协助患者穿好裤子，盖好被子，告知患者导尿结束，询问患者有无不适、需要及疑问。拉开床间隔帘（或撤去屏风）。

⑫妥善处理导尿用物品，记录导尿量、尿液外观特征等，如留有标本及时送检。

考点13★★★胸膜腔穿刺术（2020版大纲新增考点）

1. 操作前准备　核查患者信息，查看最新检查报告；与患者及家属沟通，取得配合；询问患者有无麻醉药过敏史，并签署手术同意书；准备物品；将穿刺用物品带至操作地点；安排好操作协助者；清洁双手，戴好帽子、口罩。

2. 操作步骤与方法

（1）再次核对患者基本信息及诊断。

（2）根据患者病情及穿刺目的，给患者取恰当的体位并确定、标记穿刺点。

①胸膜腔穿刺抽气者，患者取仰卧半坐位，穿刺点选择在患侧叩诊为鼓音或听诊呼吸音降低最明显的部位，一般位于患侧锁骨中线第2肋间。

②胸膜腔穿刺抽液者，一般情况良好者，反向骑跨坐于带靠背的椅子上，上肢屈肘交叉置于椅背，前额伏于前臂上，坐好后询问患者是否舒适，能否坚持此坐姿。病情不允许久坐的患者，取仰卧半卧位，患侧后背稍向前垫高，患侧前臂上举抱于枕部，充分暴露胸部后外侧。胸膜腔穿刺抽液的穿刺点应选择在叩诊为实音或听诊呼吸音降低最明显的部位，一般取肩胛线或腋后线第7~8肋间，腋中线第6~7肋间，腋前线第5肋间。

③包裹性积液和局限性积气患者，须结合X线或B超定位穿刺点。

④确定穿刺点后用蘸龙胆紫的棉签在皮肤上做精确的标记，或用拇指指甲在患者皮肤上稍用力掐压出一个"十"字掐痕。

（3）用无菌医用棉签蘸取消毒液进行穿刺点周围皮肤的常规消毒，范围超过穿刺点半径15cm，消毒2~3次，后一次消毒范围应小于前一次范围。戴无菌手套，覆盖消毒洞巾。

（4）让助手打开局部麻醉剂安瓿，用5mL注射器抽取麻醉剂，在穿刺点的下一肋间上缘倾斜进针穿入皮下，以免损伤肋间血管和神经，少量推注麻醉剂后，将注射针直立，自皮肤至胸膜壁层逐层进行局部浸润麻醉。麻醉过程中边进针边回抽，直至有突破感并能回抽出积液或积气，用无菌纱布压住进针部位拔出注射器，进针深度作为胸腔穿刺针进针深度的参考。

（5）胸穿针连接好胶皮管，用血管钳将胶皮管夹闭。一手示指、中指绷紧并固定住穿刺处皮肤，另一手持胸穿针刺入穿刺点皮下，然后沿肋骨上缘按局部浸润麻醉的路径缓慢进针，当有落空感时提示穿透壁层胸膜进入胸膜腔。

（6）助手将胶皮管末端接排空的50mL注射器，松开夹闭胶皮管的血管钳，开始抽液或抽气。注射器吸满后，先用血管钳夹闭胶皮管，拔出注射器将液体注入留标本试管及备好的容器内（气体则排入大气中），排空注射器后再接上胶皮管松开血管钳继续抽液或抽气。反复操作达到穿刺目的，注意记录抽液量或抽气量。

（7）夹闭乳胶管，用无菌纱布按压住穿刺点拔出穿刺针，压迫穿刺点片刻（1~2分钟）后，用无菌棉签蘸取消毒液进行局部消毒，观察针刺点有无溢液，覆盖无菌纱布，用医用胶带固定。

（8）详细记录抽出液体的量、色泽、混浊度等，并尽快送检标本。

（9）协助患者回到病床，整理好衣服，仰卧位休息，与患者简单交流操作情况，检查血压、脉搏有无明显变化，术后严密观察患者有无气胸、血胸、肺水肿及胸腔感染等并发症。

（10）按要求妥善处理穿刺用物品。

考点14★★★腹腔穿刺术（2020版大纲新增考点）

1. 操作前准备　核查患者信息，查看最新检查报告；与患者及家属沟通，取得配合；询问患者有无麻醉药过敏史，并签署手术同意书；准备物品；将穿刺用物品带至操作地点；安排好操作协助者；清洁双手，戴好帽子、口罩。

2. 操作步骤与方法

（1）再次核对患者基本信息及诊断，视诊、叩诊腹部，用皮尺测量腹围，核实腹水情况。

（2）根据患者病情及穿刺目的，给患者取恰当的体位并确定、标记穿刺点。

1）疑为腹腔内出血或腹水量少，进行诊断性腹腔穿刺时，患者取侧卧位，穿刺点选在贴近床面侧脐水平线与腋前线或腋中线交点处。

2）抽取腹水缓解腹腔内压力时，患者取仰卧半卧位或平卧位，穿刺点有两个：①脐与左髂前上棘连线的中外1/3交界处，此处穿刺可避免损伤腹壁下动脉及肠管（放腹水时首选用左侧）；②下腹部正中线上脐与耻骨联合上缘连线中点的上1cm，偏左或偏右1~1.5cm处，此处穿刺较安全。

（3）用无菌医用棉签蘸取皮肤消毒液（碘伏等），在穿刺部位自内向外进行画圈式皮肤消毒，消毒范围直径约15cm，待消毒液晾干后，再重复消毒1次，第2次消毒范围应略小于第一次。查看局部麻醉药名称及剂量。

（4）打开一次性腹腔穿刺包，戴无菌手套，检查一次性腹腔穿刺包内物品是否齐全。

（5）铺无菌洞巾，助手打开局部麻醉剂安瓿，操作者用5mL注射器抽取，一手拇指与示指绷紧穿刺点皮肤，另一手持针斜行刺进穿刺点皮下，注射麻醉剂形成小皮丘后，自皮肤至腹膜壁层逐层注射麻醉。每次注药前应回抽观察有无血液、腹水抽出。

（6）检查穿刺针，夹闭穿刺针连接的胶皮管，操作者用左手拇指与示指固定穿刺部位皮肤，右手持腹腔穿刺针在麻醉处先稍倾斜刺进皮下然后垂直刺入腹壁，待有明显抵抗感时，提示针尖已穿过腹膜壁层。助手戴手套后，用消毒血管钳在皮肤接近进针处协助固定穿刺针，操作者用50mL注射器连接胶皮管抽取腹水，并留样送检。

（7）诊断性穿刺时，可直接用20mL或50mL注射器及适当长度针头直接进行穿刺。大量放液时，每次应夹闭胶皮管后再拔出注射器排放腹水，注意抽取腹水的速度不宜过快，将腹水注入备好的容器中计量并根据需要送实验室检查。

（8）抽液完毕，用无菌纱布压住穿刺部位拔出穿刺针，穿刺点用消毒棉球擦拭后，覆盖无菌纱布，稍用力压迫穿刺部位数分钟，用医用胶带固定。

（9）操作结束后协助患者平卧位休息，测量腹围、脉搏、血压，检查腹部体征。简单与患者沟通操作情况，嘱患者卧床休息，如有不适及时呼叫医护人员。

（10）详细记录穿刺操作过程及腹水性状、抽取腹水量等。

三、实战演练

1. 演示颈椎损伤的搬运方法（2019、2018、2017、2016）。

参考答案：

（1）操作前准备：了解受伤过程，查看现场安全性；评估伤者生命征；准备担架、固定带、颈托等；没有专用搬运器材时可就地取材。

（2）操作步骤与方法

1）搬运前的现场急救处理：①确定有颈椎损伤后，应进一步判断有无颅脑损伤、内脏损伤及肢体骨折等，如果发现伤处，应进行恰当的现场处理，再行搬运。②实施现场处理及搬运过程中，如伤者发生心脏呼吸骤停，应停止搬运立即实施心肺复苏术。

2）颈椎损伤的搬运：①可先用颈托固定颈部。②搬运一般需要由三人或四人共同完成，可求助于现场的成年目击者。进行搬运时一人蹲在伤者的头顶侧，负责托下颌和枕部，并沿脊柱纵轴略加牵引力，使颈部保持中立位，与躯干长轴呈一条直线，其他三人分别蹲在伤者的右侧胸部、右侧腰臀部及右下肢旁，由头侧的搬运者发出口令，四人动作协调一致将伤者平直地抬到担架（或木板）上。③放置头部固定器将伤者的头颈部与担架固定在一起，或在伤者头及颈部两侧放置沙袋或卷紧的衣服等，然后用三角巾或长条围巾等将伤者头颈部与担架（或木板）捆扎固定在一起，防止在搬运中发生头颈部移动，并保持呼吸道通畅。

2. 演示前臂屈曲加垫止血法的操作方法（2022、2021、2019、2018、2017、2016、2015、2014、2013）。

参考答案：

（1）操作前准备：判断出血的性质（动脉性、静脉性、毛细血管性出血）；根据出血的性质及部位选用止血物品；应用止血带前应检查弹性及抗拉伸性。

（2）操作步骤与方法：先抬高患肢以增加静脉回心血量。在肘处垫以卷紧的棉垫卷或毛巾卷，然后将肘关节尽力屈曲，借衬垫物压住动脉以减少或终止出血，并用绷带或三角巾将肢体固定于能有效止血的屈曲位。精确记录止血的时间并标记在垫布上。

3. 演示口对口人工呼吸的操作方法（2020、2019、2018、2016、2015、2014）。

参考答案：在患者口部覆盖无菌纱布或一次性屏障消毒面膜（施救者戴着一次性口罩时不需要覆盖无菌纱布，可直接吹气），施救者用左手拇指和示指堵住患者鼻孔，右手固定患者下颌，打开患者口腔，施救者张大口将患者口唇严密包裹住，稍缓慢吹气，吹气时用眼睛的余光观察患者胸廓是否隆起。每次吹气时间不少于1秒，吹气量500~600mL，以胸廓明显起伏为有效。吹气完毕，松开患者鼻孔，使患者的胸廓自然回缩将气体排出，随后立即给予第2次吹气。吹气2次后立即实施下一周期的心脏按压，交替进行。心脏按压与吹气的比例为30∶2。

4. 演示外科洗手的操作方法（2022、2021、2020、2019、2018、2017）。

参考答案：

（1）操作前准备：着装符合要求（戴好口罩、帽子）；双手及手臂无破损，取下饰品；修剪指甲；查看洗手清洁剂能否正常使用。

（2）操作步骤与方法：①用流动水冲洗双手、前臂和上臂下1/3。②取适量抗菌洗手液（约3mL）涂满双手、前臂、上臂至肘关节以上10cm处，按七步洗手法清洗双手、前臂至肘关节以上10cm处。七步洗手法：手掌相对→手掌对手背→双手十指交叉→双手互握→揉搓拇指→指尖→手腕、前臂至肘关节以上10cm处。两侧在同一水平交替上升，不得回搓。③用流动水冲洗清洗剂，水从指尖到双手、前臂、上臂，使水从肘下流走，沿一个方向冲洗，不可让水倒流，彻底冲洗干净。④再取适量抗菌洗手液（约3mL）揉搓双手，按照七步洗手法第二次清洗双手及前臂至肘关节以上10cm。⑤用流动水冲洗清洗剂，水从指尖到双手、前臂、上臂，使水从肘下流走，沿一个方向冲洗，不可让水倒流，彻底冲洗干净。⑥抓取无菌小毛巾中心部位，先擦干双手，然后将无菌小毛巾对折呈三角形，底边置于腕部，直角部位向指端，以另一手拉住两侧对角，边转动边顺势向上移动至肘关节以上10cm处，擦干经过部位水迹，不得回擦；翻转毛巾，用毛巾的另一面以相同方法擦干另一手臂。操作完毕将擦手巾弃于指定容器内。⑦保持手指朝上，将双手悬空举在胸前，自然晾干手及手臂。

5. 演示气囊-面罩简易呼吸器的使用方法（2022、2021、2020、2019、2018、2017、2016）。

参考答案：

（1）操作前准备：检查呼吸器各装置是否无破损，单向活瓣工作正常，管道通畅。

（2）操作步骤与方法

①简易呼吸器连接氧气，氧流量8~10L/min。

②患者取去枕仰卧位，清除口腔分泌物，摘除假牙，头后仰打开气道。

③施救者站在患者头顶处或头部一侧，一手托起患者下颌，使患者头后仰以打开气道，将气囊面罩尖端向上罩在患者的口鼻部。

④一手以"CE"手法固定面罩（C法：拇指和示指将面罩紧扣于患者口鼻部，固定面罩，保持面罩密闭无漏气。E法：中指、无名指和小指放在患者下颌角处，向前上托起下颌，保持气道通畅），另一手用拇指与其余四指的对应力挤压简易呼吸器气

囊，每次挤压时间大于1秒，单次通气量成人为500～600mL，频率为12～16次/分，按压和放松气囊的时间比为1：（1.5～2）。

6. 演示胸腰椎损伤的搬运方法（2021、2020、2019、2018、2017、2016）。

参考答案：

（1）操作前准备：了解受伤过程，查看现场安全性；评估伤者生命征；准备担架、固定带、颈托等；没有专用搬运器材时可就地取材。

（2）操作步骤与方法

1）搬运前的现场急救处理：①确定有胸腰椎损伤后，应进一步判断有无颅脑损伤、内脏损伤及肢体骨折等，如果发现伤处，应进行恰当的现场处理，再行搬运。②实施现场处理及搬运过程中，如伤者发生心脏呼吸骤停，应停止搬运立即实施心肺复苏术。

2）胸腰椎损伤的搬运：①在搬动时，尽可能减少不必要的活动，以免引起或加重脊髓损伤。②搬运一般需要由三人或四人共同完成，可求助于现场的成年目击者。进行搬运时一人蹲在伤者的头顶侧，负责托下颌和枕部，并沿脊柱纵轴略加牵引力，使颈部保持中立位，与躯干长轴呈一条直线，其他三人分别蹲在伤者的右侧胸部、右侧腰臀部及右下肢旁，由头侧的搬运者发出口令，四人动作协调一致并保持脊柱平直，将伤者平抬平放至硬质担架（或木板）上。③分别在胸部、腰部及下肢处用固定带将伤者捆绑在硬质担架（或木板）上，保持脊柱伸直位。

7. 演示心肺复苏胸外按压的操作方法（2022、2021、2020、2019、2018、2017、2016、2015、2014、2013）。

参考答案：①按压部位：胸骨中下1/3处（少年、儿童及成年男性可直接取两侧乳头连线的中点）。②按压方法：左手掌根部放置在按压点上紧贴患者的胸部皮肤，手指翘起脱离患者胸部皮肤。将右手掌跟重叠在左手掌根背部，手指紧扣向左手的掌心部，上半身稍向前倾，双侧肘关节伸直，双肩连线位于患者的正上方，保持前臂与患者胸骨垂直，用上半身的力量垂直向下用力按压，然后放松使胸廓充分弹起。放松时掌根不脱离患者胸部皮肤，按压与放松的时间比为1：1。③按压要求：成人按压时使胸骨下陷5～6cm，按压频率为100～120次/分。连续按压30次后给予2次人工呼吸。有多位施救者分工实施心肺复苏术时，每2分钟或5个周期后，可互换角色，保证按压质量。

8. 演示戴无菌手套的操作方法（2022、2021、2020、2019、2018、2017）。

参考答案：

（1）操作前准备：着装符合要求；戴好口罩、帽子；完成外科手消毒；查看无菌手套类型、号码是否合适、无菌有效期。

（2）操作步骤与方法：①选取合适的操作空间，确保戴无菌手套过程中不会因为手套放置不当或空间不足而发生污染事件。②撕开无菌手套外包装，取出内包装平放在操作台上。③一手捏住两只手套翻折部分，提出手套，适当调整使两只手套拇指相对并对齐。④右手（或左手）手指并拢插入对应的手套内，然后适当张开手指伸入对应的指套内，再用戴好手套的右手（或左手）的 2~5 指插入左手（或右手）手套的翻折部内，用相同的方法将左手（或右手）插入手套内，并使各手指到位。⑤分别将手套翻折部分翻回盖住手术衣袖口。⑥在手术或操作开始前，应将双手举于胸前，严禁碰触任何物品而发生污染事件。

9. 演示穿手术衣的操作方法（2022、2021、2020、2019、2018、2017）。

参考答案：

（1）操作前准备：基础着装符合要求；戴好帽子、口罩；完成外科手消毒；查看无菌手术衣的类型、号码是否合适、无菌有效期。

（2）操作步骤与方法：①从已打开的无菌手术衣包内取出无菌手术衣一件，环视四周，选择较大的空间穿手术衣。②提起手术衣两肩及衣领折叠处，将衣领展开，内面朝向自己，正面向外，轻轻将手术衣抖开。③稍向上掷起手术衣，顺势将两手同时插入对应的衣袖内并尽量向前伸，将两手自袖口伸出。如双手未能完全伸出，可由巡回护士（或助手）在后面拉紧领部衣带将手伸出袖口。④由助手在身后系好领部、背部系带。⑤戴好无菌手套，然后一手提起腰带，传递给巡回护士（或助手），协助将腰带绕过后背至前侧部，并将手术衣的后面衣幅完全包盖住后背部，由本人再自行系好腰带。

10. 演示股骨闭合性骨折的固定方法（2022、2019、2018）。

参考答案：

（1）操作前准备：评估伤者生命征；查明伤情，根据需要准备夹板、棉垫、绷带、三角巾等；如无专用小夹板，可现场取材。

（2）操作步骤与方法：①夹板固定法：将伤肢放置伸直固定位，取长夹板置于伤肢外侧面，夹板长及伤侧腋窝至脚踝，另一夹板放置在伤肢内侧，然后用绷带取大腿上部、膝关节上方、脚踝上方三处捆绑固定，搬运时可用绷带或三角巾将双下肢与担架固定在一起，加强固定作用。②健肢固定法：无长夹板时，在膝、踝关节及两腿之间的空隙处加棉垫或折叠的衣服，用绷带或三角巾将双下肢分别在大腿上部、膝关节上方、脚踝上方三处捆绑在一起。

11. 演示前臂闭合性骨折的固定方法（2019、2018）。

参考答案：

（1）操作前准备：评估伤者生命征；查明伤情，根据需要准备夹板、棉垫、绷带、三角巾等；如无专用小夹板，可现场取材。

（2）操作步骤与方法：伤肢取肘关节屈曲呈直角位，将两块夹板分别置于前臂的屈侧及伸侧面，用绷带分别捆绑固定肘、腕关节，然后用三角巾将肘关节屈曲功能位悬吊于胸前，用另一条三角巾将伤肢固定于胸廓。若无夹板，先用三角巾将伤肢悬吊于胸前，然后用另一条三角巾将伤肢固定于胸廓。

12. 演示上臂闭合性骨折的固定方法（2021、2020、2019、2018）。

参考答案：

（1）操作前准备：评估伤者生命征；查明伤情，根据需要准备夹板、棉垫、绷带、三角巾等；如无专用小夹板，可现场取材。

（2）操作步骤与方法：伤肢取肘关节屈曲呈直角位，长夹板放在上臂的外侧，长及肩关节及肘关节，短夹板放置在上臂内侧，用绷带分三个部位捆绑固定，然后用一条三角巾将前臂悬吊于胸前，用另一条三角巾将伤肢与胸廓固定在一起。若无可用的夹板，可用三角巾先将伤肢固定于胸廓，然后用另一条三角巾将伤肢悬吊于胸前。

13. 演示腹部手术区皮肤消毒的操作方法（2021、2020、2019、2018）

参考答案：

（1）操作前准备：做好手术前皮肤准备；基础着装符合要求；戴好帽子、口罩；完成外科手消毒；核对患者信息等；准备消毒器具及消毒剂。

（2）操作步骤与方法：①将无菌纱布或消毒大棉球用消毒剂彻底浸透，用卵圆钳夹住消毒纱布或大棉球，由腹部手术切口中心向四周稍用力涂擦，涂擦某一部位时方向保持一致，严禁做往返涂擦动作。消毒范围应包括手术切口周围半径15cm的区域，并应根据手术可能发生的变化适当扩大范围。②重复涂擦3遍，第2、第3遍涂擦的范围均不能超出上一遍的范围。③如为感染伤口，则应从外周向感染伤口处涂擦。④使用过的消毒纱布或大棉球应按手术室要求处置。

14. 演示无菌伤口（切口）换药的操作方法（2022、2021、2020、2019、2016、2015、2014、2013）。

参考答案：

（1）操作前准备：清洗双手，戴好帽子、口罩；核对患者信息等；告知操作目的，取得配合；准备换药物品；特殊伤口可事先查验伤口。

（2）操作步骤与方法

①根据病情及换药需要，给患者取恰当的体位，要求使患者舒适不易疲劳，不易发生意外污染事件，伤口暴露充分，采光良好，便于操作者及需要时有助手相助的操作，伤口部位尽量避开患者的视线。

②将一次性换药包打开，并将其他换药物品合理地放置在医用推车上，再一次查验物品是否齐全、能用且够用。

③操作开始，先用手取下外层敷料（勿用镊子），再用1把镊子取下内层敷料。揭除内层敷料应轻巧，一般应沿伤口长轴方向揭除；若内层敷料粘连在创面上，则不可硬揭，可用生理盐水棉球浸湿后稍等片刻再揭去，以免伤及创面引起出血。

④双手执镊，右手镊接触伤口，左手镊子保持无菌，从换药碗中夹取无菌物品传递给右手镊子，两镊不可碰触。

⑤用0.75%吡咯烷酮碘（碘伏）或2.5%碘酊消毒，由伤口中心向外侧消毒伤口及周围皮肤，涂擦时沿切口方向单向涂擦，范围半径距切口3~5cm，连续擦拭2~3遍。如用2.5%碘酊消毒，待碘酊干后再用70%酒精涂擦2~3遍脱碘。

⑥伤口分泌物较多且创面较深时，先用干棉球及生理盐水棉球清除分泌物，然后按感染伤口方法消毒。

⑦消毒完毕，一般创面用消毒凡士林纱布覆盖，污染伤口或易出血伤口根据需要

放置引流纱条。

⑧用无菌纱布覆盖伤口，覆盖范围应超过伤口边缘3cm以上，一般8~10层纱布，医用胶带固定，贴胶带的方向应与肢体或躯干长轴垂直。

15. 演示弹性止血带止血法的操作方法（2016、2015、2014、2013）。

参考答案：

（1）操作前准备：判断出血的性质（动脉性、静脉性、毛细血管性出血）；根据出血的性质及部位选用止血物品；应用止血带前应检查弹性及抗拉伸性。

（2）操作步骤与方法：扎止血带之前先抬高患肢以增加静脉回心血量。将三角巾、毛巾或软布等织物包裹在扎止血带部位的皮肤上，扎止血带时左手掌心向上，手背贴紧肢体，止血带一端用虎口夹住，留出长约10cm的一段，右手拉较长的一端，适当拉紧拉长，绕肢体2~3圈，然后用左手的示指和中指夹住止血带末端用力拉下，使之压在缠绕在肢体上的止血带的下面。精确记录扎止血带的时间并标记在垫布上。

16. 演示加压包扎止血法的操作方法（2015）

参考答案：用无菌敷料或洁净的毛巾、手绢、三角巾等覆盖伤口，加压包扎达到止血目的。必要时可将手掌放在敷料上均匀加压。

17. 演示颈椎无损伤开放气道的操作方法（2014、2013）。

参考答案：①仰头举颏法：施救者将左手小鱼际置于患者前额眉弓上方，下压使其头部后仰，另一手示指和中指置于下颏处，将下颏向前上方抬起，协助头部充分后仰，打开气道。②仰头抬颈法：施救者右手置于患者颈项部并抬起颈部，左手小鱼际放在前额眉弓上方向下施压，使头部充分后仰，打开气道。

18. 演示颈椎损伤后开放气道的操作方法（2013）。

参考答案：仰头举颏法：施救者将左手小鱼际置于患者前额眉弓上方，下压使其头部后仰，另一手示指和中指置于下颏处，将下颏向前上方抬起，协助头部充分后仰，打开气道。

第三部分 西医临床答辩（含辅助检查结果判读分析）

一、西医临床答辩

（一）考试介绍

考查西医常见疾病的概述、临床诊断、防治措施。本类考题与辅助检查结果判读分析考题2选1抽题作答，每份试卷1题，每题5分，共5分。

【样题】试述消化道溃疡的并发症。

参考答案：①出血。②穿孔。③幽门梗阻。④癌变。

（二）考点汇总

1. 内科疾病

考点1★★ 急性上呼吸道感染

【概述】

急性上呼吸道感染约80%由病毒引起，常见的致病病毒包括鼻病毒、冠状病毒、腺病毒、流感及副流感病毒、呼吸道合胞病毒、埃可病毒、柯萨奇病毒等。

【临床诊断】

（1）诊断要点：①主要诊断依据来自于症状与体征，结合血液一般检查结果即可做出诊断。②有咳嗽症状的患者应进行胸部X线检查排除下呼吸道感染。③一般不需进行病因学诊断，需要时可通过病毒分离、病毒血清学检查或细菌培养，确定病原体。

（2）主要鉴别诊断：主要与疾病初期有类似感冒症状的疾病相鉴别，包括流行性感冒、急性气管–支气管炎、麻疹等急性传染病、过敏性鼻炎等。

（3）临床类型

病名	表现
普通感冒	症见鼻部症状及咽干、咽痒、咳嗽等，可伴有咽痛、流泪、头痛、声音嘶哑等，较重的患者可有发热。体征以鼻腔黏膜充血水肿、咽部充血多见。病程多在一周左右
急性病毒性咽峡炎	症见咽喉部症状，少见咳嗽。急性喉炎表现为咽痒、声音嘶哑甚至讲话困难，部分患者有发热、咽痛、咳嗽。体征以咽部充血水肿、局部浅表淋巴结肿大、触痛为主
急性疱疹性咽喉炎	症见咽痛、发热，体征以咽部充血、局部黏膜表面有疱疹或浅表溃疡形成，周围有红晕。好发于夏季，儿童多见，一般病程为一周左右
急性咽结膜炎	症见发热、咽痛，伴有畏光、流泪等，体征以眼结膜及咽部充血为主。好发于夏季，尤其游泳后，儿童多见，一般病程不超过一周
急性咽扁桃体炎	起病急，症见咽痛、畏寒、发热，体温可高达39℃以上，呈稽留热，主要体征为咽部充血，扁桃体肿大、充血，发病数小时后扁桃体表面可见脓性分泌物，多伴有颌下淋巴结肿大、触痛

（4）辅助检查的临床应用

1）血液一般检查：外周血白细胞计数多正常或偏低，淋巴细胞计数升高，提示为病毒感染；白细胞计数升高伴中性粒细胞增多甚至出现核左移现象，提示为细菌感染。

2）病原学检查：一般不做。

【防治措施】

（1）一般治疗：休息、多饮水、清淡饮食、室内空气流通。

（2）对症治疗：①鼻咽部症状严重者：伪麻黄碱。②中等度以上发热者：解热镇痛药。③大量出汗者：补充水、电解质。

（3）抗生素治疗：①免疫功能缺陷者：利巴韦林、奥司他韦等。②普通感冒伴有外周血白细胞升高等细菌感染证据者：青霉素类、头孢菌素类或大环内酯类抗生素。

考点2★★慢性支气管炎（2020版大纲新增考点）

【概述】

病因尚不完全清楚。病理改变主要累及支气管黏膜，病情继续发展支气管壁向其周围组织扩散，最终发展成为阻塞性肺疾病。

【临床诊断】

（1）诊断依据：依据咳嗽、咳痰，或伴有喘息，每年发病持续超过3个月，连续2年或2年以上，咳、痰、喘具有慢性支气管炎的临床特点，并排除其他慢性气道疾病，即可诊断。

慢性支气管炎的主要临床特点是缓慢起病，病程长，反复急性发作而病情加重。咳嗽一般晨间为主，睡眠时有阵咳或排痰。痰一般呈白色黏痰或浆液泡沫痰，偶可带血。部分患者急性加重时有喘息，称为喘息性支气管炎。

（2）主要鉴别诊断

1）咳嗽变异型哮喘：以刺激性咳嗽为特征，灰尘、油烟、冷空气等容易诱发咳嗽，常有过敏疾病史。发病后经抗生素治疗无效，支气管激发试验或支气管扩张试验阳性有助于鉴别。

2）肺结核：常有发热、乏力、盗汗及消瘦等症状，痰液查抗酸杆菌及胸部X线检查有助于鉴别。

3）原发性支气管肺癌：多有长期吸烟史，以顽固性刺激性咳嗽为特征，或过去有咳嗽史，近期咳嗽性质发生改变，痰中带血。痰脱落细胞学、胸部CT、支气管镜及组织活检等检查，可明确诊断。

（3）临床分期：①急性发作期：1周内出现脓性或黏液脓性痰，痰量明显增加；或伴有发热等炎症表现或咳、痰、喘等症状任何一项明显加剧。②慢性迁延期：有不同程度的咳、痰、喘症状迁延1个月以上。③临床缓解期：经治疗或临床缓解，症状基本消失或偶有轻微咳嗽，少量痰液，保持2个月以上者。

（4）辅助检查的临床应用

1）X线检查：可观察到慢性支气管炎因支气管壁增厚、细支气管或肺泡间质炎症细胞浸润或纤维化而出现的肺纹理增粗、紊乱，可呈网状或条索状、斑点状阴影，以双下肺野明显。

2）肺功能检查：发生广泛小气道阻塞时，出现最大呼气流速明显降低，第一秒用力呼气容积（FEV_1）明显降低。

3）血液一般检查：合并肺部细菌感染时出现外周血白细胞总数和中性粒细胞计数增高。

4）痰液检查：可发现革兰阳性菌或革兰阴性菌及大量被破坏的白细胞、杯状细胞。

【防治措施】

（1）急性加重期治疗：①控制感染：氟喹诺酮类、大环内酯类、β-内酰胺类或磺胺类抗生素。如痰培养查明致病菌，应按药敏试验选用抗菌药。②止咳祛痰：复方氯化铵合剂、溴已新、盐酸氨溴索等。干咳为主者可用镇咳药物如右美沙芬等。③平喘：氨茶碱或茶碱控释剂，或长效 β₂激动剂、糖皮质激素吸入剂等。

（2）缓解期治疗：①戒烟，避免吸入有害气体和其他有害颗粒。②增强体质，预防感冒。③反复呼吸道感染者，可试用免疫调节剂或中医中药治疗。

考点3★★★ 慢性阻塞性肺疾病

【概述】

本病最主要的病因是吸烟，职业粉尘和化学物质、环境污染、感染因素、蛋白酶-抗蛋白酶失衡、氧化应激、自主神经功能失调、营养不良、气温变化等均与COPD发病有关。

【临床诊断】

（1）诊断要点：①有长期吸烟等高危因素史。②结合临床症状、体征及肺功能检查结果等综合分析诊断。③不完全可逆的气流受限是诊断的必备条件，吸入支气管扩张剂后 $FEV_1/FVC<70\%$。

（2）分级诊断：COPD患者气流受限严重程度的肺功能分级见下表。

肺功能分级	患者 $FEV_1\%$
GOLD1级（轻度）	≥80
GOLD2级（中度）	50～79
GOLD3级（重度）	30～49
GOLD4级（极重度）	<30

（3）临床分期：①急性加重期：短期内咳嗽、咳痰、气短和（或）喘息加重，痰量增多，呈脓性或黏液脓性，可伴发热等症状。②稳定期：患者咳嗽、咳痰、气短等症状稳定或症状较轻。

（4）并发症诊断：①慢性呼吸衰竭。②自发性气胸。③慢性肺心病。

（5）辅助检查的临床应用

1）肺功能检查：第一秒用力呼气容积（FEV_1）减少，且 $FEV_1/FVC<70\%$，是诊断气流受限的主要客观依据。

2）胸部X线：早期可无变化，疾病进展可出现肺纹理增粗、紊乱等非特异性改变及肺气肿改变。

3）动脉血气分析：明确是否发生呼吸衰竭及其类型。

【防治措施】

（1）急性加重期：①控制感染：敏感抗生素静脉或口服给药。②扩张支气管：应用短效 β₂受体激动剂，若效果不显著，加用抗胆碱能药物。病情严重者可考虑茶碱类药。③氧疗。④应用糖皮质激素。⑤其他治疗。

（2）稳定期：①健康教育：劝导戒烟。②支气管扩张剂：β₂肾上腺素受体激动剂、抗胆碱能药、茶碱类药。③祛痰药：盐酸氨溴索、N-乙酰半胱氨酸或稀化黏素。

④糖皮质激素：沙美特罗+氟地卡松、福莫特罗+布地奈德。⑤家庭氧疗。⑥康复治疗。

考点4★★★ 慢性肺源性心脏病

【概述】

COPD是慢性肺心病最常见的病因，占病因的80%～90%，其他病因有重症支气管哮喘、支气管扩张症、间质性肺病、严重的脊柱畸形、特发性肺动脉高压等。

【临床诊断】

（1）诊断要点：结合病史、体征及实验室检查，综合做出诊断。在慢性呼吸系统疾病的基础上，一旦发现有肺动脉高压、右心室肥大的体征或右心功能不全的征象，排除其他引起右心病变的心脏病，即可诊断。若出现呼吸困难、颈静脉怒张、紫绀，或神经精神症状，为发生呼吸衰竭表现；如有下肢或全身水肿、腹胀、肝区疼痛，提示发生右心衰竭，为急性加重期的主要诊断依据。

（2）分期诊断：①肺、心功能代偿期（缓解期）：以原发病表现为主，同时伴有肺动脉高压和右心室肥大体征，包括：肺动脉瓣区S_2亢进；三尖瓣区出现收缩期杂音，剑突下触及心脏收缩期搏动；可出现颈静脉充盈、肝淤血肿大等。②肺、心功能失代偿期（急性加重期）：除上述症状加重外，相继出现呼吸衰竭和心力衰竭的临床表现，甚至出现并发症。

（3）主要鉴别诊断：主要与冠心病鉴别，两者均多见于中老年患者，均可出现心脏增大、肝肿大、下肢水肿及紫绀等，慢性肺心病患者心电图V_1～V_3可呈QS型，又酷似心肌梗死的心电图改变，但冠心病患者多有心绞痛或心肌梗死病史，心脏增大主要为左心室肥大，心尖区可闻及收缩期杂音，X线检查显示心脏向左下扩大，心电图显示缺血型ST-T改变等客观改变，有助于鉴别诊断。

（4）并发症诊断：①肺性脑病。②酸碱平衡失调及电解质紊乱。③心律失常。④休克。⑤消化道出血。

（5）辅助检查的临床应用

1）胸部X线：肺、胸原发疾病及急性肺部感染的征象、肺动脉高压征及右心室肥大。

2）心电图：右心室肥大。

3）动脉血气分析：多数出现Ⅱ型呼衰，表现为$PaO_2<60mmHg$伴有$PaCO_2>50mmHg$。

4）血液检查：见红细胞、血红蛋白升高。

5）超声心动图：肺动脉内径增大，右室内径增大，右室流出道增宽，右室前壁厚度增加，肺动脉压力>20mmHg。

【防治措施】

急性加重期：①控制感染：关键性治疗措施，一般可首选青霉素类、氨基糖苷类、氟喹诺酮类、头孢菌素类。②改善呼吸功能，纠正呼吸衰竭。③控制心力衰竭：利尿剂（氢氯噻嗪联合螺内脂）、强心剂、血管扩张剂。④控制心律失常。⑤应用糖皮质激素。⑥抗凝治疗。⑦处理并发症：肺性脑病、酸碱平衡和电解质紊乱等。

考点5★★★ 支气管哮喘

【概述】

病因包括：①遗传因素。②环境因素：吸入性激发因素，如尘螨、花粉、动物羽毛、汽车尾气等；食入性激发因素，包括鱼、虾、蟹、牛奶等动物蛋白；药物，如阿司匹林、抗生素等；其他，如运动、寒冷空气等。

【临床诊断】

（1）诊断标准：①反复发作喘息、气急、胸闷或咳嗽。②发作时在双肺可闻及散在或弥漫性，以呼气相为主的哮鸣音，呼气相延长。③上述症状和体征可经治疗缓解或自行缓解。④除外其他疾病所引起的喘息、气急、胸闷和咳嗽。⑤临床表现不典型者具备以下1项：支气管激发试验阳性；支气管舒张试验阳性；昼夜PEF变异率≥20%。符合1~4条或4、5条者，即可诊断。

（2）病情分级：急性发作期严重程度分级：轻度发作、中度发作、重度发作、危重发作。

（3）主要鉴别诊断

1）心源性哮喘：左心衰竭临床表现为呼吸困难、发绀、咳嗽、咳白色或粉红色泡沫痰，与支气管哮喘症状相似，但心源性哮喘多有高血压、冠心病、风心病等病史和体征，两肺不仅可闻及哮鸣音，尚可闻及广泛的水泡音，查体左心界扩大，心率增快，心尖部可闻及奔马律。影像学改变为以肺门为中心的蝶状或片状模糊阴影。

2）慢性阻塞性肺疾病：多于中年后起病，症状缓慢进展，逐渐加重，多有长期吸烟史或吸入有害气体史，气流受限基本为不可逆性；哮喘则多在儿童或青少年期起病，症状起伏大，常伴过敏性鼻炎等，部分患者有哮喘家族史，气流受限多为可逆性。

3）原发性支气管肺癌：中央型支气管肺癌肿瘤压迫支气管，引起支气管狭窄，或伴有感染时，亦可出现喘鸣音或哮喘样呼吸困难，但肺癌的呼吸困难及喘鸣症状呈进行性加重，常无明显诱因，咳嗽咳痰，痰中带血。痰找癌细胞、胸部X线、CT、MRI或纤维支气管镜检查可明确诊断。

（4）并发症诊断：发作期并发症可见自发性气胸、纵隔气肿、肺不张、急性呼吸衰竭等。

（5）辅助检查的临床应用

1）血液一般检查：发作期嗜酸性粒细胞增多，并发肺部感染者可有白细胞总数升高和中性粒细胞增多。

2）肺功能：PEF测定值占预计值的百分率和PEF昼夜变异率是判断病情严重程度的重要指标。

3）免疫学和过敏原检测：慢性持续期血清中特异性IgE和嗜酸性粒细胞阳离子蛋白（ECP）含量测定有助于诊断。

4）胸部X线：急性发作期两肺透光度增加，呈过度充气状态。

5）动脉血气分析：哮喘发作程度较轻，PaO_2和$PaCO_2$正常或轻度下降；中度哮喘发作，PaO_2 下降而 $PaCO_2$ 正常，重度哮喘发作，PaO_2 明显下降而 $PaCO_2$ 超过正常，并可出现呼吸性酸中毒和（或）代谢性酸中毒。

【防治措施】

（1）治疗目标：长期控制症状，预防未来风险的发生，保证患者有正常或接近正常的生活工作或学习状态。

（2）避免接触危险因素。

（3）药物治疗：①$β_2$ 受体激动剂；②茶碱类药物；③抗胆碱药物；④糖皮质激素；⑤白三烯调节剂。

（4）重度及为重发作处理：①氧疗与辅助通气。②有效解痉平喘。③纠正水、电解质及酸碱失衡。④控制感染：广谱抗生素。⑤应用糖皮质激素。

考点6★★★肺炎

【概述】

（1）肺炎按病因分为：①细菌性肺炎：最为常见，常见致病菌为肺炎链球菌、葡萄球菌、甲型溶血性链球菌、肺炎克雷伯杆菌、流感嗜血杆菌等。②非典型病原体肺炎。③病毒性肺炎。④肺真菌病。⑤其他病原所致的肺炎。

（2）肺炎按患病环境分为：①社区获得性肺炎（CAP）。②医院内获得性肺炎（HAP）。

【临床诊断】

（1）诊断要点

1）肺炎链球菌肺炎：根据典型症状与体征，结合胸部X线检查，可做出初步诊断。初期为刺激性干咳，继而咳白色黏液痰或痰带血丝，1～2日后可咳出黏液血性或铁锈色痰，铁锈色痰为其特征性临床表现之一，部分患者有病侧胸痛。查体呈急性热病面容，部分有鼻翼扇动、口唇单纯疱疹等，典型患者有肺实变体征，包括患侧呼吸运动减弱、触觉语颤增强、叩诊呈浊音、听诊呼吸音减低或消失，并可出现支气管呼吸音。重症患者有肠胀气，上腹部压痛，多与炎症累及膈、胸膜有关。

2）支原体肺炎：综合临床症状、胸部X线结果及血清学检查结果做出诊断。症状主要有乏力、咽痛、头痛、咳嗽、发热、食欲不振、腹泻、肌痛、耳痛等。咳嗽多为阵发性刺激性呛咳，咳少量黏液痰。发热可持续2～3周，体温恢复正常后可仍有咳嗽，偶伴有胸骨后疼痛，肺外表现更为常见，如皮炎（斑丘疹和多形红斑）等。查体可见咽部充血，儿童偶可并发鼓膜炎或中耳炎，伴颈部淋巴结肿大。胸部查体与肺部病变程度常不相称，可无明显体征。

（2）主要鉴别诊断：肺炎链球菌肺炎应与下列疾病进行鉴别。

1）急性结核性肺炎：急性结核性肺炎（干酪性肺炎）临床表现与肺炎球菌肺炎相似，X线亦有肺实变，但肺结核常有低热、乏力，痰中可找到结核菌。X线显示病变多在肺尖或锁骨上下，密度不均，久不消散，且可形成空洞和肺内播散，抗结核治疗有效。肺炎球菌肺炎经抗生素治疗3～5天，体温多能恢复正常，肺内炎症也较快吸收。

2）肺癌：起病缓慢，常有刺激性咳嗽和少量咯血，无明显全身中毒症状，血白细胞计数升高不显著，若痰中发现癌细胞可确诊。

3）急性肺脓肿：早期临床表现与肺炎球菌肺炎相似，但随病程进展，咳出大量脓臭痰为特征性表现。X线检查可见脓腔及液平面。

(3) 并发症的诊断：严重感染患者易发生感染性休克。其他并发症有胸膜炎、脓胸、心肌炎、脑膜炎、关节炎等。

(4) 辅助检查的临床应用

1）血液一般检查：血白细胞计数明显升高，中性粒细胞分类多在80%以上，并有核左移或细胞内可见中毒颗粒，提示细菌性感染。

2）病原学检查：痰直接涂片发现典型的革兰染色阳性、带荚膜的双球菌，即可初步做出肺炎链球菌肺炎的诊断。

3）胸部X线检查：肺炎链球菌肺炎早期仅见肺纹理增粗、紊乱；肺实变期呈肺叶、肺段分布的密度均匀阴影，并在实变阴影中可见支气管气道征，肋膈角可有少量胸腔积液征；消散期显示实变阴影密度逐渐减低，呈散在的、大小不等的片状阴影。支原体肺炎出现肺部多种形态的浸润影，呈节段性分布，以肺下野为多见，可从肺门附近向外伸展。

4）血清学检查：对支原体肺炎的诊断有一定意义。起病2周后，患者冷凝集试验阳性，滴度大于1：32，如果滴度逐步升高，更具诊断价值。约半数患者对链球菌MG凝集试验阳性。血清支原体IgM抗体的测定可进一步确诊。

【防治措施】

(1) 肺炎链球菌肺炎

1）一般治疗：卧床休息，高热、食欲不振者应静脉补液，注意补充足够蛋白质、热量及维生素。密切观察生命体征，防止休克发生。

2）对症治疗：高热者采用物理降温；氧疗止咳祛痰，胸痛剧烈者可热敷或酌用镇痛药。禁用抑制呼吸中枢明显的镇静药。

3）抗菌药物治疗：首选青霉素G。对青霉素过敏者，可用红霉素或阿奇霉素、林可霉素；重症患者可选用氟喹诺酮类、头孢菌素类等。多重耐药菌株感染者可用万古霉素、替考拉宁。疗程通常为5~7天，或在退热后3天可由静脉用药改为口服，维持数日。

4）感染性休克的处理：①一般处理：平卧，吸氧，监测生命体征等。②补充血容量。③纠正水、电解质和酸碱平衡紊乱。④应用糖皮质激素。⑤应用血管活性药物。⑥控制感染。⑦防治心力衰竭、肾功能不全、上消化道出血及其他并发症。

(2) 支原体肺炎

1）治疗措施：具有自限性，多数病例不经治疗可自愈。抗感染治疗首选大环内酯类抗菌药，常用红霉素、罗红霉素和阿奇霉素等。其他如氟喹诺酮类及四环素类抗菌素也用于肺炎支原体肺炎的治疗。

2）预防措施：避免密切接触患者，多锻炼、适当营养饮食等。

考点7★★★ 肺结核

【概述】

主要经呼吸道传播，排菌的肺结核患者是重要的传染源，也可通过消化道传染，经皮肤、泌尿生殖道传染现已很少见。

【临床诊断】

（1）诊断要点：根据病史尤其是结核病史及结核病接触史，结合症状、体征、胸部X线检查及痰结核菌检查综合做出诊断。肺结核的症状有全身症状及呼吸系统症状，常见长期午后低热、盗汗、乏力、全身不适，伴食欲减退、消瘦。女性可出现月经失调或闭经。呼吸系统症状有慢性咳嗽，多为干咳或咳少量白色痰，继发感染后可有脓性痰，部分患者有不同程度的咯血。全身体征主要有慢性病容，营养不良与消瘦等。

（2）结核病的分类：原发型肺结核、血行播散型肺结核、继发型肺结核、结核性胸膜炎、其他肺外结核、菌阴肺结核。

（3）主要鉴别诊断

1）原发性肺癌：①病史不同，肺癌多有长期吸烟史，肺结核可有结核病史或接触史。②肺癌多见于40岁以上患者，男性居多，肺结核可见于任何年龄。③痰结核菌检查、细胞学检查、胸部CT检查及支气管镜检查有助于鉴别诊断。

2）肺炎：均为肺部感染性炎症的表现，需加以鉴别。①主要与继发型肺结核鉴别。②肺炎起病急，寒战、高热、咳痰明显；而肺结核起病较缓，急性感染的全身表现不突出，早期咳痰较少。③肺炎多伴有外周血WBC显著升高，胸片表现为片状或斑片状阴影；肺结核WBC多轻度升高，肺部X线表现具有多样性、特征性。④痰结核菌检查有助于鉴别诊断。⑤肺炎一般抗生素治疗多有效，肺结核需用敏感的抗结核药物治疗方可见效。

（4）辅助检查的临床应用

1）结核菌检查：确诊肺结核最特异性的方法。痰中找到结核菌是确诊肺结核的重要依据，并提示患者具有传染性，痰菌由阳性转为阴性是判断肺结核疗效的主要根据。

2）X线检查：常见征象有渗出性、干酪样、空洞、纤维钙化等。

3）结核菌素（PPD）试验：有参考价值。

【防治措施】

（1）化疗原则：早期、规律、全程、适量、联合。

（2）常用药：①一线杀菌剂：异烟肼、利福平、链霉素、吡嗪酰胺。②二线抑菌剂：乙胺丁醇、对氨基水杨酸钠、卷曲霉素。③抗结核新药：利福布汀、左氧氟沙星、环丙沙星。

（3）对症治疗：①毒性症状：抗结核药+糖皮质激素。②咯血：量小用氨基己酸、卡巴克洛，量大用垂体后叶素。

考点8★★ 原发性支气管肺癌

【概述】

病因尚不明确，认为与吸烟、空气污染、职业致癌因子、某些癌基因的活化及抗癌基因的丢失、电离辐射、病毒感染、β胡萝卜素和维生素A缺乏等有关。

【临床诊断】

（1）诊断要点：肺癌的早期诊断，依赖于患者的及时就诊及给予必要的辅助检查，影像学、细胞学和病理学检查是肺癌诊断的必要手段。对40岁以上长期大量或过度吸烟患者有下列情况者应注意肺癌的可能：①刺激性咳嗽持续2~3周，治疗无效；②原有慢性呼吸道疾病，咳嗽性质改变者；③持续痰中带血而无其他原因可解释者；④反复发作的同一部位的肺炎，特别是节段性肺炎；⑤原因不明的肺脓肿，无中毒症状，无大量脓痰，抗感染治疗效果不显著者；⑥原因不明的四肢关节疼痛及杵状指（趾）；⑦X线的局限性肺气肿或段、叶性肺不张，孤立性圆形病灶和单侧性肺门阴影增大者；⑧原有肺结核病灶已稳定，而形态或性质发生改变者；⑨无中毒症状的胸腔积液，尤以血性、进行性增加者。

（2）分型诊断

1）按生长部位分为：①中央型肺癌：以鳞状上皮细胞癌和小细胞肺癌较常见。②周围型肺癌：以腺癌较为常见。

2）按组织病理学分为：①非小细胞肺癌：包括鳞状上皮细胞癌（简称鳞癌）、腺癌、大细胞癌和其他（腺鳞癌、类癌、肉瘤样癌等）。②小细胞肺癌：包括燕麦细胞型、中间细胞型、复合燕麦细胞型。

（3）分期诊断

1）非小细胞肺癌分期：①Ⅰ期：肺癌早期，肺癌局限于肺组织中，尚未发生转移。②Ⅱ期：肺癌中期，癌细胞已转移至肺门附近淋巴结。③Ⅲ期：肺癌中晚期，癌细胞已进一步扩散转移至纵隔或肺外淋巴结。④Ⅳ期：肺癌晚期，癌细胞发生广泛转移，出现胸膜、肝、脑、骨等转移病灶。

2）小细胞肺癌分期：①局限期：肺癌局限于一侧肺内或可能转移到附近淋巴结，尚未转移到对侧肺及肺以外部位，可进行一个放射野的根治性治疗。②广泛期：肺癌已转移到双侧肺及胸腔，可转移到肺周围以及肺外其他部位，如肝、脑、骨等。

（4）主要鉴别诊断

1）肺结核：多见于青壮年，病程长，常有持续性发热及全身中毒症状，可有反复的咯血，痰液可检出结核菌，X线检查有结核灶的特征，抗结核药物治疗有效。

2）肺炎：多见于青壮年，急性起病，寒战高热，咳铁锈色痰，外周血白细胞增高，抗生素治疗有效。若起病缓慢，无毒血症表现，抗生素治疗效果不明显，或在同一部位反复发生的肺炎等，应注意肺癌的可能。

（5）辅助检查的临床应用

1）影像学检查：胸部X线如发现可疑肿块阴影，可进一步选用高电压摄片、体层摄片、CT、磁共振显像（MRI）、单光子发射计算机断层显像（SPECT）和正电子发射计算机体层显像（PET）等检查进一步明确。

2）痰脱落细胞：非小细胞肺癌的阳性率较小细胞肺癌者高，可达70%~80%。

3）支气管镜检查：确诊的重要检查方法。

4）肿瘤标志物：包括蛋白质、内分泌物质等

【防治措施】

（1）手术治疗：手术治疗为非小细胞肺癌的主要治疗方法，主要适用于Ⅰ期、Ⅱ期患者，根治性手术切除是首选的治疗措施，除Ⅰ期患者，Ⅱ～Ⅲ期的患者实施根治手术后需辅助化疗。推荐肺叶切除术，肺功能不良者及外周性病变患者可行肺段切除术和楔形切除术。

（2）化学药物治疗（简称化疗）：小细胞肺癌对化疗最敏感，鳞癌次之，腺癌最差。

（3）靶向治疗。

（4）放射治疗（简称放疗）。

（5）生物反应调节剂。

（6）介入治疗。

考点9★★ 慢性呼吸衰竭

【概述】

支气管-肺疾病是慢性呼吸衰竭的主要病因，常见于慢性阻塞性肺疾病、重症肺结核、肺间质纤维化、肺尘埃沉着症等。原发疾病导致呼吸衰竭的主要机制有：①肺通气不足。②通气/血流比例失调。③肺动-静脉样分流。④弥散障碍。⑤机体氧耗量增加。

【临床诊断】

（1）诊断要点：①有慢性支气管-肺疾患如COPD、重症肺结核、肺间质纤维化等导致呼吸功能障碍的原发疾病史。②有缺氧和二氧化碳潴留的临床表现。缺氧表现为呼吸困难、发绀、精神神经症状等。CO_2潴留表现为昼睡夜醒、呼吸、心率增快等。③动脉血气分析$PaO_2<60mmHg$，或伴有$PaCO_2>50mmHg$，即可确立诊断。

（2）临床分型：①Ⅰ型：缺氧而无CO_2潴留，即$PaO_2<60mmHg$，$PaCO_2$正常或降低，主要发生机制为换气功能障碍，见于严重肺部感染性疾病、急性肺栓塞等。②Ⅱ型：缺氧伴CO_2潴留，即$PaO_2<60mmHg$，$PaCO_2>50mmHg$，主要发生机制为肺泡通气不足，见于慢性阻塞性肺疾病等。

（3）主要鉴别诊断

急性呼吸衰竭：原有呼吸功能正常，无慢性支气管-肺疾病史，常由急性病因如严重急性肺部感染、急性呼吸道阻塞性病变、危重哮喘、急性肺水肿、肺血管疾病及外伤所致。除呼吸困难表现外，伴有多脏器功能性障碍。以Ⅰ型呼吸衰竭多见。

（4）辅助检查的临床应用

1）动脉血气分析：典型的动脉血气改变是$PaO_2<60mmHg$，可伴或不伴$PaCO_2>50mmHg$，以伴有$PaCO_2>50mmHg$的Ⅱ型呼衰为常见。

2）X线检查：用于进一步明确原发病等。

【防治措施】

（1）保持气道通畅治疗。

（2）氧疗。

（3）增加通气量。

（4）纠正酸碱平衡和电解质紊乱。

（5）防治感染。

（6）治疗并发症：①肺性脑病：甘露醇、山梨醇。②上消化道出血：质子泵抑制剂。

考点10★★ 心力衰竭

Ⅰ．急性心力衰竭

【临床诊断】

（1）诊断要点：应根据病史、典型症状与体征，快速做出诊断。临床表现是诊断的主要线索及依据：①突发严重呼吸困难，呼吸频率常达每分钟30~40次；②强迫坐位、面色灰白、发绀、大汗、烦躁不安；③频繁咳嗽，咳粉红色泡沫样痰；④听诊两肺满布湿啰音和哮鸣音；⑤危重患者可因脑缺氧而致神志模糊甚至昏迷。

（2）严重程度分级：①Ⅰ级：无AHF；②Ⅱ级：有AHF，中下肺野可闻及湿啰音，有舒张期奔马律，胸片见肺淤血征象；③Ⅲ级：严重AHF，严重肺水肿，双肺满布湿啰音；④Ⅳ级：心源性休克。

（3）主要鉴别诊断：急性呼吸困难主要应与支气管哮喘急性发作相鉴别；肺水肿并存的心源性休克应与其他原因所致的休克鉴别。

【防治措施】

（1）治疗措施：①一般治疗：患者取坐位，双腿下垂。立即高流量鼻管给氧，病情严重者采用面罩呼吸机持续加压给氧。②有效镇静：吗啡。③快速利尿减轻心脏容量负荷：呋塞米静注。④应用血管扩张剂减轻心脏负荷：硝酸甘油、硝普钠、重组人脑钠肽。⑤应用正性肌力药增强心肌收缩力：多巴酚丁胺、洋地黄类药。⑥机械辅助治疗。⑦原发病治疗。

Ⅱ．慢性心力衰竭

基本病因有原发性心肌损害（冠心病最常见，其他尚有心肌炎和心肌病、糖尿病心肌病、甲状腺功能亢进或减低的心肌病、心肌淀粉样变性等），心脏负荷过重（压力负荷过重见于高血压、主动脉瓣狭窄等；容量负荷过重见于二尖瓣关闭不全、主动脉瓣关闭不全等）。可以引起心力衰竭发病或病情加重的因素，为心力衰竭的诱因，包括感染、心律失常等。

【临床诊断】

（1）诊断要点：器质性心脏病是发生心力衰竭的基础，首先应明确原发器质性心脏病的诊断，结合症状、体征、实验室及其他检查可做出诊断。

左心衰竭表现为：①劳力性呼吸困难：呼吸困难发生在重体力活动时，休息后可缓解。②夜间阵发性呼吸困难：与平卧睡眠后回心血量增加、副交感神经张力增加、膈肌抬高、肺活量减少有关。③端坐呼吸。④急性肺水肿（心源性哮喘）：是呼吸困难最严重的状态。另外有咳嗽、咳痰、咯血等症状。⑤心排血量不足的表现：有体能下降、乏力、疲倦，记忆力减退、焦虑、失眠，尿量减少等。⑥体征：随着病情由轻到重，肺部湿啰音可从局限于肺底部发展到全肺。病情严重出现心源性哮喘时，可闻及散在哮鸣音。心脏轻度扩大、心率加快、心音低钝，肺动脉瓣区第二心音亢进、心尖区可闻及舒张期奔马律和（或）收缩期杂音，可触及交替脉等。

右心衰竭表现为：①食欲不振、腹胀、上腹隐痛等，伴有夜尿增多、轻度气喘等。②身体低垂部位可有压陷性水肿，多由脚踝部开始，逐渐向上进展，午后加重，晨起相对较轻。③颈静脉搏动增强、充盈、怒张，肝颈静脉反流征阳性。④肝脏因淤血肿大伴压痛。⑤三尖瓣关闭不全的反流性杂音。⑥发绀。

（2）心功能分级诊断：①Ⅰ级：患者有心脏病但活动不受限制，平时一般活动不引起疲乏、心悸、呼吸困难或心绞痛。为心功能代偿期。②Ⅱ级：心脏病患者的体力活动受到轻度限制，休息时无自觉症状，但平时一般活动下可出现疲乏、心悸、呼吸困难或心绞痛发作等。③Ⅲ级：心脏病患者的体力活动明显受限，小于平时一般活动即可引起上述症状。④Ⅳ级：心脏病患者不能从事任何体力活动。休息状态下即有心力衰竭的症状，体力活动后显著加重。

（3）临床分期诊断：①A期：前心衰阶段，存在心衰的高危因素，尚无心脏结构或功能异常，也无心衰的症状与体征，包括高血压、冠心病、2型糖尿病、代谢综合征等疾病，及使用心肌毒性药物史、酗酒史、风湿热病史及心肌病家族史等可发展为心脏病的高危因素。②B期：前临床心衰阶段，无心衰的症状与体征，已有器质性心脏病变，如左室肥厚、LVEF降低、无症状的心脏瓣膜病、陈旧性心肌梗死等。③C期：临床心衰阶段，有器质性心脏病，既往或目前有心力衰竭症状。④D期：难治性终末期心衰阶段，经严格优化的内科治疗，仍然有心衰的症状与体征，需要特殊干预治疗的难治性心力衰竭。

（4）主要鉴别诊断

心源性哮喘与支气管哮喘：前者多见于老年人，有心脏病症状及体征，后者多见于青少年，有过敏史；前者发病时肺部有干、湿啰音，甚至咳粉红色泡沫痰，后者发作时双肺可闻及典型哮鸣音，咳出白色黏痰后呼吸困难常可缓解。血浆BNP水平对鉴别有较重要的参考价值。

（5）辅助检查的临床应用

1）血浆脑钠肽（BNP）及N端前脑钠肽（NT-proBNP）检测：有助于心衰的诊断及判断预后，BNP<100pg/mL不支持心衰的诊断；BNP>400pg/mL支持心衰的诊断；NT-ProBNP<300pg/mL为正常，可排除心衰，其阴性预测值为99%；心衰治疗后NT-ProBNP<200pg/mL提示预后良好。

2）X线检查：可以协助明确肺淤血的严重程度。肺淤血的表现：①心影增大；②肺纹理增粗：早期主要表现为肺门血管影增强。急性肺泡性肺水肿时肺门呈蝴蝶状，肺野可见大片融合的阴影。

3）超声心动图：诊断心力衰竭最有价值的方法，明确地提供各心腔大小变化及心瓣膜结构及功能情况，估计心脏功能：①收缩功能：左心室收缩分数（LVEF）≤40%为收缩期心力衰竭的诊断标准；②舒张功能：舒张功能不全时，E/A比值降低。

【防治措施】

（1）治疗原则

1）分期治疗原则：①A期：积极治疗高血压、糖尿病、脂质紊乱等高危因素。②

B期：除A期中的措施外，有适应证的患者使用ACE抑制剂，或β受体阻滞剂。③C期及D期：按NYHA分级进行相应治疗。

2）分级治疗原则：①Ⅰ级：控制危险因素，ACEI。②Ⅱ级：ACEI，利尿剂，β受体阻滞剂，用（不用）地高辛。③Ⅲ级：ACEI，利尿剂，β受体阻滞剂，地高辛。④Ⅳ级：ACEI，利尿剂，地高辛，醛固酮受体拮抗剂；病情稳定后，谨慎应用β受体阻滞剂。

（2）治疗措施

1）病因治疗。

2）一般治疗：休息，监测体重，控制钠盐摄入。

3）药物治疗

①利尿剂：噻嗪类利尿剂如氢氯噻嗪口服；袢利尿剂如呋塞米口服或静脉注射；保钾利尿剂如螺内酯、阿米洛利口服。

②RAAS抑制剂：血管紧张素转换酶抑制剂（卡托普利、依那普利等）；血管紧张素受体阻滞剂（氯沙坦、厄贝沙坦、替米沙坦等）；醛固酮受体拮抗剂（螺内酯等）。

③β受体阻滞剂：美托洛尔、比索洛尔等。

④正性肌力药：洋地黄类药（地高辛、毛花苷C等）；肾上腺素能受体兴奋剂（多巴胺、磷酸二酯酶抑制剂）。

洋地黄的适应证：在利尿剂、ACEI和β受体阻滞剂治疗过程中，持续有心衰症状的患者，可考虑加用地高辛，如同时伴有心房颤动则更是应用洋地黄的最好指征。

洋地黄中毒及其处理：低血钾、肾功能不全以及与其他药物的相互作用都是引起洋地黄中毒的因素。洋地黄中毒最重要的反应是各类心律失常及加重心力衰竭，胃肠道反应如恶心、呕吐，以及中枢神经的症状如视力模糊、黄视、倦怠等。发生洋地黄中毒后应立即停药，对症处理。

⑤血管扩张剂：小静脉扩张剂如硝酸酯类药；小动脉扩张剂如酚妥拉明等；同时扩张动、静脉药如硝普钠等。

4）舒张性心力衰竭的治疗：①药物治疗：应用利尿剂、β受体阻滞剂、钙通道阻滞剂、ACEI等。②维持窦性心律。③对肺淤血症状较明显者，可适量应用静脉扩张剂或利尿剂。④在无收缩功能障碍的情况下，禁用正性肌力药物。

考点11★★ 心律失常

Ⅰ．过早搏动

【心电图诊断】

（1）房性过早搏动：①提前出现的P′波与窦性P波形态各异；PR间期≥0.12s；②提前出现的QRS波群形态通常正常；③代偿间歇常不完全。

（2）房室交界性过早搏动：①提前出现的室上性QRS波群，其前面无相关的P波；②有逆行P波，可在QRS波群之前、之中或之后；③QRS波群形态正常；④代偿间歇多完全。

（3）室性过早搏动：①提前出现的QRS波群前无相关P波；②提前出现的QRS波群宽大畸形，时限大于0.12s，T波的方向与QRS波群的主波方向相反；③代偿间歇完全。

【防治措施】

（1）积极治疗原发病及诱因。

（2）抗心律失常药物治疗：①房性和交界性早搏：Ⅰa类、Ⅰc类、Ⅱ类和Ⅳ类抗心律失常药。②室性早搏：Ⅰ类和Ⅲ类抗心律失常药。③洋地黄中毒所致的室性早搏：停用洋地黄，给予苯妥英钠、氯化钾。

（3）心动过缓基础上出现的室性早搏：阿托品、山莨菪碱。

Ⅱ．阵发性心动过速

【心电图诊断】

（1）房性心动过速

1）自律性房性心动过速：①房率多＜200次/分；②P波形态与窦性者不同，在Ⅱ、Ⅲ、aVF导联通常直立；③常合并二度Ⅰ型或Ⅱ型房室传导阻滞，P波之间的等电线仍存在；④发作开始时心率逐渐加速；QRS形态、时限多与窦性相同。房室交界区相关的折返性心动过速通常发生于无器质性心脏病表现的患者，少数患者可由心脏疾病或药物诱发。

2）折返性房性心动过速：①房率多在150～200次/分，较为规则；②P波形态与窦性不同；③PR间期常延长，发生房室传导阻滞时不能终止发作；④心电生理检查可确诊。

3）紊乱性房性心动过速：通常有3种或3种以上形态各异的P波，PR间期各不相同，心房率100～130次/分。部分P波因过早发生而不能下传，此时心室率不规则，常进一步发展为房颤。

（2）房室交界区相关的折返性心动过速：①心率150～250次/分，节律绝对规则；②逆行P波可埋藏于QRS波群内或位于其终末部分，不能辨认，P波与QRS波群关系恒定；③QRS波群正常，伴室内差异性传导或束支传导阻滞时，可使QRS波群增宽、畸形；④可有继发性ST-T改变；⑤发作突然，常由一个房早触发，下传的PR间期显著延长，随之引起心动过速。

（3）室性心动过速：①3个或3个以上的连续室性早搏；②心室率100～250次/分，节律可略不规则；③QRS波群宽大畸形，时限＞0.12s，ST-T波方向与QRS波群主波方向相反；④P、QRS间无固定关系，形成房室分离；⑤可出现心室夺获与室性融合波，为室性心动过速的特征性表现。

【防治措施】

（1）房性心动过速：①洋地黄中毒引起者，停用洋地黄并静脉补钾。②非洋地黄中毒引起者，口服或静脉注射洋地黄、钙拮抗剂、β受体阻滞剂。

（2）房室交界区相关的折返性心动过速：急性发作期：①机械刺激迷走神经。②应用腺苷或钙拮抗剂。③洋地黄类：毛花苷C。④Ⅰa、Ⅰc与Ⅲ类抗心律失常药：普罗帕酮、索他洛尔、胺碘酮。⑤直流电复律。⑥经静脉心房或心室起搏或经食管心房起搏。⑦射频消融术。

（3）室性心动过速：①终止发作：药物治疗（胺碘酮、利多卡因、β受体阻滞剂）；同步直流电复律；超速起搏。②预防复发：去除病因及诱因；应用胺碘酮等；安置心脏起搏器；冠状动脉旁路移植术。

Ⅲ. 心房颤动

【心电图诊断】

（1）P波消失，代之以一系列大小不等、形状不同、节律完全不规则的房颤波（f波），频率为350~600次/分。

（2）心室率绝对不规则，心室率通常在100~160次/分。

（3）QRS波群形态正常，伴室内差异性传导时则增宽变形。

【防治措施】

（1）病因治疗：积极治疗原发疾病，消除诱因。

（2）急性房颤：①控制快速的心室率：心室率过快或伴有心功能不全的患者，可静脉注射毛花苷C将心室率控制在100次/分以下，随后给予地高辛口服维持；②电复律：药物治疗未能恢复窦性心律，伴急性心力衰竭或血压明显下降者，宜紧急施行电复律；③房颤转复后，维持窦性心律。

（3）慢性房颤：①阵发性房颤常能自行终止。如发作频繁或伴随明显症状，可口服胺碘酮或普罗帕酮，以减少发作的次数与持续时间。②持续性房颤应给予复律：选用药物复律或电复律，复律前应用抗凝药物预防血栓栓塞，复律后给予抗心律失常药物，预防复律后房颤复发；③经复律无效者，以控制心室率为主，首选药物为地高辛，也可应用β受体阻滞剂。

（4）预防栓塞：既往有栓塞史，严重瓣膜病、高血压、糖尿病、老年患者、左心房扩大、冠心病等高危患者应长期采用抗凝治疗，口服华法林使凝血酶原时间国际标准化比值（INR）维持在2.0~3.0，能安全而有效预防脑卒中发生。

考点12★★★原发性高血压

【概述】

病因除遗传因素外，有关的环境因素包括饮食因素、超重和肥胖、饮酒、精神紧张、缺乏体力活动等。

【临床诊断】

（1）诊断标准：在未使用降压药物的情况下，非同日三次测量血压，收缩压≥140mmHg和（或）舒张压≥90mmHg，即可诊断为高血压。若收缩压≥140mmHg和舒张压<90mmHg为单纯性收缩期高血压。患者既往有高血压史，目前正在使用降压药物，血压虽然低于140/90mmHg，也诊断为高血压。排除继发性高血压，可诊断为原发性高血压。

（2）血压定义及水平分类

分类	收缩压（mmHg）		舒张压（mmHg）
正常血压	<120	和	<80
正常高值血压	120~139	和（或）	80~89

续表

分类	收缩压（mmHg）		舒张压（mmHg）
高血压	≥140	和（或）	≥90
1级高血压（轻度）	140~159	和（或）	90~99
2级高血压（中度）	160~179	和（或）	100~109
3级高血压（重度）	≥180	和（或）	≥110
单纯收缩期高血压	≥140	和	<90

（3）危险分层诊断：高血压病心血管风险水平分层（2010年中国高血压防治指南）。

其他危险因素和病史	1级高血压	2级高血压	3级高血压
无	低危	中危	高危
1~2个其他危险因素	中危	中危	很高危
≥3个其他危险因素或靶器官损害	高危	高危	很高危
临床并发症或合并糖尿病	很高危	很高危	很高危

（4）并发症诊断

1）靶器官损害并发症：①心脏并发症。②脑卒中。③慢性肾脏病。④血管并发症：视网膜动脉硬化、主动脉夹层。

2）高血压急症：①高血压脑病。②高血压危象：血压可高达200/110mmHg以上，常因紧张、寒冷、突然停服降压药物等原因诱发，伴有交感神经亢进的表现如心悸、汗出、烦躁、手抖等，常伴发急性脏器功能障碍如急性心力衰竭、心绞痛、脑出血、主动脉夹层动脉瘤破裂等。③高血压亚急症。

（5）鉴别诊断：主要与继发性高血压鉴别。如肾实质性疾病、肾血管性疾病、嗜铬细胞瘤、原发性醛固酮增多症。

（6）辅助检查的临床应用

1）尿液检查：合并肾脏损害时出现少量蛋白、红细胞，偶有透明管型和颗粒管型。

2）肾功能检测：晚期肾实质损害可有血肌酐、尿素氮和尿酸升高，内生肌酐清除率降低，浓缩及稀释功能减退。

3）血脂测定：必查且定期随访的实验室检查项目。部分患者有血清总胆固醇、甘油三酯及低密度脂蛋白胆固醇增高，高密度脂蛋白降低。

4）血糖、葡萄糖耐量试验及血浆胰岛素测定：部分患者有空腹和（或）餐后2小时血糖及血胰岛素水平增高。

5）眼底检查：长期持续血压升高出现眼底动脉变细、反光增强、交叉压迫及动静脉比例降低；视网膜病变有出血、渗出、视乳头水肿等。眼底改变是临床申办高血压门诊慢性病的必备条件。

6）胸部 X 线检查：可见主动脉迂曲延长，局部可见动脉粥样硬化病变钙化等改变。

7）心电图检查：出现左室肥厚的相应改变可诊断高血压心脏病，并发冠心病时出现相应的 ST-T 等改变。

8）超声心动图：可见主动脉内径增大、左房扩大、左室肥厚等高血压心脏病的改变。

9）动态血压监测：可测定白昼与夜间各时间段血压的平均值和离散度。

【防治措施】

（1）非药物治疗：减少钠、增加钾盐摄入，控制体重，戒烟限酒，合理有氧运动，减轻精神压力，保持心理平衡等。

（2）药物治疗

①降压药治疗原则：小剂量开始；尽量应用长效制剂；联合用药；个体化。

②常用药分类

分类	药物
利尿剂	有噻嗪类、袢利尿剂和保钾利尿剂三类。常用噻嗪类有氢氯噻嗪和氯噻酮、吲哒帕胺
β受体阻滞剂	美托洛尔、比索洛尔、倍他洛尔
钙通道阻滞剂（CCB）	分为二氢吡啶类和非二氢吡啶类，前者有氨氯地平、非洛地平、硝苯地平等，后者有维拉帕米和地尔硫䓬
血管紧张素转换酶抑制剂（ACEI）	卡托普利、依那普利、苯那普利、福辛普利
血管紧张素Ⅱ受体阻滞剂（ARB）	氯沙坦、缬沙坦、厄贝沙坦、替米沙坦、坎地沙坦和奥美沙坦

（3）高血压急症的治疗：降压药物选择：常用硝普钠加入5%葡萄糖溶液中静脉滴注；或硝酸甘油加入5%葡萄糖溶液中静脉滴注。暂时没有条件静脉用药时，可舌下含服硝酸甘油片。无禁忌证的情况下，可含服卡托普利片或硝苯地平。

考点 13★★ 冠状动脉粥样硬化性心脏病

Ⅰ．心绞痛

【临床诊断】

（1）诊断依据：根据典型心绞痛的发作特点，含用硝酸甘油后可短时间内缓解，结合年龄及存在的冠心病危险因素，排除其他原因所致的心绞痛，即可建立诊断。必要时行选择性冠状动脉造影明确诊断。

典型心绞痛发作的特点是：①发作多有诱因，常以体力劳动、情绪激动、饱食、寒冷、心动过速等诱发，胸痛发生于诱因出现的当时。②疼痛部位位于胸骨体上段或中段之后，可放射至肩、左臂内侧甚至达无名指和小指，边界模糊，范围约一个手掌大小。③胸痛性质呈压迫感、紧缩感、压榨感，多伴有濒死感。④一般持续时间短暂，为3~5分钟，很少超过15分钟。⑤去除诱因或舌下含服硝酸甘油症状可迅速缓解。⑥发作时常有心率增快、血压升高、皮肤湿冷、出汗等。有时可出现第四心音或第三心音奔马律；暂时性心尖部收缩期杂音，第二心音分裂及交替脉。

(2) 主要鉴别诊断

急性心肌梗死：急性心肌梗死的胸痛多剧烈，持续时间多超过30分钟，甚至长达数小时，伴有心肌坏死的全身表现如发热、心律失常、心力衰竭或（和）休克等。含用硝酸甘油多不能缓解。心电图面向梗死部位的导联ST段抬高，或同时有异常Q波。外周血白细胞计数增高、红细胞沉降率增快，心肌坏死标记物增高。

(3) 心绞痛严重度的分级诊断

分级	表现
Ⅰ级	一般体力活动（如步行和登楼）不受限，仅在强、快或持续用力时发生心绞痛
Ⅱ级	一般体力活动轻度受限。快步、饭后、寒冷或刮风中、精神应激或醒后数小时内发作心绞痛。一般情况下平地步行200m以上或登楼一层以上受限
Ⅲ级	一般体力活动明显受限，一般情况下平地步行200m，或登楼一层引起心绞痛
Ⅳ级	轻微活动或休息时即可发生心绞痛

(4) 辅助检查的临床应用

1) 心电图：大多数患者于发作时出现暂时性ST段压低≥0.1mV，提示内膜下心肌缺血，可伴有T波倒置，发作缓解后恢复；有时相关导联ST段抬高，提示透壁性心肌缺血，为变异型心绞痛的特征。

2) 冠状动脉造影：选择性冠状动脉造影可使左、右冠状动脉及其主要分支显影，来判断冠脉的狭窄程度及部位，还可评估心肌血流灌注情况。

【防治措施】

(1) 发作时立刻休息。

(2) 药物治疗：硝酸甘油、硝酸异山梨酯。

Ⅱ．急性心肌梗死

【临床诊断】

(1) 诊断依据：根据有冠心病危险因素的相关病史，典型的临床表现，典型的心电图改变以及血清肌钙蛋白和心肌酶的改变，一般可确立诊断。

发病后的典型临床表现有：①胸痛为最早出现和最突出的症状，部位、性质与心绞痛相似，程度更剧烈，持续时间可达数小时到数天，休息和含服硝酸甘油多不能缓解，伴有烦躁不安、出汗、恐惧、濒死感。②出现各种心律失常，以室性心律失常最多见。③胸痛剧烈时可有血压下降，若疼痛缓解后而收缩压仍<80mmHg，伴周围循环不足的表现，甚至昏厥，应考虑发生了休克。④发生急性心力衰竭，主要是急性左心衰竭，可在最初几天内发生。⑤伴有胃肠道症状，常有恶心呕吐、上腹胀痛和肠胀气，部分患者出现呃逆。⑥坏死心肌组织吸收引起发热、心悸等。⑦查体心脏浊音界可轻

至中度增大,心率增快或减慢,S_1减弱,可出现舒张期奔马律等。所有患者发病后均出现血压降低。

(2) 主要鉴别诊断

心绞痛:疼痛发生在胸骨体上段或中段之后,可放射至肩、左臂内侧甚至达无名指和小指,边界模糊,范围约一个手掌大小,为压迫感、紧缩感、压榨感,多伴有濒死感。持续时间约3~5分钟,很少超过15分钟。

(3) 辅助检查的临床应用

1) 心电图检查

①特征性改变:ST段抬高反映心肌损伤;病理性Q波反映心肌坏死;T波倒置反映心肌缺血。

②定部位和定范围

部位	特征性心电图改变的导联
前间壁	$V_1 \sim V_3$
局限前壁	$V_3 \sim V_5$
前侧壁	$V_5 \sim V_7$、Ⅰ、Ⅱ、aVL
广泛前壁	$V_1 \sim V_6$
下壁	Ⅱ、Ⅲ、aVF
下间壁	Ⅱ、Ⅲ、aVF
下侧壁	Ⅱ、Ⅲ、aVF、$V_5 \sim V_7$
高侧壁	Ⅰ、aVL、"高"$V_4 \sim V_6$
正后壁	$V_7 \sim V_8$
右室	$V_3R \sim V_7R$

2) 实验室检查:①血心肌坏死标记物:肌红蛋白、肌钙蛋白、肌酸激酶同工酶升高。②血象:白细胞增高,中性粒细胞增高,嗜酸性粒细胞降低,血沉加快,血清肌凝蛋白轻链增高。

【防治措施】

(1) 急性期治疗措施

1) 一般治疗:①卧床休息。②监护。③饮食以流食为主。④建立静脉通道。

2) 解除疼痛:①哌替啶或吗啡。②硝酸甘油或硝酸异山梨酯。

3) 再灌注治疗:①介入治疗。②溶栓疗法:药物有尿激酶;重组链激酶;重组组织型纤维蛋白溶酶原激活剂。

4) 紧急主动脉-冠状动脉旁路移植术。

5) 消除心律失常。

6) 控制休克。

7) 治疗心力衰竭。

8）非 ST 段抬高性心肌梗死的处理。

（2）并发症的处理：①并发栓塞时，用抗凝疗法。②心室壁瘤如影响心功能或引起严重心律失常，宜手术治疗。③心脏破裂和乳头肌功能严重失调者均应考虑手术治疗。

考点 14 ★病毒性心肌炎

【概述】

心肌炎根据病因分为感染性和非感染性。感染性病因有细菌、病毒、螺旋体、立克次体、真菌、原虫、蠕虫等。非感染性病因包括过敏、变态反应、理化因素或药物（如阿霉素）等。

【临床诊断】

（1）诊断依据

1）病史与体征：在上呼吸道感染、腹泻等病毒感染后 3 周内出现与心脏相关的表现，如不能用一般原因解释的感染后严重乏力、胸闷头晕（心排血量降低）、心尖第一心音明显减弱、舒张期奔马律、心包摩擦音、心脏扩大、充血性心力衰竭或阿－斯综合征等。

2）上述感染后 3 周内出现下列心律失常或心电图改变者：①窦性心动过速、房室传导阻滞、窦房阻滞或束支阻滞。②多源、成对室性期前收缩，自主性房性或交界性心动过速，阵发或非阵发性室性心动过速，心房或心室扑动或颤动。③两个以上导联 ST 段呈水平型或下斜型下移≥0.05mV 或 ST 段异常抬高或出现异常 Q 波。

3）心肌损伤的参考指标：血清心肌肌钙蛋白 I 或肌钙蛋白 T、CK－MB 明显增高。超声心动图示心腔扩大或室壁活动异常和（或）核素心功能检查证实左室收缩或舒张功能减弱。

4）病原学依据：①急性期从心内膜、心肌、心包或心包穿刺液中检测出病毒、病毒基因片段或病毒蛋白抗原。②病毒抗体第 2 份血清中同型病毒抗体滴度较第 1 份血清升高 4 倍或一次抗体效价≥640 者为阳性，320 者为可疑。③病毒特异性 IgM 以≥1：320 者为阳性。如同时有血中肠道病毒核酸阳性者更支持有近期病毒感染。

同时具有上述 1、2（1、2、3 中任何一项）、3 中任何二项，排除其他原因引起的心肌疾病，诊断可成立。如具有 4 中的第①项者可从病原学上确诊。如仅具有 4 中第②、③项者，在病原学上只能拟诊为急性病毒性心肌炎。

（2）辅助检查的临床应用

1）心电图：一般有各种心律失常和（或）非特异性 ST－T 改变，如出现高度房室传导阻滞或室性心动过速，提示为重症病毒性心肌炎。

2）心肌损伤标记物：如患者血清心肌损伤标记物升高，包括 CK－MB、cTnI 等，提示有心肌损伤，有助于诊断。

3）心脏超声：部分患者可出现左心室扩大，室壁运动减弱等，仅能辅助诊断。

4）心内膜心肌活检：重要的客观诊断依据，并有助于对病情及预后的判断。心内膜心肌活检可见心肌炎性细胞浸润，伴心肌细胞坏死或变性。病毒基因探针原位杂交、原位 RT-PCR 等发现致病病毒。

【防治措施】

(1) 一般治疗：卧床休息，进富含维生素及蛋白质的食物。

(2) 对症治疗。

(3) 应用糖皮质激素：早期不常规使用，合并有房室传导阻滞、难治性心力衰竭及重症患者可慎用。

(4) 支持治疗：应用免疫调节药及中医药加强支持治疗，常用中药黄芪、牛磺酸、辅酶 Q_{10}、干扰素等，具有抗病毒、调节免疫等作用。

考点 15 ★★★ 慢性胃炎

【概述】

病因未完全阐明，一般认为与幽门螺杆菌（Hp）感染、自身免疫反应、十二指肠反流、理化因素等有关。

【临床诊断】

(1) 诊断要点：慢性胃炎无特异性临床表现，常出现上腹痛、饱胀不适，以进餐后明显，可伴嗳气、反酸、恶心等，少数患者伴有上消化道出血，慢性胃体炎可有纳差、体重减轻及贫血等表现，发生恶性贫血的患者，可有舌炎、四肢感觉异常等表现，一般无阳性体征。因此，确诊必须依靠胃镜检查及胃黏膜活组织病理学检查。Hp 检测及免疫学检查有助于病因学分析及诊断。怀疑自身免疫性胃炎应检测相关自身抗体。

(2) 辅助检查的临床应用

1) Hp 检测：有助于慢性胃炎的分类诊断和选择治疗措施。$^{13}C^-$ 或 $^{14}C^-$ 尿素呼气试验具有较高的特异性和敏感性，可用于筛选及治疗后复查。

2) 胃镜检查：胃镜检查是诊断慢性胃炎最可靠的方法。①非萎缩性胃炎：黏膜红斑，粗糙不平，出血点或出血斑。②萎缩性胃炎：黏膜苍白或灰白色，呈颗粒状，可透见黏膜下血管，皱襞细小。

【防治措施】

(1) 一般措施：尽量避免进食刺激胃黏膜的食物，如酒、浓茶、咖啡等，多食水果、蔬菜，饮食规律，保持心情舒畅，戒烟。

(2) 病因治疗：①根除 Hp 治疗：质子泵抑制剂或胶体铋剂为主，配合两种或三种抗菌药物如阿莫西林、替硝唑、克拉霉素等。目前主要使用一种 PPI + 2 种抗生素 + 1 种铋剂的用药方案。②十二指肠-胃反流的治疗：应用胃黏膜保护药、促胃动力药等。

(3) 对症治疗：①腹胀、恶心、呕吐、腹痛明显者，可应用胃肠动力药如莫沙必利等。②伴发恶性贫血者长期应予维生素 B_{12} 治疗。③补充多种维生素及微量元素。

(4) 胃癌前状态的治疗：首先应进行根治 Hp 的治疗，出现恶性贫血的患者应注意长期补充维生素 B_{12}，发现有重度异型增生时，宜内镜下或手术治疗。

考点 16★★★消化性溃疡

【概述】

消化性溃疡（PU）即胃溃疡（GU）和十二指肠溃疡（DU）。最常见的病因是幽门螺杆菌感染和非甾体抗炎药损害胃、十二指肠黏膜屏障作用，胃酸及胃蛋白酶分泌增多，长期精神紧张、焦虑、抑郁、恐惧等环境因素也和消化性溃疡的发病有关。

【临床诊断】

（1）诊断要点：根据患者有慢性、周期性、节律性上腹部疼痛的典型病史，即可做出初步诊断，但确诊依靠胃镜或X线钡餐检查。消化性溃疡的典型表现为慢性、周期性、节律性的上腹部疼痛，体征多不典型。

（2）主要鉴别诊断

胃癌：恶性溃疡的内镜特点为：①溃疡形状不规则，一般较大；②底凹凸不平、苔污秽；③边缘呈结节状隆起；④周围皱襞中断；⑤胃壁僵硬、蠕动减弱。

（3）特殊溃疡

病名	表现
复合性溃疡	胃和十二指肠同时存在溃疡
幽门管溃疡	发生于幽门孔2cm以内的溃疡称为幽门管溃疡，男性多见
球后溃疡	发生于十二指肠球部以下，多位于十二指肠乳头附近的溃疡，夜间痛及背部放射痛常见，易并发出血
巨大溃疡	直径大于2cm的溃疡。对药物治疗反应较差、愈合时间较慢，易发生慢性穿透或穿孔
老年人溃疡	疼痛多无规律，较易出现体重减轻和贫血。胃溃疡多位于胃体上部，溃疡常较大
无症状型溃疡	约15%消化性溃疡患者可无症状，而以出血、穿孔等并发症为首发症状
难治性溃疡	十二指肠溃疡正规治疗8周或胃溃疡正规治疗12周后，经内镜检查确定未愈合的溃疡和（或）愈合缓慢、复发频繁的溃疡

（4）并发症

①出血：最常见的并发症，消化性溃疡是上消化道出血最常见的病因。②穿孔：引起三种后果，游离穿孔、穿透性溃疡、瘘管。③幽门梗阻：疼痛餐后加重，伴恶心呕吐，可致失水和低钾低氯性碱中毒。④癌变。

（5）辅助检查的临床应用

1）胃镜检查和黏膜活检：胃镜检查是诊断消化性溃疡最有价值的检查方法。

2）X线钡餐：直接征象为龛影，对溃疡的诊断有确诊意义。

3）粪便隐血试验：粪便隐血试验呈阳性，提示溃疡活动。

4）Hp检测：有助于病因诊断。

【防治措施】

（1）一般治疗：生活规律，劳逸结合；合理饮食，少饮浓茶、咖啡，少食酸辣刺激性食物；戒烟酒；调节情绪，避免过度紧张；慎用 NSAID、肾上腺皮质激素等药物。

（2）药物治疗

1）根除 Hp：①三联疗法：一种质子泵抑制剂（PPI）或一种胶体铋剂，联合克拉霉素、阿莫西林、甲硝唑（或替硝唑）3 种抗菌药物中的 2 种。②四联疗法：以铋剂为主的三联疗法加一种 PPI 组成。三联疗法根治失败后，停用甲硝唑，改用呋喃唑酮或改用 PPI、铋剂联合二种抗生素的四联疗法。

2）抑制胃酸分泌：①碱性药：氢氧化铝、氢氧化镁、碳酸氢钠等。②抗胃酸分泌药：H_2 受体拮抗剂如西咪替丁、雷尼替丁、法莫替丁等；PPI 如奥美拉唑、兰索拉唑、泮托拉唑、雷贝拉唑等。

3）保护胃黏膜药物：胃黏膜保护药有硫糖铝、枸橼酸铋钾、米索前列醇等。

（3）治疗并发症。

（4）外科治疗：外科治疗的适用情况有：①大量或反复出血，内科治疗无效者；②急性穿孔；③瘢痕性幽门梗阻；④GU 癌变或癌变不能除外者；⑤内科治疗无效的顽固性溃疡。

（5）维持治疗。

考点 17 ★ 胃癌（2020 版大纲新增考点）

【概述】

与胃癌发病相关的因素有：①幽门螺杆菌（Hp）感染。②饮食因素。③环境因素。④遗传因素。⑤癌前变化。

胃癌的转移途径有：①直接蔓延。②淋巴结转移。③血行播散。④种植转移。

【临床诊断】

（1）诊断要点：胃癌诊断主要依赖于胃镜加活组织检查。为提高早期诊断率，凡年龄在 40 岁以上，出现不明原因的上腹不适、食欲不振、体重明显减轻者，尤其是原有上腹痛而近期疼痛性质及节律发生改变者，或经积极治疗而病情继续发展者，无禁忌证的患者均应给予胃镜检查，及早进行排查。上腹疼痛是胃癌最常见的症状，早期仅为上腹部不适、饱胀或隐痛，餐后为甚，经治疗可缓解，进展期胃癌腹痛可呈持续性，且不能被抑酸剂所缓解。

（2）辅助检查的临床应用

1）血液检查：多数患者呈低色素性贫血，血沉增快，血清癌胚抗原（CEA）阳性。

2）粪便隐血试验：常持续阳性，可作为胃癌筛选的首选方法。

3）X 线钡餐检查：X 线征象有充盈缺损、癌性龛影、皮革胃及胃潴留等表现。

4）胃镜检查：是诊断早期胃癌最重要的手段。

5）超声内镜检查：能清晰观察肿瘤的浸润范围与深度，了解有无周围转移。

【防治措施】

治疗原则：手术治疗是目前唯一有可能根治胃癌的手段。进展期胃癌在全身化疗的基础上，内镜下局部化疗、微波、激光等。

考点18★★★ 溃疡性结肠炎
【概述】
与发病有关的因素包括：①免疫因素。②遗传因素。③感染因素：痢疾杆菌、溶组织阿米巴或病毒、真菌。④精神神经因素：紧张、劳累。
【临床诊断】
（1）诊断依据：①慢性或反复发作性腹泻、黏液脓血便、腹痛，伴不同程度全身症状。②多次粪检无病原体发现。③内镜检查及X线钡剂灌肠显示结肠炎病变。
（2）分型诊断

分型	具体表现
初发型	首次发病
慢性复发型	临床最多见，发作与缓解交替
慢性持续型	症状持续半年以上，可间以急性发作
急性暴发型	少见。起病急骤，全身和消化系统症状严重，常并发结肠扩张、肠穿孔、下消化道出血、败血症等

（3）分期诊断：活动期、缓解期。
（4）严重程度分级诊断

分度	具体表现
轻度	腹泻每天少于4次，无发热，贫血和便血轻或无，血沉正常
中度	介于轻、重度之间
重度	腹泻每天超过6次，并有黏液脓血便，体温超过37.5℃，脉搏超过90次/分，血红蛋白<100g/L，血沉>30mm/h

（5）严重并发症：中毒性巨结肠、直肠结肠癌变。
（6）辅助检查的临床应用
1）粪便检查：常有黏液脓血便，便培养致病菌阴性。
2）结肠镜检查：诊断与鉴别诊断的最重要手段。
【防治措施】
（1）药物治疗：①氨基水杨酸制剂：常用柳氮磺吡啶同时应补充叶酸。②糖皮质激素：常用泼尼松口服。③免疫抑制剂：上述两类药物治疗无效者可试用环孢素。
（2）手术治疗：紧急手术指征：并发大量或反复严重出血、肠穿孔、重型患者合并中毒性巨结肠经积极内科治疗无效，伴有严重毒血症状者。

考点19★★ 肝硬化
【概述】
在我国由病毒性肝炎所致的肝硬化最常见，国外则以慢性酒精中毒多见，其他病因有非酒精性脂肪性肝病、长期胆汁淤积、肝脏循环障碍等。

【临床诊断】

（1）诊断要点

1）失代偿期肝硬化的诊断依据：①有病毒性肝炎、长期大量饮酒等可导致肝硬化的有关病史。②有肝功能减退和门静脉高压的临床表现。③肝功能指标检测有血清白蛋白下降、血清胆红素升高及凝血酶原时间延长等。④B超或CT提示肝硬化改变；内镜检查证实食管胃底静脉曲张。⑤肝活组织检查见假小叶形成是诊断本病的金标准。

2）肝功能减退的临床表现：①全身症状：消瘦、纳减、乏力、精神萎靡等。②消化道症状：上腹饱胀不适、恶心呕吐、易腹泻。查体示肝脏缩小、质硬、边缘锐利，可有结节感，半数以上患者轻度黄疸。③出血倾向和贫血：皮肤黏膜出血、贫血等。④内分泌失调：男性睾丸萎缩、性欲减退、乳房发育，女性月经失调、闭经、不孕等；出现肝掌、蜘蛛痣、皮肤色素沉着。门静脉高压症的表现主要有脾肿大，食管胃部静脉曲张，腹壁和脐周静脉曲张等。腹水是肝硬化失代偿期最突出的体征之一。

（2）并发症：①急性上消化道出血。②肝性脑病：晚期肝硬化最严重的并发症，也是最常见死亡原因之一。③原发性肝癌。④感染。⑤肝肾综合征。⑥肝肺综合征。⑦其他：门脉高压性胃病、电解质和酸碱平衡紊乱、门静脉血栓形成等。

（3）辅助检查的临床应用

1）肝功能检查：明确肝细胞的功能状态。

2）免疫学检查：用于明确病毒性肝炎的诊断，了解自身免疫功能状态，尽早发现与排除肝癌。

3）腹水检查：用于检测腹水的性质，诊断自发性腹膜炎，协助诊断肝癌。

4）影像学检查：①X线检查：食管吞钡X线检查显示虫蚀样或蚯蚓状充盈缺损以及纵行黏膜皱襞增宽；胃底静脉曲张时，吞钡检查可见菊花样充盈缺损。②超声检查：肝硬化时肝实质回声增强、不规则、不均匀，为弥漫性病变。进行常规B超检查，有助于早期发现原发性肝癌。

5）内镜检查：腹腔镜能窥视肝外形、表面、色泽、边缘及脾等改变，在直视下还可做穿刺活组织检查，其诊断准确性优于盲目性肝穿。

6）肝穿刺活检：确诊代偿期肝硬化的唯一方法。若见有假小叶形成，可确诊。

【防治措施】

（1）病因治疗。

（2）一般治疗：休息，宜进高热量、高蛋白、足量维生素、低脂肪及易消化的食物。

（3）药物治疗：①保护肝细胞治疗：熊去氧胆酸、强力宁、B族维生素、维生素C等。②抗肝纤维化药物：丹参、黄芪、虫草菌丝等。③抗病毒治疗：拉米夫定、干扰素等。

（4）腹水的治疗：①限制水、钠的摄入。②应用利尿剂：轻度腹水首选螺内酯口服，疗效不佳或腹水较多的患者，螺内酯和呋塞米联合应用。③提高血浆胶体渗透压：

人血白蛋白、血浆。④放腹水疗法。

（5）肝性脑病的治疗：①去除诱因。②减少肠道毒物的生成和吸收。③降低血氨药物：谷氨酸盐谷氨酸钠、精氨酸等。④应用支链氨基酸。

（6）其他对症治疗：纠正水、电解质和酸碱平衡失调，抗感染，防治脑水肿，保持呼吸道通畅等。

（7）肝移植。

考点20★★★急性胰腺炎

【概述】

胆石症及胆道感染等是急性胰腺炎的主要病因。大量饮酒、暴饮暴食、胰管结石或蛔虫、胰管狭窄等亦可引发本病。

【临床诊断】

（1）诊断要点：确诊应具备下列3条中的任意2条：①急性、持续性中上腹痛；②血淀粉酶或脂肪酶＞正常值上限3倍；③急性胰腺炎的典型影像学改变。

（2）分级诊断

1）轻症急性胰腺炎：有剧烈而持续的上腹部疼痛，伴有恶心、呕吐、轻度发热，上腹部压痛，但无腹肌紧张，同时有血清淀粉酶和（或）尿淀粉酶显著升高，排除其他急腹症者，即可以诊断。

2）重症急性胰腺炎：患者除具备轻症急性胰腺炎的诊断标准外，还具有局部并发症（胰腺坏死、假性囊肿、脓肿）和（或）器官衰竭。

（3）主要鉴别诊断

1）消化性溃疡急性穿孔：该类患者多有溃疡病史，以突然出现的腹痛为主要特点，血淀粉酶可有轻中度升高，一般不超过500U，早期即见腹膜炎症状，腹部X线透视可见膈下游离气体有助于诊断。

2）胆囊炎和胆石症：可有血、尿淀粉酶轻度升高，腹痛以右上腹多见，向右肩背部放射，右上腹压痛，Murphy征阳性。B超检查有助于鉴别。

3）急性肠梗阻：以腹痛、呕吐、腹胀、排便排气停止为特征，肠鸣音亢进或消失，腹部平片可见气液平面。

4）急性心肌梗死：多有冠心病史，以突然发生的胸骨后及心前区压迫感或疼痛为主要表现，血尿淀粉酶多正常，心肌损伤标志物升高，心电图见心肌梗死的相应改变及动态改变。

（4）并发症：

1）局部并发症：①胰腺脓肿。②胰腺假性囊肿。

2）全身并发症：①急性呼吸衰竭。②急性肾衰竭。③心力衰竭与心律失常。④消化道出血。⑤胰性脑病。⑥脓毒症。⑦高血糖。⑧慢性胰腺炎等。

（5）辅助检查的临床应用

1）标志物检测：①淀粉酶测定：超过正常值上限3倍（每升超过500苏氏单位）即可确诊急性胰腺炎。②血清脂肪酶测定：对延迟就诊的患者有诊断价值，且特异性高。

2）血液一般检查：多有 WBC 增多及中性粒细胞分类比例增加，中性粒细胞核左移。

3）血生化检查：①暂时性血糖升高。②血胆红素升高。③暂时性血钙降低。④血清 AST、LDH：可升高；⑤血甘油三酯：可升高。⑥C 反应蛋白：升高提示胰腺组织坏死。

4）腹部影像学检查：腹部 X 线平片、B 超、CT。

【防治措施】

（1）监护与一般治疗：加强监护，维持水、电解质平衡，加强营养支持治疗。

（2）减少胰液分泌、抑制胰酶活性：①禁食。②抑制胃酸分泌：H_2 受体拮抗剂或质子泵抑制剂。③应用生长抑素：如奥曲肽等。④抑制胰酶活性：抑肽酶。

（3）防治感染：必要时选择针对革兰阴性菌和厌氧菌且能透过血胰屏障的抗生素，如喹诺酮类或头孢类联合抗厌氧菌抗生素甲硝唑。

（4）营养支持治疗。

（5）急诊内镜治疗。

（6）外科治疗：手术适应证有：①胰腺坏死合并感染。②胰腺脓肿。③胰腺假性囊肿。④胆道梗阻或感染。⑤诊断未明确，疑有腹腔脏器穿孔或肠坏死者行剖腹探查术。

（7）中医中药治疗。

考点 21★★ 慢性肾小球肾炎

【概述】

慢性肾小球肾炎以蛋白尿、血尿、高血压、水肿为基本临床表现。绝大多数患者病因尚不明确，部分与溶血性链球菌、乙型肝炎病毒等感染有关。

【临床诊断】

（1）诊断要点：凡存在临床表现如血尿、蛋白尿、水肿和高血压者均应疑诊慢性肾炎。但确诊前需排除继发性肾小球疾病如系统性红斑狼疮、糖尿病、高血压肾病等。诊断困难时，应作肾穿刺病理学检查。

（2）主要鉴别诊断

1）高血压肾损害：本病患者年龄较大，先有高血压后出现蛋白尿，尿蛋白定量多 <1.5g/d，肾小管功能损害一般早于肾小球损害。肾穿刺病理检查有助鉴别。

2）继发性肾小球疾病：需与狼疮性肾炎鉴别。系统性红斑狼疮多见于女性，可伴有发热、皮疹、关节炎等多系统受累表现，实验室检查血中可见狼疮细胞，抗 Ds - DNA 抗体、抗 S_m 抗体、抗核抗体阳性等，肾组织学检查有助于诊断。

（3）辅助检查的临床应用

1）尿液检查：轻重不等的蛋白尿，多为非选择性蛋白尿；镜下血尿，尿畸形红细胞 >80%，尿红细胞 MCV <75fL，可见颗粒管型。

2）肾功能检测：早期正常或轻度受损，晚期出现血肌酐升高、Ccr 下降。

3）肾穿刺活检：可明确诊断及病理改变的类型。
4）肾脏超声：有辅助诊断价值。表现为肾实质回声增强、双肾体积缩小等。

【防治措施】
（1）饮食治疗：优质低蛋白饮食。
（2）控制高血压，减少蛋白尿：首选 ACEI 或 ARB。
（3）抗血小板聚集：常用双嘧达莫、肠溶阿司匹林等。
（4）糖皮质激素和细胞毒药物。
（5）避免加重肾脏损害的因素。

考点 22★★ 尿路感染

【概述】
本病最常见的致病菌为革兰阴性杆菌，其中以大肠埃希菌最为常见，其次为变形杆菌、克雷伯杆菌。致病菌进入上、下尿路的最主要途径是上行感染，其他有血行感染、直接感染、经淋巴道感染。

【临床诊断】
（1）诊断要点

1）确立诊断：典型的尿路感染应有尿路刺激征、感染的全身症状及输尿管压痛、肾区叩击痛等体征，结合尿液改变和尿液细菌学检查，即可确诊。无论有无典型临床表现，凡有真性细菌尿者，均可诊断为尿路感染。无症状性细菌尿的诊断主要依靠尿细菌学检查，先后两次细菌培养均为同一菌种的真性菌尿，即可诊断。

2）区分上下尿路感染：上尿路感染的判断依据：有全身（发热、寒战，甚至毒血症状）、局部明显腰痛、输尿管点和（或）肋脊点压痛、肾区叩击痛］症状和体征，伴有以下情况可诊断：①膀胱冲洗后尿培养阳性；②尿沉渣镜检见白细胞管型，除外间质性肾炎、狼疮性肾炎等；③尿 N－乙酰－β－D－氨基葡萄糖苷酶（NAG）、β_2－MG 升高；④尿渗透压降低。

3）慢性肾盂肾炎的诊断：①反复发作的尿路感染病史；②影像学显示肾外形凹凸不平，且双肾大小不等，或静脉肾盂造影见肾盂肾盏变形、缩窄；③合并持续性肾小管功能损害，即可确诊。

（2）主要鉴别诊断：肾结核：膀胱刺激征多较明显，晨尿结核杆菌培养可阳性，尿沉渣可找到抗酸杆菌，静脉肾盂造影可发现肾结核 X 线征象，部分患者可有肺、生殖器等肾外结核病灶。肾结核可与尿路感染并存，如经积极抗菌治疗后，仍有尿路感染症状或尿沉渣异常者，应考虑肾结核。

（3）辅助检查的临床应用

1）血常规：急性肾盂肾炎时，血白细胞及中性粒细胞常升高。

2）尿常规：尿沉渣镜检白细胞超过 5/HP，诊断意义较大。

3）尿细菌学检查：细菌定量培养菌落计数$\geq 10^5$/mL，可确诊。

4）亚硝酸盐还原试验：可作为尿路感染的过筛试验。

【防治措施】

(1) 急性膀胱炎：氟喹诺酮类、半合成青霉素、头孢类或磺胺类等抗生素中的一种。

(2) 急性肾盂肾炎：喹诺酮类、半合成青霉素类、头孢类。

(3) 慢性肾盂肾炎：急性发作时，治疗同急性肾盂肾炎，反复发作者应根据病情和参考药敏试验结果制订治疗方案。

考点23★★ 慢性肾衰竭

【概述】

病因主要有原发性肾小球肾炎、糖尿病肾病、高血压肾小动脉硬化、肾小管间质病变、肾血管病变、遗传性肾病等。

【临床诊断】

(1) 诊断要点：原有慢性肾脏病史，出现厌食、恶心呕吐、腹泻、头痛、意识障碍时，肾功能检查有不同程度的功能减退，应考虑本病。对因乏力、厌食、恶心、贫血、高血压等就诊者，均应排除本病。常见的临床表现有水、电解质及酸碱失衡，各系统表现。

(2) 分期诊断：按GFR进行临床分期，慢性肾衰竭是慢性肾脏病的中后期，包括4～5期。

分期	特征	GFR [mL/(min·1.73m^2)]
1	GFR正常或增加	≥90
2	GFR轻度下降	60～89
3a	GFR轻到中度下降	45～59
3b	GFR中到重度下降	30～44
4	GFR重度下降	15～29
5	肾衰竭	<15或透析

(3) 辅助检查的临床应用

1) 血液检查：血生化指标是诊断肾功能不全的主要依据：①血尿素氮、血肌酐升高，可合并低蛋白血症，血浆白蛋白常<30g/L；②贫血显著，血红蛋白常<80g/L，为正红细胞性贫血；③酸中毒时，二氧化碳结合力下降，血气分析显示代谢性酸中毒（pH<7.35和血HCO_3^-<22mmol/L）；④低血钙、高血磷；⑤血钾紊乱等。

2) 尿液检查：①尿蛋白量多少不等，晚期因肾小球大部分已损坏，尿蛋白反减少；②尿沉渣检查可有不等的红细胞、白细胞和颗粒管型；③尿渗透压降低，甚至为等张尿。

3) 肾功能检查：①Ccr和GFR下降；②肾小管浓缩稀释功能下降；③肾血流量及同位素肾图示肾功能受损。

【防治措施】

(1) 延缓病情进展：①积极控制高血压。②严格控制血糖。③控制蛋白尿。④营养疗法。⑤ACEI 和 ARB 的应用。

(2) 非透析治疗：①纠正水、电解质失衡和酸中毒。②控制高血压：常需要降压药联合治疗。③纠正贫血：促红细胞生成素，每周 80～120U/kg 皮下注射。④低血钙、高血磷与肾性骨病的治疗。⑤防治感染。⑥高脂血症的治疗。⑦吸附剂治疗。

(3) 肾脏替代疗法：主要包括维持性血液透析、腹膜透析及肾移植。

(4) 肾移植。

考点 24★★★ 缺铁性贫血

【概述】

慢性失血是成年人引起缺铁性贫血的最常见原因。需铁量增加，补给不足及铁的吸收不良也常发生缺铁性贫血。

【临床诊断】

(1) 诊断依据：确立是否系缺铁引起的贫血和明确引起缺铁的病因。①有明确的缺铁病因和临床表现；②小细胞低色素性贫血；③血清铁等铁代谢测定和 FEP 测定异常；④骨髓铁染色阴性。上述实验指标中以骨髓可染铁及血清铁蛋白测定最有诊断意义。缺铁性贫血患者服用铁剂后，短时期网织红细胞计数明显升高，常于 5～10 天到达高峰，平均达 0.06～0.08，以后又降，随后 Hb 上升。

(2) 组织缺铁与缺铁性贫血的诊断

1) 组织缺铁的诊断要点：常见精神行为异常，如烦躁、易怒，注意力不集中，异食癖，体力、耐力下降，易患各种感染，儿童生长发育迟缓、智力低下，反复口腔炎、舌炎、口角炎，缺铁性吞咽困难，毛发干枯、易脱落，皮肤干燥，指（趾）甲缺乏光泽、脆薄易裂，重者指（趾）甲变平，呈匙状甲。诊断要点：①血清铁蛋白 <12μg/L；②骨髓铁染色显示骨髓小粒可染铁消失，铁粒幼红细胞少于 15%。

2) 缺铁性贫血的诊断要点：常见乏力、易倦、头昏、头痛、耳鸣、心悸、气促、纳差等；伴面色苍白、心率增快、心尖区收缩期杂音等。诊断要点：①符合组织缺铁的诊断标准；②血清铁 <8.95μmol/L，总铁结合力升高 >64.44μmol/L，转铁蛋白饱和度 <15%；③FEP/Hb >4.5μg/gHb。

(3) 贫血程度的诊断：①轻度贫血：男性 Hb 90～120g/L；女性 Hb 90～110g/L。②中度贫血：Hb 60～90g/L。③重度贫血：Hb 30～60g/L。④极重度贫血：Hb <30g/L。

(4) 主要鉴别诊断：应与珠蛋白生成障碍性贫血、慢性病性贫血、铁粒幼细胞性贫血等鉴别。

(5) 辅助检查的临床应用

1) 血象：典型表现为小细胞低色素性贫血。MCV <80fL，MCHC <32%。血片可见成熟红细胞淡染区扩大，体积偏小，大小不一。网织红细胞计数正常或轻度升高。白细胞和血小板计数一般正常或轻度减少，部分患者血小板轻度升高。

2）骨髓象：骨髓增生活跃，幼红细胞增生，中幼红细胞及晚幼红细胞比例增高。幼红细胞核染色质致密，胞质较少，血红蛋白形成不良，边缘不整齐。骨髓铁染色显示骨髓小粒可染铁消失，铁粒幼红细胞消失或显著减少。

3）铁代谢测定：①血清铁及总铁结合力测定：血清铁浓度常<8.9μmol/L，总铁结合力>64.4μmol/L，转铁蛋白饱和度常降至15%以下。②血清铁蛋白测定：血清铁蛋白<12ug/L，可作为缺铁依据。由于血清铁蛋白浓度稳定，与体内贮铁量的相关性好，可用于IDA早期诊断和人群铁缺乏症的筛检。

4）红细胞游离原卟啉（FEP）测定：缺铁时血红素合成障碍，FEP增高超过4.5μg/gHb有诊断意义。

【防治措施】

（1）病因治疗。

（2）铁剂治疗：①口服铁剂：首选，最常用硫酸亚铁片，忌与茶同时服用，血红蛋白完全正常后，仍需继续补充铁剂3~6个月。②注射铁剂。

考点25★★★ 再生障碍性贫血

【概述】

再障的病因有：①接触药物及化学物质（首位病因）：最常见的药物是氯霉素、抗肿瘤药和保泰松等解热镇痛药，其次是磺胺、有机砷及抗癫痫药。②电离辐射。③生物因素：病毒性肝炎；病毒性呼吸道感染病史，如腮腺炎、麻疹、流行性感冒等。

【临床诊断】

（1）诊断标准

再障的主要临床表现为进行性贫血、出血及感染。重型再生障碍性贫血起病急，进展快，病情重，感染及出血症状重。非重型再障起病和进展较缓，贫血、感染和出血的程度较轻，也较易控制。贫血呈慢性过程，表现为皮肤黏膜苍白、活动后心悸、乏力等；感染后高热少见，以上呼吸道感染最常见；有皮肤黏膜出血倾向，内脏出血少见，久治无效者可发生颅内出血而危及生命。

1）典型再障的诊断标准：①全血细胞减少，网织红细胞绝对值减少；②一般无脾肿大；③骨髓至少有一部位增生减低或重度减低（如增生活跃，须有巨核细胞明显减少），骨髓小粒成分中应见非造血细胞增多（有条件者应做骨髓活检）；④能除外引起全血细胞减少的其他疾病；⑤一般抗贫血药物治疗无效。

2）重型再障的血象诊断标准：①网织红细胞百分比<0.01，绝对值<15×10⁹/L；②中性粒细胞绝对值<0.5×10⁹/L；③血小板<20×10⁹/L。

（2）重型再障的分型诊断

1）急性型：发病急，贫血进行性加重，严重感染和出血，血液一般检查具备下述三项中两项：①网织红细胞绝对值<15×10⁹/L；②中性粒细胞<0.5×10⁹/L；③血小板<20×10⁹/L。骨髓增生广泛重度减低。如中性粒细胞<0.2×10⁹/L，为极重型再障，预后凶险。

2）慢性型：多无严重感染及内脏出血，经治疗可缓解，预后相对良好，但与 NSAA 比较仍属预后不良。

（3）主要鉴别诊断：再障须与阵发性睡眠性血红蛋白尿、骨髓增生异常综合征、低增生性急性白血病等相鉴别。

（4）辅助检查的临床应用

1）血象：全血细胞减少，网织红细胞计数明显降低，正常细胞正常色素性贫血。

2）骨髓象：急性型骨髓穿刺物中骨髓小粒很少，脂肪滴显著增多。慢性型者在骨髓再生不良部位，其骨髓象与急性型相似或稍轻。

【防治措施】

①一般治疗。②支持疗法：纠正贫血、控制出血、控制感染、护肝治疗。③刺激骨髓造血：应用雄激素（首选）；造血生长因子；造血干细胞移植。④应用免疫抑制剂。⑤异基因骨髓移植。

考点 26★★ 原发免疫性血小板减少症

【概述】

原发免疫性血小板减少症（ITP）又称特发性血小板减少性紫癜，以广泛皮肤、黏膜及内脏出血，血小板减少，骨髓巨核细胞发育成熟障碍，血小板生存时间缩短及血小板膜糖蛋白特异性自身抗体出现等为特征。临床上分为急、慢性两类，脾是 ITP 产生 PAIg 的主要场所。

【临床诊断】

（1）诊断依据：①广泛出血累及皮肤、黏膜及内脏。②多次检查血小板计数减少。③脾脏不肿大或轻度肿大。④骨髓巨核细胞数增多或正常，有成熟障碍。⑤并具备下列五项中任何一项：泼尼松治疗有效；切脾治疗有效；PAIg 阳性；PAC_3 阳性；血小板寿命测定缩短。并需排除继发性血小板减少症。

（2）分型诊断

1）急性型：①多数患者发病前 1~2 周有上呼吸道等感染史，特别是病毒感染史。起病急骤，部分患者可有畏寒、寒战、发热。②皮肤、黏膜出血；内脏出血。

2）慢性型：①起病隐匿，多在常规查血时偶然发现。②皮肤、黏膜出血。严重内脏出血较少见，女性患者多以月经过多为主症。病程半年以上者，部分可出现轻度脾肿大。病情可因感染等而骤然加重，出现广泛、严重的皮肤黏膜及内脏出血。

（3）鉴别诊断：确诊需排除继发性血小板减少症，如再障、脾功能亢进等。

（4）辅助检查的临床应用

1）血象：急性型血小板多在 $20 \times 10^9/L$ 以下；慢性型常在 $(30~80) \times 10^9/L$。

2）出凝血检查：出血时间延长，血块收缩不良，毛细血管脆性试验阳性，血小板寿命缩短。

3）骨髓象：骨髓巨核细胞数增多或正常，急性型幼稚型巨核细胞比例增加，慢性型颗粒型巨核细胞比例增加，但两型均呈现血小板形成型巨核细胞减少。

4）免疫学检测：80% 以上患者检出血小板相关抗体 PAIgG、IgM 及相关补

体 PAC_3。

【治疗】

(1) 一般治疗：卧床休息，避免使用可能引起血小板减少的药物。

(2) 糖皮质激素：首选药物。

(3) 免疫抑制剂：长春新碱、环磷酰胺、硫唑嘌呤、环孢素等。

(4) 脾切除术。

考点27★★ 甲状腺功能亢进症

【概述】

弥漫性毒性甲状腺肿（Graves病）为甲状腺功能亢进症最常见病因。

【临床诊断】

(1) 诊断要点

1) 甲亢的诊断：高代谢症状和体征；甲状腺肿大；血清 TT_3、FT_3、TT_4、FT_4 增高，TSH减低。具备以上三项诊断即可成立。

2) GD的诊断：甲亢诊断确立；甲状腺弥漫性肿大（触诊和B超证实）；眼球突出和其他浸润性眼征；胫前黏液性水肿；TRAb、TSAb阳性；TGAb、TPOAb阳性。

(2) 特殊类型甲亢的诊断

甲状腺危象：高热（体温>39℃）、心率增快>140次/分、烦躁不安、大汗淋漓、厌食、恶心呕吐、腹泻，继而出现虚脱、休克、嗜睡或谵妄，甚至昏迷。部分可伴有心力衰竭、肺水肿、偶有黄疸。白细胞总数及中性粒细胞常升高。血 T_3、T_4 升高，TSH显著降低，病情轻重与血TH水平可不平行。

(3) 主要鉴别诊断

亚急性甲状腺炎：发病与病毒感染有关。多有发热，短期内甲状腺肿大，触之坚硬而疼痛。白细胞正常或升高，血沉增高，摄^{131}I率下降，TGAb、TPOAb正常或轻度升高。

(4) 辅助检查的临床应用

1) TT_3 和 TT_4：TT_3 较 TT_4 更为灵敏，更能反映本病的程度与预后。

2) FT_3 和 FT_4：游离甲状腺激素是实现该激素生物效应的主要部分，且不受血中TBG浓度和结合力的影响，是诊断甲亢的首选指标。

3) TSH测定：反映甲状腺功能最敏感的指标。

4) 甲状腺自身抗体测定：TSH受体抗体（TRAb）阳性率75%~96%，是鉴别甲亢病因、诊断GD的指标之一。

5) 甲状腺摄^{131}I率：甲状腺功能亢进类型的甲状腺毒症^{131}I摄取率增高。

【防治措施】

(1) 一般治疗：①休息。②补充足够热量和营养，减少碘摄入量。

(2) 甲状腺功能亢进的治疗：①抗甲状腺药物：有硫脲类（如丙硫氧嘧啶）和咪唑类（如甲硫咪唑和卡比马唑）两类药物。②放射性^{131}I治疗。③手术治疗。

(3) 甲状腺危象的治疗：①消除病因。②抑制TH合成，使用大量抗甲状腺药物，首选丙硫氧嘧啶；③抑制 TH 释放，如抗甲状腺药物、复方碘溶液和碘化钠；④迅速阻滞儿茶酚胺释放，降低周围组织对甲状腺激素的反应性，如普萘洛尔；⑤肾上腺糖皮质激素，常用氢化可的松；⑥对症治疗，如降温、镇静、保护脏器功能、防治感染等；⑦其他，如血液透析、腹膜透析或血浆置换等。

考点 28★★甲状腺功能减退症（2020 版大纲新增考点）

【概述】

甲减根据病变部位分为：①原发性甲减。②中枢性甲减或继发性甲减。③甲状腺激素抵抗综合征。根据甲状腺功能减低的程度分为临床甲减和亚临床甲减。

【临床诊断】

（1）诊断要点：有甲减的症状和体征，血清 TSH 增高，TT_4、FT_4 均降低，即可诊断原发性甲减。应进一步明确甲减的原因；血清 TSH 减低或者正常，TT_4、FT_4 降低，应考虑为中枢性甲减，需进一步进行下丘脑和垂体的相关检查，明确下丘脑和垂体病变。

甲减的主要临床特点：有 ^{131}I 治疗史、甲状腺手术史、桥本甲状腺炎、Graves 病等病史或甲状腺疾病家族史。典型症状有怕冷、少汗、乏力、手足肿胀感、嗜睡、记忆力减退、关节疼痛、体重增加、便秘、女性月经紊乱或月经过多、不孕等。查体可见面色苍白、表情呆滞、反应迟钝、声音嘶哑、听力障碍，颜面及眼睑水肿、唇厚、舌大常有齿痕（甲减面容），皮肤干燥、粗糙，皮温低，毛发稀疏干燥，常有水肿，脉率缓慢，跟腱反射时间延长。少数患者出现胫前黏液性水肿。病情严重者可以发生黏液性水肿昏迷。

（2）主要鉴别诊断：应与垂体瘤、甲状腺癌鉴别。

（3）辅助检查的临床应用

1）甲状腺功能检查：确诊甲减及评估病情、随访治疗的主要辅助检查。原发性甲减者血清 TSH 增高，TT_4、FT_4 均降低。血清总 T_3（TT_3）、游离 T_3（FT_3）早期正常，晚期减低。

2）自身抗体检查：甲状腺过氧化物酶抗体（TPOAb）的诊断意义确切，TPOAb 升高伴血清 TSH 水平增高，提示甲状腺细胞已经发生损伤。

【防治措施】

（1）药物治疗：甲状腺素补充或替代治疗。

（2）亚临床甲减的治疗：①高胆固醇血症患者：血清 TSH＞10mU/L，予 $L-T_4$ 治疗。②妊娠期女性：尽快使血清 TSH 降到＜2.5mU/L。③年轻患者：尤其是 TPOAb 阳性者，经治疗应将 TSH 降到 2.5mU/L 以下。

（3）黏液性水肿昏迷的治疗：①去除或治疗诱因。②补充甲状腺激素。③应用糖皮质激素。④对症治疗。

考点 29★★★糖尿病

【概述】

糖尿病的分类：①1 型糖尿病（T1DM）。②2 型糖尿病（T2DM）。③其他特殊类型糖尿病。④妊娠期糖尿病（GDM）。

【临床诊断】

(1) 诊断线索：①有"三多一少"症状。②原因不明的酸中毒、脱水、昏迷、休克，反复发作的皮肤疖或痈、真菌性阴道炎、结核病等，血脂异常、高血压、冠心病、脑卒中、肾病、视网膜病、周围神经炎、下肢坏疽以及代谢综合征。③高危人群：IGR（IFG和/或IGT）、年龄45岁以上、肥胖、糖尿病或肥胖家族史。

(2) 诊断标准：①FPG：3.9~6.0mmol/L为正常；6.1~6.9mmol/L为IFG；≥7.0mmol/L（126mg/dL）应考虑糖尿病。②OGTT：2hPG<7.7mmol/L为正常糖耐量；7.8~11.0mmol/L为IGT；≥11.1mmol/L应考虑糖尿病。③糖尿病的诊断标准：糖尿病症状加任意时间血浆葡萄糖≥11.1mmol/L或FPG≥7.0mmol/L，或OGTT2hPG≥11.1mmol/L。需重复一次确认，诊断才能成立。

(3) 并发症诊断：①急性并发症：酮症酸中毒（DKA）、高渗高血糖综合征、乳酸性酸中毒等。②慢性并发症：大血管病变、微血管病变（糖尿病肾病、糖尿病性视网膜病变）、神经系统并发症、糖尿病足、其他（视网膜黄斑病、白内障、青光眼等）。

(4) 鉴别诊断

1) 肾性糖尿病：因肾糖阈降低所致，虽尿糖阳性，但OGTT正常。

2) T1DM与T2DM的鉴别

鉴别项	1型糖尿病	2型糖尿病
年龄	多见于儿童和青少年	多见于中、老年
起病	急	多数缓慢
症状（三多一少）	明显	较轻或缺如
酮症酸中毒	易发生	少见
自身免疫性抗体	阳性率高	阴性
血浆胰岛素和C肽	低于正常	正常、高于正常或轻度降低
治疗原则	必须应用胰岛素	基础治疗、口服降糖药，必要时用胰岛素

(5) 辅助检查的临床应用

1) 尿糖测定：重要线索，非诊断依据。

2) 血糖测定：主要依据。

3) 葡萄糖耐量试验（OGTT）：口服葡萄糖耐量应在清晨空腹进行。

4) 糖化血红蛋白A_1（$GHbA_1$）：$GHbA_1$≥65g/L有助于糖尿病诊断。

5) 胰岛素释放试验、C肽释放试验：反应胰岛β细胞功能情况。

【防治措施】

(1) 糖尿病健康教育。

(2) 医学营养治疗（MNT）。

（3）体育锻炼。
（4）病情监测。
（5）口服降糖药物治疗

分类		机制	适应证	药物名称
促胰岛素分泌剂	磺脲类	刺激胰岛β细胞分泌胰岛素	新诊断的T2DM非肥胖患者，用饮食和运动治疗血糖控制不理想时	格列吡嗪和格列齐特的控释药片
	格列奈类	快速作用的胰岛素促分泌剂，可改善早相胰岛素分泌，降血糖作用快而短	T2DM早期餐后高血糖阶段或以餐后高血糖为主的老年患者	瑞格列奈或那格列奈
双胍类		抑制肝葡萄糖输出，也可改善外周组织对胰岛素的敏感性、增加对葡萄糖的摄取和利用	①T2DM尤其是无明显消瘦的患者以及伴血脂异常、高血压或高胰岛素血症的患者，作为一线用药。②T1DM与胰岛素联合应有可能减少胰岛素用量和血糖波动	二甲双胍
噻唑烷二酮类（格列酮类）		刺激外周组织的葡萄糖代谢，降低血糖，改善血脂异常、提高纤溶系统活性	T2DM患者，尤其是肥胖、胰岛素抵抗明显者	罗格列酮或吡格列酮
α葡萄糖苷酶抑制剂		抑制α-葡萄糖苷酶，延迟碳水化合物吸收，降低餐后高血糖	空腹血糖正常而餐后血糖明显升高者	阿卡波糖或伏格列波糖

（6）胰岛素治疗

1）适应证：①1型糖尿病。②2型糖尿病经饮食、运动和口服降糖药治疗未获得良好控制。③糖尿病酮症酸中毒、高渗性昏迷和乳酸性酸中毒伴高血糖时。④各种严重的糖尿病急性或慢性并发症。⑤手术、妊娠和分娩。⑥2型糖尿病β细胞功能明显减退者。⑦某些特殊类型糖尿病。目前主张2型糖尿病患者早期使用胰岛素，以保护β细胞功能。

2）使用原则：应在综合治疗基础上进行。根据血糖水平、β细胞功能缺陷程度、胰岛素抵抗程度、饮食和运动状况等，决定胰岛素剂量。一般从小剂量开始，用量、用法必须个体化，及时稳步调整剂量。

（7）手术治疗。

（8）糖尿病酮症酸中毒的治疗：①静脉补液。②应用胰岛素。③纠正电解质及酸碱平衡失调。④去除诱因及防治并发症。

考点 30★血脂异常（2020 版大纲新增考点）

【临床诊断】

（1）诊断标准

分层	总胆固醇	LDL－C	HDL－C	非－HDL－C	TG
理想水平		<2.6(100)		<3.4(130)	
合适水平	<5.2(200)	<3.4(130)		<4.1(160)	<1.7(150)
边缘升高	≥5.2(200)且<6.2(240)	≥3.4(130)且<4.1(160)		≥4.1(160)且<4.9(190)	≥1.7(150)且<2.3(200)
升高	≥6.2(240)	≥4.1(160)		≥4.9(190)	≥2.3(200)
降低			<1.0(40)		

（2）临床分类诊断：①高胆固醇血症。②高甘油三酯血症。③混合型高脂血症。④低高密度脂蛋白血症。

（3）辅助检查的临床应用

血脂四项检测：测定空腹（禁食 12 小时以上）血浆或血清血脂四项是诊断的主要方法，包括 TC、TG、LDL－C 和 HDL－C。

【防治措施】

（1）治疗性生活方式干预：①控制饮食。②改善生活方式。

（2）药物治疗

1）主要降低胆固醇的药物：①他汀类：阿托伐他汀、瑞舒伐他汀、氟伐他汀等。②肠道胆固醇吸收抑制剂：依折麦布。③胆酸螯合剂：考来烯胺等。④普罗布考。

2）主要降低 TG 的药物：①贝特类：非诺贝特、吉非贝齐和苯扎贝特等。②烟酸类：烟酸缓释片。③高纯度鱼油制剂。

3）新型调脂药物：包括前蛋白转化酶枯草溶菌素 9 抑制剂等。

考点 31★高尿酸血症与痛风

【临床诊断】

（1）诊断要点

1）高尿酸血症：日常嘌呤饮食状态下，非同日 2 次空腹血尿酸水平 >420μmol/L，即可诊断。诊断的同时应注意分析血尿酸升高的病因。高尿酸血症的病因：①尿酸生成增多。②尿酸排泄减少。

2）痛风：在高尿酸血症基础上，出现特征性关节炎表现，尿路结石，或肾绞痛发作，即应考虑痛风，如在滑囊液及痛风石的穿刺和活检中找到尿酸盐结晶即可确诊。痛风的病因分析应首先考虑高尿酸血症，但应主要某些疾病及药物的作用。痛风的病因包括：①高尿酸血症。②遗传因素。③其他：某些疾病如肾脏疾病，恶性肿瘤化疗，长期应用某些药物等。

(2) 主要鉴别诊断

1) 类风湿关节炎：以青中年女性多见，好发于小关节和腕、踝、膝关节，伴明显晨僵。血尿酸不高，但有高滴度的类风湿因子。X线示关节面粗糙，间隙狭窄，甚至关节面融合。

2) 风湿性关节炎：多见于年轻女性，大关节游走性、对称性红、肿、热、痛，无关节畸形，可伴其他风湿活动的临床表现及实验室依据如血沉增快、抗O增高等，血尿酸正常，X线无关节畸形。

(3) 辅助检查的临床应用

1) 血尿酸测定：诊断高尿酸血症及痛风的必备检查。血尿酸 > 420μmol/L 为高尿酸血症。

2) 尿尿酸测定：限制嘌呤饮食5天后，每日尿酸排出量超过3.57mmol，判断为尿酸生成增多。

3) X线检查：主要用于痛风的诊断。痛风患者可见病变周围软组织肿胀，关节软骨及骨皮质破坏，典型者表现为骨质穿凿样或虫蚀样缺损。

4) 关节超声：关节肿胀患者有双轨征或不均匀低回声与高回声混合团块影，可辅助诊断痛风。

5) 关节CT或MRI检查：受累部位可见高密度痛风石影，可辅助诊断痛风。

【防治措施】

(1) 高尿酸血症的治疗

1) 非药物治疗：①限酒戒烟。②低嘌呤饮食。③避免剧烈运动。④避免富含果糖的饮料。⑤保证每日的饮水量及排尿量。⑥恢复体重至个体化标准体重范围并保持。⑦增加新鲜蔬菜的摄入比例。⑧生活规律，有规律性的有氧运动。

2) 药物治疗：①促尿酸排泄药：苯溴马隆。②抑制尿酸生成药物：别嘌醇、非布司他。③碱性药物：碳酸氢钠片。④新型降尿酸药：拉布立酶、普瑞凯希等。

(2) 痛风的治疗

1) 非药物治疗：同高尿酸血症的非药物治疗。

2) 药物治疗

急性发作期的治疗：①非甾体消炎药：常用吲哚美辛。也可使用双氯芬酸、布洛芬等。②秋水仙碱。③糖皮质激素：如泼尼松等。

发作间歇期和慢性期的治疗：在急性发作缓解2周后，从小剂量开始应用降尿酸药，逐渐加量，根据血尿酸的目标水平调整至最小有效剂量并长期甚至终身维持。

3) 伴发疾病的治疗。

4) 手术治疗。

考点32★★ 类风湿关节炎

【概述】

本病为一种抗原驱动、T细胞介导及与遗传相关的自身免疫病。

【临床诊断】

（1）诊断要点

1）类风湿性关节炎的临床特点：①晨僵。②关节痛与压痛。③关节肿胀。④关节畸形。⑤关节功能障碍。

2）诊断依据：①晨僵持续至少1小时（≥6周）。②3个或3个以上关节肿（≥6周）。③腕关节或掌指关节或近端指间关节肿（≥6周）。④对称性关节肿（≥6周）。⑤类风湿皮下结节。⑥手和腕关节的X线片有关节端骨质疏松和关节间隙狭窄。⑦类风湿因子阳性。上述7项中，符合4项即可诊断。

（2）主要鉴别诊断

1）痛风性关节炎：①患者多为中年男性；②关节炎的好发部位为第一跖趾关节；③高尿酸血症；④关节附近或皮下可见痛风结节；⑤血清自身抗体阴性。

2）系统性红斑狼疮：①X线检查无关节骨质改变；②患者多为女性；③常伴有面部红斑等皮肤损害；④多数有肾损害或多脏器损害；⑤血清抗核抗体和抗双链DNA抗体显著增高。

（3）关节功能障碍分级诊断：①Ⅰ级：能照常进行日常生活和各项工作；②Ⅱ级：可进行一般的日常生活和某种职业工作，但参与其他项目活动受限；③Ⅲ级：可进行一般的日常生活，但参与某种职业工作或其他项目活动受限；④Ⅳ级：日常生活的自理和参与工作的能力均受限。

（4）辅助检查的临床应用

1）血象：有轻度至中度贫血。

2）炎性标记物：活动期血沉增快，C反应蛋白升高。

3）自身抗体：①类风湿因子：常规检测为IgM型，阳性率为70%~80%且其滴度与疾病的活动性和严重性成正比；②抗角蛋白抗体谱：对RF的诊断有较高的特异性，有助于早期诊断。但敏感性不如RF。

4）关节影像学检查：①X线：首选双手指及腕关节摄片检查。②CT和MRI：CT有助于发现早期骨侵蚀和关节脱位等改变。

【防治措施】

（1）药物治疗：①非甾体抗炎药：布洛芬、萘普生和双氯芬酸。②改变病情抗风湿药：甲氨蝶呤（首选）、柳氮磺吡啶、TNF-α拮抗剂、青霉胺、金制剂和环孢素等。③糖皮质激素。④植物药制剂。

（2）外科手术治疗。

考点33★★ 脑梗死

【概述】

（1）脑梗死的临床分型：完全性前循环梗死（TACI）、前循环梗死（PACI）、后循环梗死（POCI、腔隙性脑梗死（LACI）。

（2）脑梗死的病因学分型：大动脉粥样硬化型、心源性脑栓塞型、小动脉闭塞型、其他病因型、不明原因型。

(3) 病理生理分型：脑血栓形成、脑栓塞、血流动力学机制导致的脑梗死。

【临床诊断】

(1) 诊断要点

1) 脑血栓形成：①中年以上，有动脉硬化、高血压、糖尿病等病史，常有 TIA 病史。②静息状态下或睡眠中发病，迅速出现局限性神经缺失症状，并持续 24 小时以上。神经系统症状和体征可用某一血管综合征解释。③意识常清楚或轻度障碍，多无脑膜刺激征。④脑部 CT、MRI 检查可显示梗死部位和范围，并可排除脑出血、肿瘤和炎症性疾病。

2) 脑栓塞：①冠心病心肌梗死、心脏瓣膜病、心房颤动等病史。②体力活动中骤然起病，迅速出现局限性神经缺失症状，症状在数秒钟到数分钟达到高峰，并持续 24 小时以上。神经系统症状和体征可用某一血管综合征解释。③意识常清楚或轻度障碍，多无脑膜刺激征。④脑部 CT、MRI 检查可显示梗死部位和范围，并可排除脑出血、肿瘤和炎症性疾病。

(2) 定位诊断

1) 颈内动脉闭塞综合征：可有视力减退或失明、一过性黑蒙、Horner 综合征；病变对侧偏瘫、皮质感觉障碍；优势半球受累可出现失语、失读、失写和失认。

2) 大脑中动脉：出现典型的"三偏征"，即病变对侧偏瘫、偏身感觉障碍和同向偏盲，伴有眼向病灶侧凝视，优势半球病变伴失语。

3) 大脑前动脉：病变对侧中枢性面、舌瘫；下肢重于上肢的偏瘫；对侧足、小腿运动和感觉障碍；排尿障碍；可有强握、吸吮反射、精神障碍。

4) 大脑后动脉：对侧同向偏盲及丘脑综合征。优势半球受累，有失读、失写、失用及失认。

5) 椎-基底动脉：可突发眩晕、呕吐、共济失调。并迅速出现昏迷、面瘫、四肢瘫痪、去脑强直、眼球固定、瞳孔缩小、高热。可因呼吸、循环衰竭而死亡。小脑梗死常有眩晕、恶心、呕吐、眼球震颤和共济失调。

6) 小脑后下动脉或椎动脉：①延髓背外侧综合征：突发头晕、呕吐、眼震；同侧面部痛、温觉丧失，吞咽困难，共济失调，Horner 征；对侧躯干痛温觉丧失；②中脑腹侧综合征：病侧动眼神经麻痹、对侧偏瘫；③桥脑腹外侧综合征：病侧外展神经和面神经麻痹，对侧偏瘫；④闭锁综合征：意识清楚，四肢瘫痪，不能说话和吞咽。

7) 特殊类型脑梗死：①大面积脑梗死。②分水岭脑梗死。

(3) 分型诊断：①完全性卒中。②进展性卒中。③可逆性缺血性神经功能缺失。

(4) 主要鉴别诊断

中枢性面瘫与周围性面瘫：脑卒中引起的面瘫为中枢性面瘫，表现病灶对侧眼裂以下面瘫，皱眉和闭眼动作正常，常伴舌瘫和偏瘫；周围性面瘫表现为同侧表情肌瘫痪、额纹减少或消失、眼睑闭合不全，无偏瘫。

(5) 辅助检查的临床应用

1) 颅脑 CT：快速确诊脑梗死的首选的辅助检查。急性脑梗死通常在起病 24~48 小时后可见与闭塞血管低密度病变区，并能发现周围水肿区，以及有无合并出血和脑疝。

2) 颅脑磁共振（MRI）：可以早期发现大面积脑梗死。

【防治措施】

(1) 一般治疗：保持呼吸道通畅；控制血压、血糖；维持水、电解质平衡；预防感染等。

(2) 溶栓治疗：重组组织型纤溶酶原激活剂和尿激酶。

(3) 抗血小板聚集治疗：未接受溶栓治疗者应在 48h 内服用阿司匹林。

(4) 抗凝治疗：低分子肝素。

(5) 神经保护治疗：胞二磷胆碱、尼莫地平等。

(6) 降纤治疗：巴曲酶。

(7) 介入治疗。

考点 34★★ 脑出血

【概述】

脑出血最主要病因是高血压性动脉硬化。其他有血液病的低凝倾向、动脉瘤、脑血管畸形、脑动脉炎、脑肿瘤、抗凝或溶栓治疗等。

【临床诊断】

(1) 诊断要点：①多数为 50 岁以上高血压患者，在活动或情绪激动时突然发病。②突然出现头痛、呕吐、意识障碍和偏瘫、失语等局灶性神经缺失症状。病程发展迅速。③CT 检查可见脑内高密度区。

(2) 定位诊断

出血部位	临床表现
壳核出血（内囊外侧型）	典型"三偏"征，即对侧偏瘫、对侧偏身感觉障碍和对侧同向偏盲。部分病例同向偏视
丘脑出血（内囊内侧型）	"三偏"征，以感觉障碍明显。上、下肢瘫痪程度基本均等；眼球上视障碍，可凝视鼻尖，瞳孔缩小，光反射消失
桥脑出血	一侧出血表现为交叉性瘫痪，两眼向病灶侧凝视麻痹。两侧出血出现深度昏迷，双侧瞳孔针尖样缩小，四肢瘫痪和中枢性高热的特征性体征，并出现中枢性呼吸障碍和去脑强直
小脑出血	眩晕、频繁呕吐、后枕剧痛，步履不稳，构音障碍，共济失调和眼球震颤而无瘫痪。重者昏迷、中枢性呼吸困难，常因急性枕骨大孔疝死亡
脑叶出血	头痛、呕吐、脑膜刺激征及出血脑叶的定位症状
脑桥出血	迅速出现昏迷、针尖样瞳孔、呕吐咖啡渣样胃内容物，随后出现中枢性高热，中枢性呼吸衰竭、四肢瘫痪及去大脑强直发作

(3) 辅助检查的临床应用

1) 颅脑CT：可显示血肿的部位和形态以及是否破入脑室。血肿灶为高密度影，边界清楚，血肿被吸收后显示为低密度影。对进展型脑出血病例进行动态观察，可显示血肿大小变化、血肿周围的低密度水肿带、脑组织移位和梗阻性脑积水，对脑出血的治疗有指导意义。

2) MRI：可明确部位、范围、脑水肿和脑室情况，除高磁场强度条件下，急性期脑出血不如CT敏感。但对脑干出血、脑血管畸形、脑肿瘤比CT敏感。

【防治措施】

(1) 内科治疗：①一般治疗：保持安静；确保气道通畅；保持营养和水、电解质平衡。②减轻脑水肿、降低颅内压。③控制血压。④亚低温治疗。⑤止血治疗。⑥并发症的处理：控制抽搐，首选苯妥英钠或地西泮静脉注射，可重复使用。同时用长效抗癫痫药物。及时处理上消化道出血，注意预防肺部、泌尿道及皮肤感染等。

(2) 外科治疗：脑出血后出现颅内高压和脑水肿并有明显占位效应者，及时进行外科清除血肿、制止出血。

(3) 康复治疗。

考点35★蛛网膜下腔出血（2020版大纲新增考点）

【概述】

原发性蛛网膜下腔出血最常见的病因是脑底囊性动脉瘤破裂，其次为脑动静脉畸形，其他非动脉瘤性病因有高血压脑动脉硬化、脑动脉炎、结缔组织病、颅内肿瘤、血液病、溶栓或抗凝治疗后等。

【临床诊断】

(1) 诊断要点：①突发剧烈头痛伴脑膜刺激征阳性，起病前数天或数周有头痛、恶心症状，常在剧烈运动和活动中突然起病，剧烈头痛呈爆裂样发作，可放射至枕后或颈部，并伴喷射性呕吐；少数人有癫痫样发作和精神症状，查体脑膜刺激征阳性。眼底检查可见出血，尤其是玻璃体膜下出血。②颅脑CT检查阳性，脑脊液均匀血性。③有条件可选择DSA、MRA、CTA等脑动脉造影，有助于明确病因。

(2) 鉴别诊断

鉴别要点	动脉血栓性脑梗死	脑栓塞	脑出血	蛛网膜下腔出血
发病年龄	60岁以上多见	青壮年多见	50~60岁多见	不定
常见病因	动脉粥样硬化	心脏病、房颤	高血压及动脉粥样硬化	动脉瘤、血管畸形
起病状态	多于安静时、血压下降时	不定	活动、情绪激动、血压升高时	活动、激动时
起病速度	较缓（小时、天）	最急（秒、分）	急（分、小时）	急（分）
意识障碍	较少	少、短暂	常有，进行性加重	少、轻、谵妄

续表

鉴别要点	动脉血栓性脑梗死	脑栓塞	脑出血	蛛网膜下腔出血
头痛、呕吐	少有	少有	常有	剧烈
偏瘫等	有	有	多有	多无
脑膜刺激征	无	无	偶有	明显
头颅CT	脑内低密度灶	脑内低密度灶	脑内高密度灶	蛛网膜下腔高密度影
脑脊液	多正常	多正常	血性，压力高	均匀血性
DSA	可见阻塞的血管	可见阻塞的血管	可见破裂的血管	可见动静脉畸形或动脉瘤

(3) 严重并发症：再出血、迟发性脑血管痉挛、脑积水。

(4) 辅助检查的临床应用

1) 颅脑CT：快速的无创伤性诊断方法。出现脑基底部脑池，脑沟及外侧裂的高密度影。

2) 脑脊液检查：确诊的客观依据。脑脊液在起病12小时后呈特征性改变，为均匀血性，压力增高，离心后呈淡黄色。

3) 脑血管造影：可明确动脉瘤、脑血管畸形的部位、大小。

【防治措施】

(1) 一般处理：绝对卧床4~6周。避免用力；保持大便通畅；注意水、电解质平衡；预防再出血和迟发性脑梗死。

(2) 降低颅压：常用甘露醇、呋塞米、甘油果糖等。

(3) 预防再出血：①应用止血药：6-氨基己酸、氨甲苯酸。②调节血压：尼卡地平或拉贝洛尔等。③外科或介入治疗：夹闭动脉瘤。

(4) 防治脑血管痉挛：口服或静脉泵入尼莫地平。

考点36★★ 病毒性肝炎

【概述】

	甲型肝炎	乙型肝炎	丙型肝炎	丁型肝炎	戊型肝炎
传染源	急性患者和亚临床感染者	急、慢性乙型肝炎患者和病毒携带者	急、慢性患者，以慢性患者尤为重要	急性或慢性丁型肝炎患者，HDV及HBV携带者	患者及隐性感染者
传播途径	日常生活接触而经粪口传染	母婴传播；血液、体液传播；经破损消化道、呼吸道黏膜传播	输血及血制品传播；密切生活接触传播；性接触传播；母婴传播	同乙型肝炎	粪-口传播

续表

	甲型肝炎	乙型肝炎	丙型肝炎	丁型肝炎	戊型肝炎
易感人群	普遍易感，主要发生于儿童及青少年	抗HBs阴性者均易感	未感染过HCV者均易感	普遍易感	未受过HEV感染者普遍易感

【临床诊断】

(1) 诊断要点

1) 流行病学资料：甲肝流行区儿童发病的急性黄疸型肝炎考虑甲型肝炎可能，中年以上的急性肝炎考虑戊型肝炎可能。有乙肝家族史，有乙肝患者或HBsAg携带者密切接触史，有利于乙型肝炎诊断。对有输血制品病史的患者，应考虑丙型肝炎可能。

2) 诊断依据

分类	临床表现
急性肝炎	起病急，有畏寒、发热、消化道症状，血清ALT显著升高
慢性肝炎	急性肝炎病程超过半年，或原有乙型、丙型、丁型肝炎或HBsAg携带者，本次又因同一病原再次出现肝炎症状、体征及肝功能异常者可以诊断
重型肝炎（肝衰竭）	主要有肝衰竭症候群表现
淤胆型肝炎	黄疸持续3周以上，症状轻，有肝内梗阻表现
肝炎肝硬化	多有慢性肝病病史，有肝功能损害和门脉高压表现

(2) 重型肝炎（肝衰竭）的诊断

1) 临床表现：出现肝衰竭症候群：①极度乏力，严重消化道症状，神经、精神症状；②明显出血现象，凝血酶原时间显著延长，PTA<40%；③黄疸进行性加深，每日胆红素上升≥17.1μmol/L；④可出现中毒性鼓肠，肝臭，肝肾综合征等；⑤可见扑翼样震颤及病理反射，肝浊音界进行性缩小；⑥胆酶分离，血氨升高。

2) 分类诊断

分类	临床表现
急性重型肝炎	起病急，发病2周内出现Ⅱ度以上肝性脑病为特征的肝衰竭症候群。本型病死率高，病程不超过3周
亚急性重型肝炎	起病较急，发病15d～26周内出现肝衰竭症候群。首先出现Ⅱ度以上肝性脑病者为脑病型；首先出现腹水及相关症候者为腹水型。晚期可有脑水肿，消化道大出血，严重感染，电解质紊乱及酸碱平衡失调，肝肾综合征等并发症。低胆固醇，低胆碱酯酶
慢加急性（亚急性）重型肝炎	在慢性肝病基础上出现的急性或亚急性肝功能失代偿

续表

分类	临床表现
慢性肝衰竭	在肝硬化基础上,肝功能进行性减退导致的以腹水或门脉高压、凝血功能障碍和肝性脑病等为主要表现的慢性肝功能失代偿

(3) 辅助检查的临床应用

1) 肝功能试验: ①胆红素: 重型肝炎胆红素可呈进行性升高, 且出现胆红素升高与ALT和AST下降的"胆酶分离"现象。②血清酶: ALT、AST常在肝炎潜伏期、发病初期及隐性感染者均可升高, 有助于早期诊断。γ-GT在慢性肝炎时可轻度升高, 在淤胆型肝炎可明显升高。AKP在胆道梗阻、淤胆型肝炎中可升高。③胆固醇、胆固醇酯、胆碱酯酶: 肝细胞损害时, 血内总胆固醇减少, 梗阻性黄疸时, 胆固醇增加。重症肝炎患者胆固醇、胆固醇酯、胆碱酯酶酶均可明显下降, 提示预后不良。④血清蛋白: 反映肝脏合成功能。慢性肝炎中度以上肝炎、肝硬化失代偿期、重型肝炎时, 白蛋白下降, γ-球蛋白常升高。白/球比例下降或倒置。⑤凝血酶原时间(PT)和凝血酶原活动度(PTA): PT反映肝脏凝血因子合成功能。PT延长或PTA下降, 与肝脏损害严重程度密切相关。PTA≤40%是诊断重型肝炎的重要依据。

2) 病原学检测: 病原学检测是诊断的客观依据, 确诊各型肝炎的必查指标, 并作为判断患者传染性的重要依据。

分类	临床意义
甲型肝炎	抗HAV-IgM阳性提示存在HAV现症感染。抗HAV-IgG为保护性抗体, 阳性提示既往感染
乙型肝炎	①HBsAg和抗HBs: HBsAg阳性表明存在现症HBV感染。抗HBs阳性表示对HBV有免疫力, 抗HBs阴性说明对HBV易感。②HBeAg与抗HBe: HBeAg持续阳性表明存在HBV活动性复制, 提示传染性较大, 易转为慢性。抗HBe持续阳性提示HBV复制处于低水平, HBV-DNA和宿主DNA整合。③HBcAg与抗HBc: HBcAg阳性表示血清中存在Dane颗粒, HBV处于复制状态, 有传染性。抗HBc-IgM高滴度提示HBV有活动性复制, 低滴度应注意假阳性。仅抗HBc-IgG阳性提示为过去感染或现在的低水平感染。④HBV-DNA: 病毒复制和传染性的直接指标
丙型肝炎	抗HCV是存在HCV感染的标志。抗HCV-IgM持续阳性, 提示病毒持续复制, 易转为慢性。抗HCV-IgG可长期存在, 诊断HCV感染
丁型肝炎	HDAg、抗HDV-IgM阳性有助于早期诊断。持续高滴度的抗HDVIgG是性丁型肝炎的主要血清学标志。HDV-RNA阳性是HDV复制的直接证据
戊型肝炎	抗HEVIgM和抗HEVIgG均可作为近期感染HEV的标志

3) 肝活体组织检查: 能准确判断炎症活动度、纤维化程度及评估预后。同时可进行PCR确定病毒类型和复制状态。

【防治措施】

(1) 急性肝炎: 急性甲型、乙型和戊型肝炎以对症及支持治疗为主。急性丙型肝炎应尽早抗病毒治疗，早期应用干扰素利巴韦林口服。

(2) 慢性肝炎的治疗

1) 一般治疗：合理休息、饮食、心理平衡。

2) 改善和恢复肝脏功能：①非特异性护肝药：维生素、还原型谷胱甘肽等。②降酶药：甘草提取物、五味子提取物、垂盆草等。③退黄药：茵栀黄、苦黄、腺苷蛋氨酸、门冬氨酸钾镁等。

3) 免疫调节治疗：应用胸腺肽或胸腺素、转移因子等。中草药提取物如猪苓多糖、香菇多糖等。

4) 抗肝纤维化治疗：丹参、冬虫夏草、核仁提取物等。

5) 抗病毒治疗：①α干扰素。②核苷酸类似物：常用药物有拉米夫定、阿德福韦酯等。

(3) 重型肝炎的治疗

1) 抗病毒治疗：以核苷类药物为主。

2) 免疫调节。

3) 促进肝细胞再生：可采用肝细胞生长因子、前列腺素 E_1、肝细胞或肝干细胞或（骨髓间充质/脐带血）干细胞移植。

4) 积极防治并发症。

2. 外科疾病

考点37★ 乳腺增生病

【概述】

乳腺增生病发病与卵巢功能失调有关，与黄体酮减少及雌激素相对增多，二者比例失衡有关，症状常与月经周期有密切关系，且患者多有较高的流产率。

【临床诊断】

(1) 诊断要点：患者多为中青年妇女，常伴有月经不调，乳房胀痛，有周期性，常发生或加重于月经前期，也可随情志的变化而加重或减轻，双侧或单侧乳房内有肿块，质韧而不硬，推之能移，有压痛，部分病人可有乳头溢液，呈黄绿色、棕色或血性，少数为无色浆液，钼靶X线乳房摄片、B型超声波检查、分泌物涂片细胞学检查等均有助于诊断。

(2) 主要鉴别诊断

1) 乳房纤维腺瘤：多见于20～30岁妇女；多为单个发病，少数属多发性；肿块多为圆形或卵圆形，表面光滑，边缘清楚，质地坚韧，活动度好，常在检查时的手指下滑脱；生长缓慢。

2) 乳腺癌：本病早期应注意与乳腺囊性增生病的结节状肿块鉴别。乳腺癌早期的肿块多为单发性，质地坚硬，活动性差，无乳房胀痛；主要应依据活体组织病理切片检查进行鉴别。

(3) 辅助检查的临床应用

1) X线钼靶摄片：确定乳腺肿块基本性质的常用方法，表现为边缘模糊不清的阴影或有条索状组织穿越其间。

2）乳腺 B 超：诊断及随访本病的常用检查方法，表现为不均匀的低回声区以及无回声囊肿。

3）活组织病理检查：最确切的诊断方法。

【防治措施】

（1）药物治疗：①维生素类药物：维生素 B_6、维生素 E 及维生素 A。②激素类药物：黄体酮、达那唑、丙酸睾酮。

（2）手术治疗。

考点 38★ 急性阑尾炎

【概述】

急性阑尾炎的致病菌多为革兰阴性杆菌及厌氧菌。

【临床诊断】

（1）诊断要点

1）根据转移性右下腹疼痛的病史，以及右下腹局限性压痛的典型阑尾炎的特点，一般即可做出诊断。症状不典型的阑尾炎，或异位阑尾炎的诊断有一定困难，应结合详细的病史、仔细的体格检查，并辅以化验及特殊检查，综合判断，以提高阑尾炎的诊断率。

2）急性阑尾炎典型的症状是转移性右下腹疼痛，腹痛多起始于上腹部或脐周围，呈阵发性疼痛并逐渐加重，数小时甚至 1~2 天后疼痛转移至右下腹部。单纯性阑尾炎多呈隐痛或钝痛，程度较轻；梗阻化脓性阑尾炎一般为阵发性剧痛或胀痛；坏疽性阑尾炎开始多为持续性跳痛，程度较重，而当阑尾坏疽后即变为持续性剧痛。患者发病初期常伴有恶心、呕吐等消化道症状，及发热、头痛、乏力、口干、尿黄等全身症状。查体最重要的体征是右下腹麦氏点局限性显著压痛，合并急性弥漫性腹膜炎时出现腹膜刺激三联征。

3）有助于诊断与鉴别诊断的检查方法有：①结肠充气试验。②腰大肌试验。③闭孔内肌试验。

（2）分型诊断

分型	临床表现
急性单纯性阑尾炎	炎症局限于阑尾黏膜及黏膜下层，逐渐扩展至肌层、浆膜层。阑尾轻度肿胀，浆膜充血，有少量纤维素性渗出物。阑尾壁各层均有水肿和中性粒细胞浸润，黏膜上有小溃疡形成
化脓性阑尾炎	炎症发展到阑尾壁全层，阑尾显著肿胀，浆膜充血严重，附着纤维素渗出物，并与周围组织或大网膜粘连，腹腔内有脓性渗出物。此时阑尾壁各层均有大量中性粒细胞浸润，壁内形成脓肿，黏膜坏死脱落或形成溃疡，腔内充满脓液
坏疽或穿孔性阑尾炎	阑尾壁全层坏死，变薄而失去组织弹性，局部呈暗紫色或黑色，可局限在一部分或累及整个阑尾，极易破溃穿孔，阑尾腔内脓液多黑褐色而带有明显臭味，阑尾周围有脓性渗出。穿孔后感染扩散可引起弥散性腹膜炎或门静脉炎、脓毒症等

续表

分型	临床表现
阑尾周围脓肿	化脓或坏疽的阑尾被大网膜或周围肠管粘连包裹,脓液局限于右下腹而形成阑尾周围脓肿或炎性肿块

(3) 主要鉴别诊断

1) 胃十二指肠溃疡穿孔:多有上消化道溃疡病史,突然出现上腹部剧烈疼痛并迅速波及全腹。部分病人穿孔后,胃肠液可沿升结肠旁沟流至右下腹,出现类似急性阑尾炎的转移性右下腹痛,可出现休克,腹膜刺激征明显,多有肝浊音界消失,肠鸣音消失。

2) 急性胃肠炎:多有饮食不洁史,临床表现与急性阑尾炎相似,腹部压痛部位不固定,肠鸣音亢进,无腹膜刺激征。便常规检查:脓细胞、未消化食物。

3) 急性胆囊炎、胆石症:右上腹持续性疼痛,阵发性加剧,可伴右肩部放射痛,部分病人可出现黄疸。高位阑尾炎时,腹痛位置较高,或胆囊位置较低位,腹痛点比正常降低。腹膜刺激征以右上腹为甚,墨菲征阳性。

(4) 辅助检查的临床应用

1) 血液一般检查:多数患者白细胞升高,中性粒细胞比例不同程度升高。

2) 腹腔镜检查:可直观观察阑尾的情况,对诊断及鉴别诊断有决定性价值,一旦明确诊断,可直接进行腹腔镜下阑尾切除术。

【防治措施】

(1) 诊断明确的急性阑尾炎,及早手术治疗。主要方法为阑尾切除术。

(2) 腹腔渗液严重,或腹腔已有脓液的急性化脓性或坏疽性阑尾炎,应同时行腹腔引流。

(3) 阑尾周围脓肿如有扩散趋势,可行脓肿切开引流。

(4) 较大和脓液多的阑尾周围脓肿,除药物治疗外,可进行脓肿穿刺抽脓,或在合适的位置放入引流管,并能进行冲洗或局部应用抗生素。

考点39★肠梗阻

【概述】

肠梗阻的分类

(1) 根据梗阻原因:分为机械性肠梗阻、动力性肠梗阻、血运性肠梗阻。

(2) 根据肠壁是否有血运障碍:分为单纯性与绞窄性肠梗阻。

(3) 根据梗阻部位:分为高位(空肠)梗阻、低位(回肠)梗阻和结肠梗阻。

(4) 根据梗阻的程度:分为完全性与不完全性梗阻。

【临床诊断】

(1) 诊断要点:典型的肠梗阻具有痛、呕、胀、闭四大症状,腹部可见肠型及肠蠕动波,肠鸣音亢进,可出现全身脱水等体征,结合腹部X线检查,即可诊断。

痛、呕、胀、闭是各类肠梗阻共同的四大症状。单纯性肠梗阻的早期一般无明显变化，梗阻晚期有脱水表现，严重脱水或绞窄性肠梗阻可出现休克表现。腹部膨胀，机械性肠梗阻多可见肠型及肠蠕动波，绞窄性肠梗阻出现压痛、反跳痛、肌紧张等腹膜刺激征。肠鸣音亢进，呈高调金属音或气过水声；麻痹性肠梗阻时，则肠鸣音减弱或消失。直肠指检可触及直肠内肿物，肠套叠、绞窄性肠梗阻时，指套可染有血迹。

（2）辅助检查的临床应用

1）血液：严重失水，血液浓缩时，血红蛋白及红细胞压积升高。

2）尿液：脱水时尿量减少，尿比重升高。

3）呕吐物及粪便：如有大量红细胞或隐血试验阳性，多表示肠管有血运障碍或出血性的病变。

4）腹部立位X线：透视或平片检查是肠梗阻常用的检查方法，肠管的气液平面是肠梗阻特有的X线表现。

【治疗】

（1）非手术治疗：①禁食与胃肠减压。②纠正水、电解质和酸碱平衡紊乱。③防治感染和毒血症。④灌肠疗法。⑤颠簸疗法。⑥其他：穴位注射阿托品，嵌顿疝的手法复位回纳，腹部推拿按摩。

（2）手术治疗。

考点40★ 胆石症

【临床诊断】

（1）胆囊结石症：有典型的胆绞痛病史，右上腹有轻度压痛，提示胆囊结石的可能，影像学检查可确诊，B超阳性率可高达95%。体格检查可有上腹部压痛及墨菲征阳性。

（2）肝外胆管结石症：出现典型的胆绞痛发作，伴有黄疸，除考虑胆囊结石外，需考虑肝外管结石的可能，主要依据影像学检查诊断。结石位于肝总管则触不到胆囊，结石在胆总管，可触到肿大的胆囊。合并胆道感染时，可出现典型的夏柯（Charcot）三联征，即腹痛、寒战、高热和黄疸的临床表现。B超可见到扩张的肝内、外胆管及结石影像。CT、MRI和ERCP检查可有助于诊断。

（3）肝内胆管结石症：常有典型的胆石梗阻和急性胆管炎的病史。如不合并感染常有肝区、胸背部的深在而持续性的疼痛。如肝内胆管结石脱落成为继发肝外胆管结石，其临床症状和体征同肝外胆管结石的表现。肝区可有叩击痛，合并感染时临床表现和体征同胆管炎，影像学可确定诊断。

（4）主要鉴别诊断

消化性溃疡：溃疡病多有反复发作病史，男性多于女性；胆石症多有胆绞痛发作诱因，如饱食、高脂肪性食物、暴饮暴食、过度疲劳等，女性多于男性。临床表现相似，鉴别存在困难。胃镜和B超可提供鉴别诊断。

【防治措施】

（1）胆囊结石：胆囊切除术、腹腔镜胆囊切除术。

（2）肝外胆管结石：胆总管切开取石、T管引流术、胆肠吻合术。

(3) 肝内胆管结石：胆管切开取石、胆肠吻合术和肝脏切除术。

考点41★ 良性前列腺增生症

【临床诊断】

（1）诊断要点：男性50岁后出现进行性尿频、排尿困难，应考虑前列腺增生的可能。有的患者可出现急性尿潴留、充溢性尿失禁、血尿。部分老年患者虽无明显排尿困难，但有膀胱炎、膀胱结石、肾功能不全时，也应注意有无前列腺增生。结合其他体征、直肠指检、辅助检查可明确诊断。

良性前列腺增生症的常见临床表现有：①尿频。②排尿困难。③血尿。④尿潴留。⑤直肠指检：可于直肠前壁触及增生的前列腺。

（2）分度诊断

分度	临床表现
Ⅰ度	前列腺大小为正常的1.5~2倍，约鸡蛋大，质地中等，中央沟变浅，重量为20~25g
Ⅱ度	前列腺大小为正常的2~3倍，约鸭蛋大，质地中等，中央沟极浅，重量为25~50g
Ⅲ度	前列腺大小为正常的3~4倍，约鹅蛋大，质地硬韧，中央沟消失，重量为50~70g

（3）辅助检查的临床应用

1）尿流率检查：可以评估下尿路有无梗阻及梗阻的程度

2）血清前列腺特异抗原测定：可以帮助排除前列腺肿瘤。

3）B超检查：可评估前列腺形态、大小等，测定残余尿。

【治疗措施】

（1）一般治疗：戒烟禁酒，不吃辛辣刺激性食物，避免受凉，预防感染，多饮水，不憋尿。

（2）药物治疗：①5α还原酶抑制剂：非那雄胺。②α受体阻滞剂：特拉唑嗪、阿夫唑嗪、坦索罗辛。③植物药：太得恩、普适泰及中药制剂。

（3）手术治疗：①开放性手术：经耻骨上前列腺摘除术、耻骨后前列腺摘除术、经会阴前列腺摘除术。②非开放性腔内受术：经尿道前列腺电切术、等离子双级切除术。

考点42 下肢动脉硬化性闭塞症

【临床诊断】

（1）诊断要点：①45岁以上发病，男性多见，常伴有高血压病、冠心病、糖尿病或脑血管硬化疾病等。②可有眼底动脉硬化，血胆固醇、甘油三酯、β-脂蛋白增高。③X线可有高血压心脏病改变及动脉钙化斑点。④心电图检查有冠状动脉供血不足、心律失常、陈旧性心梗等。⑤超声多普勒肢体血流检查提示动脉内管腔狭窄或闭塞，动脉腔内有硬化斑块形成。⑥磁共振血管造影或数字减影检查可直观地显示动脉闭塞改变。⑦肢体远端缺血改变，如皮肤颜色苍白、潮红、皮温降低、足背及胫后动脉搏动减弱或消失等。

（2）主要鉴别诊断

血栓闭塞性脉管炎：发病年龄多见于青壮年；一般不伴有冠心病、高血压、高脂血症、糖尿病和其他动脉病变，受累血管为中小动静脉，可见游走性浅静脉炎表现，受累动脉无钙化改变，且在动脉造影中呈节段性闭塞，病变段的近、远侧血管壁光滑。

（3）辅助检查的临床应用

1）一般检查：心电图、心功能、眼底检查及血脂、血糖检查。

2）无创伤性血管检查：超声多普勒肢体血流检查或光电容积血流描记检查，特别是双功彩色超声多普勒，可清晰显示血管腔形态及血流状态。

3）踝肱压指数：即踝压（踝部胫前或胫后动脉收缩压）与同侧肱压相比，踝肱压指数正常在 0.9～1.3。

4）影像学检查：数字减影动脉造影和磁共振血管造影检查能提供周围血管的形态及侧支循环、腔内斑块等情况。

【防治措施】

（1）药物治疗：①调节血脂：根据不同的情况选用他汀类药物。②扩血管：丁咯地尔、前列地尔、贝前列素钠、占替诺等。③抗凝抗血小板聚集：阿司匹林、双嘧达莫、华法林等。④去纤溶栓：尿激酶，降纤药有降纤酶、东菱巴曲酶等。⑤其他：凝血酶抑制剂诺保思泰（阿加曲班）。

（2）手术治疗：①经皮腔内血管成形术。②动脉旁路转流术。③动脉内膜剥膜术。④截肢术。

3. 妇科疾病

考点43 排卵障碍性异常子宫出血

【临床诊断】

（1）诊断依据

1）病史：详细了解异常子宫出血的类型、发病时间、病程经过、流血前有无停经病史及其以往的治疗情况。

2）临床表现：最常见的症状是子宫不规则出血，表现为月经周期紊乱，经期长短不一，经量不定或增多，甚至大量出血。出血期间一般无腹痛或其他不适，出血量多或时间长时常继发贫血，大量出血可导致休克。不同患者可有不同表现。体格检查有贫血的阳性体征。妇科检查无阴道、宫颈及子宫器质性病变。

3）基础体温：呈双相型，高温相小于 11 天，子宫内膜活检分泌反应至少落后 2 天。

（2）辅助检查的临床应用

1）血液检测：以利于了解贫血程度和排除血液系统病变。

2）尿妊娠试验或血 HCG 检测：有性生活者，应除外妊娠及妊娠相关疾病。

3）盆腔 B 超检查：明确有无宫腔内占位病变及其他生殖道器质性病变等。

4）基础体温测定：了解有无排卵及黄体功能。

5）诊断性刮宫：其作用一是止血，二是明确子宫内膜病理诊断。

6）宫腔镜检查：通过宫腔镜的直视，选择病变区域进行活检，诊断宫腔病变。

7）激素测定：经前测血孕二醇值，表现增生期水平为无排卵。

8）宫颈细胞学检查：用于排除宫颈癌及癌前病变。

9）宫颈黏液结晶检查：经前出现羊齿状结晶提示无排卵。

【防治措施】

（1）一般治疗：明显贫血的患者应补充铁剂、维生素，注意补充营养物质尤其是蛋白质。严重贫血有输血指证者应输血治疗。行经时间长流血时间长者，适当给予抗生素预防感染。出血期间应加强营养，避免过劳，保证充分休息。

（2）药物治疗

1）黄体功能不全型患者：①促进卵泡发育：增生期使用低剂量雌激素：妊马雌酮或 $17-\beta$ 雌二醇，或氯米芬。②促进 LH 峰形成：绒促性素（HCG）。③黄体功能刺激疗法：隔日肌注 HCG。④黄体功能替代疗法：黄体酮。

2）黄体功能不足合并高催乳素血症：溴隐亭。

3）子宫内膜不规则脱落型患者：①孕激素：甲羟孕酮。有生育要求者可注射黄体酮注射液。无生育要求者，可单服口服避孕药。②绒促性素。

考点 44 绝经综合征

【临床诊断】

（1）诊断要点

1）近期症状：①月经紊乱。②血管舒缩症状主要表现为潮热，是雌激素减低的特征性症状。③自主神经失调症状如心悸、眩晕、失眠、耳鸣。④精神神经症状。

2）远期症状：①泌尿生殖道症状主要表现为泌尿生殖道萎缩症状。②骨质疏松。③阿尔茨海默症。④心血管病变。

（2）辅助检查的临床应用

1）血清 FSH 值及 E_2 值测定：绝经过渡期血清 $FSH>10U/L$，提示卵巢储备功能下降。闭经、$FSH>40U/L$ 且 $E_2<10\sim20pg/mL$，提示卵巢功能衰竭。

2）氯米芬兴奋试验：停药第 1 日测血清 $FSH>12U/L$，提示卵巢储备功能降低。

【防治措施】

（1）一般治疗

（2）性激素补充治疗

分类	具体药物
雌激素	戊酸雌二醇、结合雌激素、17β-雌二醇经皮贴膜、尼尔雌醇
组织选择性雌激素活性调节剂	替勃龙
选择性雌激素受体调节剂	雷洛昔芬
孕激素制剂	醋酸甲羟孕酮

（3）非激素类药物：盐酸帕罗西汀、氨基酸螯合钙、维生素 D。

考点 45 ★ 阴道炎（2020 版大纲新增考点）

【临床诊断】

（1）诊断依据

分类	诊断依据
细菌性阴道病	临床表现：阴道分泌物增多，有鱼腥味，症状在性交后加重，伴轻度外阴瘙痒或灼热感。妇科检查的主要表现是阴道黏膜一般无充血等，分泌物呈灰白色，均匀一致，稀薄，黏附于阴道壁，容易拭去
	诊断要点：满足下列 4 条中的任何 3 条即可做出临床诊断，其中第 4 条为诊断的金标准。①阴道分泌物呈牛奶样均质，有臭味。②阴道 pH > 4.5。③胺试验（+）。④线索细胞阳性（> 20%）
念珠菌性阴道炎	临床表现：外阴瘙痒、灼痛、性交痛，常伴有尿频，排尿时尿液刺激水肿的外阴及前庭导致疼痛，阴道分泌物白色稠厚呈凝乳或豆渣样，部分患者可见外阴呈地图样红斑、水肿，有抓痕
	诊断要点：①有上述阴道炎症状或体征的妇女。②在阴道分泌物中找到白假丝酵母菌的芽生孢子或假菌丝即可确诊。③pH 测定具有鉴别意义，pH4.5 一般为混合感染，尤其是细菌性阴道病的混合感染
滴虫性阴道炎	临床表现：阴道口和外阴瘙痒明显，阴道分泌物增多。分泌物呈黄绿色稀薄脓性、带泡沫，有臭味。妇科检查见阴道粘黏膜充血，有散在出血斑点，宫颈后穹隆呈"草莓样"，白带多，呈灰黄色、黄白色稀薄液体或黄绿色脓性分泌物，常呈泡沫状，阴道黏膜无异常改变
	诊断要点：①有上述临床表现。②在阴道分泌物中找到滴虫即可确诊
老年性阴道炎	临床表现：常出现阴道分泌物增多，外阴瘙痒等，常伴性交痛
	诊断要点：①绝经、卵巢手术史、盆腔放射治疗史或药物性闭经史。②有阴道炎的临床表现。③排除其他类型阴道炎
幼女性阴道炎	临床表现：阴道脓性分泌物增多伴外阴瘙痒
	诊断要点：①病史采集：婴幼儿一般难以准确描述病史，采集病史应详细询问患儿母亲（或其他家长），同时询问患儿母亲有无阴道炎病史。②患儿有抓挠外阴的症状，检查可见阴道分泌物增多，可做出初步诊断

（2）主要鉴别诊断

临床类型	病原体	易患人群及感染途径	主要临床表现
细菌性阴道病	混合性细菌		白带质稀薄，阴道 pH > 4.5，阴道分泌物中加 10% 氢氧化钾产生鱼腥味；阴道涂片中见线索细胞
滴虫性阴道炎	毛滴虫	月经期、便桶、浴巾、性交、自身尿粪	白带增多、灰黄色泡状、质稀、有臭味、混血、脓样物。外阴、阴道瘙痒；尿急、尿频

续表

临床类型	病原体	易患人群及感染途径	主要临床表现
霉菌性阴道炎	白色念珠菌	孕妇、糖尿病、长期应用抗生素者	白带增多、白色凝乳状或豆渣状、阴道奇痒、坐立不安、影响睡眠、表皮破损伴局部灼痛
老年性阴道炎	病菌		白带增多、黄色浆液状、甚血性脓样、阴道灼热、外阴瘙痒

【防治措施】

（1）细菌性阴道病

1）抗菌治疗：首选抗厌氧菌药物，常用甲硝唑、替硝唑、克林霉素等。①口服给药：首选甲硝唑。②局部用药：选用上述抗菌素阴道内塞药治疗。

2）其他治疗：可以同时使用中药外洗、坐浴等治疗方法。

3）性伴侣不需常规治疗。

（2）念珠菌性阴道炎

1）消除诱因：若有糖尿病应给予积极治疗使血糖达标，及时停用广谱抗生素、雌激素及皮质醇等与发病有关的药物。勤换内裤，用过的内裤、盆、毛巾均应用开水烫洗。

2）局部用药：常用咪康唑栓剂、克霉唑栓剂、制霉菌素栓剂等。

3）全身用药：常用氟康唑、伊曲康唑、酮康唑口服。

（3）滴虫性阴道炎

1）阴道局部用药：甲硝唑阴道泡腾片或 0.75% 甲硝唑凝胶，1% 乳酸或 0.5% 醋酸液冲洗。

2）全身用药：初次治疗可选甲硝唑口服。

3）性伴侣应同时进行治疗，治愈前应避免无保护措施的性交。

（4）老年性阴道炎：补充雌激素；症状明显时可采用局部中药治疗。

（5）幼女性阴道炎：保持外阴清洁、对症处理、针对病原体合理选择抗生素。

考点46★ 先兆流产

【临床诊断】

（1）诊断要点：①妊娠＜28周。②停经后有早孕反应，以后出现阴道少量流血，或时下时止，或淋漓不断，色红，持续数日或数周，无腹痛或有轻微下腹胀痛、腰痛及下腹坠胀感。③妇科检查见宫口未开，胎膜未破，妊娠物尚未排出，子宫大小与停经周数相符者。

（2）主要鉴别诊断

1）不同类型流产的鉴别要点

流产类型	症状			妇科检查		辅助检查	
	出血	下腹痛	妊娠物排出	宫颈口	子宫大小	妊娠试验	B超检查
先兆流产	少	轻	无	闭	与孕周相符	（+）	胚胎存活
难免流产	中→多	重	无	扩张	相符或略小	（+）或（-）	胚胎堵在宫口
不全流产	少→多	减轻	部分排出	扩张或有物堵塞	小于孕周	（+）或（-）	排空或有
完全流产	少→无	无	全部排出	无	正常或稍大	（+）或（-）	宫内无妊娠物

2）与妇产科疾病的鉴别

①异位妊娠：有腹痛、停经、不规则阴道出血症状，妇科检查宫颈有举痛，附件可触及包块并有压痛，B超检查宫内无胚胎，宫外有包块或孕囊，尿妊娠试验阳性，后穹窿穿刺抽出不凝血。

②葡萄胎：停经后有阴道不规则出血，恶心、呕吐较重，子宫大于孕周，血HCG检查明显升高，B超检查不见胎体及胎盘的反射图像，只见雪花样影像"落雪状"改变。

(3) 辅助检查的临床应用

1）B超检查：对疑为先兆流产者，根据妊娠囊的形态，有无胎心搏动，确定胚胎或胎儿是否存活，以指导正确的治疗方法。

2）妊娠试验：临床多采用尿早孕诊断试纸法，对诊断妊娠有价值。

3）孕激素测定：测定血孕酮水平，能协助诊断先兆流产的预后。

【防治措施】

(1) 卧床休息，减少活动，禁止性生活，避免不必要的阴道检查。

(2) 黄体功能不全的患者，每日肌注黄体酮、绒毛膜促性腺激素，也可口服维生素E。甲状腺功能低下者，可口服小剂量甲状腺片。

(3) 经治疗症状不缓解或反而加重者，应进行B超及血HCG测定，根据情况，给予相应处理。

考点47★ 异位妊娠

【概述】

根据受精卵种植部位不同分为：输卵管妊娠、卵巢妊娠、腹腔妊娠、阔韧带妊娠、宫颈妊娠等等。临床上95%的异位妊娠为输卵管妊娠，其中以输卵管壶腹部最多见，约占78%，其次为输卵管峡部、伞部，输卵管间质部较少见。

输卵管妊娠的病因包括：①输卵管炎症，是异位妊娠的主要病因。②有输卵管手术史。③输卵管发育不良或功能异常。④辅助生殖技术的应用。⑤宫内节育器避孕失败，带节育器妊娠。⑥输卵管周围肿瘤压迫影响受精卵运行。

【临床诊断】

(1) 诊断要点：①停经史。②腹痛：为输卵管妊娠的主要症状。典型的输卵管妊娠破裂或流产时出现一侧下腹部撕裂样疼痛，常伴有恶心、呕吐。③阴道出血。④昏厥休克。⑤查体：体温一般正常或略低，腹腔内血液吸收时体温可略升高。可有贫血貌，下腹有明显压痛、反跳痛，尤以患侧为著，内出血多时可出现移动性浊音。少数患者下腹部可触及包块。盆腔检查阴道内可有少量暗红色血液，后穹窿可饱满、触痛，宫颈可有举痛或摆痛，子宫相当于停经月份或略大而软，宫旁可触及有轻压痛的包块。内出血多时，子宫有漂浮感。⑥发生失血性休克时，患者面色苍白，四肢湿冷，脉搏细弱，血压下降。

(2) 辅助检查的临床应用

1) 血 β-HCG 定量：异位妊娠时，该值通常低于同期正常宫内妊娠。

2) 血孕酮定量：输卵管妊娠时，孕酮一般偏低。

3) 超声检查：有助于诊断异位妊娠，阴道超声优于腹部超声。超声与血 β-HCG 结合对确诊帮助很大。

4) 阴道后穹窿穿刺：适用于疑有腹腔内出血的患者，可抽出不凝血液。

5) 腹腔镜检查术：腹腔镜检查术是诊断的"金标准"。

6) 诊断性刮宫及子宫内膜病理检查：可刮宫后24小时复查血清 β-HCG，较术前无明显下降或上升，协助支持诊断。

【防治措施】

(1) 手术治疗：分为保守手术和根治手术。前者保留患侧输卵管，后者为切除患侧输卵管。手术适应证：①生命体征不稳定或有腹腔内出血征象者；②病情有进展，HCG > 3000IU/L 或持续升高，有胎心搏动，附件区包块大；③诊断不明确者；④随诊不可靠者；⑤药物治疗禁忌或无效者。

(2) 药物治疗：常用甲氨蝶呤。

(3) 救治休克。

考点48 产褥感染

【概述】

产褥感染的常见原因有产妇体质虚弱、营养不良、孕期贫血、妊娠晚期性生活、胎膜早破、羊膜腔感染、慢性疾病、产科手术操作、产程延长、产前产后出血过多。

【临床表现】

发热、下腹疼痛、异常恶露。

【临床诊断】

(1) 诊断要点：①病史：详细询问病史及分娩经过，排除引起产褥病率的其他疾病。②全身及局部查体：仔细检查腹部、盆腔及会阴伤口，确定感染的部位和严重程度。③确定病原体：病原体培养，分泌物涂片检查，病原体抗原和特异抗体检查。

(2) 临床类型的诊断：①急性外阴、阴道、宫颈炎。②急性子宫内膜炎、子宫肌炎。③急性盆腔结缔组织炎、急性输卵管炎。④急性盆腔腹膜炎及弥漫性腹膜炎。⑤

血栓性静脉炎。⑥脓毒症。

(3) 鉴别诊断：主要与上呼吸道感染、急性乳腺炎、泌尿系感染、血栓静脉炎相鉴别。

(4) 辅助检查的临床应用：B型超声、彩色超声多普勒、CT、磁共振成像等检测手段能对产褥感染形成的炎性包块、脓肿以及静脉血栓做出定位及定性诊断。

【防治措施】

(1) 加强营养，增强抵抗力，纠正贫血与电解质紊乱。

(2) 清除宫腔残留物，脓肿切开引流，采取半卧位以利于引流。

(3) 应用抗生素控制感染，按药敏试验选用广谱高效抗生素。中毒症状严重者，可短期加用糖皮质激素，提高机体应激能力。

(4) 有血栓性静脉炎者，在应用大量抗生素的同时，加用肝素、尿激酶，用药期间监测凝血功能。口服双香豆素、肠溶阿司匹林等。

(5) 手术治疗：子宫全切术。

4. 儿科疾病

考点49　小儿肺炎

【概述】

(1) 肺炎的病因：①感染因素：细菌和病毒。②非感染因素：吸入性肺炎、坠积性肺炎、过敏性肺炎等。

(2) 肺炎的分类

1) 按病理分类：①大叶性肺炎。②小叶性肺炎（支气管肺炎）。③间质性肺炎。

2) 按病因分类：①病毒性肺炎。②细菌性肺炎。③支原体肺炎。④衣原体肺炎。⑤原虫性肺炎。⑥真菌性肺炎。⑦非感染因素引起的肺炎。

3) 按病程分类：①急性肺炎。②迁延性肺炎。③慢性肺炎。

4) 按病情分类：①轻症肺炎。②重症肺炎。

5) 按临床表现典型与否分类：①典型肺炎。②非典型肺炎。

6) 按肺炎发生的地点分类：①社区获得性肺炎（CAP）。②医院获得性肺炎（HAP）。

【临床诊断】

(1) 诊断要点：① 根据临床有发热、咳嗽、气促或呼吸困难，肺部有较固定的中、细湿啰音，一般不难诊断。②胸部X线检查有各型肺炎相关的改变，结合血液一般检查及痰病原学检查，可协助诊断。③确诊后，应进一步进行病情分类诊断，根据全身症状轻重及并发症表现，做出轻型或重型的诊断，以指导治疗和评估预后。

(2) 常见小儿肺炎的临床特点

肺炎	症状	体征	检查
支气管肺炎	发热、咳嗽、气促、全身症（精神不振、食欲减退、烦躁不安等）	呼吸增快、发绀、肺部啰音	早期肺纹理增强，透光度减低；以后两肺下野、中内带出现大小不等的点状或小斑片状影，或融合成大片状阴影，甚至波及节段
呼吸道合胞病毒肺炎	轻者发热、呼吸困难等症不重；重者有较明显的呼吸困难、喘憋、口唇发绀、鼻翼煽动及三凹征阳性，发热多为低、中度热和高热	肺部听诊多有中、细湿啰音	①病原学检测。②X线胸片：两肺可见小点片状、斑片状阴影
腺病毒肺炎	发热、中毒症状重、呼吸道、消化系统症状，可因脑水肿而致嗜睡、昏迷或惊厥发作	肺部啰音出现较迟；肝脾增大；麻疹样皮疹；心率加速、心音低钝等	肺部X线出现大小不等的片状阴影或融合成大病灶，甚至累及一个肺大叶；病灶吸收较慢
肺炎链球菌肺炎	寒战、高热；呼吸急促、鼻翼煽动、发绀，后可有痰呈铁锈色；重者可有烦躁、惊厥、谵妄，甚至昏迷等	早期轻度叩诊浊音或呼吸音减弱，肺实变后可有典型叩诊呈浊音、语颤增强及管状呼吸体征	①X线：早期肺纹理增强或局限于一个节段的浅薄阴影，以后有大片阴影均匀致密。②外周血白细胞总数及中性粒细胞均升高，ERS、CRP、PCT增加
金黄色葡萄球菌肺炎	全身中毒症状明显，发热多呈弛张热，面色苍白、烦躁不安、咳嗽、呼吸浅快和发绀，重者可发生休克	两肺有散在中、细湿啰音，脓胸、脓气胸和皮下气肿时则有相应体征。纵膈气肿时呼吸困难加重	①X线示小片状影，数小时内可出现小脓肿、肺大疱或胸腔积液。②外周白细胞多数明显增高，中性粒细胞增高伴核左移并有中毒颗粒
革兰阴性杆菌肺炎	发热、精神萎靡、嗜睡、咳嗽、呼吸困难、面色苍白、口唇发绀，重者甚至出现休克	肺部听诊可闻及湿啰音，病变融合则有实变体征	X线：①肺炎克雷伯杆菌肺炎肺段或大叶性致密实变阴影，边缘膨胀凸出。②铜绿假单胞菌肺炎：结节状浸润阴影及细小脓肿，可融合成大脓肿。③流感嗜血杆菌肺炎：粟粒状阴影。④GNBP基本改变为支气管肺炎征象，或呈一叶或多叶节段性或大叶性炎症阴影，易见胸腔积液

续表

肺炎	症状	体征	检查
肺炎支原体肺炎	发热、咳嗽、咯痰，可伴咽痛和肌肉酸痛	年长儿缺乏显著的肺部体征，婴幼儿肺部叩诊呈浊音，听诊呼吸音减弱，有时可闻及湿啰音	①病原学检查：血清早期特异性IgM抗体阳性有诊断价值。②X线：支气管肺炎；间质性肺炎；均匀一致的片状阴影似大叶性肺炎改变；肺门阴影增浓
衣原体肺炎 沙眼衣原体肺炎	不发热或仅有低热，开始可有鼻塞、流涕等，半数患儿可有结膜炎，呼吸增快，阵发性不连贯咳嗽	肺部偶闻及干、湿啰音，甚至捻发音和哮鸣音	X线胸片可显示双侧间质性或小片状浸润，双肺过度充气
衣原体肺炎 肺炎衣原体肺炎	咽痛、声音嘶哑、发热，咳嗽，	肺部偶闻及干、湿啰音或哮鸣音	X线可见肺炎病灶，多为单侧下叶浸润，也可为广泛单侧或双侧性病灶

（3）辅助检查的临床应用

1）血液一般检查：细菌性肺炎白细胞总数和中性粒细胞多增高，甚至可见核左移，胞浆有中毒颗粒；病毒性肺炎白细胞总数正常或降低，淋巴细胞增高。

2）C反应蛋白：细菌感染时，CRP水平上升；非细菌感染时则上升不明显。

3）病原学检查：①细菌培养和涂片：可明确病原菌。②病毒分离。③病原特异性抗体检测：急性期特异性IgM测定有早期诊断价值；急性期与恢复期双份血清特异性IgG检测4倍以上增高或降低，对诊断有重要意义。④细菌或病毒核酸检测。

4）动脉血气分析：有助于诊断、治疗和判断预后。

5）X线检查：可协助确定诊断。

【防治措施】

（1）一般治疗及护理：室内空气要流通，及时清除鼻腔分泌物，供给易消化、富营养的食物等。

（2）病因治疗

1）针对不同病原选择抗菌药物

病原	药物
肺炎链球菌感染	青霉素敏感者首选青霉素或阿莫西林
金黄色葡萄球菌感染	甲氧西林敏感者首选苯唑西林钠或氯唑西林，耐药者选用万古霉素或联用利福平
流感嗜血杆菌感染	阿莫西林/克拉维酸、氨苄西林/舒巴坦
大肠埃希菌和肺炎克雷伯杆菌	不产超广谱β内酰胺酶（ESBLs）菌首选头孢他啶、头孢哌酮；产ESBLs菌首选亚胺培南、美罗培南
铜绿假单胞菌	替卡西林/克拉维酸

续表

病原	药物
肺炎支原体、衣原体感染	大环内酯类抗生素，如红霉素、罗红霉素、阿奇霉素等

2）抗病毒治疗：利巴韦林、α-干扰素。

（3）对症治疗：①氧疗。②保持呼吸道通畅。③腹胀的治疗。④合并心力衰竭的治疗。

（4）应用糖皮质激素。

（5）并发症及并存症的治疗。

（6）生物制剂的应用。

考点50★ 小儿腹泻病

【概述】

小儿腹泻病的病因：①感染性：如病毒、细菌、真菌、寄生虫等。②非感染性：饮食不当、过敏、双糖酶缺乏等。

【临床诊断】

（1）诊断要点：根据发病季节、病史（包括喂养史和流行病学资料）、临床表现和大便性状易于做出临床诊断。必须判定有无脱水（程度和性质）、电解质紊乱和酸碱失衡；同时注意寻找病因，一般大便无或偶见少量白细胞者，为侵袭性细菌以外的病因（如病毒、非侵袭性细菌、寄生虫等肠道内、外感染或喂养不当）引起的腹泻，多为水泻，有时伴脱水症状；大便有较多白细胞者，常由各种侵袭性细菌感染所致。

（2）腹泻病的共同临床表现

1）胃肠道症状：大便次数增多，每日数次至数十次，多为黄色水样或蛋花样大便，含有少量黏液，少数患儿也可有少量血便。食欲低下，常有呕吐，严重者可吐咖啡色液体。

2）重型腹泻：除较重的胃肠道症状外，常有较明显的脱水、电解质紊乱和全身中毒症状。

（3）常见腹泻病的临床诊断

病名	临床诊断
轮状病毒肠炎	常伴发热和上呼吸道感染症状，病初即有呕吐，常先于腹泻；大便次数多量多，水分多，黄色水样便或蛋花样便带少量黏液，无腥臭味，常并发脱水、酸中毒及电解质紊乱；大便镜检有少量白细胞；感染后1～3天即有大量病毒自大便中排出；血清抗体一般在感染后3周上升，呈自限性，病程一般为3～8天
产毒性细菌性肠炎	轻症仅大便次数稍增，性状轻微改变；重症腹泻频繁，量多，呈水样或蛋花样，混有黏液，伴呕吐，常发生脱水、电解质和酸碱平衡紊乱；大便镜检无白细胞；呈自限性，病程一般为3～7天

· 336 ·

续表

病名	临床诊断
侵袭性细菌性肠炎	腹泻频繁，大便呈黏冻状，带脓血；常伴恶心、呕吐、高热、腹痛和里急后重，可出现严重的中毒症状如高热、意识改变，甚至出现休克；大便镜检有大量白细胞和数量不等的红细胞，细菌培养可找到相应的致病菌
出血性大肠埃希菌肠炎	常伴腹痛；大便次数增多，开始为黄色水样便，后转为血水便，有特殊臭味；大便镜检有大量红细胞，常无白细胞
抗生素诱发的肠炎	金黄色葡萄球菌肠炎大便为暗绿色，量多带黏液，少数为血便。大便镜检有大量脓细胞和成簇的革兰阳性球菌，培养有葡萄球菌生长，凝固酶阳性。真菌性肠炎大便次数增多，黄色稀便，泡沫较多，带黏液，有时可见豆腐渣样细块（菌落），大便镜检有真菌孢子和菌丝

（4）辅助检查的临床应用

1）大便常规：显微镜检查注意有无脓细胞、白细胞、红细胞及吞噬细胞。

2）血常规检查：病毒性肠炎白细胞总数一般不增高。

3）大便乳胶凝集试验：对某些病毒性肠炎有诊断价值，如轮状病毒、肠道腺病毒。

4）血生化检查：对腹泻较重的患儿，应及时检查pH、二氧化碳结合力。

5）大便培养：确定病原体及病因诊断有重要意义。

（5）主要鉴别诊断

细菌性痢疾：常有流行病学接触史，便次多，量少，脓血便伴里急后重，大便镜检有较多脓细胞、红细胞和吞噬细胞，大便细菌培养有痢疾杆菌生长可确诊。

【防治措施】

（1）饮食疗法：①母乳喂养的患儿可继续母乳喂养；混合喂养或人工喂养的患儿，用稀释牛奶或奶制品喂养，逐渐恢复正常饮食；儿童则采用半流质易消化饮食，然后恢复正常饮食。②有严重呕吐者可暂时禁食4~6小时，但不禁水，待病情好转，再由少到多，由稀到稠逐渐恢复正常饮食。③病毒性肠炎多有继发性双糖酶缺乏，可采用去乳糖饮食，如用去乳糖配方奶粉或去乳糖豆奶粉。

（2）液体疗法：①口服补液。②静脉补液：定量、定性、定速；纠正酸中毒；纠正低血钾。

（3）控制感染：病毒性及非侵袭性细菌所致，选用微生态制剂和黏膜保护剂。对重症患儿、新生儿、小婴儿和免疫功能低下的患儿应选用抗生素。根据大便培养和药敏试验结果进行调整。有黏液脓血便患儿多为侵袭性细菌感染，针对病原体选用第三代头孢菌素类、氨基糖苷类抗生素。

（4）辅助治疗：①微生态疗法。②肠黏膜保护剂。③补锌治疗。④禁用止泻剂。

（5）加强护理。

考点 51 ★ 肾病综合征

【概述】

肾病综合征表现为大量蛋白尿、低蛋白血症、高度水肿、高脂血症的一组临床症候群。根据其病因及临床表现，分为原发性、继发性及先天性，原发性包括单纯性肾病、肾炎性肾病。

【临床诊断】

（1）肾病综合征诊断标准：凡有①大量蛋白尿（24h 尿蛋白定量 >0.1g/kg，或 >3.5g/24h）；②高度水肿；③高胆固醇血症（>5.7mmol/L 或 >220mg/dL）；④低白蛋白血症（<30g/L），均可诊为肾病综合征。其中①②两项为诊断的必备条件。

（2）并发症诊断：①感染。②血栓栓塞。③急性肾衰竭。④钙及维生素 D 代谢紊乱。⑤低血容量。

（3）主要鉴别诊断

1）过敏性紫癜肾炎：好发于青少年，有典型皮肤紫癜，常于四肢远端对称分布，多于出皮疹后 1~4 周出现血尿和/或蛋白尿。

2）系统性红斑狼疮肾炎：有系统性红斑狼疮病史，免疫学检查可见多种自身抗体，以及多系统的损伤，可明确诊断。

（4）辅助检查的临床应用

1）尿液检查：可以进行尿蛋白的定性、定量诊断，随访病情及治疗效果。

2）血浆蛋白：血浆总蛋白低于正常，白蛋白下降更明显，并有白蛋白、球蛋白比例倒置。

3）肾功能检测：了解肾功能状态。

4）经皮肾穿刺活检：可明确肾病综合征的病理类型，协助诊断。

【防治措施】

（1）一般治疗：休息，优质蛋白饮食，热量充分，防止各种感染，利尿。

（2）应用糖皮质激素：常用药物为泼尼松。

（3）应用免疫抑制剂：环磷酰胺和苯丁酸氮芥等。

（4）其他治疗：①应用免疫调节剂：左旋咪唑。②抗凝及纤溶药物：常用肝素、尿激酶等，口服抗凝药一般选用双嘧达莫。③应用血管紧张素转化酶抑制剂：常用依那普利、福辛普利等。

考点 52 ★ 过敏性紫癜

【临床诊断】

（1）诊断要点：多数患儿在发病前 1~3 周有上呼吸道感染史，多以皮肤紫癜为首发症状。主要依靠典型的皮肤紫癜，或同时伴腹痛、便血、关节肿痛、肾损害等表现进行诊断。具备典型紫癜皮疹，结合弥漫性腹痛、关节炎或关节痛、任何部位活检显示 IgA 免疫复合物沉积、肾损害四项中的任何一项，即可确诊。

（2）主要鉴别诊断

原发免疫性血小板减少性症：皮肤、黏膜可见出血点及瘀斑，不高出皮肤，分布在全身各处，血小板计数减少，出血时间延长，骨髓中成熟巨核细胞减少。

（3）辅助检查的临床应用：血常规、尿常规、粪便常规、免疫学检查。

【防治措施】

（1）一般治疗：卧床休息，有腹痛时应用654-2、阿托品等解痉药物；有消化道症状时应限制粗糙饮食；有消化道出血时应禁食，可静脉滴注西咪替丁，必要时输血。

（2）应用糖皮质激素与免疫抑制剂：泼尼松，或甲基泼尼松龙。

（3）抗凝治疗：①抗血小板聚集：肠溶阿司匹林、双嘧达莫。②抗凝：低分子肝素治疗。

考点53 水痘

【临床诊断】

（1）诊断要点：典型水痘根据流行病学资料、临床表现，尤其皮疹形态、分布特点，不难做出诊断。非典型病例需靠实验室检测进行确诊。

1）典型水痘

前驱期：可无症状或仅有轻微症状，可见低热或中等程度发热、头痛、乏力等。

出疹期：皮疹特点：①初为红斑疹，数小时后变为深红色丘疹，再经数小时发展为疱疹。位置表浅，形似露珠水滴，椭圆形，3~5mm大小，壁薄易破，周围有红晕。疱液初透明，数小时后变为混浊。②皮疹呈向心分布，先出现于头面、躯干，继为四肢。③水痘皮疹先后分批陆续出现，数目为数个至数百个不等。同一时期常可见斑、丘、疱疹和结痂同时存在。④疱疹持续2~3天后从中心开始干枯结痂，再经1周痂皮脱落，一般不留疤痕。

2）重症水痘：高热及全身中毒症状重，皮疹多而密集，易融合成大疱型或呈出血性，或伴有血小板减少而发生暴发性紫癜。此外，还可出现水痘肺炎、水痘脑炎等并发症。若多脏器受病毒侵犯，病死率极高。

3）先天性水痘：妊娠早期感染水痘可能引起胎儿先天畸形；若发生水痘后数天分娩亦可发生新生儿水痘。该型水痘易发生弥漫性水痘感染，呈出血性，并累及肺和肝，病死率高。

（2）主要鉴别诊断

1）丘疹样荨麻疹：本病多见于婴幼儿，系皮肤过敏性疾病，皮疹多见于四肢，可分批出现，为红色丘疹，顶端有小水痘，壁较坚实，痒感显著，周围无红晕，不结痂。

2）手足口病：本病皮疹多以疱疹为主，疱疹出现的部位以口腔、臀部、手掌、足底为主，疱疹分布以离心性为主。

（3）辅助检查的临床应用

1）血常规检查：白细胞总数正常或稍低。

2）疱疹刮片检查：瑞氏染色见多核巨细胞。

3）病毒分离：将疱疹液直接接种于人胚成纤维细胞，分离出病毒。

4）血清学检测：检测水痘病毒特异性IgM抗体或双份血清特异性IgG抗体4倍以上升高。

【防治措施】

（1）一般治疗：发热期卧床休息，注意水分和营养补充，高热应降温治疗。皮肤瘙痒可局部应用炉甘石洗剂。

（2）抗病毒治疗：首选阿昔洛韦。

（3）其他：①早期应用α-干扰素可促进疾病恢复；②继发皮肤细菌感染时加用抗菌药物。禁用糖皮质激素。

考点54 流行性腮腺炎

【临床诊断】

（1）诊断要点：主要根据流行病学史、接触史以及腮腺肿大疼痛的临床表现，诊断一般不困难。对疑似病例需根据血清学检查或病毒分离确诊。

腮腺肿大多是首发体征，通常先于一侧肿大，继之累及对侧。腮腺肿胀以耳垂为中心，向前、后、下发展，边缘不清，触之有弹性感及触痛，表面皮肤不红，张口、咀嚼困难，当进食酸性食物促使唾液腺分泌时疼痛加剧。腮腺导管口（位于上颌第二磨牙旁的颊黏膜处）在早期常有红肿。腮肿1～3天达高峰，1周左右逐渐消退。有时颌下腺或舌下腺可以同时受累。不典型病例可无腮腺肿胀而以单纯睾丸炎或脑膜脑炎的症状出现，也有仅见颌下腺、舌下腺肿胀者。

（2）并发症：①脑膜脑炎。②生殖器并发症。③胰腺炎。④心肌炎、乳腺炎、甲状腺炎、关节炎、肝炎等。

（3）主要鉴别诊断

化脓性腮腺炎：多为一侧腮腺肿大，局部疼痛剧烈拒按，红肿灼热明显，挤压腮腺时有脓液自腮腺管口流出。无传染性。白细胞总数和中性粒细胞百分数明显增高。

（4）辅助检查的临床应用

1）血清和尿淀粉酶测定：90%患儿发病早期有血清淀粉酶和尿淀粉酶增高，有助于该病的诊断。无腮腺肿大的脑膜炎患儿，血淀粉酶和尿淀粉酶也可升高，故测定淀粉酶可与其他原因引起的腮腺肿大或其他病毒性脑膜炎相鉴别。血脂肪酶增高，有助于腮腺炎的诊断。

2）血清学检查：①抗体检查：检测血清中腮腺炎病毒的IgM抗体可作为近期感染的诊断依据。②病原检查：应用特异性抗体或单克隆抗体来检测腮腺炎病毒抗原，可作早期诊断依据。应用PCR技术检测腮腺炎病毒RNA，可大大提高可疑患者的诊断率。

3）病毒分离：应用患儿的唾液、血、尿或脑脊液，可分离出腮腺炎病毒。

【防治措施】

（1）对高热患儿可采用物理降温或使用解热药。

（2）严重头痛和并发睾丸炎者可酌情使用止痛药；合并睾丸炎时，用丁字带托住阴囊。

（3）对并发脑膜脑炎、心肌炎的患儿，可短期应用氢化可的松；合并胰腺炎时应禁食，静脉输液加用抗生素；也可使用干扰素。

考点55　手足口病（2020版大纲新增考点）

【临床诊断】

（1）诊断要点

1）普通病例：急性起病，发热、口痛、厌食，口腔黏膜出现散在疱疹或溃疡，位于舌、颊黏膜及硬腭等处，也可波及软腭、牙龈、扁桃体和咽部。手足、臀部、手臂、腿部等处出现斑丘疹，后转为疱疹，疱疹周围可有炎性红晕，疱内液体较少。手足部皮疹较多，掌背面均有。皮疹数少则几个多则几十个，消退后不留痕迹，无色素沉着。

2）重症病例：多见于年龄小于3岁者，病情进展迅速，在发病1~5天左右出现脑膜炎、脑炎、脑脊髓炎、肺水肿、循环功能障碍等，极少数病例病情危重，可致死亡，存活病例可留有后遗症。①神经系统表现：常出现精神差、嗜睡、易惊，急性弛缓性麻痹；惊厥。查体可见脑膜刺激征阳性，腱反射减弱或消失，巴彬斯基征阳性。②呼吸系统表现：呼吸浅促、呼吸困难或有呼吸节律的异常改变，口唇发绀，咳嗽，咳白色或粉红色、血性泡沫样痰；肺部可闻及湿啰音或痰鸣音。③循环系统表现：面色苍灰、皮肤花纹、四肢发凉，指（趾）发绀；出冷汗；毛细血管再充盈时间延长。心率增快或减慢，脉搏浅速或减弱甚至消失；血压下降。

（2）主要鉴别诊断：应与单纯疱疹性口炎、疱疹性咽颊炎相鉴别。

（3）辅助检查的临床应用：以三大常规检查为主。外周血白细胞计数减低或正常；尿、便常规检查一般无异常。取咽拭子或粪便标本送至实验室检测病毒，但病毒检测需要2~4周才能出结果，不利于早期诊断。

【防治措施】

（1）一般治疗：①隔离患儿，接触者应注意消毒隔离，避免交叉感染。②对症治疗，做好口腔护理。③衣服、被褥要清洁，衣着要舒适、柔软，经常更换。剪短患儿的指甲，防止抓破皮疹。臀部有皮疹的患儿，应随时清理其大小便，保持臀部清洁干燥。④可服用抗病毒药物及清热解毒中草药，补充维生素B、C等。

（2）并发症与合并症治疗。

（3）抗病毒治疗：发病24小时到48小时前使用最佳。

（三）实战演练

1. 试述支气管哮喘的临床表现。（2016）

参考答案：常见症状是发作性的喘息、气急、胸闷或咳嗽等症状，少数患者还可能以胸痛为主要表现，很多患者在哮喘发作时自己可闻及喘鸣音。症状通常是发作性的，多数患者可自行缓解或经治疗缓解。

2. 试述溃疡性结肠炎的严重程度分级。（2016、2015）

参考答案：①轻度：腹泻每天少于4次，无发热，贫血和便血轻或无，血沉正常。②中度：介于轻、重度之间。③重度：腹泻每天超过6次，并有黏液脓血便，体温超过37.5℃，脉搏超过90次/分，血红蛋白<100g/L，血沉>30mm/h。

3. 试述肠梗阻的诊断要点。（2020）

参考答案：典型的肠梗阻具有痛、呕、胀、闭四大症状，腹部可见肠型及肠蠕动波,肠鸣音亢进,可出现全身脱水等体征;结合腹部X线检查,即可诊断。

4. 试述慢性肺源性心脏病急性加重期治疗。(2021、2016、2014)

参考答案:①控制感染:关键性治疗措施,一般可首选青霉素类、氨基糖苷类、氟喹诺酮类、头孢菌素类。②改善呼吸功能,纠正呼吸衰竭。③控制心力衰竭。④控制心律失常。⑤应用糖皮质激素。⑥抗凝治疗。⑦处理并发症:肺性脑病、酸碱平衡和电解质紊乱等。

5. 试述双胍类药物降糖机制。(2015)

参考答案:抑制葡萄糖输出,也可改善外周组织对胰岛素的敏感性,增加葡萄糖摄取和利用。

6. 试述先兆流产的诊断要点。(2021、2020)

参考答案:①妊娠<28周。②停经后有早孕反应,以后出现阴道少量流血,或时下时止,或淋漓不断,色红,持续数日或数周,无腹痛或有轻微下腹胀痛,腰痛及下腹坠胀感。③妇科检查见宫口未开,胎膜未破,妊娠物尚未排出,子宫大小与停经周数相符。

7. 试述慢性肾小球肾炎尿液变化。(2015)

参考答案:表现为轻重不等的蛋白尿,多为非选择性蛋白尿;镜下血尿,尿畸形红细胞>80%,尿红细胞MCV<75fL,可见颗粒管型。

8. 试述胰岛素的使用原则。(2015)

参考答案:应在综合治疗基础上进行。根据血糖水平、β细胞功能缺陷程度、胰岛素抵抗程度、饮食和运动状况等,选择胰岛素剂型及剂量。一般从小剂量开始,用量、用法必须个体化,及时稳步调整剂量。

9. 试述类风湿关节炎的实验室检查。(2015)

参考答案:(1)血液一般检查:有轻度至中度贫血。活动期血小板可增高,白细胞总数及分类大多正常。(2)炎性标记物:可判断类风湿关节炎活动程度。活动期血沉增快,C反应蛋白升高。(3)自身抗体:①类风湿因子(RF):常规检测为IgM型,阳性率为70%~80%且其滴度与疾病的活动性和严重性成正比。②抗角蛋白抗体:抗角蛋白抗体(AKA)、抗核周因子(APF)和抗环瓜氨酸肽抗体(CCP)等自身抗体,对RF的诊断有较高的特异性,有助于早期诊断,但敏感性不如RF。

10. 试述原发免疫性血小板减少症的诊断要点。(2015)

参考答案:①广泛出血累及皮肤、黏膜及内脏。②多次检查血小板计数减少。③脾脏不肿大或轻度肿大。④骨髓巨核细胞数增多或正常,有成熟障碍。⑤并具备下列五项中任何一项:泼尼松治疗有效;切脾治疗有效;PAIg阳性;PAC_3阳性;血小板寿命测定缩短。并需排除继发性血小板减少症。

11. 试述慢性支气管炎三个分期。(2015)

参考答案:①急性发作期:指在一周内出现脓性或黏液脓性痰,痰量明显增加,或伴有发热等炎症表现,或咳、痰、喘等症状任何一项明显加剧。②慢性迁延期:指有不同程度的咳、痰、喘症状迁延一个月以上者。③临床缓解期:经治疗或临床缓解,症状基本消失或偶有轻微咳嗽少量痰液,保持两个月以上者。

12. 试述消化性溃疡的治疗。（2022、2015、2014）

参考答案：(1) 一般治疗：生活规律；合理饮食；戒烟酒；调节情绪；慎用 NSAIDs、肾上腺皮质激素等药物。(2) 药物治疗：抑制胃酸分泌：①碱性药：氢氧化铝、氢氧化镁等。②抗胃酸分泌药：H_2 受体拮抗剂（H_2RA）：常用药物有西咪替丁、雷尼替丁、法莫替丁等；质子泵抑制剂（PPI）：常用药物如奥美拉唑、兰索拉唑、泮托拉唑。根除 Hp 的治疗：①三联疗法：一种 PPI 或一种胶体铋剂联合克拉霉素、阿莫西林、甲硝唑（或替硝唑）3 种抗菌药物中的 2 种。②四联疗法：以铋剂为主的三联疗法加一种 PPI 组成。保护胃黏膜：枸橼酸铋钾、米索前列醇、硫糖铝等。(3) 治疗并发症。(4) 外科治疗。(5) 维持治疗。

13. 试述急性心肌梗死的症状。（2021、2015）

参考答案：①胸痛：为最早出现和最突出的症状，部位、性质与心绞痛相似，但程度更剧烈，持续时间更长，可达数小时至数天。休息和含服硝酸甘油多不能缓解。患者常有烦躁不安、出汗、恐惧、濒死感等伴随表现。②心律失常：以室性心律失常多见。③胸痛剧烈时可有血压下降，若疼痛缓解后收缩压仍低于 80mmHg，伴有烦躁不安、面色苍白、皮肤湿冷、脉细而快、大汗淋漓、尿量减少、神志迟钝甚至昏厥，应考虑发生了休克。④心力衰竭：主要是急性左心衰竭，可在最初几天内发生。⑤胃肠道症状：疼痛时常有恶心呕吐、上腹胀痛和肠胀气等，部分患者出现呃逆。⑥其他坏死心肌组织：吸收可引起发热、心悸等。

14. 试述脑出血的内科处理。（2015）

参考答案：①一般治疗：保持安静，避免不必要搬动。确保气道通畅。建立静脉通道，保持营养和水、电解质平衡。注意纠正高血糖和高热。昏迷患者禁食 2～3 天后应酌情鼻饲营养。加强护理，防止感染和褥疮等。②减轻脑水肿、降低颅内压。③控制血压。④亚低温治疗。⑤止血治疗。⑥并发症的处理：控制抽搐，首选苯妥英钠或地西泮静脉注射，可重复使用。同时用长效抗癫痫药物。及时处理上消化道出血，注意预防肺部、泌尿道及皮肤感染等。

15. 试述脑出血的诊断要点。（2021、2020、2015）

参考答案：①多数为 50 岁以上高血压患者，在活动或情绪激动时突然发病。②突然出现头痛、呕吐、意识障碍和偏瘫、失语等局灶性神经缺失症状，病程发展迅速。③CT 检查可见脑内高密度区。

16. 试述肺结核的感染途径。（2015）

参考答案：主要经呼吸道传播，排菌的肺结核患者是重要的传染源，也可通过消化道传染，经皮肤、泌尿生殖道传染现已很少见。

17. 试述糖尿病的慢性并发症。（2015）

参考答案：大血管病变、微血管病变（糖尿病肾病、糖尿病性视网膜病变）、神经系统并发症、糖尿病足、其他（视网膜黄斑病、白内障、青光眼等）。

18. 试述缺铁性贫血的实验室检查。（2015）

参考答案：(1) 血象：典型表现为小细胞低色素性贫血。$MCV < 80fL$，$MCHC <$

32%。血片可见成熟红细胞淡染区扩大，体积偏小，大小不一。网织红细胞计数正常或轻度升高。白细胞和血小板计数一般正常或轻度减少，部分患者血小板轻度升高。(2)骨髓象：骨髓增生活跃，幼红细胞增生，中幼红细胞及晚幼红细胞比例增高。幼红细胞核染色质致密，胞质较少，血红蛋白形成不良，边缘不整齐。骨髓铁染色显示骨髓小粒可染铁消失，铁粒幼红细胞消失或显著减少。(3)铁代谢测定：①血清铁及总铁结合力测定：血清铁浓度常 <8.9μmol/L，总铁结合力 >64.4μmol/L，转铁蛋白饱和度常降至15%以下。②血清铁蛋白测定：血清铁蛋白 <12ug/L，可作为缺铁依据。由于血清铁蛋白浓度稳定，与体内贮铁量的相关性好，可用于IDA早期诊断和人群铁缺乏症的筛检。(4)红细胞游离原卟啉（FEP）测定：缺铁时血红素合成障碍，FEP增高超过 4.5μg/gHb 有诊断意义。

19. 试述原发免疫性血小板减少症的治疗。(2015)

参考答案：(1)一般治疗：出血症状严重者，应卧床休息，防止创伤，避免使用可能引起血小板减少的药物。(2)糖皮质激素：糖皮质激素为ITP治疗的首选药物，适用于急性型和慢性型发作期。(3)免疫抑制剂：常用长春新碱、环磷酰胺、硫唑嘌呤、环孢素等。(4)脾切除术：脾脏切除是慢性型患者治疗的首要方法。(5)其他：①达那唑。②输新鲜血液。③血浆置换。

20. 试述原发性支气管肺癌的分类。(2015)

参考答案：(1) 按生长部位分类：①中央型肺癌：以鳞状上皮细胞癌和小细胞肺癌常见。②周围型肺癌：以腺癌较为常见。(2) 按组织病理学分类：①非小细胞肺癌：包括鳞状上皮细胞癌、腺癌、大细胞癌及其他肺癌如腺鳞癌、类癌、肉瘤样癌等。②小细胞肺癌：包括燕麦细胞型、中间细胞型、复合燕麦细胞型。

21. 试述慢性支气管炎的诊断依据。(2015)

参考答案：依据咳嗽、咳痰，或伴有喘息，每年发病持续超过3个月，连续2年或2年以上，咳、痰、喘具有慢性支气管炎的临床特点，并排除其他慢性气道疾病，即可诊断。慢性支气管炎的主要临床特点是缓慢起病，病程长，反复急性发作而病情加重。咳嗽一般晨间为主，睡眠时有阵咳或排痰。痰一般呈白色黏痰或浆液泡沫痰，偶可带血。部分患者急性加重时有喘息，称为喘息性支气管炎。

22. 试述高血压急症的治疗。(2015)

参考答案：降压药物选择：常用硝普钠加入5%葡萄糖溶液中静脉滴注；或硝酸甘油加入5%葡萄糖溶液中静脉滴注。暂时没有条件静脉用药时，可舌下含服硝酸甘油片。无禁忌证的情况下，可含服卡普利片或硝苯地平。

23. 试述慢性肾小球肾炎和高血压肾损害鉴别。(2014)

参考答案：慢性肾小球肾炎：临床见血尿，尿蛋白多在 1~3g/d，以眼睑及脚踝部晨起水肿为特点，严重时可呈现全身性水肿，高血压。尿常规检查可为轻重不等的蛋白尿和（或）血尿，多为镜下血尿，可见颗粒管型。肾功能检查早期正常或轻度受损（Ccr下降或轻度氮质血症），可持续数年至数十年；晚期出现血清肌酐升高、Ccr下降。原发性高血压继发肾损害：本病患者年龄较大，先有高血压后出现蛋白尿，尿蛋白定量多<1.5g/d，肾小管功能损害一般早于肾小球损害。肾穿刺病理检查有助鉴别。

24. 试述原发性支气管肺癌的病因。（2014）

参考答案：①吸烟。②空气污染。③某些癌基因的活化及抗癌基因的丢失、电离辐射、病毒感染等。

25. 试述右心衰竭的临床表现。（2021、2020、2014）

参考答案：①食欲不振、腹胀、上腹隐痛等，伴有夜尿增多、轻度气喘等。②身体低垂部位压陷性水肿，多由脚踝部开始，逐渐向上进展，午后加重，肝－颈静脉反流征阳性。③颈静脉搏动增强、充盈甚至怒张，肝－颈静脉回流征阳性。④肝脏淤血性肿大伴压痛。⑤三尖瓣关闭不全的反流性杂音。⑥发绀。

26. 试述肝硬化并发症。（2014）

参考答案：①急性上消化道出血。②肝性脑病：晚期肝硬化最严重的并发症，也是最常见死亡原因之一。③原发性肝癌。④感染。⑤肝肾综合征。⑥肝肺综合征。⑦其他：门脉高压性胃病、电解质和酸碱平衡紊乱、门静脉血栓形成等。

27. 试述降压药的分类。（2014）

参考答案：①利尿剂：有噻嗪类、袢利尿剂和保钾利尿剂三类。常用噻嗪类有氢氯噻嗪和氯噻酮、吲哒帕胺等。②β受体阻滞剂：常用药物有美托洛尔、比索洛尔、倍他洛尔等。③钙通道阻滞剂（CCB）：又称钙拮抗剂，分为二氢吡啶类和非二氢吡啶类，前者有氨氯地平、非洛地平、硝苯地平等，后者有维拉帕米和地尔硫䓬。④血管紧张素转换酶抑制剂（ACEI）：常用卡托普利、依那普利、苯那普利、福辛普利等。⑤血管紧张素Ⅱ受体阻滞剂（ARB）：常用氯沙坦、缬沙坦、厄贝沙坦、替米沙坦、坎地沙坦和奥美沙坦等。

28. 试述肺炎链球菌肺炎的并发症。（2014）

参考答案：严重感染患者易发生感染性休克。其他并发症有胸膜炎、脓胸、心肌炎、脑膜炎、关节炎等。

29. 试述慢性胃炎的病因。（2014）

参考答案：①幽门螺杆菌（Hp）感染。②自身免疫反应。③十二指肠反流。④理化因素等。

30. 试述肺炎与肺结核的鉴别要点。（2014）

参考答案：①肺炎起病急，寒战、高热、咳痰明显，而肺结核起病较缓，急性感染的全身表现不突出，早期咳痰较少。②肺炎多伴有外周血白细胞显著升高，胸片表现为片状或斑片状阴影，肺结核白细胞多轻度升高，肺部X线表现具有多样性、特征性。③痰结核菌检查有助于鉴别诊断。④肺炎一般抗生素治疗多有效，肺结核需用敏感的抗结核药物治疗方可见效。

31. 试述类风湿关节炎的临床表现。（2014）

参考答案：①晨僵：一般持续1小时以上。②疼痛：最常出现的部位为腕、掌指关节，近端指间关节，其次是趾、膝、踝、肘、肩等关节。多呈对称性、持续性，但时轻时重。③肿胀：呈对称性，以腕、掌指关节、近端指间关节、膝关节最常受累。

④关节畸形：手指关节的尺侧偏斜、鹅颈样畸形、纽扣花畸形等。⑤关节功能障碍。⑥可伴有贫血、口干、眼干等干燥综合征表现。

32. 试述小儿腹泻病的治疗方法。（2014）

参考答案：（1）饮食疗法：母乳喂养的患儿可继续母乳喂养；混合喂养或人工喂养的患儿，用稀释牛奶或奶制品喂养，逐渐恢复正常饮食；儿童则采用半流质易消化饮食，然后恢复正常饮食。（2）液体疗法：①口服补液：轻度脱水 50～80mL/kg，中度脱水 80～100mL/kg，少量频服，8～12 小时将累积损失量补足。②静脉补液：定量、定性、定速、纠正酸中毒、钾的补充、其他电解质的补充。（3）控制感染。（4）辅助治疗：①微生态疗法。②肠黏膜保护剂。③补锌治疗。④禁用止泻剂。⑤加强护理。

33. 试述急性胰腺炎的病因。（2014）

参考答案：胆石症及胆道感染等是急性胰腺炎的主要病因。大量饮酒、暴饮暴食、胰管结石或蛔虫、胰管狭窄等亦可引发本病。

34. 试述慢性肺源性心脏病的并发症。（2022、2021、2014、2013）

参考答案：①肺性脑病。②酸碱平衡失调及电解质紊乱。③心律失常。④休克。⑤消化道出血。

35. 试述溃疡型结肠炎的诊断依据。（2014）

参考答案：①慢性或反复发作性腹泻、黏液脓血便、腹痛，伴不同程度全身症状。②多次粪检无病原体发现。③内镜检查及 X 线钡剂灌肠显示结肠炎病变。

36. 试述急性胰腺炎的内科治疗。（2014）

参考答案：（1）监护与一般治疗：加强监护，维持水、电解质平衡，加强营养支持治疗。（2）减少胰液分泌、抑制胰酶活性：①禁食。②抑制胃酸分泌：H_2 受体拮抗剂或质子泵抑制剂。③应用生长抑素：如奥曲肽等。④抑制胰酶活性：抑肽酶。（3）防治感染：必要时选择针对革兰阴性菌和厌氧菌且能透过血胰屏障的抗生素，如喹诺酮类或头孢类联合抗厌氧菌抗生素甲硝唑。（4）营养支持治疗。（5）急诊内镜治疗。（6）外科治疗。（7）中医中药治疗。

37. 试述肝硬化肝功能的功能减退的临床表现。（2021、2014）

参考答案：①全身症状：消瘦、纳减、乏力、精神萎靡等。②消化道症状：上腹饱胀不适、恶心呕吐、易腹泻。查体示肝脏缩小、质硬、边缘锐利，可有结节感，半数以上患者轻度黄疸。③出血倾向和贫血：皮肤黏膜出血、贫血等。④内分泌失调：男性睾丸萎缩、性欲减退、乳房发育，女性月经失调、闭经、不孕等；出现肝掌、蜘蛛痣、皮肤色素沉着。门静脉高压症的表现主要有脾肿大，食管胃部静脉曲张，腹壁和脐周静脉曲张等。腹水是肝硬化失代偿期最突出的体征之一。

38. 试述缺铁性贫血的病因。（2013）

参考答案：①慢性失血。②需铁量增加，补给不足。③铁吸收不良。

39. 试述肝硬化的病因。（2013）

参考答案：在我国由病毒性肝炎所致的肝硬化最常见，国外则以慢性酒精中毒多见，其他病因有非酒精性脂肪性肝病、长期胆汁淤积、肝脏循环障碍等。

40. 试述原发性支气管肺癌的治疗原则。(2013)

参考答案：治疗方案主要依据肺癌的组织学类型决定。小细胞肺癌发现时多已发生转移，外科手术根治的几率较低，主要依赖化疗或放化疗综合治疗；非小细胞肺癌中央型肺癌相对多见，发现时若为局限性，应积极实施外科手术治疗或放疗。

41. 试述急性心力衰竭的临床表现。(2013)

参考答案：①突发严重呼吸困难，呼吸频率常超过30~40次/分。②强迫坐位、面色灰白、发绀、大汗、烦躁不安。③频繁咳嗽，咳粉红色泡沫状痰。④听诊两肺满布湿啰音和哮鸣音。⑤危重患者可因缺氧而致神志模糊甚至昏迷。

42. 试述根除幽门螺杆菌的三联疗法。(2022、2013)

参考答案：一种PPI或一种胶体铋剂联合克拉霉素、阿莫西林、甲硝唑（或替硝唑）3种抗菌药物中的2种。

43. 试述再生障碍性贫血的临床表现。(2013)

参考答案：再障的主要临床表现为进行性贫血、出血及感染。重型再生障碍性贫血起病急，进展快，病情重，感染及出血症状重。非重型再障起病和进展较缓，贫血、感染和出血的程度较轻，也较易控制。贫血呈慢性过程，表现为皮肤黏膜苍白、活动后心悸、乏力等；感染后高热少见，以上呼吸道感染最常见；有皮肤黏膜出血倾向，内脏出血少见，久治无效者可发生颅内出血而危及生命。

44. 试述甲状腺危象的治疗。(2013)

参考答案：①消除病因。②抑制TH合成，使用大量抗甲状腺药物，首选丙硫氧嘧啶。③抑制TH释放，如抗甲状腺药物、复方碘溶液和碘化钠。④迅速阻滞儿茶酚胺释放，降低周围组织对甲状腺激素的反应性，如普萘洛尔。⑤肾上腺糖皮质激素，常用氢化可的松。⑥对症治疗，如降温、镇静、保护脏器功能、防治感染等。⑦其他，如血液透析、腹膜透析或血浆置换等。

45. 试述慢性阻塞性肺疾病急性加重期的治疗。(2013)

参考答案：①控制感染：选用敏感抗生素静脉或口服给药。②扩张支气管：应用短效β_2受体激动剂，若单药治疗效果不明显，联合使用抗胆碱能药物。对于病情较为严重的患者，可考虑静脉滴注茶碱类药物。③控制性氧疗：吸入氧浓度以28%~30%为宜。④应用糖皮质激素：常用泼尼松龙等。⑤其他治疗：包括应用盐酸氨溴索等祛痰，维持水电解质、酸碱平衡，病情需要时考虑机械通气。

46. 试述慢性肾衰竭的诊断要点。(2013)

参考答案：原有慢性肾脏病史，出现厌食、恶心呕吐、腹泻、头痛、意识障碍，肾功能检查有不同程度的减退，应考虑本病。对因乏力、厌食、恶心、贫血、高血压等就诊者，均应排除本病。常见的临床表现有水、电解质及酸碱失衡，各系统表现。

47. 试述慢性肺源性心脏病代偿期的临床表现。(2013)

参考答案：以原发病表现为主，同时伴有肺动脉高压和右心室肥大体征，包括：肺动脉瓣区S_2亢进；三尖瓣区出现收缩期杂音，剑突下触及心脏收缩期搏动；可出现颈静脉充盈、肝淤血肿大等。

48. 试述急性阑尾炎的症状。（2013）

参考答案：急性阑尾炎典型的症状是转移性右下腹疼痛，腹痛多起始于上腹部或脐周围，呈阵发性疼痛并逐渐加重，数小时甚至 1~2 天后疼痛转移至右下腹部。单纯性阑尾炎多呈隐痛或钝痛，程度较轻；梗阻化脓性阑尾炎一般为阵发性剧痛或胀痛；坏疽性阑尾炎开始多为持续性跳痛，程度较重，而当阑尾坏疽后即变为持续性剧痛。患者发病初期常伴有恶心、呕吐等消化道症状，及发热、头痛、乏力、口干、尿黄等全身症状。

49. 试述过敏性紫癜的诊断要点。（2021、2020、2013）

参考答案：多数患儿在发病前 1~3 周有上呼吸道感染史，多以皮肤紫癜为首发症状。主要依靠典型的皮肤紫癜，或同时伴腹痛、便血、关节肿痛、肾损害等表现进行诊断。具备典型紫癜皮疹，结合弥漫性腹痛、关节炎或关节痛、任何部位活检显示 IgA 免疫复合物沉积、肾损害四项中的任何一项，即可确诊。

二、辅助检查结果判读分析

◆**心电图**

本部分所考查的内容为看图判断，以下考点中的心电图请扫描微信二维码按图号查看。

扫一扫，看图片

（一）考试介绍

考查西医诊断学中心电图内容。本类考题与西医临床答辩考题 2 选 1 抽题作答，每份试卷 1 题，每题 5 分，共 5 分。

【样题】患者，女，55 岁。心悸 2 天，伴乏力。心电图表现：P 波规律地出现，P－R 间期逐渐延长，直到 1 个 P 波后脱漏 1 个 QRS 波群，漏搏后的第一个 P－R 间期缩短，之后又逐渐延长，如此周而复始出现。请做出诊断。

参考答案：二度 I 型房室传导阻滞。

（二）考点汇总

考点 1★★正常心电图（见心电图 1）

正常心电图波形特点及正常值：①P 波：正常 P 波外形多钝圆，可有轻微切迹，但双峰间距＜0.04s。②P－R 间期：正常为 0.12~0.20s。③QRS 波：正常成人时间为 0.06~0.10s，儿童为 0.04~0.08s。④ST 段：正常多为一等电位线，有时可有轻度偏移。⑤T 波：正常外形光滑不对称，前支较长，后支较短。⑥QT 间期：正常范围在 0.32~0.44s。⑦U 波：方向与 T 波一致，电压低于同导联的 T 波。

考点 2★★心房、心室肥大（见心电图 2、心电图 3、心电图 4、心电图 5、心电图 6）

1. 心房肥大

（1）左心房肥大：①P 波增宽，时限≥0.12s，P 波常呈双峰型，两峰间距≥0.04s，以 I、II、aVL 导联明显，又称"二尖瓣型 P 波"。②P－R 段缩短，P 波时间与 P－R 段时间之比＞1.6。③V_1 导联 P 波可呈先正后深宽的负向波，P 波终末电势（Ptf）

绝对值≥0.04mm·s。常见于二尖瓣狭窄、高血压病等。

(2) 右心房肥大：①P波尖而高耸，振幅≥0.25mV，以Ⅱ、Ⅲ、aVF导联表现最为突出，又称"肺型P波"；②V_1导联P波直立时，振幅≥0.15mV，如P波呈双向时，其振幅的算术和≥0.20mV；③P波电轴右移超过75°。常见于慢性肺源性心脏病、原发性肺动脉高压症等。

(3) 双心房肥大：①P波增宽≥0.12s，振幅≥0.25mV。②V_1导联P波高大双相，上下振幅均超过正常范围。可见于联合瓣膜病、扩张型心肌病等。

2. 心室肥大

(1) 左心室肥大：①QRS波群电压增高，胸导联Rv_5或$Rv_6>2.5mV$，Rv_5+Sv_1男性$>4.0mV$，女性$>3.5mV$；肢体导联$R_Ⅰ>1.5mV$，$R_{aVL}>1.2mV$，$R_{aVF}>2.0mV$，$R_Ⅰ+S_Ⅲ>2.5mV$。②额面QRS心电轴左偏。③QRS波群时间延长，一般在0.10~0.11s，不超过0.12s。④以R波为主的导联ST段可呈下斜型压低≥0.05mV，伴有T波低平、双向或倒置。在以S波为主的导联则可见直立的T波。⑤QRS波群电压增高同时伴有ST-T改变者，称为左心室肥大伴劳损，多为继发性改变，但亦可能同时伴有心肌缺血。常见于高血压心脏病、二尖瓣关闭不全、主动脉瓣病变、冠心病、心肌病等。

(2) 右心室肥大：①V_1导联R/S≥1，呈R型或Rs型，重度右心室肥大可使V_1导联呈qR型（应除外心肌梗死）；V_5导联R/S≤1或S波比正常加深；aVR导联以R波为主，R/q或R/S≥1。②$Rv_1+Sv_5>1.05mV$甚至$>1.2mV$（重度）；$R_{aVR}>0.5mV$。③心电轴右偏≥+90°或>+110°（重度）。④常同时伴有右胸V_1、V_2导联ST段压低及T波倒置，称为右心室肥大伴劳损，属继发性ST-T改变。常见于慢性肺源性心脏病、二尖瓣狭窄、房间隔缺损及肺动脉瓣狭窄等，亦可见于正常婴幼儿。

考点3★心肌缺血（见心电图7）

(1) 缺血型心电图改变：①心内膜下心肌缺血时，出现高大的T波，如急性左心室前壁心内膜下缺血时，胸导联可出现高耸直立的T波。②心外膜下心肌缺血时，出现与正常方向相反的T波向量，面向缺血区的导联出现倒置的T波，如急性左心室前壁心外膜下缺血时，胸导联可出现T波倒置。

(2) 损伤型心电图改变：①心内膜下心肌损伤时，ST向量背离心外膜面指向心内膜，使位于心外膜面的导联出现ST段压低；②心外膜下心肌损伤时，ST向量指向心外膜面导联，引起ST段抬高。发生损伤型ST改变时，心脏对侧部位的导联常可出现相反的ST改变。

临床上冠心病心绞痛发作时，出现ST-T动态性改变。典型的心肌缺血发作时，面向缺血部位的导联常出现水平型或下斜型ST段压低≥0.1mV和（或）T波倒置。变异型心绞痛发作时多出现暂时性ST段抬高并伴有高耸T波和对应导联的ST段下移。

考点4★★★ 急性心肌梗死（见心电图8、心电图9）

1. 典型心肌梗死基本图形改变

(1) 缺血型T波改变：表现为两支对称的、尖而深的、倒置T波，即"冠状T波"。

（2）损伤型 ST 段改变：主要表现为面向损伤区心肌的导联 ST 段呈弓背向上抬高，甚至形成单向曲线（心肌梗死急性期的特征性心电图改变）。

（3）坏死型 Q 波改变：主要表现为面向梗死区心肌的导联上 Q 波异常加深增宽，即宽度≥0.04s，深度≥同导联 R 波的 1/4，R 波振幅降低，甚至 R 波消失而呈 QS 型。

2. 心肌梗死的定位诊断

定位	V_1	V_2	V_3	V_4	V_5	V_6	V_7	V_8	V_9	aVL	aVF	Ⅰ	Ⅱ	Ⅲ
前间壁	+	+	+											
前壁			+	+	+									
前侧壁					+	+				+		+		
广泛前壁	+	+	+	+	+	+				±		±		
下壁											+		+	+
正后壁	*	*					+	+	+					
后下壁							+	+	+	+			+	+
高侧壁										+		+		
后侧壁				±	±	+	+	+	+	+		+		

注：+ 表示有特征性改变；± 表示可能有特征性改变；* 表示有对应性改变，即 R 波增高、T 波高耸。

考点5 ★★★ 过早搏动（见心电图10、心电图11、心电图12）

1. 室性过早搏动

（1）提早出现的 QRS-T 波群，其前无提早出现的异位 P′波。

（2）QRS 波群形态宽大畸形，时间≥0.12s。

（3）T 波方向与 QRS 波群主波方向相反。

（4）有完全性代偿间歇（即室性过早搏动前、后的两个窦性 P 波的时距等于窦性 P-P 间距的两倍）。

2. 房性过早搏动

（1）提早出现的房性 P′波，形态与窦性 P 波不同。

（2）P′-R 间期≥0.12s。

（3）房性 P′波后有正常形态的 QRS 波群。

（4）房性过早搏动后的代偿间歇不完全（房性过早搏动前后的两个窦性 P 波的时距短于窦性 P-P 间距的两倍）。

3. 交界性过早搏动

（1）提早出现的 QRS 波群，形态基本正常。

（2）逆行的 P′波可出现在提早出现的 QRS 波群之前、之后、之中（见不到逆行的 P′波）。若逆行 P′波在 QRS 波群之前，P′-R 间期<0.12s；若逆行 P′波在 QRS 波群之后，R-P′间期<0.20s。

（3）常有完全性代偿间歇。

考点6★ 阵发性室上性心动过速（见心电图13）

（1）突然发生，突然终止，频率多为150～250次/分，节律快而规则。

（2）QRS波群形态基本正常，时间<0.10s。

（3）ST-T可无变化，但发作时ST段可有下移和T波倒置表现。

（4）如能确定房性P'波存在，且P'-R间期≥0.12s，为房性心动过速；如为逆行P'波，P'-R间期<0.12s或R-P'间期<0.20s，则为交界性心动过速；如不能明确区分，则统称为室上性心动过速。

考点7★★★ 室性心动过速（见心电图14）

连续出现3个或3个以上室性早搏：①频率多在140～200次/分，R-R间期稍不规则。②QRS波群形态宽大畸形，时限>0.12s。③如能发现P波，则P波频率慢于QRS波频率，呈完全性房室分离，有助于明确诊断。④可见心房激动夺获心室（心室夺获）或出现室性融合波，支持室性心动过速的诊断。

考点8★★★ 心房颤动（见心电图15）

（1）P波消失，被一系列大小不等、间距不均、形态各异的心房颤动波（f波）所取代，f波频率为350～600次/分，V₁导联最清楚。

（2）R-R间距绝对不匀齐，即心室率完全不规则。

（3）QRS波群形态一般与正常窦性者相同。

（4）可出现宽大畸形的QRS波群，为房颤伴室内差异性传导。

考点9 心室颤动（见心电图16）

最严重的心律失常，是心脏停跳前的征象，此时表现为QRS-T波完全消失，被大小不等、极不匀齐的低小波所取代，频率为200～500次/分。

考点10★★★ 房室传导阻滞（见心电图17、心电图18、心电图19、心电图20）

1. 一度房室传导阻滞

P-R间期延长，成人P-R间期>0.20s，老年人P-R间期>0.22s，或两次心电图检测结果比较，心率没有明显改变的情况下，PR间期延长>0.04s。

2. 二度房室传导阻滞

（1）二度Ⅰ型（莫氏Ⅰ型）：①P波规律地出现。②P-R间期逐渐延长，直到1个P波后脱漏1个QRS波群，漏搏后的第一个P-R间期缩短，之后又逐渐延长，如此周而复始地出现，该现象称为文氏现象。通常以P波数与P波下传出现的QRS波群数的比例表示房室阻滞的程度，可形成5∶4、4∶3、3∶2传导。

（2）二度Ⅱ型（莫氏Ⅱ型）：①P-R间期恒定，正常或延长，部分P波后无QRS波群，形成5∶4、4∶3、3∶2、2∶1、3∶1传导。②凡连续出现2次或2次以上的QRS波群脱漏者，称高度房室传导阻滞，如3∶1、4∶1传导的房室传导阻滞。

3. 三度房室传导阻滞

P波与QRS波毫无关系，呈完全性房室分离，心房率>心室率。

（三）实战演练

1. 患者，女，20岁。体检时心电图表现：P波：Ⅰ、Ⅱ、aVF、V₅、V₆导联均直立。aVR 导联倒置。P-P 间距相等。P-R 间期=0.16 秒。心房率=心室率=83 次/分。QRS 波群时限 0.08 秒，QRS 波群形态无异常，R-R 间距相等。请做出诊断。(2019、2018)

参考答案：正常心电图。

2. 患者，女，78 岁。冠心病史 10 年，突发意识丧失、抽搐、呼吸停止。心电图表现：QRS-T 波完全消失，被大小不等、极不匀齐的低小波取代，频率为 300 次/分。请做出诊断。(2021、2020、2019)

参考答案：心室颤动。

3. 患者，男，58 岁。心脏病史 10 年，突发心悸、胸闷 6 小时。心电图表现：连续出现 3 个以上宽大畸形的 QRS 波，心室率多在 140 次/分，R-R 间期稍不规则。QRS 波时限>0.12s。P 波频率慢于 QRS 波频率，呈完全性房室分离。可见室性融合波。请做出诊断。(2021、2019、2014)

参考答案：室性心动过速。

4. 患者，男，65 岁。胸部不适 3 天，活动时心悸、气急。心电图表现：多个导联可见两支对称的、尖而深的倒置 T 波，ST 段呈弓背向上抬高。请做出诊断。(2021、2020、2019、2018、2017、2014)

参考答案：急性心肌梗死。

5. 患者，女，59 岁。心悸 2 天。心电图表现：P 波尖而高耸，振幅为 0.25mV，以 Ⅱ、Ⅲ、aVF 导联表现最为突出。P 波电轴右移超过 75°。请做出诊断。(2019)

参考答案：右心房肥大。

6. 患者，女，55 岁。心悸、胸闷 2 天。心电图表现：P 波消失，被一系列大小不等、间距不均、形态各异的心房颤动波（f 波）所取代，f 波频率为 500 次/分，V_1 导联最清楚。R-R 间距绝对不匀齐。QRS 波群形态与正常窦性者相同。请做出诊断。(2019、2018、2017、2015、2014、2013)

参考答案：心房颤动。

7. 患者，男，40 岁。心悸 5 天。心电图表现：QRS 波群提早出现，形态宽大畸形，QRS 波时限>0.12s，与前一个 P 波无相关。T 波方向与 QRS 波群主波方向相反。有完全性代偿间歇。请做出诊断。(2020、2019)

参考答案：室性过早搏动。

8. 患者，女，76 岁。心前区疼痛 1 天，伴出汗、濒死感，休息和含服硝酸甘油不能缓解。心电图表现：V_3、V_4、V_5 导联 QRS 波群呈 QS 型，ST 段明显抬高。请做出诊断。(2022、2019、2018)

参考答案：急性前壁心肌梗死。

9. 患者，男，58 岁。负重登楼后出现心前区疼痛 5 小时，伴出汗、恐惧，休息和含服硝酸甘油不能缓解。心电图表现：Ⅱ、Ⅲ、aVF 导联 ST 段抬高。请做出诊断。(2020、2019)

参考答案：急性下壁心肌梗死。

10. 患者，男，55岁。胸骨后闷痛3天，伴出汗，休息后可缓解。心电图表现：下斜型ST段压低0.1 mV，T波倒置。请做出诊断。（2019）

参考答案：心肌缺血。

11. 患者，男，60岁。胸闷、心悸3天，活动后疲乏、无力。心电图表现：RV_5 >2.5mV，RV_5+SV_1 >4.0mV，R_I >1.5mV，R_{avL} >1.2 mV，R_{avF} >2.0 mV，R_I+S_{III} >2.5 mV。QRS波时限0.11秒。V_1、V_5、V_6导联T波低平，ST段下斜型压低0.05mV；心电轴左偏。请做出诊断。（2018、2017）

参考答案：左心室肥大。

12. 三度房室传导阻滞的心电图表现。（2013）

参考答案：P波与QRS波毫无关系，呈完全性房室分离，心房率＞心室率。

◆ 普通X线片

本部分所考查的内容为看图判断，以下考点中的X线图片内容请扫描微信二维码按图号查看。

扫一扫，看图片

（一）考试介绍

考查西医诊断学中影像学内容。本类考题与西医临床答辩考题2选1抽题作答，每份试卷1题，每题5分，共5分。

【样题】患者，男，33岁。搬运重物后出现胸部疼痛。胸部X线片示右侧肺野中外带可见无肺纹理区，肺组织被压缩至中下肺野内带，呈密度均匀的软组织影。纵隔向左轻度移位，右侧膈肌下移。请做出诊断。

参考答案：右侧大量气胸。

（二）考点汇总

考点1★★ 正常胸部正位片（见X线片1、X线片2、X线片3）

正常胸部X线影像是胸腔组织器官及胸壁软组织、骨骼、心、肺、大血管、胸膜、膈肌等相互重叠的综合投影。

考点2 阻塞性肺气肿

①两肺野透亮度增加。②肺纹理分布稀疏、纤细。③横膈位置低平（膈穹隆平坦，位置下降），活动度减弱。④胸廓呈桶状胸，前后径增宽，肋骨横行，肋间隙增宽。⑤心影狭长，呈垂位心。⑥侧位胸片见胸骨后间隙增宽。

考点3★★★ 气胸（见X线片4）

肺组织被气体压缩，于壁层胸膜与脏层胸膜之间形成无肺纹理的气胸区，少量气胸时，气胸区呈线状或带状无肺纹理区；大量气胸时，气胸区可占据肺野中外带；张力性气胸，可将肺完全压缩在肺门区，呈均匀的软组织影，可使纵隔向健侧移位，膈肌向下移位。

考点4★★★ 胸腔积液（见X线片5、X线片6）

1. 游离性胸腔积液 游离性胸腔积液最先积存在后肋膈角。

（1）少量积液时，于站位胸片正位时，仅见肋膈角变钝。

(2) 中等量积液时，胸片可见渗液曲线，液体上缘呈外高内低边缘模糊的弧线样影，此为胸腔积液的典型X线表现。

(3) 大量积液时，患侧肺野呈均匀致密阴影，纵隔向健侧移位，肋间隙增宽，膈肌下移。

2. 局限性胸腔积液　胸腔积液存于胸腔某个局部称为局限性胸腔积液，如包裹性胸腔积液、叶间积液等。

(1) 包裹性积液：胸膜炎时，脏、壁层胸膜粘连使积液局限于胸膜腔的某部位，称为包裹性胸腔积液。好发于侧后胸壁。

(2) 叶间积液：胸腔积液局限在水平裂或斜裂的叶间裂时，称叶间积液。侧位胸片上可见液体位于叶间裂位置，呈梭形，密度均匀，边缘清晰。

考点5★★大叶性肺炎（见X线片7、X线片8）（2020版大纲新增考点）

多为肺炎链球菌感染。多见于青壮年，常以急性起病，寒战高热、咳嗽、胸痛、咳铁锈色痰为特征。

①早期充血期无明显异常表现。②实变期表现为大片状密度均匀的致密影，形态与肺叶或肺段轮廓一致，以叶间裂为界边界清楚，如仅累及肺叶的一部分则边缘模糊。③消散期表现为实变阴影密度减低、范围缩小，呈散在小斑片状致密影，进一步吸收可遗留少量索条状影或完全消散。

考点6★★★原发性肺癌（见X线片9、X线片10）（2020版大纲新增考点）

(1) 中央性肺癌：早期胸片常无异常表现。中晚期主要表现为肺门肿块，可伴有阻塞性肺炎或肺不张。

(2) 周围性肺癌：肺内结节影，形态可不规则，边缘毛糙，常见分叶征和（或）短细毛刺征。

考点7★★胃溃疡（见X线片11）（2020版大纲新增考点）

好发于20～50岁，临床表现为反复性、周期性和节律性的上腹部疼痛。

胃直接征象为腔外龛影，多位于小弯侧，形状规则呈乳头状、锥状，边缘光滑整齐，密度均匀，底部平整，急性期口部黏膜水肿带（黏膜线、项圈征、狭颈征），慢性期溃疡瘢痕收缩表现为黏膜纠集。

考点8★★急性胃肠穿孔（见X线片12）

X线主要征象为膈下游离气体，表现为双侧膈下线条状或新月状透光影，也称气腹。50mL以上的气体X线才能发现。

考点9★★单纯性小肠梗阻（见X线片13）

典型临床表现为腹痛、腹胀、呕吐。

腹部卧位片显示小肠积气扩张，肠管≥3cm，空肠位于左上腹，黏膜皱襞呈弹簧状，回肠位于右下腹，黏膜皱襞较少；腹部立位片显示肠腔内多发阶梯状气液平面。

考点10★★★长骨骨折（见X线片14、X线片15）

长骨骨折是指长骨完整性和连续性发生断裂或粉碎，X线表现为锐利而透明的骨折线，细微或不全骨折有时看不到明确的骨折线，而表现为骨皮质皱折、成角、凹折、裂痕，骨小梁中断、扭曲或嵌插。在中心 X 线通过骨折断面时，则骨折线显示清楚，否则显示不清，甚至不易发现。严重骨折骨骼常弯曲、变形。嵌入性或压缩性骨折骨小梁紊乱，甚至密度增高，而看不到骨折线。

根据骨折程度可分为完全性骨折和不完全性骨折。完全性骨折时骨折线贯穿骨骼全径，经常有骨折端移位。骨折线有横形、纵形、星形、斜形、螺旋形或粉碎形等，多见于四肢长骨。不完全性骨折时骨折线不贯穿全径。长骨端近关节处骨折多分为 T 形、Y 形骨折及嵌顿性骨折等。儿童青枝骨折常见于四肢长骨，似春天嫩柳枝折断时外皮相连而得名。

（三）实战演练

1. 患者，男，30 岁。咳嗽、咳痰 1 天。胸片正位示两侧胸廓对称，肺纹理清晰，肺内未见异常阴影。两肺门大小、形态和位置正常。纵隔位置居中，无增宽表现。心影不大，形态未见异常。双侧膈肌光整，肋膈角锐利。请做出诊断。（2019、2018）

参考答案：正常胸部正位片。

2. 患者，男，38 岁，右侧胸痛 3 天。胸片正位可见渗液曲线，液体上缘呈外高内低边缘模糊的弧线样影。请做出诊断。（2020、2019、2018、2017、2016、2015）

参考答案：右侧胸腔积液（中等量）。

3. 患者，男，54 岁。腹痛、腹胀 3 天，进行性加重，伴有呕吐。腹部卧位片显示小肠积气扩张，肠管≥3cm，空肠位于左上腹，黏膜皱襞呈弹簧状；回肠位于右下腹，黏膜皱襞较少；腹部立位片显示肠腔内多发阶梯状气液平面。请做出诊断。（2022、2021、2020、2018）

参考答案：单纯性小肠梗阻。

4. 患者，男，39 岁。右小腿摔伤后疼痛 3 小时。右胫骨正侧位示右侧胫骨下段低密度螺旋形骨折线，局部骨皮质不连续，骨小梁完全断裂，骨折远端略有移位。骨折部位软组织肿胀。请做出诊断。（2022、2020、2019、2018）

参考答案：右胫骨骨折。

◆CT 影像诊断

本部分所考查的内容为看图判断，以下考点中的 CT 图片内容请扫描微信二维码按图号查看。

（一）考试介绍

考查西医诊断学中 CT 影像诊断的内容。本类考题与西医临床答辩考题 2 选 1 抽题作答，每份试卷 1 题，每题 5 分，共 5 分。

【样题】患者，男，55 岁。上腹痛半天，查体：上腹部压痛。CT 示胰腺弥漫性、局限性肿大，胰周脂肪间隙模糊不清、胰周积液；肾前筋膜增厚。请做出诊断。

扫一扫，看图片

参考答案：急性胰腺炎。

（二）考点汇总

考点1★★★原发性肺癌（见CT片1、CT片2、CT片3、CT片4、CT片5）（2020版大纲新增考点）

（1）中央性肺癌：早期肺段以上支气管腔内结节、支气管壁不规则增厚、管腔狭窄。进展期肺门分叶状软组织肿块，支气管腔不规则狭窄、截断；肿块远端阻塞性肺炎、肺不张；肺门或纵隔淋巴结肿大、胸腔积液、肺内以及远处转移等。

（2）周围性肺癌：早期肺内混杂磨玻璃结节或实性结节，常出现空泡征；中晚期肺内球形肿块影，边缘不规则，常出现分叶、短细毛刺及胸膜凹陷征，可有坏死、空洞形成，增强后强化不均匀，肺门或纵隔淋巴结肿大，肺内以及远处转移等。

考点2★★急性胰腺炎（见CT片6）（2020版大纲新增考点）

主要症状为剧烈的上腹部疼痛并向腰背部放射，伴恶心、呕吐、发热等。

胰腺弥漫性、局限性肿大，密度正常或略低；胰周脂肪间隙模糊不清、胰周积液；肾前筋膜增厚；出血坏死型合并出血呈高密度，坏死区呈低密度且无强化——增强确定坏死范围；常伴有上腹部肠曲扩张积气，肺底炎症或胸腔积液。

考点3★★急性硬膜外血肿（见CT片7）（2020版大纲新增考点）

颅板下见凸透镜样或半圆形血肿，新鲜血肿呈高密度，常位于骨折线下方，边界清晰锐利，不跨颅缝，可伴脑室受压变形、中线移位等占位效应。

考点4★★急性硬膜下血肿（见CT片8）（2020版大纲新增考点）

颅骨内板下方新月形高密度区，范围广泛，可超过颅缝，多数伴有明显占位效应，即脑室受压变形、中线移位等。

考点5★★★脑梗死（见CT片9）（2020版大纲新增考点）

24小时内常无阳性发现，24小时后表现为低密度灶，部位和范围与闭塞血管供血区一致，皮髓质同时受累，多呈扇形；可有占位效应，但相对较轻。

考点6★★★脑出血（见CT片10）（2020版大纲新增考点）

临床表现为突发剧烈头痛，可伴偏瘫、失语、一侧肢体瘫痪等。

急性期血肿呈边界清晰的肾形、类圆形或不规则形均匀高密度影；周围水肿带宽窄不一，局部脑室受压移位，中线结构可移位；破入脑室内见高密度积血。吸收期始于出血后3~7天，可见血肿缩小并密度减低，血肿周边变模糊，水肿带增宽。囊变期为出血2个月后，较大血肿吸收后常遗留大小不等的裂隙状囊腔；伴有不同程度的脑萎缩。

考点7★★蛛网膜下腔出血（见CT片11）（2020版大纲新增考点）

出血多位于大脑纵裂和基底池。

脑沟、脑池内线样或窄带状高密度影。

（三）实战演练

1. 患者，女，32岁。头外伤后昏迷4小时。CT平扫左顶枕区示颅板下凸透镜样高密度影，边界清晰锐利，不跨颅缝，左脑室受压变形、中线略向右移位。请做出诊断。

参考答案：急性硬膜外血肿。

2. 患者，男，58岁。左侧肢体偏瘫6小时，有高血压病史10年。CT平扫示右基底核区可见边界清晰的类圆形均匀高密度影；周围水肿带宽窄不一，右侧侧脑室受压移位，大脑中线结构轻度右移。请做出诊断。(2022、2021、2020)

参考答案：脑出血。

◆ 实验室检查

(一) 考试介绍

考查西医诊断学中实验室检查的内容。本类考题与西医临床答辩考题2选1抽题作答，每份试卷1题，每题5分，共5分。

【样题】试述血沉增快的临床意义。

参考答案：

(1) 生理性增快：见于妇女月经期、妊娠、儿童、老年人。

(2) 病理性增快：①各种炎症，如细菌性急性炎症、风湿热和结核病活动期；②损伤及坏死，如急性心肌梗死、严重创伤、骨折等；③恶性肿瘤；④各种原因导致的高球蛋白血症，如多发性骨髓瘤、感染性心内膜炎、系统性红斑狼疮、肾炎、肝硬化等；⑤贫血。

(二) 考点汇总

考点1★★ 血红蛋白测定和红细胞计数

【参考值】

	血红蛋白测定	红细胞计数
男	120~160g/L	$(4.0~5.5) \times 10^{12}/L$
女	110~150g/L	$(3.5~5.0) \times 10^{12}/L$
新生儿	100~190g/L	$(6.0~7.0) \times 10^{12}/L$

【临床意义】

(1) 红细胞和血红蛋白减少

贫血分为四级，轻度：男性低于120g/L，女性低于110g/L但高于90g/L；中度：60~90g/L；重度：30~60g/L；极重度：低于30g/L。贫血可分为三类：①红细胞生成减少，见于造血原料不足（如缺铁性贫血、巨幼细胞贫血），造血功能障碍（如再生障碍性贫血、白血病等），慢性系统性疾病（慢性感染、恶性肿瘤、慢性肾病等）；②红细胞破坏过多，见于各种溶血性贫血；③失血，如各种失血性贫血。

(2) 红细胞和血红蛋白增多

相对性红细胞增多：见于大量出汗、连续呕吐、反复腹泻、大面积烧伤等。

绝对性红细胞增多：①继发性：生理性增多见于新生儿、高山居民、登山运动员和重体力劳动者。病理性增多见于阻塞性肺气肿、肺源性心脏病、发绀型先天性心脏病。②原发性：见于真性红细胞增多症。

考点2★★ 白细胞计数及白细胞分类计数
【参考值】

白细胞总数：成人：$(4\sim10)\times10^9/L$；儿童：$(5\sim12)\times10^9/L$；新生儿：$(15\sim20)\times10^9/L$。

【临床意义】

白细胞数高于$10\times10^9/L$称白细胞增多，低于$4\times10^9/L$称白细胞减少。白细胞总数的增、减主要受中性粒细胞的影响。

（1）中性粒细胞增多

1）反应性粒细胞增多：见于①感染。②严重组织损伤。③急性大出血、溶血。④其他：如中毒、类风湿关节炎及应用某些药物如皮质激素等。

2）异常增生性粒细胞增多：见于急、慢性粒细胞性白血病，骨髓增殖性疾病（骨髓纤维化、真性红细胞增多症）等。

（2）中性粒细胞减少：见于①某些感染：病毒感染如流行性感冒、麻疹、病毒性肝炎等。也见于某些革兰阴性杆菌感染（如伤寒）及原虫感染（如疟疾）等。②某些血液病：如再生障碍性贫血等。③药物及理化因素的作用。④自身免疫性疾患。⑤脾功能亢进。

考点3★★★ 淋巴细胞
【参考值】

淋巴细胞：$0.20\sim0.40$。

【临床意义】

①感染性疾病：主要为病毒感染，如麻疹、风疹、水痘、流行性腮腺炎、传染性单核细胞增多症等，也可见于某些杆菌感染，如结核病、百日咳、布氏杆菌病。②某些血液病。③急性传染病的恢复期。

考点4 血小板计数
【参考值】

$(100\sim300)\times10^9/L$。

【临床意义】

（1）血小板减少：血小板数低于$100\times10^9/L$。见于再生障碍性贫血、急性白血病、原发性血小板减少性紫癜、脾功能亢进等。

（2）血小板增多：血小板数高于$400\times10^9/L$。血小板反应性增多见于脾脏摘除术后、急性大失血及溶血之后。血小板原发性增多见于真性红细胞增多症、原发性血小板增多症、慢性粒细胞性白血病等。

考点5★★★ 红细胞沉降率测定
【参考值】

成年男性：$0\sim15mm/h$；成年女性：$0\sim20mm/h$。

【临床意义】

（1）生理性增快：见于妇女月经期、妊娠、儿童、老年人。

(2) 病理性增快：见于①各种炎症，如细菌性急性炎症、风湿热和结核病活动期；②损伤及坏死，如急性心肌梗死、严重创伤、骨折等；③恶性肿瘤；④各种原因导致的高球蛋白血症，如多发性骨髓瘤、感染性心内膜炎、系统性红斑狼疮、肾炎、肝硬化等；⑤贫血。

考点6★★ 尿液酸碱反应

【参考值】

pH4.5~8.0（平均6.5）。

【临床意义】

尿液酸度增高见于多食肉类、蛋白质，代谢性酸中毒，痛风等；碱性尿见于多食蔬菜、服用碳酸氢钠类药物、代谢性碱中毒、呕吐等。

考点7★ 尿酮体

【参考值】

定性试验为阴性。

【临床意义】

尿酮体包括乙酰乙酸、β羟丁酸和丙酮。糖尿病酮症酸中毒时尿酮体呈强阳性反应，妊娠呕吐、重症不能进食等也可呈阳性。

考点8 尿液显微镜检查

1. 红细胞

【参考值】

玻片法平均0~3/HP，定量检查0~5/uL。

【临床意义】

离心后的尿沉渣，若红细胞>3/HP，尿外观无血色者，称为镜下血尿；尿内含血量较多，外观呈红色，称肉眼血尿。多形性红细胞大于计数的80%称为肾小球源性血尿，见于各类肾小球疾病，如急慢性肾小球肾炎、紫癜性肾炎、狼疮性肾炎等；多形性红细胞<50%，为非肾小球性血尿，见于泌尿系统肿瘤、肾结石、肾盂肾炎、急性膀胱炎等。

2. 白细胞和脓细胞

【参考值】

玻片法平均0~5/HP，定量检查0~10/μl。

【临床意义】

若有大量白细胞或脓细胞，多为泌尿系统感染，见于肾盂肾炎、膀胱炎、尿道炎及肾结核等。成年女性生殖系统有炎症，尿内常混入阴道分泌物，镜下除成团的脓细胞外，还可见到多量扁平上皮细胞，应与泌尿系统炎症相鉴别，需取中段尿复查。

考点9★ 粪便一般性状检查

(1) 水样或粥样稀便：见于各种感染性或非感染性腹泻，如急性胃肠炎、甲状腺功能亢进症等。

(2) 米泔样便：见于霍乱患者。

(3) 黏液脓样或黏液脓血便：常见于痢疾、溃疡性结肠炎、直肠癌等。在阿米巴痢疾时，以血为主，呈暗红色果酱样；细菌性痢疾则以黏液及脓为主。

(4) 鲜血便：多见于肠道下段出血。痔疮出血滴落于粪便之后，肛裂出血则附于秘结粪便的表面。

(5) 柏油样便：见于各种原因引起的上消化道出血。

(6) 白陶土样便：见于各种原因引起的胆管阻塞。

(7) 细条状便：多见于直肠癌。

考点10★ 粪便显微镜检查

(1) 白细胞：大量白细胞出现，见于急性细菌性痢疾、溃疡性结肠炎。过敏性结肠炎、肠道寄生虫时，可见较多的嗜酸性粒细胞。

(2) 红细胞：肠道下段炎症或出血时可见，如痢疾、溃疡性结肠炎、结肠癌、痔疮出血、直肠息肉等。

考点11★ 粪便化学检查

主要是隐血试验。正常为阴性。阳性常见于消化性溃疡的活动期、胃癌、钩虫病以及消化道炎症、出血性疾病等。消化性溃疡隐血试验呈间断阳性，消化道癌症呈持续性阳性，故本试验对消化道出血的诊断及消化道肿瘤的普查、初筛和监测均有重要意义。服用铁剂，食用动物血或肝类、瘦肉以及大量绿叶蔬菜时，可出现假阳性。口腔出血或消化道出血被咽下后，可呈阳性反应。

考点12★ 血清氨基转移酶测定

【参考值】

ALT 10~40U/L，AST 10~40U/L，ALT/AST≤1。

【临床意义】

(1) 肝脏疾病：①病毒性肝炎时，ALT 与 AST 均显著升高，以 ALT 升高更加明显，是诊断病毒性肝炎的重要检测项目。急性重症肝炎 AST 明显升高，但在病情恶化时，黄疸进行性加深，酶活性反而降低，即出现"胆酶分离"现象，提示肝细胞严重坏死，预后不良。②慢性病毒性肝炎转氨酶轻度上升或正常。③肝硬化转氨酶活性正常或降低。④肝内、外胆汁淤积。⑤酒精性肝病、药物性肝炎、脂肪肝、肝癌等，转氨酶轻度升高或正常。酒精性肝病 AST 显著增高，ALT 轻度增高。

(2) 心肌梗死：急性心肌梗死后 6~8 小时 AST 增高，4~5 天后恢复正常。

(3) 其他疾病：骨骼肌疾病、肺梗死、肾梗死等转氨酶轻度升高。

考点13★ γ-谷氨酰转移酶（γ-GT）

【参考值】

γ-GT<50U/L。

【临床意义】

γ-GT 增高：见于①肝癌。②胆道阻塞。③肝脏疾病：急性肝炎 γ-GT 呈中等度升高；慢性肝炎、肝硬化的非活动期，γ-GT 正常，若 γ-GT 持续升高，提示病变活动或病情恶化；急慢性酒精性肝炎、药物性肝炎，γ-GT 可明显升高。

考点14★ 胆红素代谢检查

	血清胆红素定量（μmol/L）			尿液		粪便	
	总胆红素	非结合胆红素	结合胆红素	尿胆原	尿胆红素	颜色	粪胆原
健康人	3.4~17.1	1.7~10.2	0~6.8	1:20（-）	（-）	黄褐色	正常
溶血性黄疸	↑↑	↑↑	轻度↑或正常	强（+）	（-）	加深	增加
阻塞性黄疸	↑↑	轻度↑或正常	↑↑	（-）	（+）	变浅或灰白色	↓或消失
肝细胞性黄疸	↑↑	↑	↑	（+）或（-）	（+）	变浅或正常	↓或正常

考点15★ 乙型肝炎病毒标志物检测

(1) HBsAg测定及抗-HBs测定：HBsAg具有抗原性，不具有传染性。HBsAg是感染HBV的标志，见于HBV携带者或乙肝患者。抗-HBs一般在发病后3~6个月才出现，是一种保护性抗体。抗-HBs阳性，见于注射过乙型肝炎疫苗或曾感染过HBV，目前HBV已被清除者，对HBV已有了免疫力。

(2) 抗-HBc测定：抗-HBc不是中和抗体，而是反映肝细胞受到HBV侵害的可靠指标，主要有IgM和IgG两型。抗-HBc IgM是机体感染HBV后出现最早的特异性抗体，滴度较高。抗-HBc IgM阳性，是诊断急性乙肝和判断病毒复制的重要指标，并提示有强传染性。抗-HBc IgG阳性高滴度，表明患有乙型肝炎且HBV正在复制；抗-HBc IgG阳性低滴度，则是HBV既往感染的指标，可在体内长期存在，有流行病学意义。

(3) HBeAg及抗-HBe测定

HBeAg阳性表示有HBV复制，传染性强。抗-HBe多见于HBeAg转阴的病人，它意味着HBV大部分已被清除或抑制，是传染性降低的一种表现。抗-HBe并非保护性抗体，它不能抑制HBV的增殖。

HBsAg、HBeAg及抗-HBc阳性俗称"大三阳"，提示HBV正在大量复制，有较强的传染性。HBsAg、抗-HBe及抗-HBc阳性俗称"小三阳"，提示HBV复制减少，传染性已降低。

考点16★ 内生肌酐清除率（Ccr）测定

【参考值】

80~120mL/min。

【临床意义】

(1) 评价肾功能损害程度：根据Ccr将肾功能分四期：50~80mL/min为肾功能代偿期，20~50m/min为肾功能代偿期，10~20mL/min为肾功能衰竭期，Ccr<10mL/

min 为尿毒症期。

(2) 指导治疗。

考点17★ 血肌酐（Cr）测定

【参考值】

全血肌酐：88～177μmol/L。血清或血浆肌酐：男性53～106μmol/L；女性44～97μmol/L。

【临床意义】

测定血中Cr浓度可反映肾小球的滤过功能，敏感性优于血尿素氮，是评价肾功能损害程度的重要指标。肾功能代偿期Cr133～177μmol/L，肾功能失代偿期Cr186～442μmol/L，肾功能衰竭期Cr445～701μmol/L，尿毒症期Cr＞707μmol/L。

考点18★ 血清尿素氮（BUN）测定

【参考值】

成人：3.2～7.1mmol/L。

【临床意义】

增高见于：

(1) 肾前性因素：肾血流量不足：见于脱水、心功能不全、休克、水肿、腹水等。

(2) 肾脏疾病：如慢性肾炎、肾动脉硬化症、严重肾盂肾炎、肾结核和肾肿瘤的晚期。对尿毒症的诊断及预后估计有重要意义。

(3) 肾后性因素：尿路梗阻，如尿路结石、前列腺肥大、泌尿生殖系统肿瘤等。

(4) 体内蛋白质分解过剩：见于急性传染病、脓毒血症、上消化道出血、大面积烧伤、大手术后和甲状腺功能亢进症等。

考点19★ 血清尿酸（UA）测定

【参考值】

男性：268～488μmol/L；女性：178～387μmol/L

【临床意义】

(1) 血清尿酸增高：见于①UA排泄障碍，如急慢性肾炎、肾结石、尿道梗阻等。②UA生成增加，见于痛风、慢性白血病、多发性骨髓瘤等。③进食高嘌呤饮食过多。④药物影响如吡嗪酰胺等。

(2) 血清尿酸降低：见于重症肝病、肝豆状核变性等。

考点20★ 血糖测定

【参考值】

空腹血糖（葡萄糖氧化酶法）：血清3.9～6.1mmol/L（70～110mg/L）。

【临床意义】

(1) 生理性变化：血糖升高见于餐后1～2小时、高糖饮食、剧烈运动及情绪激动等，常为一过性；血糖降低见于饥饿、剧烈运动等。

(2) 病理性高血糖：见于①各型糖尿病。②其他内分泌疾病，如甲状腺功能亢进症、嗜铬细胞瘤、肾上腺皮质功能亢进等。③应激性高血糖，如颅内高压、颅脑外伤、中枢神经系统感染、心肌梗死等。④药物影响，如噻嗪类利尿剂、口服避孕药、泼尼松等。⑤肝脏和胰腺疾病，如严重肝病、重症胰腺炎、胰腺癌等。⑥其他，如高热、呕吐、腹泻等。

(3) 病理性血糖降低：见于①胰岛 β 细胞增生或肿瘤、胰岛素注射过量等。②缺乏抗胰岛素的激素，如生长激素、甲状腺激素、肾上腺皮质激素等。③肝糖原贮存缺乏，如急性重症肝炎、急性肝炎、肝硬化、肝癌等。④其他，如药物影响（如磺胺药、水杨酸等）、急性乙醇中毒、特发性低血糖等。

考点 21　口服葡萄糖耐量试验（OGTT）

【参考值】

空腹血糖（FBG）<6.1mmol/L（110mg/dL），口服葡萄糖 30~60min 达高峰，峰值 <11.1mmol/L（200mg/dL）；2 小时血糖 <7.8mmol/L（140mg/dL），3 小时回复到正常水平。全部尿糖定性试验均为阴性。

【临床意义】

(1) 糖耐量受损（IGT）：FBG <7.0mmol/L，OGTT 2 小时血糖介于 7.8~11.1mmol/L 之间。见于甲状腺功能亢进症、皮质醇增多症、肢端肥大症、肥胖症等。

(2) 糖耐量增高：空腹血糖正常或减低，服糖后血糖上升不明显，耐量曲线平坦。见于甲状腺功能减退症、肾上腺皮质功能减退、皮质功能低下等。

考点 22　糖化血红蛋白检测

【参考值】

HbA_1c 4%~6%，HbA_1 5%~8%。

【临床意义】

可反映采血前 2~3 个月血糖的平均水平。

(1) 评价糖尿病控制程度：HbA_1c 增高提示近 2~3 月糖尿病控制不良，HbA_1c 越高，血糖水平越高，病情越重，可作为糖尿病长期控制的检测指标。

(2) 筛检糖尿病：美国糖尿病协会将 HbA_1c >6.5% 作为糖尿病诊断标准之一。

(3) 鉴别高血糖：糖尿病性高血糖的 HbA_1c 增高，而应激性糖尿病的 HbA_1c 正常。

(4) 预测血管并发症：HbA_1c >10%，提示血管并发症重。

考点 23　血浆胰岛素（2020 版大纲新增考点）

【参考值】

CLIA 法：空腹 4.0~15.6U/L；ECLIA 法：空腹 17.8~173.0pmol/L。

【临床意义】

(1) 胰岛素增高：①非胰岛素依赖型糖尿病（2 型糖尿病）。②胰岛 β 细胞瘤、胰岛素自身免疫综合征、脑垂体功能减退症、甲状腺功能减退症。③怀孕妇女、外伤、电击与烧伤等。

(2) 胰岛素减低：①胰岛素依赖型糖尿病（1 型糖尿病）及晚期非胰岛素依赖型糖尿病（2 型糖尿病）患者。②胰腺炎、胰腺外伤、β 细胞功能遗传性缺陷的患者及使用β受体阻滞剂者。

考点24　C肽（2020版大纲新增考点）

【参考值】

250.0~600.0pmol/L。

【临床意义】

（1）反映胰岛β细胞的功能，以决定是否需要继续治疗。

（2）可用于鉴别低血糖的原因。

（3）判定胰岛素瘤的切除是否完整或是否已经转移，及用于胰岛移植手术后的监测。

考点25★　血清总胆固醇（TC）测定

【参考值】

合适水平：TC<5.20mmol/L。边缘水平：5.23~5.69mmol/L。升高：TC>5.72mmol/L。

【临床意义】

（1）TC增高：TC增高是冠心病的危险因素之一，高TC者动脉硬化、冠心病的发生率较高。TC升高还见于甲状腺功能减退症、糖尿病、肾病综合征、胆总管阻塞、长期高脂饮食等。

（2）TC降低：见于重症肝脏疾病，如急性重型肝炎、肝硬化等。

考点26★　血清甘油三酯（TG）测定

【参考值】

0.56~1.70mmol/L。

【临床意义】

（1）TG增高：常见于冠心病、原发性高脂血症、动脉硬化症、肥胖症、阻塞性黄疸、糖尿病、肾病综合征等。

（2）TG降低：见于甲状腺功能亢进症、肾上腺皮质功能减退或肝功能严重低下等。

考点27　血清脂蛋白测定

【参考值】

（1）低密度脂蛋白胆固醇（LDL-C）：≤3.12mmol/L为合适范围，3.15mmol/L~3.61mmol/L为边缘性升高，>3.64mmol/L为升高。

（2）高密度脂蛋白胆固醇（HDL-C）：1.03~2.07mmol/L，>1.04mmol/L为合适范围，<0.91mmol/L为降低。

【临床意义】

（1）高密度脂蛋白胆固醇：HDL-C具有抗动脉粥样硬化作用，与TG呈负相关，也与冠心病发病呈负相关。HDL-C明显降低，多见于心脑血管病、糖尿病、肝炎、肝硬化等。

（2）低密度脂蛋白胆固醇：LDL-C与冠心病发病呈正相关，LDL-C升高是动脉粥样硬化的潜在危险因素。

考点28★★ 血钾测定

【参考值】

3.5~5.5mmol/L。

【临床意义】

(1) 血清钾增高：见于①肾脏排钾减少，如急慢性肾功能不全及肾上腺皮质功能减退等；②摄入或注射大量钾盐，超过肾脏排钾能力；③严重溶血或组织损伤；④组织缺氧或代谢性酸中毒时大量细胞内的钾转移至细胞外。

(2) 血清钾降低：见于①钾盐摄入不足，如长期低钾饮食、禁食或厌食等；②钾丢失过多，如严重呕吐、腹泻或胃肠减压，应用排钾利尿剂及肾上腺皮质激素。

考点29 血清钠测定

【参考值】

135~145mmol/L。

【临床意义】

(1) 血清钠增高：临床上较少见，可因过多地输入含钠盐的溶液、肾上腺皮质功能亢进、脑外伤或急性脑血管病等所致。

(2) 血清钠降低：临床上较常见。见于①胃肠道失钠，如幽门梗阻，呕吐，腹泻，胃肠道、胆道、胰腺手术后造瘘、引流等；②尿钠排出增多，见于严重肾盂肾炎、肾小管严重损害、肾上腺皮质功能不全、糖尿病及应用利尿剂治疗等；③皮肤失钠，如大量出汗、大面积烧伤及创伤等；④抗利尿激素过多，如肾病综合征、肝硬化腹水及右心衰竭等。

考点30 血清钙测定（2020版大纲新增考点）

【临床意义】

(1) 血清钙增高：甲状腺功能亢进、维生素D过多症、多发性骨髓瘤、结节病引起肠道过量吸收钙而使血钙增加。

(2) 血清钙减低：①甲状旁腺功能减退。②慢性肾炎尿毒症。③佝偻病与软骨病。④吸收不良性低血钙。⑤大量输入柠檬酸盐抗凝后。

考点31★★ 淀粉酶（AMS）测定

【参考值】

Somogyi法：血清800~1800U/L，尿液100~1200U/L。

【临床意义】

(1) 活性增高：见于①胰腺炎：急性胰腺炎血、尿淀粉酶明显升高，慢性胰腺炎急性发作、胰腺囊肿等AMS也升高；②胰腺癌；③急腹症，如消化性溃疡穿孔、机械性肠梗阻、胆管梗阻、急性胆囊炎等。

(2) 活性降低：见于慢性胰腺炎、胰腺癌。

考点32 血清肌酸激酶（CK）测定

【参考值】

酶偶联法（37℃）：男性38~174U/L，女性26~140U/L。

【临床意义】

(1) 心脏疾患：①急性心肌梗死：发病后数小时即开始增高，是 AMI 早期诊断的敏感指标之一；②心肌炎。

(2) 骨骼肌病变与损伤：如多发性肌炎、进行性肌营养不良、重症肌无力等。

(3) 其他：心脏或非心脏手术及心导管术、电复律等时，均可引起 CK 活性升高。

考点 33　血清肌酸激酶同工酶测定

【参考值】

琼脂糖凝胶电泳法：CKMM 活性 94%～96%，CKMB 活性 <5%，CKBB 极少或为 0。

【临床意义】

(1) CKMB 增高：见于①急性心肌梗死：是早期诊断急性心肌梗死的重要指标，特异性及敏感性较高；②其他心肌损伤：如心肌炎、心脏手术等。

(2) CKMM 增高：见于急性心肌梗死，其他肌肉疾病，如重症肌无力、肌萎缩、多发性肌炎，以及手术、创伤等。

(3) CKBB 增高：见于①神经系统疾病，如脑梗死、脑损伤、脑出血等；②肿瘤，如肺、肠、胆囊、前列腺等部位肿瘤。

考点 34　心肌肌钙蛋白 T（cTnT）测定

【参考值】

ELISA 法：cTnT 0.02～0.13μg/L。超过 0.2μg/L 为诊断临界值，超过 0.5μg/L 可诊断为急性心肌梗死。

【临床意义】

(1) 急性心肌梗死：发病 3～6h 后 cTnT 开始升高，其敏感性及特异性优于 CKMB 和 LDH。

(2) 不稳定型心绞痛：cTnT 也常升高，提示有微小心肌梗死的可能。

考点 35　肌钙蛋白 I（cTnI）测定

【参考值】

ELISA 法：cTnI <0.2μg/L。诊断临界值为 >1.5μg/L。

【临床意义】

(1) 急性心肌梗死：在发病 3～6h 后 cTnI 开始升高，其特异性较 cTnT 高。

(2) 不稳定型心绞痛：cTnI 也可升高，提示有小范围梗死的可能。

考点 36　肌红蛋白（Mb）测定

【参考值】

定性：阴性。

【临床意义】

(1) 急性心肌梗死：可用于急性心肌梗死的早期诊断，但其特异性较差。

(2) 其他疾病：如骨骼肌损伤、肌营养不良、多发性肌炎以及肾衰竭、心力衰竭等。

考点 37 血浆 B 型脑钠肽
【参考值】
<100pg/mL。
【临床意义】
（1）对于心力衰竭的诊断有很大的意义。
（2）对于心力衰竭的进展和近期及长期心性预后有很好的预测价值。
（3）BNP 水平持续升高，心性事件发生率和心性死亡率升高，预后较差，经治疗后 BNP 降低的患者，预后可能会改善。

考点 38★ 抗链球菌溶血素"O"（ASO）测定
【参考值】
定性：阴性。定量：ASO<500U（乳胶凝集法）。
【临床意义】
ASO 升高常见于 A 群溶血性链球菌感染及感染后免疫反应所致的疾病，如感染性心内膜炎及扁桃体炎、风湿热、链球菌感染后急性肾小球肾炎等。

考点 39★ 类风湿因子与抗核抗体
1. 类风湿因子（RF）检查
【参考值】
定性：阴性。定量：血清稀释度<1:10。
【临床意义】
（1）未经治疗的类风湿关节炎病人，RF 阳性率为 80%，且滴度常超过 1:160。
（2）系统性红斑狼疮、硬皮病、皮肌炎等风湿性疾病，以及感染性疾病如传染性单核细胞增多症、感染性心内膜炎、结核病等，RF 也可阳性，但其滴度均较低。有 1%～4% 的正常人可呈弱阳性反应，尤以 75 岁以上的老年人多见。

2. 抗核抗体（ANA）检查
【参考值】
间接免疫荧光法（IIF）或 ELISA 法：阴性。
【临床意义】
（1）抗核抗体（ANA）对很多自身免疫性疾病有诊断价值。特别是风湿性疾病，其抗体谱有一定的特征性。
（2）桥本甲状腺炎、重症肌无力、多发性动脉炎也可检出 ANA。ANA 阳性已被美国风湿病学会列为 SLE 的诊断标准之一。

考点 40 浆膜腔积液检测
根据浆膜积液的形成原因及性质的不同，可分为漏出液和渗出液两类。

项目	漏出液	渗出液
原因	非炎症性	炎症、肿瘤、或理化刺激
外观	淡黄、浆液性	黄色、脓性、血性、乳糜性

续表

项目	漏出液	渗出液
透明度	透明或微混	多混浊
比重	<1.015	>1.018
凝固	不自凝	能自凝
黏蛋白定性	阴性	阳性
蛋白质质量	<25g/L	>30g/L
葡萄糖定量	与血糖相近	常低于血糖水平
细胞计数	常 $<100\times10^6/L$	常 $>500\times10^6/L$
细胞分类	以淋巴细胞为主	以中性粒细胞或淋巴细胞为主
细菌检查	阴性	可找到致病菌
LDH	<200IU	>200IU

考点41 血气分析

【临床意义】

（1）代谢性酸中毒：常见病因有糖尿病酮症酸中毒、长期高热、严重感染、休克、肾功能衰竭、严重腹泻、肠瘘等。

（2）代谢性碱中毒：常见于严重呕吐、幽门梗阻，严重低钾、低氯血症，库欣综合征或长期大量使用糖皮质激素等。

（3）呼吸性酸中毒：常见于COPD、肺心病、肺纤维化、严重支气管哮喘、各种病因的呼吸衰竭等。

（4）呼吸性碱中毒：可见于过度换气，如精神过度紧张、使用呼吸兴奋剂或呼吸机、颅脑病变等。

（5）呼吸性酸中毒合并代谢性碱中毒：常见于肺心病并发酸碱失衡时，也见于使用碱性药物过量，或使用利尿剂、糖皮质激素不当引起的低血钾、低血氯等。

（6）呼吸性酸中毒合并代谢性酸中毒：是肺心病并发酸碱失衡时的常见表现，还可见于各种病因的严重缺氧、休克，以及COPD、肺纤维化合并严重感染时。

（7）呼吸性碱中毒合并代谢性酸中毒：可见于肺心病并发酸碱平衡紊乱时，或癔症较长时间发作，过度换气同时合并感染发热等。

（8）呼吸性碱中毒合并代谢性碱中毒：是一种严重的碱中毒。临床虽然相对少见，但预后极差。可见于肝硬化合并肝肺综合征时。

考点42★★★ 常用肿瘤标志物（AFP、CEA、CA125）（2020版大纲新增考点）

1. 血清甲胎蛋白（AFP）测定

【参考值】

AFP<20μg/L。

【临床意义】

甲胎蛋白升高见于：①原发性肝癌。②病毒性肝炎、肝硬化。③妊娠。④其他：生殖腺胚胎性肿瘤、胃癌、胰腺癌等。

2. 癌胚抗原（CEA）测定

【参考值】

ELISA 或 CLIA 法：<5ng/mL。

【临床意义】

（1）血清 CEA >20ng/mL 常提示有恶性肿瘤。

（2）非癌症良性疾病患者的 CEA 浓度也可升高，如肝硬化、肺气肿、直肠息肉、胃肠道炎症等，一般 <105ng/mL。CEA 不适用于一般人群中的肿瘤筛查。

3. CA125 测定

【参考值】

ELISA 或 ECLIA 法：<35U/mL。

【临床意义】

卵巢癌时 CA125 的检出率可达 70%~90%。适用于浆液性囊腺癌和未分化的卵巢癌。黏液性卵巢癌阳性率较低。检测结果不能用作卵巢癌是否存在的绝对评价，应结合临床其他检查综合分析。

考点 43★★血、尿 hCG 测定（2020 版大纲新增考点）

【参考值】

男性与未绝经女性 <5U/L；绝经女性 <10U/L。

【临床意义】

（1）可用以诊断早孕及宫外孕，对先兆流产动态监测及判断预后。

（2）hCG 作为肿瘤标志物，可对绒癌、恶性葡萄胎等作为辅助诊断、治疗效果与随访的观察指标。

（3）测定 hCG 也可作为睾丸肿瘤高危人群的筛查试验。

考点 44★★甲状腺功能（FT_3、FT_4、TSH）（2020 版大纲新增考点）

1. 游离三碘甲状腺原氨酸（FT_3）测定

【参考值】

TrFIA 法：4.7~7.8pmol/L；CLIA 法：3.67~10.43 pmol/L；ECLIA 法：2.8~7.1 pmol/L。

【临床意义】

（1）FT_3 升高：见于甲状腺功能亢进包括甲亢危象、缺碘、T_3 甲亢、毒性弥漫性甲状腺肿、初期慢性淋巴细胞性甲状腺炎等。

（2）FT_3 降低：见于甲状腺功能减退、低 T_3 综合征、黏液性水肿、晚期桥本甲状腺炎等。应用糖皮质激素、苯妥英钠、多巴胺等药物治疗时也可出现 FT_3 降低。

2. 游离甲状腺素（FT_4）测定

【参考值】

TrFIA 法：8.7~17.3pmol/L；CLIA 法：11.2~20.1pmol/L；ECLIA 法：12.0~22.0pmol/L。

【临床意义】

(1) FT₄升高：见于①甲状腺功能亢进包括甲亢危象、结节性甲状腺肿、毒性弥漫性甲状腺肿、初期桥本甲状腺炎等；②部分无痛性甲状腺炎、重症感染发热、重危患者，或应用某些药物者如肝素。

(2) FT₄降低：见于①甲状腺功能减退、黏液性水肿、晚期桥本甲状腺炎、应用抗甲状腺药物等；②服用糖皮质激素、苯妥英钠以及部分肾病综合征患者。

3. 促甲状腺激素（TSH）测定

【参考值】

TrFIA 法：0.63～4.69U/mL；CLIA 法：0.2～7.0mIU/L；ECLIA 法：0.27～4.20mIU/L。

【临床意义】

(1) 对原发性甲状腺功能减退患者 TSH 的测定是其最灵敏的指标。

(2) 轻度慢性淋巴细胞性甲状腺炎、甲状腺功能亢进接受^{131}I 治疗后和某些严重缺碘或地方性甲状腺肿流行地区的居民中，可伴有 TSH 的升高。异位或异源促甲状腺激素综合征与极个别垂体肿瘤患者也会分泌 TSH 过多，引起甲亢。

(3) 继发性甲状腺功能减退患者、甲状腺功能亢进患者 TSH 值正常或减低。在原发性甲减患者用甲状腺制剂替代治疗期间，可测定 TSH 作为调节药量的参考。

(三) 实战演练

1. 试述女性患者红细胞 3.0×10^9/L，血红蛋白 70g/L 的临床意义。（2021、2019、2018、2017）

参考答案：贫血。血红蛋白 70g/L 属于中度贫血。贫血可分为三类：①红细胞生成减少，见于造血原料不足（如缺铁性贫血、巨幼细胞贫血），造血功能障碍（如再生障碍性贫血、白血病等），慢性系统性疾病（慢性感染、恶性肿瘤、慢性肾病等）；②红细胞破坏过多，见于各种溶血性贫血；③失血，如各种失血性贫血。

2. 试述中性粒细胞增高的临床意义。(2019)

参考答案：反应性粒细胞增多见于：①感染。②严重组织损伤。③急性大出血、溶血。④其他：如中毒、类风湿关节炎及应用某些药物如皮质激素等。异常增生性粒细胞增多见于急、慢性粒细胞性白血病，骨髓增殖性疾病（骨髓纤维化、真性红细胞增多症）等。

3. 试述血清尿素氮升高的临床意义。（2022、2021、2019）

参考答案：血清尿素氮升高见于：①肾前性因素：肾血流量不足：见于脱水、心功能不全、休克、水肿、腹水等。②肾脏疾病如慢性肾炎、肾动脉硬化症、严重肾盂肾炎、肾结核和肾肿瘤的晚期。对尿毒症的诊断及预后估计有重要意义。③肾后性因素尿路梗阻，如尿路结石、前列腺肥大、泌尿生殖系统肿瘤等。④体内蛋白质分解过剩见于急性传染病、脓毒血症、上消化道出血、大面积烧伤、大手术后和甲状腺功能亢进症等。

4. 试述尿蛋白（+++）的临床意义。(2019)

参考答案：多为泌尿系统感染，见于肾盂肾炎、膀胱炎、尿道炎及肾结核等。

5. 试述 HBsAg、抗－HBe 及抗－HBc 阳性的临床意义。(2021、2019、2018)

参考答案：HBsAg、抗－HBe 及抗－HBc 阳性俗称"小三阳"，提示 HBV 复制减少，传染性已降低。

6. 试述 γ-谷氨酰转移酶增高的临床意义。(2022、2021、2020、2019、2018)

参考答案：γ-谷氨酰转移酶增高见于：①肝癌。②胆道阻塞。③肝脏疾病：急性肝炎；急慢性酒精性肝炎、药物性肝炎。

7. 试述 HBsAg、HBeAg 及抗－HBc 阳性的临床意义。(2019、2018)

参考答案：HBsAg、HBeAg 及抗－HBc 阳性俗称"大三阳"，提示 HBV 正在大量复制，有较强的传染性。

8. 试述血糖升高的临床意义。(2019、2017)

参考答案：生理性血糖升高见于餐后 1~2 小时、高糖饮食、剧烈运动及情绪激动等。病理性高血糖见于：①各型糖尿病。②其他内分泌疾病，如甲状腺功能亢进症、嗜铬细胞瘤等。③应激性高血糖，如颅内高压、颅脑外伤等。④药物影响，如噻嗪类利尿剂、口服避孕药等。⑤肝脏和胰腺疾病，如严重肝病、重症胰腺炎等。⑥其他，如高热、呕吐、腹泻等。

9. 试述血钾 6.3mmol/L 的临床意义。(2021、2020、2019、2017、2015)

参考答案：血钾正常范围为 3.5~5.5mmol/L。血钾 6.3mmol/L 提示血钾增高，见于①肾脏排钾减少，如急慢性肾功能不全及肾上腺皮质功能减退等；②摄入或注射大量钾盐，超过肾脏排钾能力；③严重溶血或组织损伤；④组织缺氧或代谢性酸中毒时大量细胞内的钾转移至细胞外。

10. 试述甲胎蛋白升高的临床意义。(2019、2016)

参考答案：甲胎蛋白升高见于：①原发性肝癌。②病毒性肝炎、肝硬化。③妊娠。④其他：生殖腺胚胎性肿瘤、胃癌、胰腺癌等。

11. 试述 ALT、AST 增高的临床意义。(2020、2019、2015)

参考答案：①病毒性肝炎时，ALT 与 AST 均显著升高，以 ALT 升高更加明显，是诊断病毒性肝炎的重要检测项目。②酒精性肝病 AST 显著增高，ALT 轻度增高。③急性心肌梗死后 6~8 小时 AST 增高，4~5 天后恢复正常。④疾病骨骼肌疾病、肺梗死、肾梗死等转氨酶轻度升高。

12. 试述胆固醇偏高的临床意义。(2021、2019、2015)

参考答案：胆固醇偏高是冠心病的危险因素之一，高 TC 者动脉硬化、冠心病的发生率较高。TC 升高还见于甲状腺功能减退症、糖尿病、肾病综合征、胆总管阻塞、长期高脂饮食等。

13. 试述抗链球菌溶血素"O"升高的临床意义。(2019、2014、2013)

参考答案：ASO 升高常见于 A 群溶血性链球菌感染及感染后免疫反应所致的疾病，如感染性心内膜炎及扁桃体炎、风湿热、链球菌感染后急性肾小球肾炎等。

14. 试述类风湿因子1∶40的临床意义。（2021、2020、2019、2014）

参考答案：类风湿因子1∶40提示阳性。未经治疗的类风湿性关节炎病人，RF阳性率80%，另系统性红斑狼疮、硬皮病、皮肌炎等风湿性疾病，及感染性疾病如传染性单核细胞增多症、感染性心内膜炎、结核病等，也可阳性，但滴度低。

15. 试述肌酐576μmol/L分在哪一期。（2018、2016、2013）

参考答案：测定血中Cr浓度可反映肾小球的滤过功能，敏感性优于血尿素氮，是评价肾功能损害程度的重要指标。肾功能代偿期Cr133～177μmol/L，肾功能失代偿期Cr186～442μmol/L，肾功能衰竭期Cr445～701μmol/L，尿毒症期Cr＞707μmol/L。肌酐576μmol/L为肾功能衰竭期。

16. 试述检测糖化血红蛋白的临床意义。（2022、2021、2020、2018、2014）

参考答案：①评价糖尿病控制程度：HbA_1c增高提示近2～3月糖尿病控制不良，HbA_1c越高，血糖水平越高，病情越重，可作为糖尿病长期控制的检测指标。②筛检糖尿病：美国糖尿病协会将HbA_1c＞6.5%作为糖尿病诊断标准之一。③鉴别高血糖：糖尿病高血糖的HbA_1c增高，而应激性糖尿病的HbA_1c正常。④预测血管并发症：HbA_1c＞10%，提示血管并发症重。

17. 试述甘油三酯0.17mmol/L常见于哪些原发性疾病。（2016）

参考答案：甘油三酯0.17mmol/L提示降低。甘油三酯降低见于甲状腺功能亢进症、肾上腺皮质功能减退或肝功能严重低下等。

18. 试述红细胞增多的临床意义。（2015）

参考答案：（1）相对性红细胞增多：见于大量出汗、连续呕吐、反复腹泻、大面积烧伤等。（2）绝对性红细胞增多：①继发性：生理性增多见于新生儿、高山居民、登山运动员和重体力劳动者。病理性增多见于阻塞性肺气肿、肺源性心脏病、发绀型先天性心脏病。②原发性：见于真性红细胞增多症。

19. 试述尿酮体阳性的临床意义。（2015、2013）

参考答案：尿酮体包括乙酰乙酸、β羟丁酸和丙酮。糖尿病酮症酸中毒时尿酮体呈强阳性反应，妊娠呕吐、重症不能进食等也可呈阳性。

20. 试述尿酸增高的临床意义。（2014）

参考答案：①UA排泄障碍，如急慢性肾炎、肾结石、尿道梗阻等。②UA生成增加，见于痛风、慢性白血病、多发性骨髓瘤等。③进食高嘌呤饮食过多。④药物影响如吡嗪酰胺等。

21. 试述血糖2.5mmol/L的临床意义。（2014）

参考答案：血糖2.5mmol/L提示血糖降低。生理性血糖降低见于饥饿、剧烈运动等。病理性血糖降低见于：①胰岛β细胞增生或肿瘤、胰岛素注射过量等；②缺乏抗胰岛素的激素，如生长激素、甲状腺激素、肾上腺皮质激素等；③肝糖原贮存缺乏，如急性重症肝炎、急性肝炎、肝硬化、肝癌等；④其他，如药物影响（如磺胺药、水杨酸等）、急性乙醇中毒、特发性低血糖等。

22. 试述白细胞增高的临床意义。(2013)

参考答案：(1) 反应性粒细胞增多见于：①感染。②严重组织损伤。③急性大出血、溶血。④其他：如中毒、类风湿关节炎及应用某些药物如皮质激素等。(2) 异常增生性粒细胞增多见于急、慢性粒细胞性白血病，骨髓增殖性疾病（骨髓纤维化、真性红细胞增多症）等。

23. 试述淀粉酶升高的临床意义。(2013)

参考答案：见于①胰腺炎：急性胰腺炎血、尿淀粉酶明显升高，慢性胰腺炎急性发作、胰腺囊肿等 AMS 也升高；②胰腺癌；③急腹症，如消化性溃疡穿孔、机械性肠梗阻、胆管梗阻、急性胆囊炎等。

24. 试述脓血便红、白细胞的临床意义。(2013)

参考答案：红细胞：肠道下段炎症或出血时可见，如痢疾、溃疡性结肠炎、结肠癌、痔疮出血、直肠息肉等。白细胞：见于急性细菌性痢疾、溃疡性结肠炎。过敏性结肠炎、肠道寄生虫时，可见较多的嗜酸性粒细胞。

25. 试述黏液脓血便的临床意义。(2013)

参考答案：见于痢疾、溃疡性结肠炎、直肠癌等。在阿米巴痢疾时，以血为主，呈暗红色果酱样；细菌性痢疾则以黏液及脓为主。